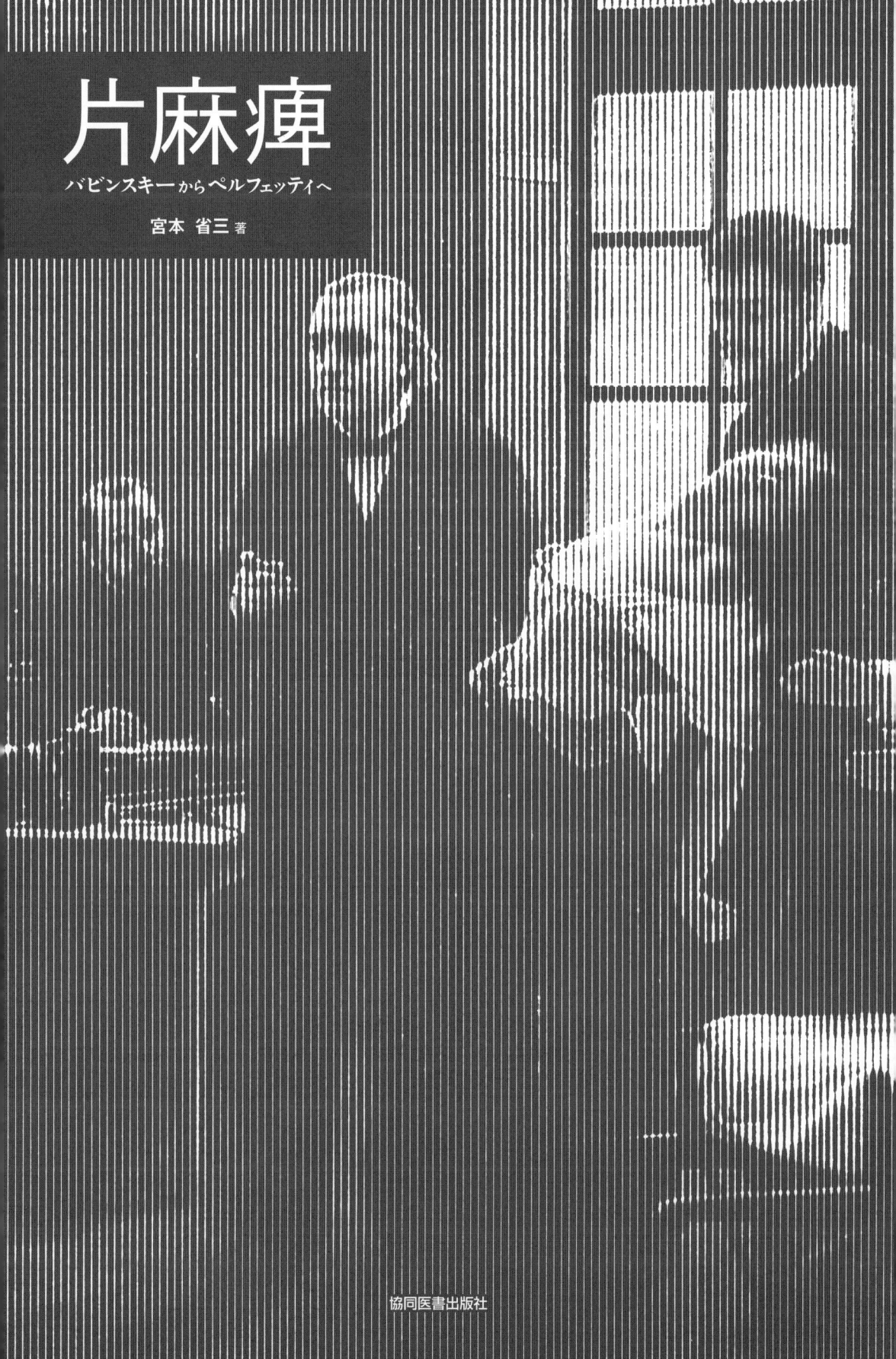

片麻痺
バビンスキーからペルフェッティへ

宮本 省三 著

協同医書出版社

ああ何べん理智が教へても
私のさびしさはなほらない
わたくしの感じないちがつた空間に
いままでここにあつた現象がうつる

　　　──宮澤賢治

はじめに

医学はまだ片麻痺と高次脳機能障害を治していない

　ある日、突然、元気に生活していた人が脳卒中に襲われる。脳卒中によって片麻痺や高次脳機能障害が発生する。片麻痺とは身体半側の運動麻痺のことである。高次脳機能障害とは失認症（言語障害）、失認症（空間認知障害）、失行症（行為障害）などのことである。

　脳卒中の原因は脳血管障害である。その頻度は脳出血が 25％、脳梗塞が 65％、クモ膜下出血が 10％ 程度とされている。わが国の死亡原因は第 1 位「癌」、第 2 位「心臓疾患」、第 3 位「脳血管障害」である。

　脳血管障害は中大脳動脈で発生しやすく重症例では死亡する。死に至らなくとも「寝たきり」になってしまうこともある。そして、多くは片麻痺や高次脳機能障害などの後遺症が残る。厚生労働省の最近のデータによると、死亡例を除いた全国の総患者数は 137 万人もいる。そうした人々にはリハビリテーション医療が必要である。だから、全国の病院のリハビリテーション訓練室には大勢の患者さんたちがいる。

　片麻痺や高次脳機能障害をきたすと（機能障害）、日常生活動作が不自由になり（能力障害）、人生にさまざまな問題が生じる（社会的不利）。そうした機能障害、能力障害、社会的不利を可能な限り軽減するためのリハビリテーション医療には、医師、セラピスト（理学療法士、作業療法士、言語聴覚士）、看護士、介護福祉士、社会福祉士など、さまざまな職種が関わっている。

　しかし、障害の軽減は簡単ではない。患者さんたちは身体的かつ精神的な問題に悩み、不自由な生活を強いられ、困難な人生を歩まなければならない状況に追い込まれる。

　もちろん、患者さんや家族は片麻痺や高次脳機能障害からの回復を強く願っている。また、セラピストも可能な限り回復を促進しようと努力する。だが、リハビリテーション治療（理学療法、作業療法、言語聴覚療法）を受けても十分な回復が得られない場合が圧倒的に多い。つまり、21 世紀の現在、「医学はまだ片麻痺や高次脳機能障害を治していない」のである。

　特に、リハビリテーション医とセラピストは、この臨床の厳しい現実を直視しなければならないだろう。今日も、病院のリハビリテーション訓練室には、数多くの患者さんたちがリハビリテーション治療（運動療法）を受けにやって来る。そこには彼らの人生の危機がある。その危機を回避するためには残存能力の活用による日常生活動作能力の再獲得や社会復帰を促進する必要がある。

　しかしながら、それがあまりにも強調された結果、機能障害の回復に固執することは能力障害や社会的不利の改善を遅らせるという考え方が臨床に深く浸透してしまった。やがて、近未来には、片麻痺や高次脳機能障害などの機能障害に対するリハビリテーション治療は「無駄な努力」とされて消滅してしまうかもしれない。

　リハビリテーション医とセラピストは、日常生活動作の再獲得や社会復帰を最優先するという理由で、あるいは運動療法の治療効果が統計学的に実証されていないという理由で、機能障害の回復の可能性を断ち切る道を選択するのだろうか。

21世紀のリハビリテーション医療は新しい道を選択すべきだと提言したい。たとえ困難であっても片麻痺や高次脳機能障害の回復への挑戦を日々の臨床で続けるべきである。そんな新しいリハビリテーションの時代をつくるべきである。

　本書が、片麻痺と高次脳機能障害(特に半側空間無視と失行症)に苦しむ人々のリハビリテーション治療に、少しでも役立つことを願っている。

宮本　省三
2014年4月

目　次

はじめに 「医学はまだ片麻痺と高次脳機能障害を治していない」　i

第1部　片麻痺とは何か　1

エッセイ 「片麻痺になるということ」　2

第1章　片麻痺の臨床神経学　5
1.1　片麻痺の歴史　5
1.2　緊張する身体を見つめた神経学者たち　9
1.3　バビンスキー反射の発見　13
1.4　共同運動　18
1.5　連合反応　23
1.6　感覚麻痺　27
1.7　片麻痺の診断学　31

第2章　片麻痺の回復　41
2.1　ジャクソニズム　41
2.2　陽性徴候と陰性徴候　47
2.3　片麻痺の謎　52
2.4　片麻痺の回復過程　55
2.5　片麻痺の回復メカニズム　59
2.6　片麻痺は質的麻痺である　63
2.7　片麻痺の神経機能障害と能力障害の回復　69

第2部　高次脳機能障害の世界　75

エッセイ 「高次脳機能障害とは何か」　76

第3章　右半球損傷の世界　79
3.1　右半球損傷の世界　79
3.2　半側空間無視の発見　85
3.3　半側空間無視のメカニズム　92
3.4　心的イメージの無視　99
3.5　半側身体失認、運動無視、消去現象　104
3.6　病態失認、パラフレニー、運動幻覚　112
3.7　麻痺肢の擬人化と憎悪　119

第4章　左半球損傷の世界　*123*
　4.1　左半球損傷の世界　*123*
　4.2　失行症の発見　*126*
　4.3　肢節運動失行　*133*
　4.4　観念運動失行　*138*
　4.5　観念失行　*148*
　4.6　さまざまな失行症の分類　*160*
　4.7　自己身体部位失認　*165*

第3部　片麻痺と運動療法の時代　*169*

エッセイ　「リハビリテーションの核心」　*170*

第5章　片麻痺に対する運動療法　*173*
　5.1　運動療法の誕生　*173*
　5.2　片麻痺に対する運動療法の誕生　*177*
　5.3　ハルシュバーグの片麻痺訓練法　*182*
　5.4　ファシリテーション・テクニック　*191*
　5.5　片麻痺の運動療法　*195*
　5.6　運動療法のスタンダード　*207*
　5.7　認知運動療法の誕生　*211*

第4部　片麻痺の謎を探究する　*217*

エッセイ　「身体の存在がわからない」　*218*

第6章　片麻痺の特異的病理　*221*
　6.1　機能解離　*221*
　6.2　痙性の4つの特異的病理　*227*
　6.3　片麻痺では伸張反応が制御できない　*231*
　6.4　片麻痺では放散反応が制御できない　*234*
　6.5　片麻痺では原始的運動スキーマが制御できない　*237*
　6.6　片麻痺では運動単位の動員が制御できない　*241*
　6.7　運動学習とは反射の制御である　*243*

第7章　片麻痺の新しい病態解釈　*249*
　7.1　身体と精神の"つながり"を求めて　*249*
　7.2　片麻痺では脳の機能システムに問題が発生している　*258*
　7.3　片麻痺によって認知過程の異常が引き起こされる　*266*
　7.4　片麻痺では情報が構築できなくなる　*276*
　7.5　片麻痺では自分の身体を知ることができなくなる　*282*
　7.6　片麻痺では外部世界を知ることができない　*287*
　7.7　片麻痺では身体の細分化、適応性、可変性が制御できない　*295*

第5部　脳のリハビリテーションの時代へ　*309*

エッセイ　「脳の訓練室」　*310*

第8章　片麻痺に対する認知運動療法　*313*
- 8.1　リハビリテーションにおける認知理論　*313*
- 8.2　認知運動療法の組織化　*318*
- 8.3　行為の創発を目指す　*326*
- 8.4　認知運動療法のプロトコール　*338*
- 8.5　上肢に対する認知運動療法　*345*
- 8.6　体幹に対する認知運動療法　*359*
- 8.7　下肢に対する認知運動療法　*372*

第6部　高次脳機能障害のパラダイム転換を求めて　*391*

エッセイ　「脳のシンフォニー」　*392*

第9章　半側空間無視と失行症に対するリハビリテーション治療　*395*
- 9.1　高次への問い　*395*
- 9.2　左右への問い　*405*
- 9.3　半側空間無視の謎をめぐって　*422*
- 9.4　半側空間無視に対するリハビリテーション治療　*446*
- 9.5　失行症に対する認知運動療法　*463*
- 9.6　高次脳機能障害のパラダイム転換　*488*
- 9.7　身体の高次脳機能障害　*494*

文献　*503*

おわりに　「バビンスキーからペルフェッティへ」　*507*

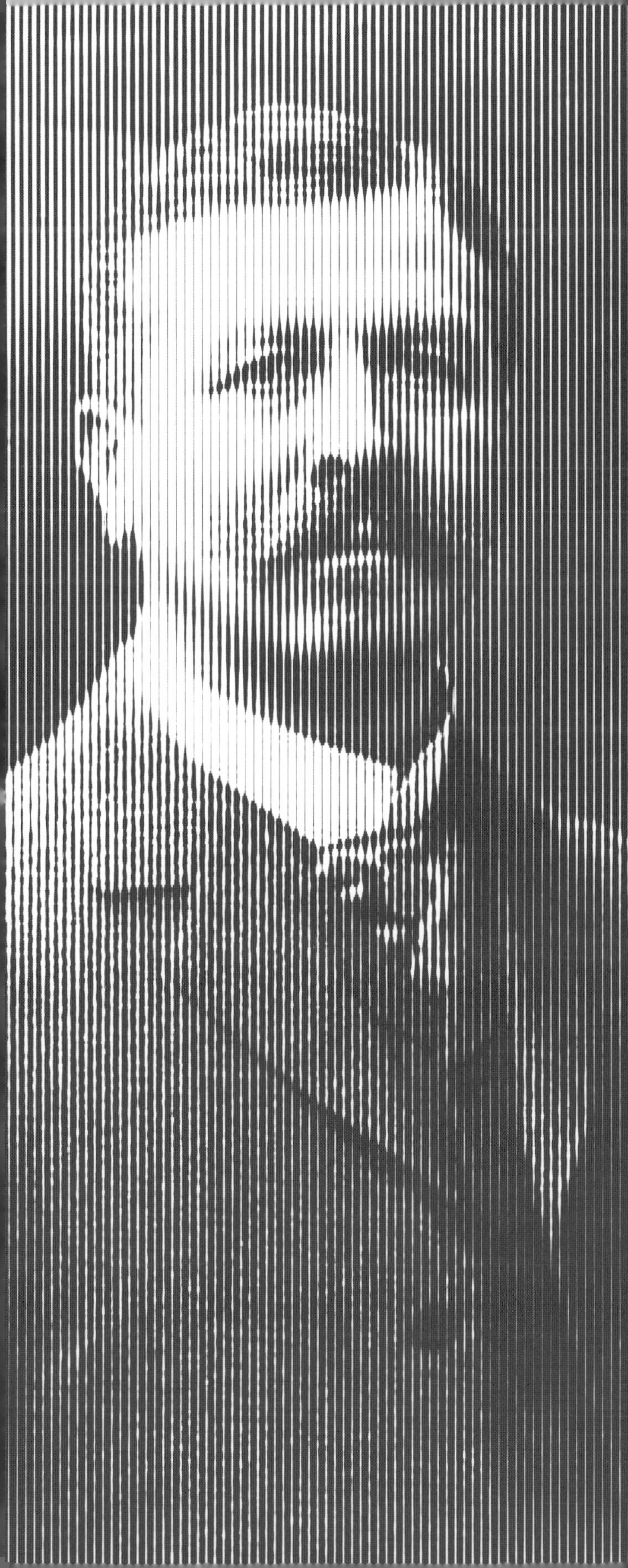

第1部

片麻痺とは何か

片麻痺になるということ

　　　　　　　　　片麻痺は動かないといった生易しい苦しみではない。
　　　　　　　　　　　　　　　　　　　　　　——多田富雄

　身体の半身麻痺を「片麻痺(hemiplegia)」という。片麻痺の苦悩は本人でなければわからない。そこには他者には計り知れない現実がある。たとえば、国際的な科学者であった多田富雄氏(1934-2010)が病床で書いた『寡黙なる巨人』は片麻痺との壮絶な闘病記だが、その中に「麻痺とは何か」と題した章がある。専門的な医学書よりも彼が遺した言葉の方が本質に肉迫している。そこから片麻痺の苦悩について学ぶことができる。

　半身麻痺といえば、通常は筋肉の運動麻痺のことを指している。運動神経がやられたのだから、随意運動ができないのはもちろんだが、そのほかにいろいろの障害が起きる。感覚までやられると、体のその部分は存在しないに等しい。
　麻痺が起こると、筋肉の力が入らないのかといえば、そうではない。体はだらりとしているわけではなくていつも緊張している。力を抜くことの方が難しい(痙性麻痺)。
　痙性麻痺という言葉通り、筋肉に無駄な力が入ってどうにもならないのである。一般に屈筋のほうが優位なので、四肢は曲がったまま伸びない。内転筋、内旋筋が優位になるので体はいつも内側に曲がる。麻痺が古くなって、腕が折れ曲がったような形に固定されているのはそのためである。悪化すれば廃用症候群になって、麻痺側は重荷になるばかりか、いろいろな障害で患者を苦しめる。
　腕ばかりではない。足も折れ曲がり、伸ばすことが難しい。歩くためにはこの緊張を解かなければならない。それが難しいのだ。足の指が折れ曲がり、地面にこすられるようにつく。手は曲がった指が、ぎゅっと握り締めるので、爪が手の平に食い込んでしまうほどだ。それが持続的になると、手を開かせるのが不可能になる。それだけは避けたいと、日夜無理に健常な方の手で麻痺した指を無理やり開く努力をしなくてはならない。
　例外は足首である。足の甲は伸びたままになる。だから麻痺の患者は足首を曲げられず、足先がとがったようになる。いわゆる尖足である。だから足首を曲げた形で固定する装具をつけないと歩けない。はずせば足は伸びたままになり、足を運ぶことはできない。
　結果は、痙性によって、脚は突っ張ったままで、関節を自由に動かすことができないため、たとえ歩けたとしても、木偶のようにぎごちない。
　この筋肉のつっぱりは、自分ではどうにもならない。ほかのことで精神が緊張すると強くなる。たとえば、怒りとかあわてるとかのときは、ぎゅっと硬くなる。そのほかあくび、咳、小便などのときは腕がぎゅっと固まってしまう。まことに不快なものである。
　それを伸ばそうと、動く方の腕で、麻痺した腕を摑んで伸ばそうとするがなかなか伸び

ない。自分の腕と悪戦苦闘するときもある。われながらこっけいだ。ベルグソンが「笑いの研究」の中で、笑いの対象は、人間的なものに機械的なものが張りついたものといっているのを思い出したが、まさにそうである。このつっぱりは、理学療法士のストレッチで軽減してもらわなければ、拘縮して突っ張ったままになってしまう。

　麻痺した手足は驚くほど重い。毎日これをぶら下げて歩くのだ。杖で歩けるようになっても、足が出ないときはまるで足が地面に五寸釘で打ちつけられたような気がする。

　そのくせ湯船に入ると、頼りなくぷかぷか浮いてしまう。咳をしても固まる。訓練の途中では咳もできない。寝床の中では、軽い夏蒲団しかかけていないにもかかわらず、鉛のように重く感ずるし、腕は突っ張ったまま動かない。腕の置き場所に困るのだ。私は自分の腕を、初めて無用の長物で、邪魔になるばかりだと思った。

　私の腕は自分の胸を締めつける。苦しくて腕がなかったらと思うことさえある。だから、麻痺は動かないといった生易しい苦しみではないのだ。それにこれから一生つき合わなければならない。

　多田富雄氏は闘病記だけでなく「リハビリ難民」の問題で厚労省と対峙したことでも知られている。彼は一般病院での片麻痺患者に対するリハビリテーション治療を原則的に発症後6か月以内で打ち切るという政策に強く反対した。それは病者の治療を受ける権利と人間の生存権を主張する闘争でもあった。彼は自身の障害のみならずリハビリテーション医療制度の不備とも闘わなければならなかった。

　病床で命を削りながら書いた『わたしのリハビリ闘争』をはじめとする数冊の本には、リハビリテーション医療における医師とセラピスト(理学療法士・作業療法士・言語聴覚士)の役割の重要性とともに、片麻痺に対するリハビリテーション治療(運動療法)の不十分さが綴られている。

　彼は科学者として生きたが、片麻痺(痙性麻痺)と闘い、リハビリテーション医療制度とも闘い、人生を終えた。そして、リハビリテーション治療を受けたが片麻痺は回復しなかった。

　今も、数多くの患者たちが片麻痺に苦悩している。全国各地の病院のリハビリテーション訓練室には回復を願う患者たちが大勢いる。彼らは医師の処方によってセラピストからリハビリテーション治療を受ける。リハビリテーション治療とは理学療法、作業療法、言語聴覚療法などのことである。

　しかし、片麻痺は簡単には回復しない。患者たちの回復への期待は裏切られる場合が圧倒的に多いのが現状である。

　たとえば、上肢や手は使えず廃用手となり、下肢は足に装具をつけて何とか一本杖歩行ができる程度で、日常生活動作に介助が必要となる場合が多い。また、病院から家庭復帰しても復職などの社会復帰が困難となる。手足が不自由なままでは家族の介護も大変である。失語症などの高次脳機能障害を合併して言葉が上手く話せない場合もある。認知症を伴う場合もある。人生という名の長い旅に、運動機能障害、日常生活動作障害、社会的不利が否応なく襲いか

かる。
　個人の「人間として生きる尊厳」が重大な危機に瀕しているのだ。こうした状況がもう何十年も続いている。どうすればよいのか。もちろん、今のままでよいわけではない。しかし、リハビリテーション治療によって片麻痺を回復させることは困難である。だからだろうか、病院での理学療法や作業療法は廃用性症候群(関節拘縮や筋力低下)の予防と日常生活動作訓練が最優先され、数か月で家庭復帰させようとする「早期リハビリテーション」が主流である。
　この早期リハビリテーションに異議を唱えたい。発症直後からの治療という意味での早期リハビリテーションに異議を唱えるわけではない。そのリハビリテーション治療の内容と早期に治療を打ち切ることに異議を唱えたい。現状では発症から半年まではリハビリテーション治療を受けることができる。最低でも患者が病院で一年間のリハビリテーション治療を受ける権利を保障すべきである。
　また、リハビリテーション治療を受けても片麻痺が回復しないというのは事実ではない。長期(数年)にわたってゆっくりと回復してゆく患者もいる。
　医師やセラピストは、もっと片麻痺の回復と対峙するリハビリテーション治療を探求すべきである。反時代的な提言だが、それが人間の苦悩を軽減するための唯一の可能性だと考えている。

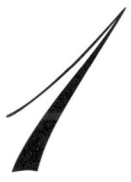

片麻痺の臨床神経学

1.1 片麻痺の歴史

> もし損傷が頭の左にあるときは痙攣は右に起こり、損傷が右にあれば痙攣は左に起こる。
> ——— Hippocrates

■半身への一撃

　大脳の一側が損傷されると反対側の上下肢に運動麻痺が発生する。この左半身または右半身の運動麻痺が「片麻痺(hemiplegia)」である。

　古代ギリシャ人のパウル(AD625-690)は半身の運動麻痺に片麻痺という用語を初めて用いた人物であるとされている。彼は、神経が損傷されると身体の運動と感覚が失われ、その障害が左右のいずれかに出現することを「ヘミプレジア」と呼んだ。「ヘミ(hemi)」は英語の half (半分)を、「プレジア(plegia)」は stroke (一撃)を意味する。

　脳卒中(cerebral apoplexy；stroke)によって片麻痺が発症する。聖書ではイエスが中風の者を癒したとされている。マルコによる福音書には「人々がひとりの中風の者を 4 人に運ばせて、イエスのところへ連れてきた。イエスは彼らの信仰を見て、中風の者に"子よ、あなたの罪は許された"と言われた。そして、中風のものに向かって"あなたに命ずる、起きよ、床を取りあげて家に帰れ"と言った。すると彼は起きあがり、すぐ床を取りあげて皆の前を出ていった。一同は大いに驚き、神をあがめて、"こんなことは、まだ一度も見たことがない"と言った」と記されている。このイエスの奇跡によって「寝たきり」状態から回復した中風の者とは片麻痺患者のことだが、その運動麻痺が完全に回復したとは書いていない。

　また、古代ギリシャのエーゲ海に浮かぶコス島で医学を始めたヒポクラテス(BC460-377)は「脳によって我々は思考し、見、聞き、識別する」と述べたことで有名だが、頭部外傷について「もし損傷が頭の左にあるときは麻痺は右に起こり、損傷が右にあれば麻痺は左に起こる」と書き残している。

　一方、我が国では江戸時代から「中風」という言葉が使われている。中風(ちゅうふう)（地方によって「ちゅうぶ」)という表現は、脳卒中の後遺症である半身不随、言語障害、手足のし

びれなどを指す言葉として古くから用いられている。

　本来は中国医学（東洋医学）の用語で、漢時代の漢方薬の本である『傷寒論』で使われたのが最初だとされている。中風の「中」は中毒の中と同じく「あたる」という意味で、風邪（ふうじゃ）が体内に侵入したことによって起こる症状であると考えられていた。中風という言葉が江戸時代から一般庶民に使われてきたことは、我が国に脳卒中患者が多いことを物語っている。

■なぜ脳の損傷側の反対側の手足なのか？──錐体交叉の発見

　このように大脳の損傷とは反対側の手足に片麻痺が発生することはギリシャ時代から知られていた。しかし、なぜ損傷された大脳の反対側が片麻痺となるのだろうか。それは脳には2つの大脳半球があり、右の大脳半球が左側の手足を、左の大脳半球が右側の手足を動かしているからである。

　一側の大脳半球の運動野から脊髄の運動ニューロンへと下行する「錐体路（pyramidal tract）」は延髄で反対側に交叉している。それによって右脳損傷では左片麻痺が、左脳損傷では右片麻痺が出現する。しかし、その解剖学的な根拠についてはギリシャ時代から約1000年後の「錐体交叉」の発見を待たなければならなかった。

　トーマスが1910年に報告した錐体交叉の研究史に関する論文によれば、延髄における錐体交叉の発見者はフランスのペティット（1664-1741）であるとされているが、医学史的にはイタリアのピサ大学で活躍したミスティケル（1675-1715）の方が有名である。

　ミスティケルは1709年に『脳卒中の治療（trattato dell' apoplessia）』という本を出版し、次のように記載している。

> 延髄の表面は線維が交叉し、その模様は女性の編み髪に似ており、一側より派出する神経の多くはその源を反対側に持っている

　そして、背臥位で麻痺側下肢が外旋する片麻痺患者に特有な姿勢を観察した挿絵を描いており、その足元には鉄のアイロンが置かれている。その理由は、足底を熱したアイロンで刺激することで片麻痺を治療しようとしたもので、挿絵には足底の焼く部位も明確に示されている。

　つまり、熱刺激を足底に加えることによって麻痺した下肢の筋収縮を呼び覚まそうとしたのである。これは熱刺激によって下肢の逃避反射を誘発しようとする想像を絶する苦悩を与える治療だが、歴史的には片麻痺の運動機能回復を目的とした治療の最も古い記録である（図1.1）。

　また、18世紀の中頃には、イタリアのモルガーニが『頭の障害』という本を出版し、一側の脳卒中により反対側に片麻痺が生じるという考え方が定着した。

■「脳の暗黒時代」を超えて──大脳皮質の機能局在と錐体路損傷

　19世紀は脳の機能局在について偉大な発見がもたらされた時代である。たとえば、ガルの骨相学に支配されていた脳の暗黒時代が終わり、ブローカが脳卒中後の「運動性失語症」を発見して「人は左半球で語る」と述べたのは1861年のことである。彼は「tan（タン）」という音節しか発語できなかった脳卒中患者を死亡後に剖検し、左半球の前頭葉（下前頭回、area 44、45）に運動性言語中枢の機能局在があることを発見した（図1.2）。

　脳の機能局在論の展開はヨーロッパの産業革命と歩みを共にするかのように、脳研究におけ

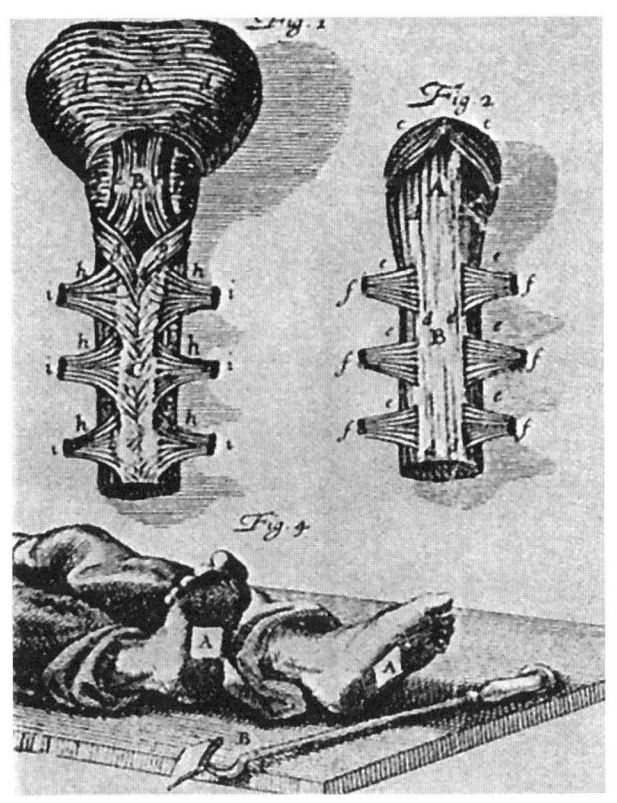

図1.1　錐体交叉と片麻痺の治療（Mistichelli, 1709）

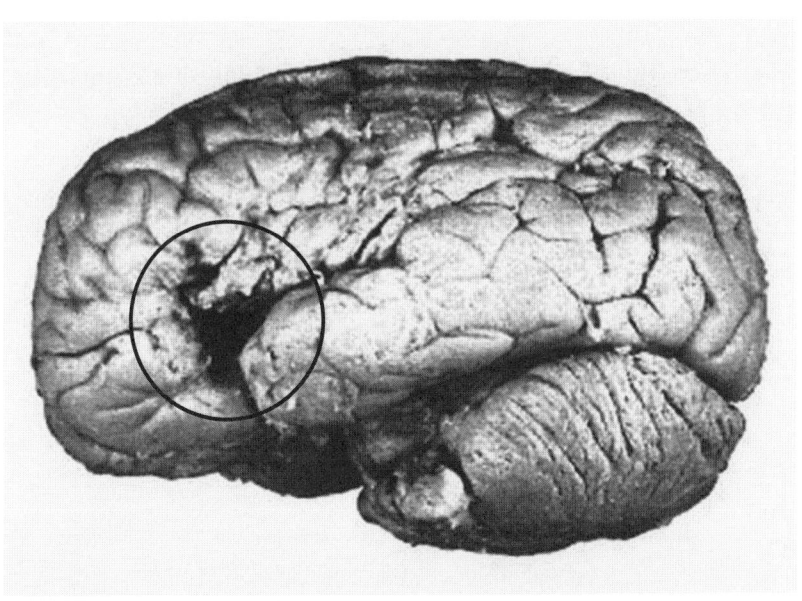

図1.2　ブローカが発見した運動性失語症患者の脳損傷部位（Broca, 1861）

る科学的な思考をもたらした。そして、錐体路や片麻痺についての臨床神経学的な研究も同時代的な知見として得られてくる。ここでは、そうした19世紀の片麻痺についての重要な発見を記載しておこう。

1809年：ローランド(イタリア)：動物の脳を電気刺激することで運動の誘発に成功。
1849年：トッド(イギリス)：てんかん発作後の片麻痺と分廻し歩行を記載。
1851年：タルク(ドイツ)：延髄の錐体から脊髄に下行する経路を「錐体線維束」と命名。
1859年：ヴァルピアン(フランス)：片麻痺の痙性による関節拘縮の特徴を記載。
1861年：ブローカ(フランス)：「運動性失語症」を発見して脳の機能局在論が確立。
1862年：シャルコー(フランス)：痙性の足クローヌス(足間代)を記載。
1870年：フリッシュ(ドイツ)：イヌの「運動野」を電気刺激して対側肢の筋収縮を確認。
1875年：フェリエ(ドイツ)：サルの「運動野」を電気刺激して対側肢の筋収縮を確認。
1875年：エルブ(フランス)：痙性対麻痺で腱反射の亢進を記載。
1875年：ウェストファル(ドイツ)：片麻痺における「連合反応」を記載。
1876年：ローゼンバッハ(ドイツ)：片麻痺の腹壁反射の消失を記載。
1887年：ストゥルンペル(ロシア)：片麻痺の「前脛骨筋現象」を記載。
1889年：ウェルニッケ、マン(ドイツ)：片麻痺に特有な異常姿勢を記載。
1890年：シャルコー(フランス)：筋萎縮性側索硬化症における痙性麻痺の臨床症状を記載。
1890年：ジャクソン(イギリス)：片麻痺の病態を中枢神経系の階層性から分析。
1891年：ドゥ・シャンヌ(フランス)：内包における錐体路の局在を記載。
1896年：バビンスキー(フランス)：錐体路徴候としての足指現象(Babinski反射)を発見。
1900年：バビンスキー(フランス)：片麻痺歩行を「鎌で草を刈るように歩く」と記載。

このように片麻痺の臨床神経学は脳の機能局在と錐体路損傷の知見を集積しながら進歩して20世紀を迎えた。

紀元前のギリシャ時代に発見された「片麻痺」は、19世紀末になって錐体路損傷による痙性麻痺と診断されるようになった。それは解剖学者や臨床神経科医たちの遺産である。

しかし、それから100年以上の歳月が流れているにもかかわらず、21世紀の医学はまだ片麻痺を治していない。

1.2 緊張する身体を見つめた神経学者たち

> 片麻痺の上肢は屈筋優位、下肢は伸筋優位の異常姿勢となる。
> ——Wernicke & Mann

■臨床神経学の発展と痙性麻痺

19世紀中期から20世紀初頭にかけて、ヨーロッパの医学界では「臨床神経学(clinical neurology)」が発展した。イギリスにはロンドン国立神経病院のジャクソンがいた。ドイツには小脳失調症で有名なベルリン大学のロンベルグ、感覚性失語症のウェルニッケ、失行症を発見したリープマンらがいた。スイスには脊髄失調症のフレンケルがいた。フランスには運動性失語症のブローカ、進行性筋萎縮症や顔面麻痺のドゥ・シャンヌ、筋萎縮性側索硬化症、多発性硬化症、ヒステリーなどのシャルコー、片麻痺や小脳失調症のバビンスキーらがいた(図1.3)。

彼らと無名の数多くの臨床神経科医たちの臨床研究によって各種神経疾患の診断学が確立した。臨床神経学の発展は、神経疾患の詳細な観察による診断学の歴史だと言える。また、基礎科学では神経生理学者のシェリントンらが脊髄反射などの神経メカニズムを解明しつつあった。

そして、当時の臨床神経科医たちは、すでに脳卒中後の片麻痺が錐体路損傷に起因するものであり、それは単に筋が麻痺して動かないのではなく、異常な筋緊張の亢進が出現することを十分認識していた。そして、それを「痙性麻痺(spastic palsy)」と呼んでいた。

■シャルコーの遺産

当時の痙性麻痺に関する研究として重要なのは、臨床神経学のメッカであったパリ・サルペトリエール病院のシャルコー(1825-1893)による「筋萎縮性側索硬化症(ALS)」の分析であ

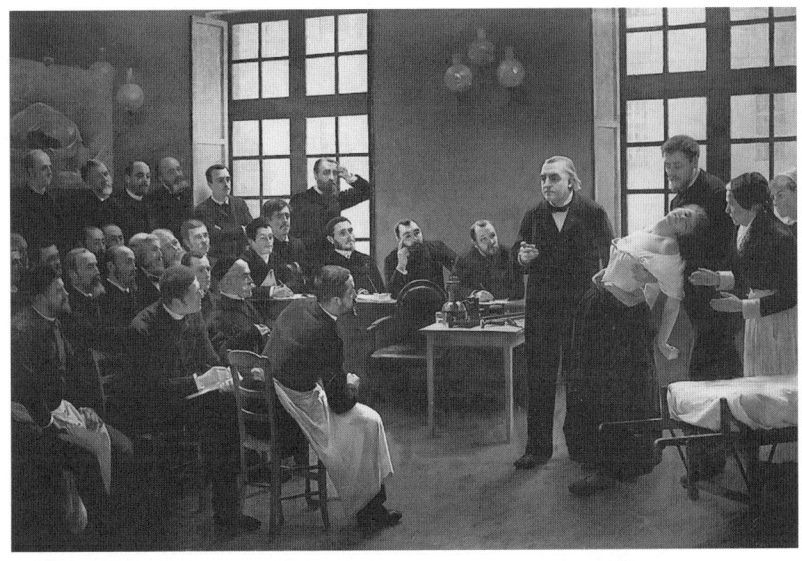

図1.3 サルペトリエール病院におけるシャルコーの臨床講義 (Brouillet, 1887)

る。萬年甫の『神経学の源流』には、彼が1890年に発表した臨床症状の観察所見が掲載されており、そこでは錐体路損傷に伴う痙性麻痺の特徴が的確に表現されている。

筋萎縮性側索硬化症では中枢と末梢の運動ニューロンの両方が侵されるために痙性麻痺と筋萎縮が混在する。シャルコーは手足の「筋萎縮」の他に、四肢の関節に「痙性拘縮」が発生し、強かれ弱かれ関節の「変形や偏位」をきたすとして、次のように説明している。

> 変形の一部は疑いもなくある筋が他の筋より侵され方が少なくて、その筋活動が優るためのものであります(麻痺性変形)。しかしこのことは大部分の筋にあてはまることではありません。偏位は原則としてある筋の痙性拘縮、すなわち多くの関節を硬くする真の拘縮によるものであります。まず上肢についてお話ししますと、普通みられる肢位はこのようなものであります(図1.4)。
>
> 上肢は体に沿って押し当てられ、それを離そうとすると肩の筋が抵抗します。肘はなかば屈曲し、さらに前腕は回内しています。ある程度の力を用いずに、また疼痛をきたすことなくそれを伸展、回外させることはできません。手首についても同様で、これもしばしば屈曲し、指は手掌に向かってまるまり込んでいます。
>
> 下肢の運動障害は急速に進行し、患者は脚が重く、地面から脚を引き離すのに困難を感じます。間もなく彼は二人の介助者に支えられなくては歩けなくなります。最後には立っていることができなくなり、ほとんど床についたままか、あるいはイスにすわって日を過ごすようになります。事態がここに至りますと、興味ある現象が多かれ少なかれ明瞭に現れてくるのが普通です。これがすなわち「一過性または永続性の硬直」、換言すれば「筋肉の痙性拘縮」であって、これが随意運動をうばってしまうのです。患者はすでにしばらく以前から、ベッドに寝ているかあるいは腰掛ているときに下肢がときどき自分の意に反して伸展または屈曲し、その不随意的に生じた姿勢がしばらくの間つづくのに気づいています。この発作の中で最も普通にみられるのは伸展運動であります。下肢は硬い棒のごとくなり、全体が一本として持ち上げられるほどの、テタニー様の硬さをきたすまでになることがあります。そのほかにときおり下肢には痙攣振戦がみられます。

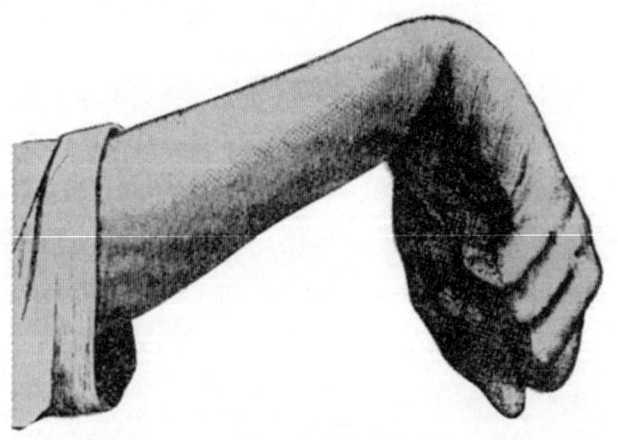

図1.4 痙性麻痺による手の拘縮変形 (Charcot, 1890)

硬直は患者が二人の介助者に支えられて、立ち上がって歩こうとするときに一層強くなります。そのとき下肢は伸展、内転して、過度に硬くなり、同時に足は「内反馬足（Pied bot varus équin）」の形をとります。筋の痙性作用によって下肢の全関節をおそうこの硬直は、しばしばきわめて強いこともありますが、それほど顕著でないこともあり、普通これに併発する振戦とともに起立歩行を不可能ならしめます。
　はじめのうちは一過性のものにすぎないこの現象は間もなく変化して永続性の症状になります。かくして筋の硬直は伸筋群の方に一層強くはありますが、屈筋群にも伸筋群にも絶えず休みなく存在しています。伸展している下肢を力をもって屈曲させるのも、屈曲している下肢を伸展させるのも困難であります。通常この時期は伸展した足先を手で引きおこすと、下肢全体に振戦が長くあるいは短くつづくのが認められます。
　諸君、かくのごとく、運動障害は神経支配の低下によるよりは筋肉の痙性症状に起因するところが大きいのであります。

　このようにシャルコーの臨床観察は的確である。「上肢は体に沿って押し当てられ、それを離そうとすると肩の筋が抵抗します」は大胸筋の痙性を、「肘はなかば屈曲し、前腕は回内し、手首はしばしば屈曲する」は上腕二頭筋・円回内筋・手根屈筋群の痙性を、「指は手掌に向かってまるまり込んでいます」は手指の深・浅指屈筋の痙性による屈曲拘縮を表現している。つまり、上肢は全体として屈筋優位の関節拘縮や変形をきたすことを観察している。
　また、下肢の観察では、同じ錐体路損傷である脊髄損傷後の対麻痺のように、股関節が強く内転する「鋏状肢位（シザース肢位）」や足の「内反尖足」が痙性によって生じると記載している。振戦と表現されているのは痙性麻痺に特有な「クローヌス（足間代）」のことである。
　だが、最後の「運動障害の原因が筋肉の痙性症状である」とする結論には疑問が残る。確かに「変形拘縮の原因は筋肉の痙性症状」である。しかし、痙性症状の原因は何だろうか。それは脊髄側索の硬化と解釈されている。これは診断としては的確であるが、なぜ脊髄側索の病変によって痙性麻痺が生じるのかを、偉大なシャルコーは説明していない。
　もちろん、この時代に片麻痺の運動機能回復を目的とするリハビリテーション治療はまったく検討されていない。唯一、サルペトリエール病院のシャルコーに師事していた医師のブリサード（1880）は、片麻痺患者の臨床症状についての研究を学位論文としてまとめている。そのタイトルは『片麻痺患者の永続的拘縮』であり、片麻痺患者はできるだけ早く、できれば発症後第1週から運動させるべきであるとしている。

■痙性麻痺による上下肢の変形拘縮──ウェルニッケとマンの報告
　この時代における片麻痺の痙性麻痺についての研究として最も後世に残ったのは、1889年のウェルニッケとマンの報告である。
　ウェルニッケは「片麻痺が半身の筋に一様に生じるのではなく、比較的強く障害されている筋と軽い筋があり、特に膝の屈筋と足の背屈筋に筋力低下が著しく、拮抗筋の筋力低下は軽微な傾向にある」と分析した。また、1896年には弟子のマンが片麻痺の重症例では手指の伸筋が特に強く侵され、手指や手関節が著しく屈曲することを記載した。
　この師弟による報告は片麻痺特有の異常姿勢を表現する有名な古典用語として残っており、現在でも「ウェルニッケ・マン姿勢」と呼ばれている（図1.5）。

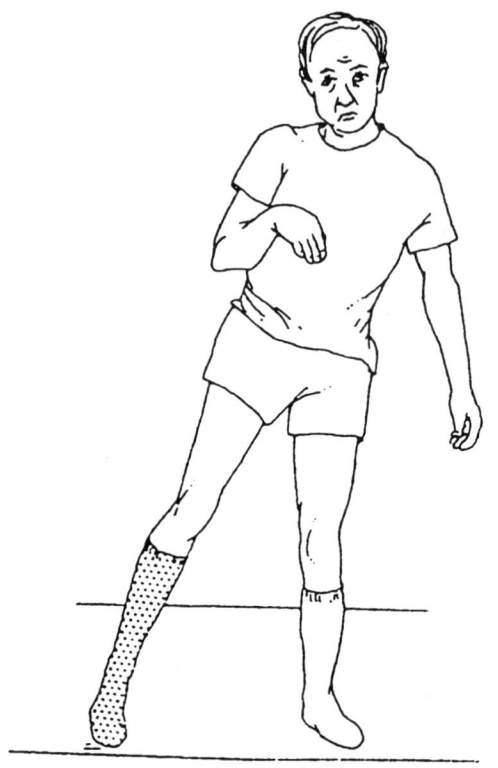

図1.5　ウェルニッケ・マン姿勢

　すなわち、片麻痺の上肢は「屈筋優位」で肩甲骨後退(retraction)、肩関節内転・内旋、肘関節屈曲、前腕回内、手関節屈曲、手指屈曲(mass flexion)、母指内転(thumb in palm)位、下肢は「伸筋優位」で股関節内転、膝関節伸展、足関節底屈・内反(inversion)位となり、片麻痺に特有な異常姿勢(肢位)をとる。

1.3 バビンスキー反射の発見

> 片麻痺患者の足底を針で刺激すると母指に伸展がおこる。
> ——Babinski

■錐体路徴候

19世紀末の臨床神経学における最も重要な知見は、片麻痺に「錐体路徴候(pyramidal sign)」が出現することが発見されたことである。パリ・サルペトリエール病院のシャルコーの弟子であったBabinski(一般的にはバビンスキー、正確にはババンスキーと発音する)が片麻痺患者のベッドサイドで病的反射の出現を発見し、痙性麻痺の臨床診断学の確立へと時代を導いた(図1.6)。

錐体路徴候は次の3つの症候よりなる。

1. 筋萎縮を伴わない痙性麻痺
2. 腱反射の亢進
3. 病的反射の出現

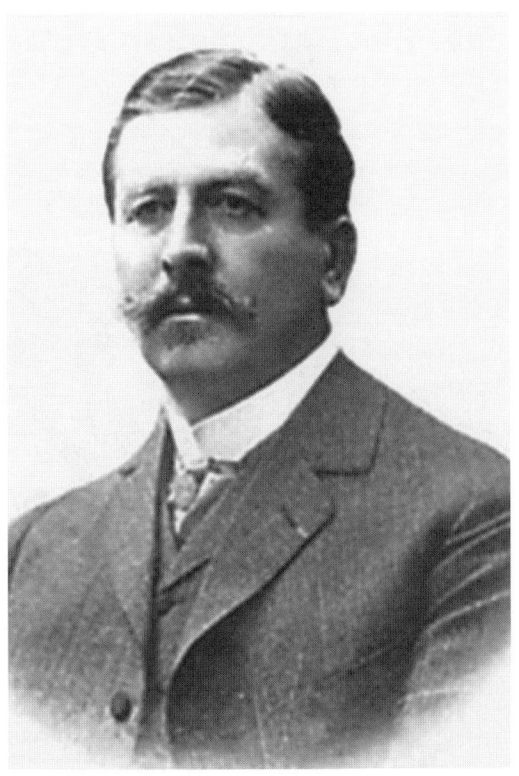

図1.6　Joseph Jules François Félix Babinski (1857-1932)

■バビンスキーが発見した足指の異常反応

　特に、錐体路徴候の代名詞である病的反射については、バビンスキーが発見した「足指現象（バビンスキー反射）」が有名である（図1.7）。バビンスキー反射の最初の報告は1896年2月22日の生物学会でなされた。その論文は萬年の『神経学の源流』によれば「中枢神経系のある種の器質的疾患における足底皮膚反射について」と題された、わずか28行の短い報告である。

　　私は中枢神経系の器質的病変によっておこった片麻痺あるいは下肢の単麻痺の若干例を検査して、足底皮膚反射に変化のおこっているのを観察した。
　　足底を針で刺激すると、健側では正常人におけると同じように、骨盤に対して大腿が、大腿に対して下腿が、下腿に対して足が、中足に対して足指が屈曲する。麻痺側では、同じような刺激によって、骨盤に対して大腿が、大腿に対して下腿が、下腿に対して足が屈曲する点は同じであるが、足指は屈曲するかわりに中足に対して伸展運動をおこすのである。
　　この症状は発作後数日しかたっていない新しい片麻痺や数ケ月を経た痙性片麻痺の患者でもみられた。私の確かめたところでは、足指を随意的に動かすことができない患者でも、それをなお随意的に動かしうる患者におけると同じように、この現象がおこる。しかし、これが恒常的なものではないことを付記せねばならない。
　　私は脊髄の器質的病変によっておこった下肢の対麻痺の多くの例でも、足底を針で刺激すると足指が伸展運動をおこすのを認めたが、このような場合は左右を比較しえず、現象の実相は、先の場合ほどはっきりしない。
　　これを要するに、足底の刺激によっておこる反射運動は中枢神経系の器質的病変に基づく下肢の麻痺で、その強さが変化するだけでなく、その形も変化をこうむるのである。

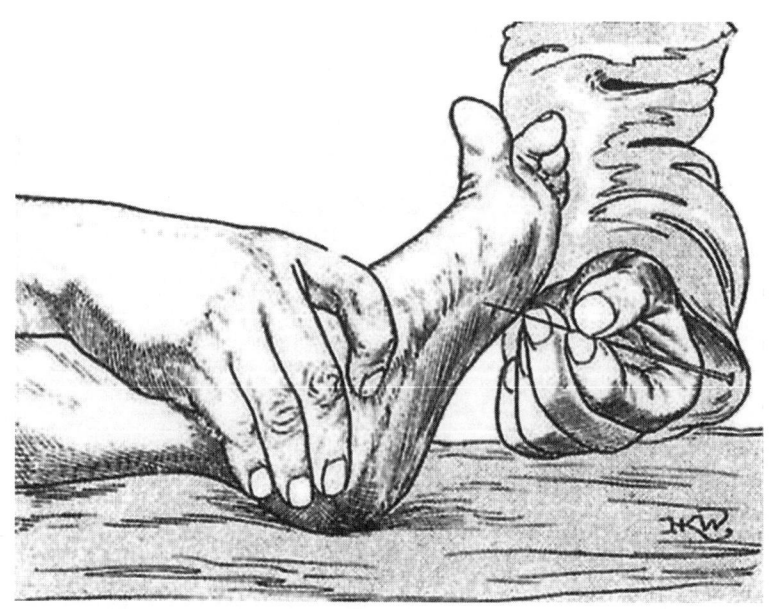

図1.7　バビンスキー反射（Babinski, 1896 ; Charpentier, 1934）

バビンスキーは、この1896年の論文で片麻痺における足底皮膚反射の異常を発見したことと、それが片麻痺のみならず脊髄損傷においても出現するとしている。そして1898年の論文では「錐体路が確かに無傷である被検者でこの徴候を一度たりともみたことがない」と断言し、これを錐体路徴候と考えざるを得ないと述べている。また、正常な新生児でも同様の徴候が認められるのは錐体路がまだ発達していないからだと推察している。

　その後、チャドック反射やオッペンハイム反射、ゴードン反射、シェファー反射、ゴンダ反射などの変法が発見された（図1.8、図1.9）。

　以来、バビンスキー反射は錐体路損傷の臨床診断における不滅の金字塔として今日でも高く評価されている。

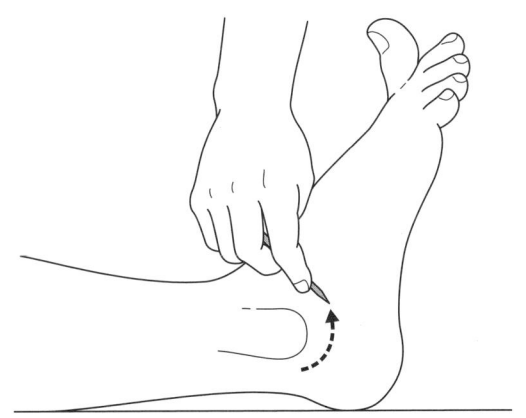

図1.8　チャドック（Chaddock）反射

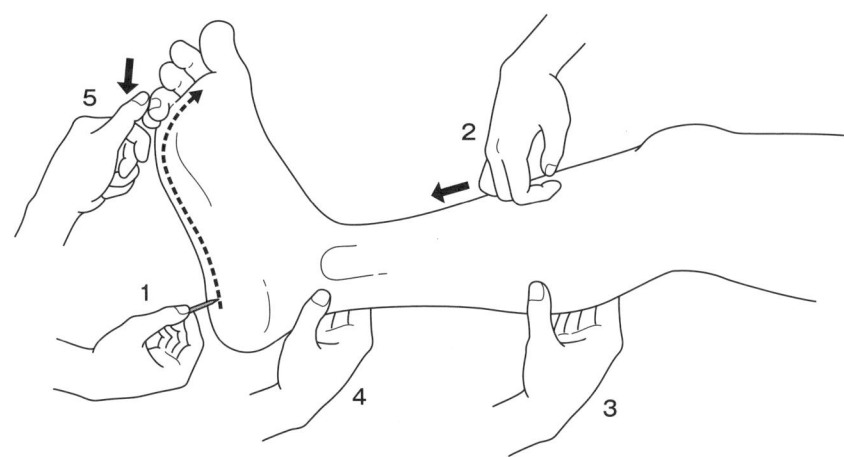

図1.9　1：バビンスキー（Babinski）反射、2：オッペンハイム（Oppenheim）反射、3：ゴードン（Gordon）反射、4：シェファー（Schaeffer）反射、5：ゴンダ（Gonda）反射

■腱反射の亢進

　さらに、バビンスキーは片麻痺における「腱反射(tendon reflex)」の亢進症状について詳細に観察しており、彼が卓越した臨床家であったことがわかる。

　この論文についても萬年の『神経学の源流』にバビンスキーの原著である『腱反射に関する連続講義(1912年)』が掲載されている。これを読めば彼が臨床神経学の不滅の金字塔である錐体路徴候としての「バビンスキー反射」の発見だけでなく、「腱反射」による神経診断学を確立した偉大な先駆者であることが理解できる。

　バビンスキーは腱反射を「一本の腱あるいは一個の骨を叩くことによって不随意的に起こる持続の短い急激な筋の収縮を骨および腱反射と呼ぶ」と定義している。なお、腱反射は腱を叩くことによって筋線維が伸張し、筋線維に内在している筋張力の感覚受容器である筋紡錘が刺激され、反射的に脊髄前角の運動細胞が活性化して筋収縮が生じる現象であり、神経生理学的には筋の「伸張反射(stretch reflex)」と呼ばれている。今日では腱反射(伸張反射)は健常者で出現し(＋)、腱反射の消失(－)は末梢神経損傷を、腱反射の亢進(＋＋)は中枢神経損傷を示すことは常識だが、ここでは彼の片麻痺と腱反射の関係についての分析を抜粋しておこう。

- 脳の疾患、出血、梗塞、腫瘍など、直接あるいは間接に錐体束を侵すものは運動麻痺を引き起こし、腱反射亢進を起こす。
- 一側の腱反射亢進は反対側の脳の錐体路系の疾患によることが最も多い。
- 最も普通にみられるのは大人の片麻痺で、錐体束が変性した場合である。
- 麻痺側の腱反射は亢進する。
- 反射亢進の強さは麻痺の強さと並行するのが普通である。
- 片麻痺の場合の腱反射亢進はきわめて容易に認められる。
- 腱反射亢進例にはクローヌスが認められる。
- 健側と患側とを較べてみれば腱反射亢進を見出すことができる。
- 上腕に対する屈曲反射の左右差はきわめてはっきりしている。
- 脳卒中発作の直後には腱反射には何の変化も起こらないことがあり、しばしば低下あるいは消失し、ときとして亢進する。おおよそのところ発作後2週目の終わりころには反射亢進が完成する。
- 片麻痺では腱反射の亢進がいったん完成すると、その後はたいした変化が起こらない。
- 腱反射亢進が高度になると拘縮を起こすのが普通である。
- 錐体路損傷のときにみられる拘縮は腱反射の亢進と密接な関係をもっている。
- 腱反射の亢進は拘縮が現れるための必要条件であるらしい。
- 片麻痺では腱反射の亢進が一定の強さになったときに拘縮が現れるのが普通である。
- 脳の疾患で腱反射の亢進が強いときには運動麻痺がかなり目立つのが普通であるが、脊髄疾患ではそうではなく、腱反射亢進がきわめて顕著であっても筋力はほぼ完全に保たれていることもあり得る。
- 腱反射の亢進を制するような治療が拘縮の治療になると考えるのは当然である。

　腱反射の発見は1875年にウェストファルによってなされており、その後の1883年にジェンドラシックによって手技が確立されていた。したがって、バビンスキーは腱反射を発見した

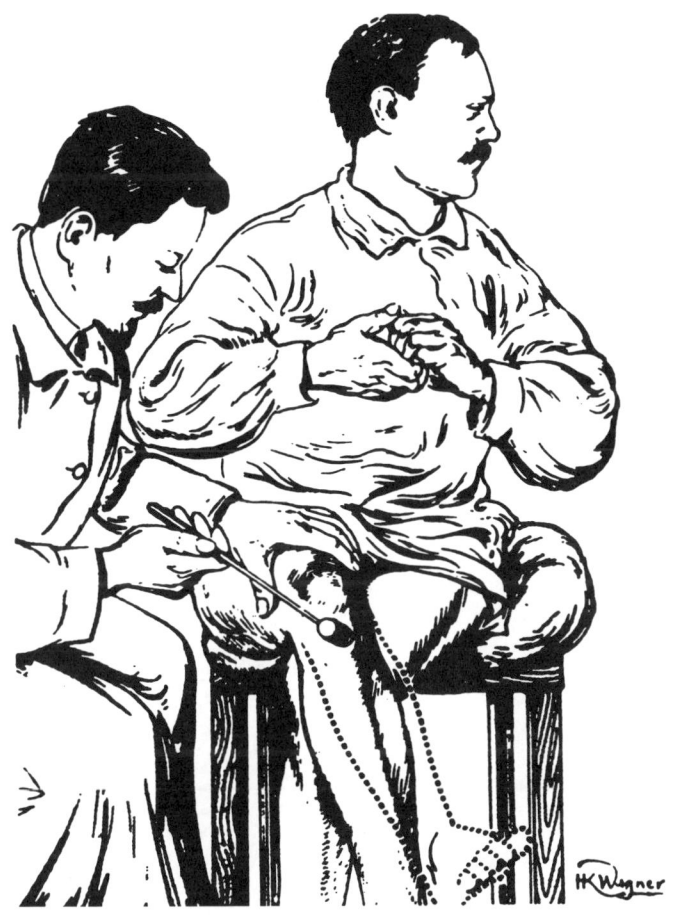

図1.10 腱反射の手技 (Babinski, 1896)

わけではないが、片麻痺の錐体路徴候における腱反射の亢進についても詳細に研究していたことがわかる(図1.10)。

■徹底した臨床の人

　バビンスキーは脳のCTスキャンやMRIなどの画像診断がなかった遥か昔に、一本の針や打腱器や自らの眼を使って片麻痺を診断していた。医学史家のフルトンは「注意深い観察と頭脳の鋭さによって、彼は実験を武器としている多くの人々よりもはるかに深く神経系の神秘に通じることができた」と記している。彼は仕事が終わっても一人でベッドサイドに行き、患者の足底皮膚反射を調べていたというエピソードも残っている。萬年が尊敬の念を込めて強調しているように、彼は「徹底した臨床の人」であった。

　バビンスキーの業績は、後年、ギランバレーが「バビンスキーの研究がなかったなら、今日の神経症候学はどうなっていたことであろう」と追悼した言葉に集約されている。

1.4 共同運動

> 運動はお互いに連結しており、いかに分離しようと努めてもだめである。
> ──Marie & Foix

■共同運動の発見

19世紀末、シャルコーやバビンスキーをはじめとするパリ・サルペトリエール病院の医師たちは臨床神経学を開花させていた。当時の臨床神経科医たちは、重度な痙性麻痺の場合は手の随意運動がまったく不可能だが、多くの片麻痺患者が随意的に四肢を動かすことを知っていた。だが、その四肢の動きにどのような病的な特徴があるのか、つまり四肢の動きが異常な「集団的共同運動パターン」であることは知らなかった。

「共同運動（synergy）」は19世紀後半にパリの医師であったバルピアンが初めて記載した現象である。それは「片麻痺患者の随意的な筋活動によって他の身体のどこかに起こる不随的運動、または運動の組み合わせ」を意味する用語として使われ始めた。

その後、1916年にサルペトリエール病院の神経科部長であったマリーとフォアは「片麻痺における共同運動（Les syncinésies des hémiplégiques）」という論文を発表し、痙性麻痺では上下肢に異常な集団共同運動パターンが出現することを明らかにする。彼らは片麻痺の運動障害の研究と解釈に多くの時間を捧げたことで有名であるが、片麻痺の上下肢の共同運動を次のように記載している。

> 片麻痺患者の肩甲帯の挙上には肩関節外転が伴い、肩甲帯の下制には肩関節内転が伴う。患者が随意努力で肘関節を屈曲すると手指も屈曲する。手指を一本だけ分離して動かそうと努めると全部の指が一緒に動いてしまう。また、背臥位の片麻痺患者に足関節背屈を命じたとき、それが不能でも、股関節の随意的な屈曲には足関節の自動的背屈が伴う。患者に膝伸展を命ずると、不随意的な足関節底屈があらわれる。これらの運動はお互いに連結しており、いかに分離しようと努めてもだめである。

そして、マリーとフォアは共同運動を「全体的な共同運動」、「模倣的な共同運動」、「協調的な共同運動」の3つに分類した。

「全体的な共同運動」では痙性による共同運動が出現する。患側肢の筋は全体的に過緊張状態である。動かそうとする努力が強いときに患側肢が動きだし、一定の姿勢をとる。不随意的だが規則的に引き起こされ、概してすでに存在する上肢の屈曲拘縮や下肢の伸展拘縮の誇張されたものとなる。屈曲型の共同運動と伸展型の共同運動という2つのタイプがある（図1.11）。

「模倣的な共同運動」は左右対称的な「鏡像運動」で、非対称的な運動を身体両側で行うことの困難性に関連している。これは対側の動きによって誘発される「連合反応」が共同運動パターンをとるという現象を指している。彼らはレイミステが報告していた股関節の外転および内転現象（レイミステ反応と呼ばれ、健側股関節の随意的な外転運動に抵抗を加えると、患側股関節の外転運動が不随意的に出現する現象）も模倣的な共同運動に含めている。

「協調的な共同運動」には短縮性の共同運動と延長性の共同運動の2つがある。短縮性の共

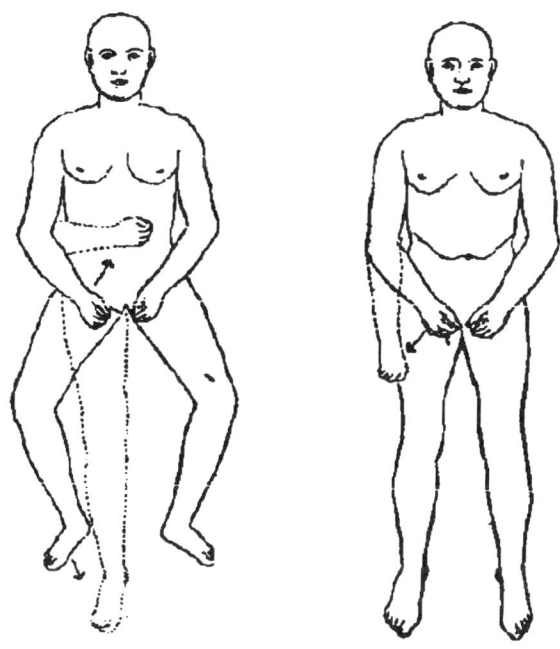

図1.11 屈曲共同運動と伸展共同運動（Marie & Foix, 1916）

同運動は、たとえば下肢における股、膝、足関節の連結的な集団的屈曲運動で、患者は足の踵をさまざまな位置にもってゆくことができる。延長性の共同運動は、たとえば下肢において膝伸展をしながら足の踵をさまざまな位置にもってゆくことができる。したがって、この動きは正常者にも出現する協調的な共同運動であり、目的のある随意運動の一つである。

また、スーク指現象（スークが報告した上肢を挙上させると手指の伸展が出現する現象）が上肢の延長共同運動の一成分であるか否かは不明だとしている（図1.12）。

こうした共同運動の分類は現代では使われていないが、当時の神経科医が日々の臨床のなかで片麻痺の異常な随意運動をどのように分析していたかが推察できる。

そして、さらに興味深いのは、マリーとフォアが「脊髄反射の存在が脊髄の果たす機能を示すのに対し、共同運動の存在は脊髄より高位の神経中枢が参加していることを示す」と記している点である。彼らは共同運動の神経メカニズムを中枢神経系の階層性の視点から解釈しようとしていたのである。

マリーとフォアは片麻痺の臨床神経学においてバビンスキーのような名声は得ていないが、その研究業績はもっと高く評価すべきであろう。

その後、1923年にシモンズが上下肢の屈曲共同運動（flexor synergy）と伸展共同運動（extensor synergy）を詳細に研究し、健側上肢の筋収縮や頭部の回転によって共同運動が増強されることを明らかにした（図1.13）。

■共同運動の神経レベル

この共同運動がどの神経レベル（脊髄、脳幹、中脳、大脳皮質）の運動であるのかという点については2つの異なる解釈ができる。

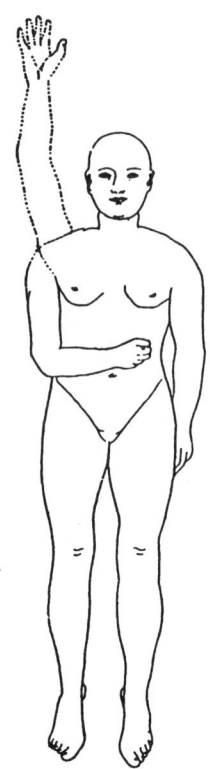

図1.12 スーク指現象 (Souques, 1907. in Marie & Foix, 1916)

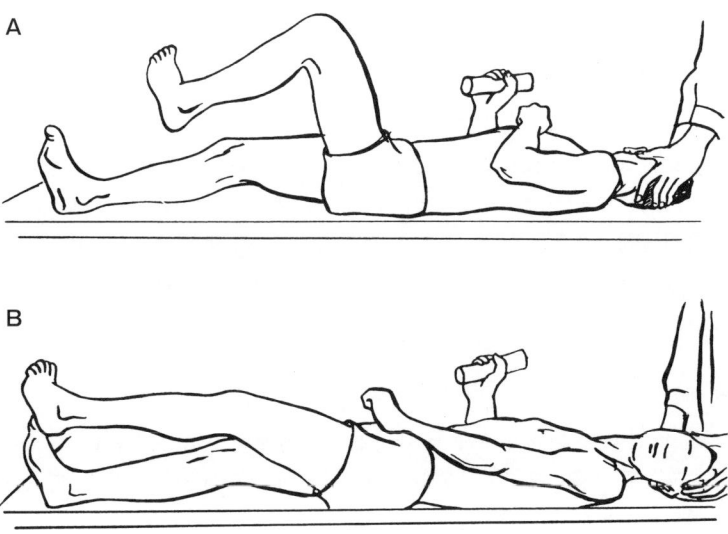

図1.13 上下肢の屈曲共同運動(A)と伸展共同運動 (Simons, 1923)

当時、マリーとフォアは共同運動とは別に、片麻痺には「マリー・フォア反射」が出現することを報告している。これは「片麻痺患者の足指を検者が手で他動的に屈曲すると、足背屈・膝屈曲・股屈曲といった下肢の屈曲共同運動が反射的に誘発される現象」である（図1.14）。

一方、共同運動の誘発についてはストゥルンペル反射（前脛骨筋現象）も有名である。これは「片麻痺患者の随意的な股関節屈曲に検者が抵抗を加えると下肢の屈曲共同運動パターンに伴い前脛骨筋が収縮して足背屈運動が誘発される」という現象である（図1.15）。

どちらも共同運動が出現するが、マリー・フォア反射の場合は末梢刺激によって不随意的に、ストゥルンペル反射の場合は随意的に共同運動が誘発されている。このため共同運動を脊髄レベルの反射運動と捉えるか、大脳皮質からの運動指令によるものと捉えるかが論争された。マリーとフォアは随意的に出現する共同運動と反射的に出現するマリー・フォア反射とを区別していたようである。

現在では共同運動は末梢刺激、あるいは大脳皮質レベルからの運動指令の両方をトリガーとして出現するが、その神経メカニズムは脊髄レベルの運動パターンであると解釈されている。そして、今日でも共同運動を「原始的運動スキーマ」と呼ぶのは、共同運動が脊髄レベルの原始反射に類似した運動パターンであるからに他ならない。それゆえ、共同運動は脊髄ニューロンの上下の髄節間の連絡異常だと考えられている。

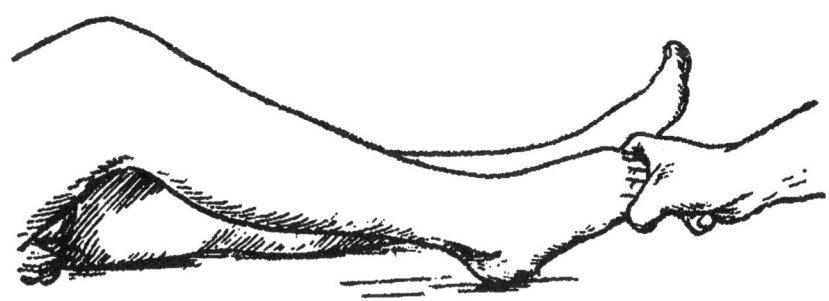

図1.14　マリー・フォア反射（Marie & Foix, 1916）

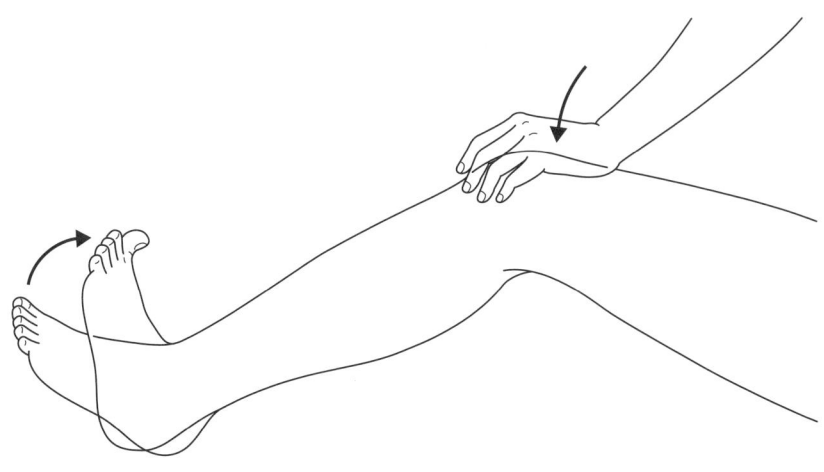

図1.15　ストゥルンペル反射（Strümpell, 1899）

■上肢と下肢の共同運動パターン

共同運動を片麻痺の評価とリハビリテーション治療に応用したのはセラピストのブルンストロームである。彼女は1960年代に共同運動を研究し、片麻痺の上下肢の共同運動パターンにおける関節運動を明確に区分した。

[上肢]
- 屈曲共同運動：肩甲帯の挙上と後退（retraction）、肩関節の屈曲・外転・外旋、肘関節の屈曲、前腕の回外、手関節の屈曲、手指の屈曲。
- 伸展共同運動：肩甲帯の下制と突出（protraction）、肩関節の伸展・内転・内旋、肘関節の伸展、前腕の回内、手関節の背屈、手指の伸展。

[下肢]
- 屈曲共同運動：骨盤挙上、股関節の屈曲・外転・外旋、膝関節の屈曲、足関節の背屈・内反、足指の屈曲。
- 伸展共同運動：股関節の伸展・内転・内旋、膝関節の伸展、足関節の底屈・内反、足指の伸展。

■共同運動の特徴

共同運動の特徴をまとめておこう。発症直後の弛緩性麻痺では共同運動は出現しない。痙性麻痺では若干の緩徐な随意運動ができるが、その四肢の動きは共同運動パターンとして出現する。その場合、上肢や下肢の複数の筋群に痙性が認められ、共同運動は四肢の近位部の方が遠位部よりも出現しやすい。

共同運動パターンは異常で、定性的で、原始的で、痙性を伴っており、反射または随意性をトリガーとして出現する。共同運動は屈筋群、伸筋群の集団的な運動パターンとして出現する。また、複数の筋群の組み合わさった異常な運動パターンとして増強し、固定化する。

つまり、片麻痺の随意運動においては、主に四肢の遠位部ほど巧緻的で微細な運動が困難で、複数の筋群に筋緊張亢進を伴う四肢の異常な集団的運動パターン（定性的な運動様式）の出現という特徴が認められる。

なお、共同運動という用語は脳幹レベルの姿勢反射である非対称性緊張性頸反射（ATNR）などの四肢の運動パターンや立位姿勢制御時の多関節運動パターンにおいても使用されることがあるが、これは片麻痺の随意運動時に出現する病的な共同運動とは意味が異なる。また、失調症における共同運動不能（dyssynergia）とも異なる。失調症の場合は姿勢制御に必要な複数関節の共同的な運動が発現しないという意味で使われる。

片麻痺患者の多くは共同運動パターンから分離した動きを行うことができない。そして、共同運動に支配された状態では行為を遂行できなくなる。

1.5 連合反応

> 片麻痺患者が健側肢で何らかの強い努力を伴う運動を行うと患側肢が動き始める。
> ——Marie & Foix

■ 連合運動の発見

片麻痺では「連合運動(associated movement)」と呼ばれる病的な現象も出現する。

1897年にバビンスキーは「体幹‐大腿連合運動テスト(trunk-thigh associated movement test)」を発表する。これは器質的な片麻痺とヒステリー性の片麻痺の鑑別テストである。器質的な片麻痺患者の場合、背臥位で両手を胸の前で組んで起き上がりを要求すると、患側下肢の股関節が屈曲し、足部が床から持ち上がる(股屈曲現象)が、健側下肢は床についたまま動かない。また、両下肢を持ち上げることもある。こうした股関節屈曲の原因は起き上がり時の大殿筋の筋収縮不全による股関節伸展運動の欠如である。一方、ヒステリー性の片麻痺では患側下肢よりもむしろ健側下肢を持ち上げることで両者は鑑別できるとした。

バビンスキーは、この体幹の筋収縮によって生じる連合運動のような患側の股関節屈曲を片麻痺に特有な病的現象だとしているが、当時、共同運動と連合運動(連合反応)は明確に区別されていなかった。

この体幹‐大腿連合運動テストは、1908年の「フーバー徴候」の発見へと引き継がれてゆく。フーバー徴候とは、背臥位の片麻痺患者の両下肢の踵の下に手を入れ、一側の下肢を挙上させ、他側の踵に加わる力を感じ取る検査である。患側肢を挙上させると健側肢の踵に強い力が生じる。一方、健側肢を挙上させると患側肢の踵に加わる力は弱い。これは片麻痺とヒステリー性の片麻痺(あるいは詐病)との鑑別や軽度な片麻痺の発見にも有用である。

■ 連合反応の発見

1907年にネリは座位で片麻痺患者の体幹を他動的に屈曲すると、それに伴って麻痺肢の膝関節が屈曲することを発見した(ネリ徴候)。1909年にキッペルとヴァイルは片麻痺の痙性によって屈曲している手指を他動的に伸張すると母指が不随意的に屈曲することを発見した(キッペル・ヴァイル徴候)。同じく1909年にはレイミステが片麻痺患者の健側下肢の外転ま

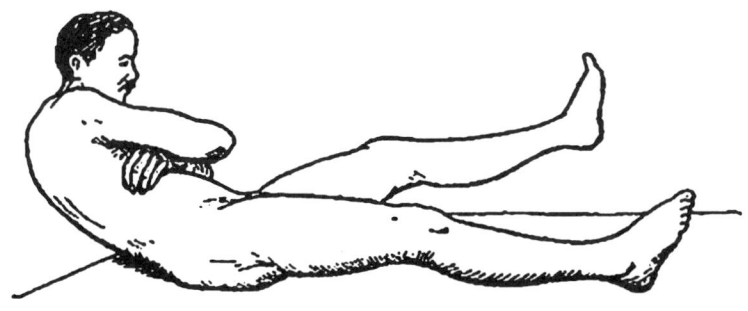

図1.16　体幹‐大腿連合運動テスト (Babinski, 1897)

たは内転運動に抵抗を加えると、患側下肢に対称的な外転または内転運動が不随意に出現することを発見する（レイミステ反応、図1.17）。さらに1916年にマリーとフォアは「片麻痺患者が健側肢で何らかの強い努力を伴う運動を行うと患側肢が動き始める」という現象を観察し、それは「患者にすでに出現している上肢の屈曲共同運動と、下肢の伸展共同運動を誇張した形をとることが多い」と記載している。

　これらの徴候や反応はすべて片麻痺の病的な連合反応の先駆的な記載である。当時、これらの現象は「鏡像運動（mirror movement）」と呼ばれていた。また、当時の他の神経学者たちは口のあくびによって片麻痺の上肢の屈曲運動が誘発される現象を呼吸機能との関係性より指摘し、力を強く入れようとすると息が一瞬止まるので大脳皮質の呼吸中枢の損傷に由来するのではないかと推察している。しかしながら、まだ連合反応と連合運動は区別されていない。

　そして、1923年にシモンズが第一次世界大戦の戦傷者である脳損傷患者の観察所見から片麻痺に「連合反応（associated reaction）」が出現することを報告する。これは「片麻痺患者に健側の手を随意的に強く握らせたり関節運動に徒手抵抗を加えると、背臥位、座位、立位のいずれの肢位でも患側に同様の手の動きや筋収縮が不随意的に出現する」という病的な現象である。

　また、同じ1923年にウォルシュも連合反応が病的な現象であり、「片麻痺の連合反応は一種の緊張性姿勢反応で、中枢神経系が損傷されるとこの緊張性姿勢反応が解放現象として過剰に出現する」とした。彼は連合反応を上位レベルからの制御がなくなった結果として出現する下

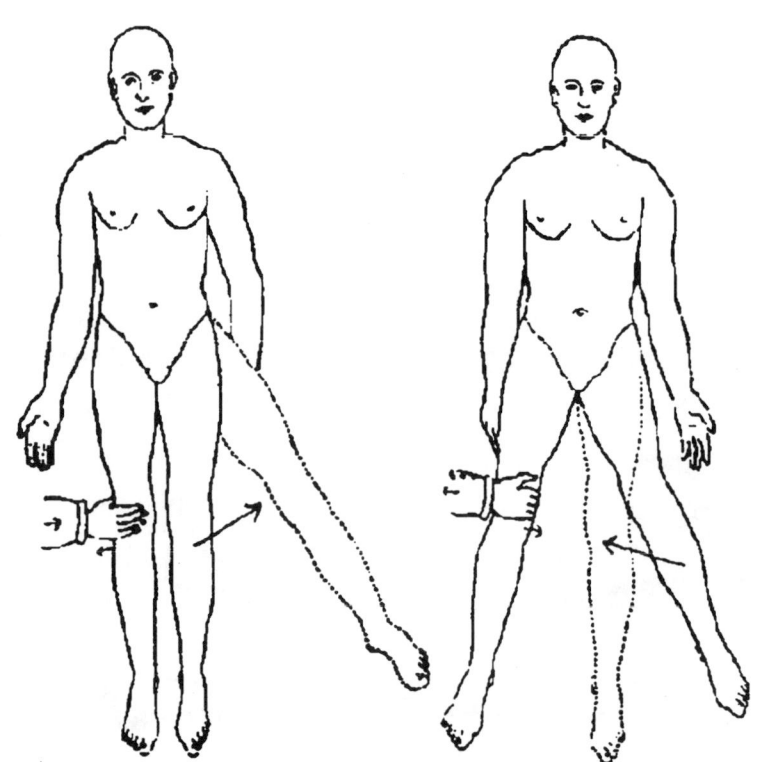

図1.17　レイミステ反応 (Raimistés, 1909. in Marie & Foix, 1916)

位レベルの陽性徴候だとしている。これはジャクソンの中枢神経系の階層説に準拠した解釈であり、それ以後連合反応は脳幹または脊髄レベルの反応と捉えられた。

シモンズとウォルシュの報告によって連合反応という表現が片麻痺の病的な現象として使われるようになってゆく。

■対側性連合反応と同側性連合反応

連合反応は「対側性連合反応」と「同側性連合反応」とに分類される。健側肢の関節運動に抵抗を加えると患側肢に同様または交叉性の関節運動が誘発されるのが「対側性連合反応」であり、上肢の患側肢の関節運動に抵抗を加えると下肢の患側肢に同様の関節運動が誘発されるのが「同側性連合反応」である（図1.18）。

なお、1909年にレイミステが報告していた股関節の外転および内転現象（レイミステ現象）は、健側股関節の随意的な外転運動に抵抗を加えると患側股関節の外転運動が不随意的に対称性に出現するが、これは対側性連合反応に含まれる。

■連合運動と連合反応の違い

このように20世紀前半に連合反応は共同運動とは異なる病的な現象であると解釈されるようになった。一方、健常者でも連合運動が出現することがある。この両者はどのように違うのであろうか。

連合運動とは「身体のある部分で何らかの意図した運動を行う際に、他の身体部位に意志によらず無意識的に筋収縮や運動が引き起こされる現象」であり、「健常者においても、重量物を担うなどの努力的動作を行うときや、精緻な動作を行うときにみられる」という特徴がある。

つまり、連合運動は腕相撲するときに右手に力を強く入れると左手にも力が入ってしまうというような現象で、より効果的に筋力を発揮しようとする際に普通に出現している無意識的な運動を指す。

一方、連合反応はそれが過度に出現してしまうという点で病的である。また、連合反応は健側が筋出力を量的に強く出す努力時のみでなく、健側の手指が巧緻運動を行うときにも出現する。あるいは片麻痺患者の座位や立位での姿勢調節が不良なときや歩行時にも出現する。

■放散反応との違い

また、連合反応を「ある筋収縮が他の筋収縮を誘発する現象」と捉え、その現象を「放散反応（irradiation）」や「波及現象（over flow）」と呼ぶことがある。

たとえば、肩関節の運動が前腕や手首の運動を不随意的に誘発する現象である。通常は随意運動時に生じるが、片麻痺の場合、他動的運動時に生じた異常な肩の筋緊張が前腕や手首の筋緊張を誘発するという特徴がある。こうした放散反応は下肢においても生じる。膝関節を他動的に伸展すると足関節が底屈・内反する。そして、放散反応も共同運動パターンであることが多い。

しかしながら、連合反応は身体の他の部分の自動運動（筋収縮）によって誘発され、放散反応は身体の他の部分の他動運動（筋伸張）と自動運動（筋収縮）の両方で誘発されるという違いがある。

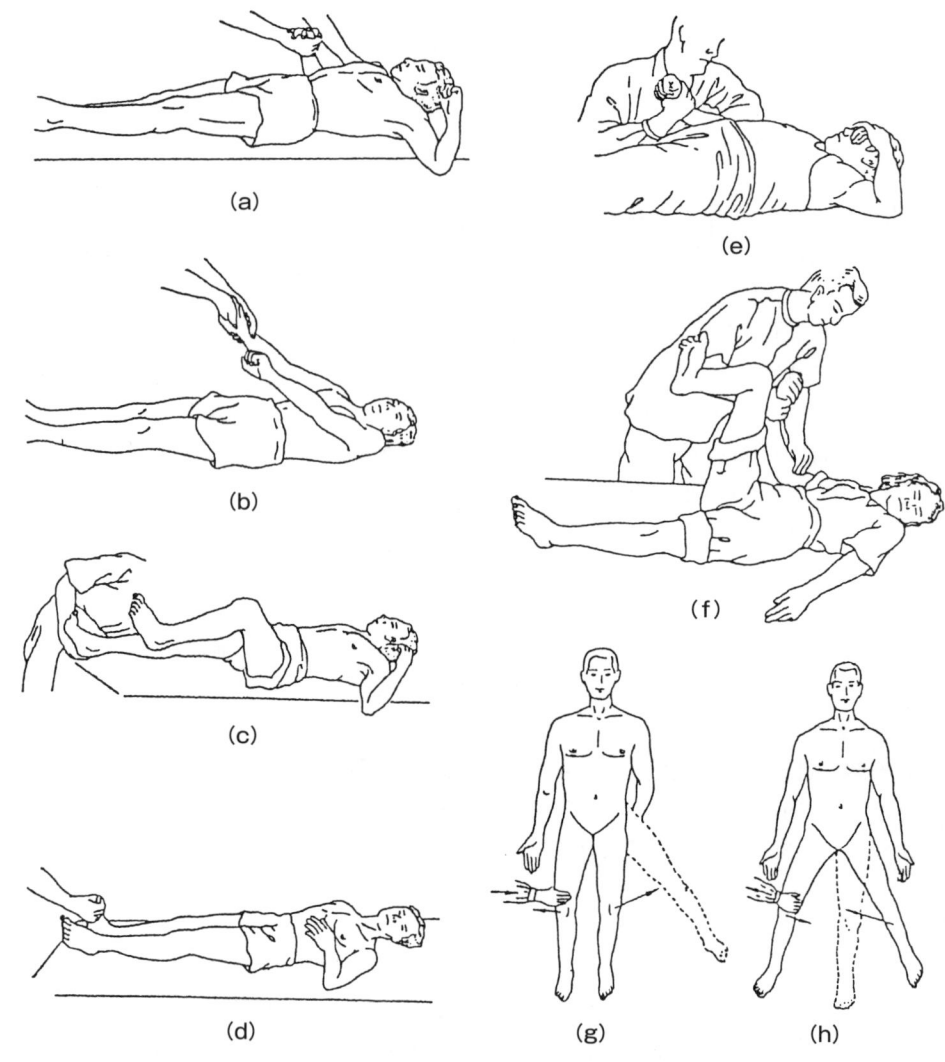

図1.18　対側性連合反応（a〜e）と同側性連合反応（f）（Brunnstrom, 1970）
（gとhはレイミステ反応）

■連合反応は回復を妨げる

　共同運動が脊髄ニューロンの上下の髄節間の連絡異常であるのに対して、連合反応は左右の髄節間の連絡異常だと考えられている。脳卒中発症後、急性期の弛緩性麻痺に引き続いて連合反応による筋収縮が出現する。痙性期の連合反応は筋の短縮や関節拘縮の誘因となり、運動麻痺の回復を妨げ、日常生活動作を困難にする。

1.6 感覚麻痺

> 足の感覚は立っているとき、歩くときに無くなり、地面からの抵抗は感じられない。
> ——Romberg

■身体の体性感覚

片麻痺では運動麻痺のみならず感覚麻痺を伴う。医学的に身体の感覚を「体性感覚(somatic sensation)」と呼ぶが、体性感覚には「表在感覚(superficial sensation)」と「深部感覚(deep sensation)」とがある。

1905年にヘッドは皮膚表面の触覚を起源とする「皮膚感覚(skin sensation)」の消失と、関節包、靱帯、筋に起源をもつ「運動感覚(kinesthesia)」の消失とを、神経疾患の診断において明確に区別した。

これらの感覚は身体の皮膚、関節包、靱帯、筋などの皮膚受容器や機械受容器から視床を経由して大脳皮質の第一次感覚野(中心後回)に送られる。脳卒中後の片麻痺は内包損傷で生じることが多いが、表在感覚や深部感覚の上行性神経路も内包を上行しており、内包を下行する皮質脊髄路である錐体路と同時に損傷されることが多い。したがって、右の内包損傷では左半身の運動麻痺と感覚麻痺が、左の内包損傷では右半身の運動麻痺と感覚麻痺が生じる。

■表在感覚の麻痺

身体を包む皮膚には「皮膚知覚帯(dermatoma)」に沿った表在感覚が網目のように貼りついている(図1.19)。たとえば、手で物体に触れてみる。手の表面と物体との間に接触したこと

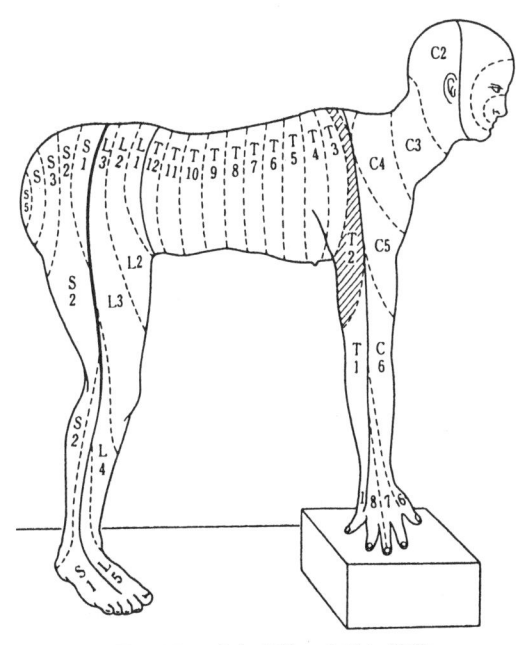

図1.19 表在感覚の皮膚知覚帯

を伝える何らかの感触が生まれている。この感触が失われるのが表在感覚麻痺である。そして、表在感覚麻痺の主な症状は「触覚麻痺」であり、「脱失(何も感じない)」、「鈍磨(感じるが不明瞭)」、「過敏(シビレ感など)」として出現する。また、「圧覚」や「温冷覚麻痺」も出現する。ただし、末梢神経損傷では皮膚知覚帯の一部に、片麻痺では半身全体に表在感覚麻痺が生じる。

　表在感覚麻痺によって身体が物体に触れたとき、その物体の表面性状(ツルツルしている、ザラザラしている、ガサガサしている、固い、熱い、冷たいなど)がわからなくなる。

　触覚麻痺の検査は触感の識別のみでなく「2点識別覚(two point discrimination)」の検査を行う。皮膚の2か所を同時に刺激して、それが1点ではなく2点であると判別できる最小値の知覚である。片麻痺に触覚麻痺を伴っている場合、この2点識別覚が著しく低下する。

　特に、触覚麻痺が問題になるのは外部世界と接触する頻度が最も多い「手」と「足底」である。人間の運動において手と足底はいつも物体と接触しており、その触覚を失うことによって行為ができなくなる。触覚は接触受容器であり、視覚や聴覚といった遠隔受容器では代償することはできない。

　臨床的にはほぼすべての片麻痺患者に触覚麻痺が合併すると考えてよい(約70〜80％)。それによって手で物体をつかむ能力が低下したり、足底で床を感じとる能力が低下して異常な歩行となってしまう。

■深部感覚の麻痺

　片麻痺では表在感覚麻痺のみならず深部感覚麻痺も生じる。深部感覚は脳内の身体図式や身体イメージを形成しており、人間は注意を向ければ自分の身体の動きを感じとることができる。しかし、深部感覚麻痺が生じると手足の空間的な位置や方向、身体の姿勢、全身の連続的な動きがわからなくなってしまう。

　深部感覚には「運動覚」と「筋感覚」とがある。「運動覚(sense of movement)」は関節運動に伴う四肢の方向や距離(関節角度)を脳の感覚野に送り届けるが、静止状態でも四肢の空間における相対的な位置関係を知らせており、そうした静止状態の場合は関節の位置覚(sense of joint position)という。

　一方、「筋感覚(muscle sense)」は筋収縮に伴う筋の張力(sense of muscle contraction)、力の入れ具合としての努力感覚(sense of force)、関節の動きに対する物理的な抵抗感(sense of resistance)、重量感(sense of weight)などの複合感覚であり、運動覚と併せて「自己固有受容感覚(proprioception)」と名づけられている。

　深部感覚障害の歴史は19世紀前半まで遡ることができる。1811年に顔面神経麻痺で有名なベルは、皮膚に存在する感覚神経が表在感覚の機能を有することを最初に指摘した。また、1838年にミューラーは感覚神経が特定の物理的刺激に対して特異的に反応し、特定の感覚印象を引き起こすと考えた(law of specific energies)。

　そして、1836年に脊髄の反射研究で有名なマーシャル・ホールは脊髄癆患者(神経梅毒による脊髄後索の病理)を初めて報告した。その患者は暗がりにおいて姿勢の不安定性が増加すると苦情を訴えた。しかしながら、彼はこの特異的な症状または徴候を発展させなかった。

　そして、1840年にロンベルグが脊髄癆患者の診断に「ロンベルグ試験」が有効であることを提案する。これは立位で両上肢を前方に出し、開眼時と閉眼時の姿勢動揺の差異を観察すると

いう検査である。当時流行していた神経梅毒に起因する脊髄癆患者では、脊髄後索の障害によって閉眼時の動揺が顕著であった。彼は患者の症状を次のように記載している。

- 歩行は不安定に始まる。患者は、より大きな力で彼の足を床に置く。個々に保つ彼の眼は彼の行動がより不安定になるのを防止するように彼は感じる。
- もし患者が垂直姿勢において眼を閉じるように命令された場合、彼はすぐによろめいて左右にスイングする。
- 患者の歩行の不安定性は暗がりでより動揺するが、他の運動麻痺ではこうした症状は観察されない。
- 眼を閉じることによる不安定性(感覚性運動失調)は、下肢と足の位置覚の喪失に関係しており、通常その情報を提供するために視力を使用することで代償される。
- 閉眼もしくは暗がりにあるとき、四肢の位置覚の喪失は不安定性の原因となり、患者はときどき転倒する。

また、1858年にドゥ・シャンヌは「運動失調(ataxia)」の症例を報告している。彼は顔面麻痺や進行性筋萎縮症の研究で有名だが、脊髄癆における運動失調の最初の詳細な記載を残している。

さらに、19世紀後半から前半にかけてサルペトリエール病院のデシェリーヌやバビンスキー、スイスのフレンケルらが運動失調症の診断学を確立した。たとえば、デシェリーヌは、その歩行を平衡障害の観点から次のように記している。

> 下肢は大きく開かれ、したがって基底面はきわめて広い。患者はゆっくりと移動し、一歩進んだ後、次の一歩を運ぶには大いに躊躇したのちにやっと地面から離す。その際、急に足をもちあげ、同じように急速におろす。この瞬間にも身体は何度も動揺する。歩幅は短い。これは要するに、リズム、歩調、拍子の点から正常歩行ではなく、他方、強さの点では酩酊したときの千鳥足とも異なっている。患者はあたかも自分の歩き方に自信がない人のごとく歩む。ほぼ直線を描き、脊髄性運動失調の場合のように足を投げ出したりすることはないが、一歩進むにもかなりの努力を要し、常に躊躇を伴う。目を閉じて立たせても動揺のために思わず足を踏み出すことはなく、体幹にわずかによわい動揺を認めるだけである。歩行時も同様である。目による調節を絶っても動揺や躊躇はわずかに増加するに過ぎない。要するにロンベルグ徴候はないわけである。

以後、歩行の不安定を呈している患者において、脊髄性失調症と小脳性失調症の鑑別のためにロンベルグ試験は臨床で使われるようになった。

また、バビンスキーは距離測定障害(dysmetria)、共同運動不能(dyssynergia)、拮抗運動変換障害(dysdiadochokinesis)、筋緊張低下(hypotonus)などの失調症状を研究したことで有名であり(図1.20)、スイスのフレンケルは失調症の深部感覚障害に対するリハビリテーション治療を開発したことで後世に名を留めている。

片麻痺では失調症状は出現しないが、重要なのは深部感覚障害が失調症のみでなく脳卒中片麻痺、脳性麻痺、脊髄損傷、脊髄後索病変、末梢神経損傷、運動器損傷(関節包、靭帯、筋の損

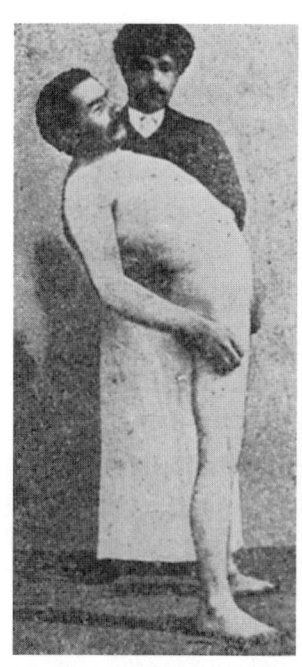

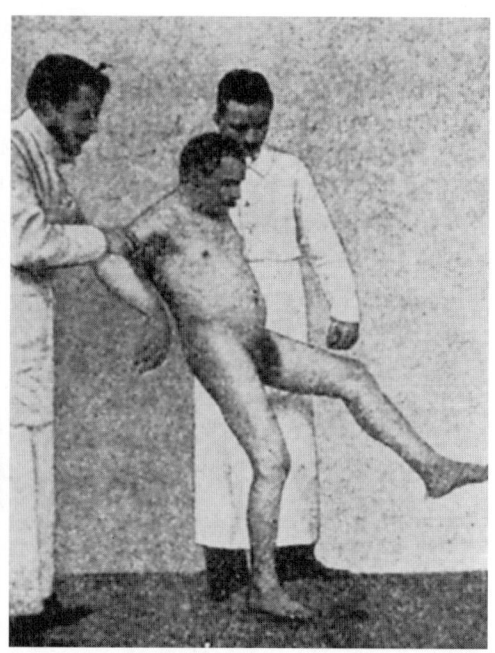

図1.20 失調症における共同運動不能（後方に傾斜しても膝が屈曲しない）と歩行時の不安定性（深部感覚障害）（Babinski, 1899）

傷、疼痛）などさまざまな疾患においても出現する点である。その症状は運動麻痺の特徴によって異なってくるが、これらの疾患においても関節包、靱帯、筋の感覚受容器から脊髄後索や視床を経て大脳皮質の感覚野に向かう上行性の神経線維の情報伝達障害をきたし、上肢、下肢、個々の関節レベルなどさまざまなタイプの深部感覚障害が発生する。

　つまり、片麻痺患者は深部感覚障害に起因する運動覚の変容や喪失によって随意運動の調整が上手くできなくなり、日常生活動作や行為の著しい能力低下をきたす。

■運動における触覚と運動覚の重要性
　片麻痺に伴う表在感覚麻痺や深部感覚麻痺を安易に考えてはならない。触覚は物体の存在を知覚するだけでなく、物体を操作するときの運動調節機能に関わっている。また、運動覚は自己の身体図式や身体イメージを形成するだけでなく、あらゆる運動制御の調節に関わっている。
　運動には体性感覚が必要であり、表在感覚麻痺や深部感覚麻痺は行為を阻害する。その状態を前述のロンベルグの症例は次のように述べている。

　　足はあたかも柔らかい毛で包まれているかのような感じがする。足の感覚は、立っているとき、歩くときに無くなる。地面からの抵抗は感じられない。

　つまり、体性感覚を失うことによって、どのように運動すればよいかわからなくなってしまうのである。

1.7　片麻痺の診断学

> 片麻痺患者は健側に体幹の重みをかけ、麻痺肢で半円を描き、"鎌で草を刈るように歩く"。
> ——Babinski

■脳科学の曙

　20世紀の前半になると脳科学が誕生する。脳の神経生理学的な研究が始まった。謎に満ちたブラックボックスの扉が開かれようとしていた。脳科学の実験により錐体路損傷による片麻痺は神経生理学的に解明されてゆく。

　19世紀前半のガルの骨相学に始まる"脳科学の曙"以来、「全体論」と「局在論」との間で長い論争があった。彼は『神経系に関する解剖学と生理学』(1810)という本を出版して大脳皮質の機能局在論を展開したが、その骨相学は単なる空想に過ぎなかった（図1.21）。人間の27の能力と大脳皮質の27の領域との対応関係を主張したが、それには何の科学的根拠もなかった。ただ、大脳皮質に機能局在があると空想したに過ぎなかった。当時、人間の主観的な身体感覚を研究していた哲学者のメーヌ・ド・ビランは、それに強く反論している。

　この論争が一気に科学的な様相を帯びるのは、1861年の「パリ人類学会」におけるブローカの発表によってである。彼は「タン」という言葉しか発することのできなかった脳卒中患者を死亡後に剖検し、その損傷が左半球の前頭葉の下前頭回に限局していることから運動性失語症の局在を確認した。これは言語のような「精神機能」が前頭葉のある領域で「生み出される」ことを強く示唆していた。1874年にはウェルニッケによる感覚性失語症が側頭葉の損傷に起

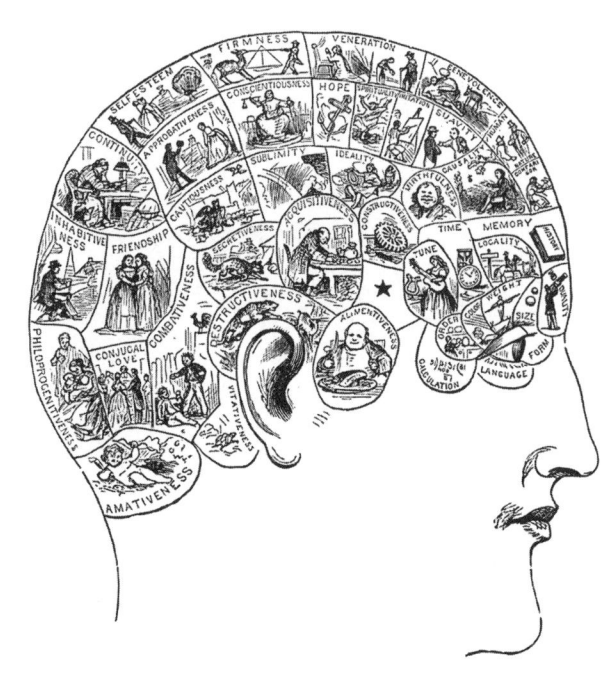

図1.21　ガルの骨相学　(Gall, 1810)

因するとする発表が続く。

片麻痺と関連の深い随意運動のメカニズムについては、1860年代にジャクソンがてんかん発作患者の臨床観察から脳の特定部位に「運動を表象する場所」があると考えた。彼は「脳は筋肉のことなど何も知らない、運動を知るだけである」と書き残している。

そして、1870年にフリッシュとヒッツィヒがイヌの前頭葉のある領域を電気刺激すると、刺激した部位の違いに対応した運動（筋収縮）が対側に生じ、その領域を切除すると対側に運動麻痺が生じることを確認した。彼らはプロシア・デンマーク戦争（1864）に従軍医師として戦場に赴き、兵士の頭部の怪我を処置している際に、露出した大脳皮質に手で触れると反対側の身体の筋肉がピクつくことを観察し、それを実験室のイヌで確認したらしい。

1876年にはフェリエがこれをサルで確認する。彼は1881年の国際医学会で前頭葉の中心前回周辺（ローランド溝の前）を切除して片麻痺となったサルを舞台で供覧したが、それを見たシャルコーが「これは患者だ！」と叫んだ逸話は有名である。

1902年にはシェリントンが22匹のチンパンジー、3匹のゴリラ、3匹のオランウータンの中心前回を電気刺激し運動の発現する身体部位の地図を作成した。

こうして一側の大脳皮質の中心前回への電気刺激によって対側の手足の筋が収縮することが動物実験によって確認された。中心前回に限局して存在する運動ニューロンが脊髄の運動ニューロンに運動指令を出し、末梢神経を介して反対側の筋肉が収縮するという錐体路の解剖学的知見が神経生理学実験によって証明された。

そして、この中心前回は1905年にブロードマンが細胞構造によって大脳皮質を52の場所に区分した脳地図の「4野」に相当していた（図1.22）。また、そこには1874年にベッツが発見した大型の錐体細胞（ベッツ細胞）が存在していた。

しかし、運動ニューロンが4野（中心前回）に限局するのか中心後回にも広がっているのか厳密な境界は不明なままであった。これに対して1917年にシェリントンはサルの中心前回を破壊して、対側の筋麻痺が起こるが中心後回の破壊ではほとんど筋麻痺が起こらないことを確認する。そして、彼は前頭葉の「運動野（area 4、中心前回）」と頭頂葉の「感覚野（area 3、1、2、中心後回）」に区分することを提案した。この実験によって大脳皮質の運動中枢と体性感覚

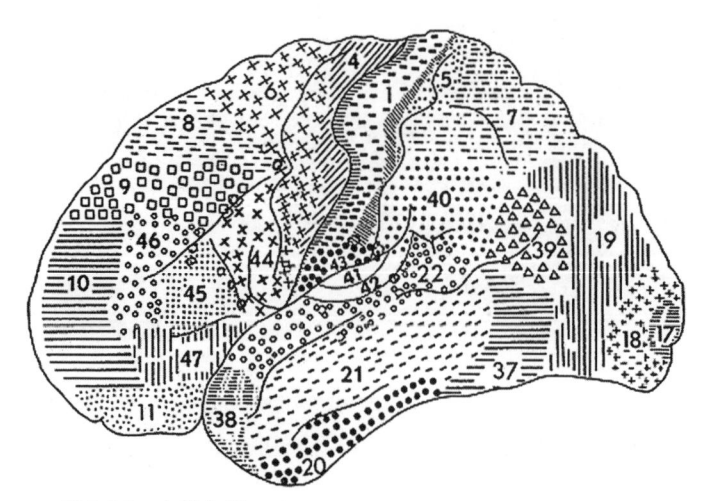

図1.22　大脳皮質のブロードマン・エリア（Brodmann, 1905）

中枢という概念が科学的に確立された。

■運動野と感覚野のホムンクルス

　これを生きた人間で確認したのが脳外科医のペンフィールドとラスムッセンである。彼らは1950年前後に生きた人間の脳外科手術中に大脳皮質のさまざまな領域を電気刺激し、運動野や感覚野には身体の投影としての体部位局在性（somatotopical localization）があり、それは一定の解剖学的配列に従って順序立って「身体部位再現（body representation）」されていることを発表した（図1.23）。

　運動野のニューロンは中心前回の内側から外側にかけて、下肢、体幹、上肢、頭部の順に並んでいた。また、中心後回の感覚野のニューロンも同様であった。そして、その領域に占める身体各部位の比率は異なっていた。手の領域や唇や舌の領域が相対的に広かった。その特徴がデフォルメされたのが有名な「ホムンクルス（homunculus）」である。ホムンクルスは「脳の中の小人」という意味で、身体の動きを制御する仮想的な人間である（図1.24）。また、これは運動野に「筋」が再現されているとする考え方を生んだ（運動野の筋再現説：muscle representation theory）。

　ペンフィールドとラスムッセンの「ホムンクルス説」は大反響を巻き起こした。脳には痛覚がないため、てんかん患者の脳手術中の電気刺激実験によって患者自身が何を経験するかを詳細に調べることができた。彼らは大脳皮質のさまざまな部位の機能局在を調べようとした。たとえば、側頭葉への電気刺激によって遠い記憶が蘇ってくることがわかった。それらの記録を読むと前頭葉のブローカ野領域への電気刺激による反応が興味深い。ブローカ野は運動性言語中枢であり、この部位への刺激によって言葉が発せられる可能性が予想されていたが、患者は言葉を発しなかった。彼らはこの事実に困惑している。また、彼らは1954年に補足運動野や視床にホムンクルスが再現されていると発表した（図1.25）。

　さらに、1958年にはウォーズレイによって運動野の前方の運動前野や補足運動野にも身体部位再現が存在することが明らかにされる。一方、運動野には複数の筋収縮パターンとしての「運動」が再現されているとする考え方も完全に否定されたわけではなかった（運動野の運動再

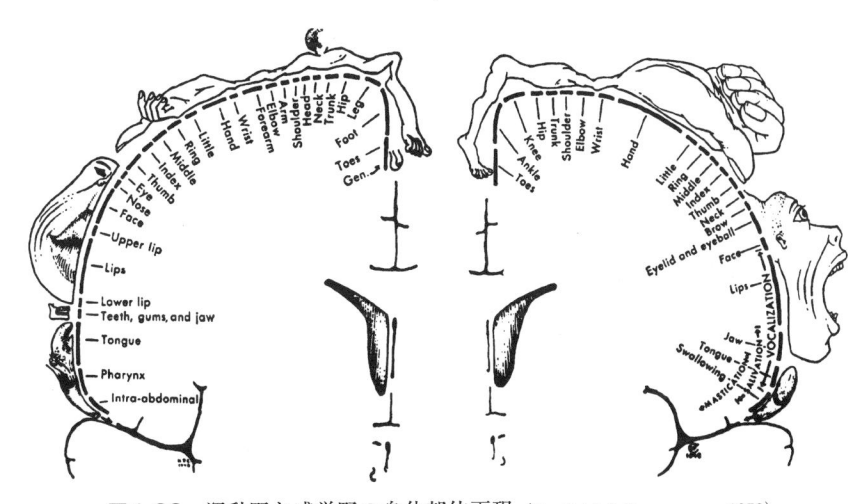

図1.23　運動野と感覚野の身体部位再現（Penfield & Rasmussen, 1950）

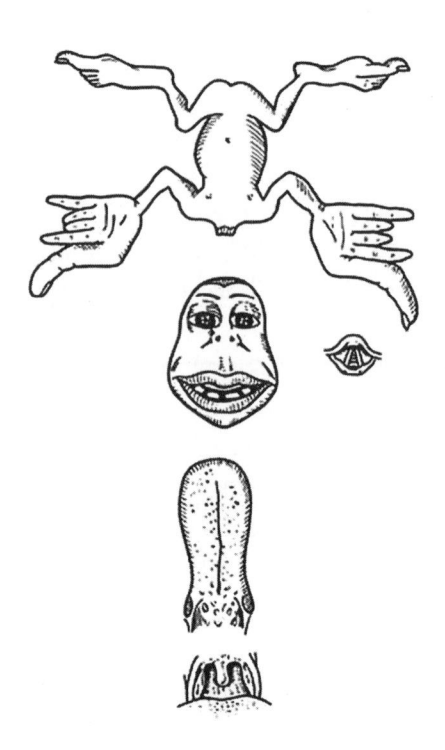

図1.24　運動野と感覚野のホムンクルス（Penfield & Rasmussen, 1950）

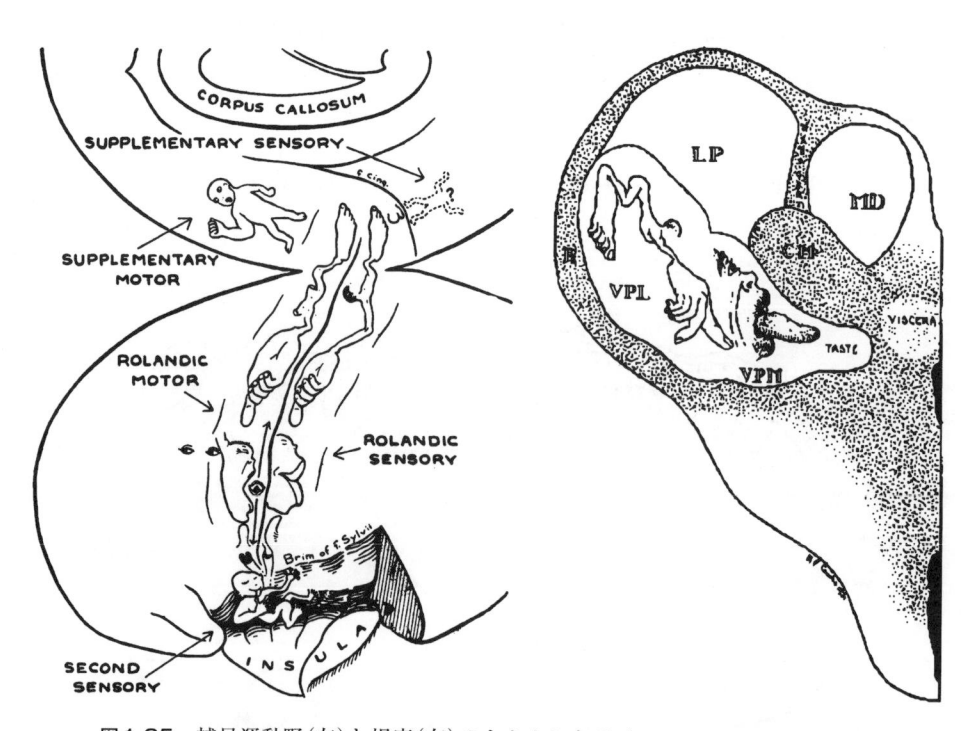

図1.25　補足運動野（左）と視床（右）のホムルンクス（Penfield & Rasmussen, 1954）

現説：movement representation theory）。その後、1970年代にはローゼンと浅沼によって手の皮膚から発する触覚の求心性信号が運動野の運動ニューロンに直接投射していることが判明する。1980年代にはストリックとプレストンにより多重身体部位再現が確認されてペンフィールドの運動野に身体が1回再現されているとする筋再現説は否定される。また、解剖学者の篠田によって、1本の錐体路線維と脊髄運動ニューロンの接続関係は1対1でなく、数髄節にわたる複数の脊髄運動ニューロンとの1対多の接続関係であることも判明する。

しかしながら、当時は運動野や感覚野における「単一身体部位再現説」は間違いのない事実として受け入れられていた。20世紀中頃の臨床神経学は、こうした運動野や感覚野の神経生理学的な研究を基礎にしながら、片麻痺の診断学を確立してゆくことになる。興味深いのは、動物実験による運動野（area4）の破壊では痙性麻痺が出現せず弛緩性片麻痺となることが判明した点である。

■片麻痺の診断学の確立

20世紀中期は、まだ今日のようなCTスキャンやMRIなどの脳画像装置は開発されていなかったが、片麻痺や高次脳機能障害の診断学がほぼ確立された時代である。

もちろん、脳出血、脳梗塞（脳血栓、脳塞栓）、くも膜下出血、一過性脳虚血発作などの脳卒中分類はなされていたが、ここでは片麻痺の運動障害についての当時の診断学的な知見と臨床症状をまとめておく。

まず、死亡後の脳損傷部位の剖検所見から片麻痺の運動障害や感覚障害は内包の後脚や膝部の損傷によるものが多いことが判明した。

大脳への血液供給は前大脳動脈、中大脳動脈、後大脳動脈によってなされている。脳卒中は「中大脳動脈」の出血や梗塞によって発症することが圧倒的に多い（全脳卒中の約75％）。中大脳動脈は大脳皮質の広い領域と「運動野（area4）」から脊髄に至る「錐体路（pyramidal tract：外側皮質脊髄路と前皮質脊髄路）」が下行する「内包（internal capusel）」領域を還流しているからである。

特に、中大脳動脈の分枝である「レンズ核線条体動脈」は下行性の運動神経路と上行性の感覚神経路が通過している内包領域を還流している。レンズ核線条体動脈は別名「脳卒中動脈」と呼ばれるほど脳出血（内側型の視床出血と外側型の被殻出血）や脳梗塞を生じやすい。したがって、この錐体路の通路である内包部で神経伝達が遮断されて片麻痺となる。

神経解剖学的に、前頭葉の中心前回（ローランド溝の前部）に位置する運動野は運動指令の細胞集団であり、皮質脊髄路（錐体路）は下行性の中枢神経伝導路である（図1.26）。大脳皮質の運動野から脊髄の運動細胞へ運動指令が伝わり、脊髄の運動細胞が活性化すると、末梢神経伝導路を介して手足の筋収縮が生じる。

片麻痺は皮質脊髄路（錐体路）の障害で生じ、左右の大脳皮質運動野（灰白質）、放線冠（白質）、内包後脚、大脳脚、橋、延髄錐体、脊髄側索のいずれかの部位で損傷を受ける可能性がある（図1.27）。錐体路は内包の後脚や膝部を下行して延髄で反対側に交叉（錐体交叉）し、対側の脊髄側索を下行して脊髄の前角細胞に至るため、右の内包で錐体路が損傷されると左片麻痺となり、左の錐体路が損傷されると右片麻痺となる。したがって、レンズ核線条体動脈の出血や梗塞により、内包部で錐体路の神経伝達が遮断されると、右内包損傷で左片麻痺となり、左内包損傷で右片麻痺となる。

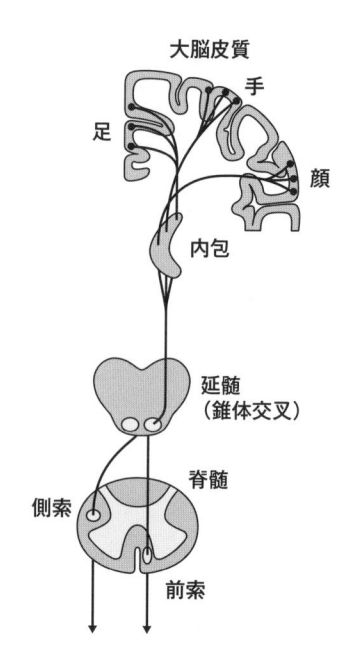

図1.26　錐体路（外側皮質脊髄路と前皮質脊髄路）

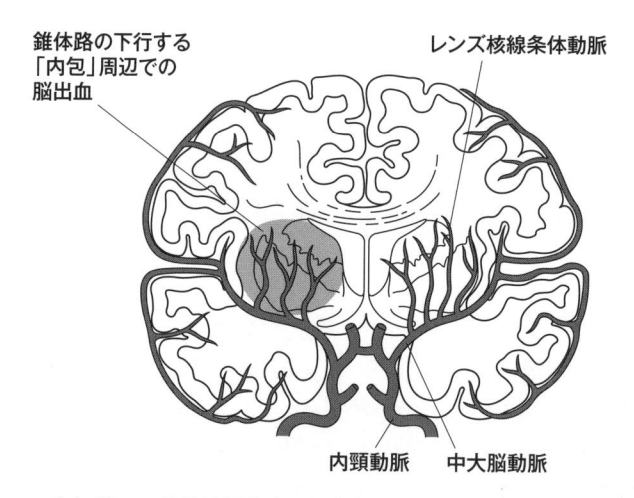

図1.27　内包部での錐体路損傷（中大脳動脈、レンズ核線条体動脈の出血や梗塞による）

■片麻痺の典型的な症状

　臨床神経学の発展によって、20世紀中期には「痙性麻痺（spastic palsy）」には錐体路徴候が伴うことは臨床の常識となっていた。ここでは片麻痺の典型的な症状をまとめたうえで、鑑別診断のポイントを説明する。

　片麻痺とは身体一側の上下肢の随意運動の完全または部分的な喪失を意味し、特に肩関節や股関節など四肢近位部の動きよりも手指や足指といった遠位部の巧緻性が強く障害される。つまり、人間が進化のプロセスで獲得した高度な運動能力が最初に失われてしまう。

　片麻痺は痙性麻痺であり、随意運動がまったく不能な最重度な完全麻痺（弛緩麻痺）から、複

数の屈筋群または伸筋群が反射的にしか筋収縮しない重度な不全麻痺（痙性麻痺）、あるいは随意運動がある程度可能な巧緻的運動不全まで、程度の違う異常な運動状態が出現する。通常は半身の手足が完全に動かなくなるわけではないが、共同運動のような集団的運動パターンに支配されてしまうことが多い。

また、臨床神経診断上、痙性麻痺では錐体路徴候（折りたたみナイフ現象、腱反射の亢進、バビンスキー反射）が出現する。痙性麻痺の本態は運動パターンの異常（質的麻痺）であり、弛緩性麻痺（量的麻痺）のような筋力低下や筋萎縮は出現しない。また、小児の痙性片麻痺や両麻痺、脊髄損傷後の下肢の対麻痺も痙性麻痺となる。

片麻痺に特徴的なのは筋緊張の異常だが、筋緊張の異常は急性期、亜急性期、慢性期によって異なる。発症直後の急性期には麻痺肢は弛緩しており、発症数週間内の亜急性期に次第に筋緊張が亢進し、発症数か月後の慢性期には持続的な過緊張によって典型的な痙性麻痺となって永続的な関節拘縮（筋短縮）をきたす。

痙性は「相同性伸張反射（速度依存性収縮）」の異常であり、筋を伸張する速度に応じて変化する。四肢の他動運動時の抵抗感は筋を急激に伸張した直後に強く、その後に筋緊張は緩む。つまり、関節運動の始めは抵抗が大であるが、あるところまで動かし続けると抵抗は急に減じる。この折りたたみナイフ現象は脊髄レベルの伸張反射の亢進と自己抑制（GIb抑制）のメカニズムで説明される。しかし、その筋緊張の程度は各筋によって異なる。たとえば上肢では肩の内転筋（大胸筋）や内旋筋（広背筋）、肘の屈筋（上腕二頭筋）、前腕の回内筋（円回内筋）、手関節屈筋（手根屈筋）、手指の屈筋（浅・深指屈筋）、母指の屈筋（長母指屈筋）などが過緊張する。一方、手内筋（骨間筋、虫様筋、母指内転筋、対立筋）は低緊張となることが多い。下肢では股の内転筋（薄筋）、膝の伸展筋（大腿四頭筋）、足の底屈筋（下腿三頭筋）、内反筋（後脛骨筋）、母指の屈筋（長母指屈筋）が過緊張する。その状態は全体的には上肢屈筋優位、下肢伸筋優位であり、片麻痺に特有なウェルニッケ・マン肢位をとる。

また、痙性は他者が関節を動かすときも、患者が自分で歩行などの動作をしようとして関節運動が生じたときにも必ず出現する。足クローヌス（clonus：筋を不意に伸張したときに生じる規則的かつ律動的な筋収縮を反復する運動で間代〈かんたい〉ともいう）の出現を伴うことも多い。

そして、最も重要なのは患者が自分の意志で痙性を制御するのが困難な点である。つまり、痙性麻痺は筋力低下ではなく、脳の運動制御システムの破損による異常な伸張反射の亢進状態だといえる。この異常な筋緊張亢進が随意運動を妨げ、すべての日常生活動作を困難にする。

さらに、片麻痺患者には共同運動や連合反応が出現する。上下肢の感覚麻痺を合併することも多い。その結果、上肢は廃用手となる場合がほとんどである。下肢は一本杖を用いて何とか歩行することができるようになることが多い。しかし、歩行時に下肢を屈曲することが困難で、足を前方に踏み出す際に特徴的な異常歩行を生じる。つまり、下肢全体を屈曲できずに半円を描くような「分廻し歩行（草刈り歩行）」となる。

■運動麻痺の鑑別診断

臨床神経学の発展によって、20世紀中期の臨床神経学では「上位運動ニューロン障害（異常な筋緊張の出現を伴う運動麻痺）」と「下位運動ニューロン障害（筋萎縮や筋力低下を伴う運動麻痺）」とが明確に鑑別診断されるようになる。これは大脳皮質から脊髄に至る第一次運動

ニューロンの障害と脊髄から筋に至る第二次運動ニューロン(脊髄前角細胞)の障害との区別である。また、さらに上位運動ニューロン障害は「錐体路損傷(痙性)」と「錐体外路損傷(固縮)」に鑑別診断された。そして、大脳皮質損傷によって失語症、失行症、失認症などが生じる。ここでは、こうした臨床診断のポイントについてまとめておこう。

■上位運動ニューロン障害と下位運動ニューロン障害の鑑別

まず、すでに19世紀末には知られていたのだが、運動麻痺を大きく「中枢性運動麻痺(筋緊張の亢進)」と「末梢性運動麻痺(筋緊張の低下)」に区分して鑑別診断することが常識化する。つまり、上位運動ニューロン障害(筋萎縮や筋力低下を伴わない運動麻痺)と下位運動ニューロン障害(筋萎縮や筋力低下を伴う運動麻痺)の区別である(表1.1)。それによって上位運動ニューロン障害である片麻痺は「量的麻痺(筋力低下)」ではなく「質的麻痺(運動パターンの異常)」であると解釈された。

■錐体路障害と錐体外路障害の鑑別

また、さらに上位ニューロン障害は「錐体路損傷(痙性)」と「錐体外路損傷(固縮)」に鑑別診断された(表1.2)。健常者の筋を他動的に伸張しても抵抗は感じない。また、末梢神経損傷を

表1.1 上位運動ニューロン障害と下位運動ニューロン障害の鑑別

上位運動ニューロン障害	下位運動ニューロン障害
1. 痙性麻痺(spasticity:筋緊張亢進) 2. 腱反射(tendon reflex)亢進 3. 筋萎縮なし 4. バビンスキー反射陽性 5. 筋線維束攣縮なし 6. 上下肢の広範な筋が侵される	1. 弛緩性麻痺(flaccidity:筋緊張消失) 2. 腱反射(tendon reflex)消失 3. 筋萎縮あり 4. バビンスキー反射陰性 5. 筋線維束攣縮あり 6. 孤立した筋のみが侵される

表1.2 錐体路障害と錐体外路障害の鑑別

	錐体路障害	錐体外路障害
筋緊張(muscle tone)	痙性(spasticity)	固縮(rigidity)
●特徴	折りたたみナイフ現象 (clasp-knife phenomenon)	鉛管現象 (lead-pipe phenomenon) 歯車現象 (cog-wheel phenomenon)
●分布	半身 (上肢屈筋・下肢伸筋優位)	全身
不随意運動	なし	あり
腱反射	亢進	正常または軽度亢進
バビンスキー反射	出現	出現しない

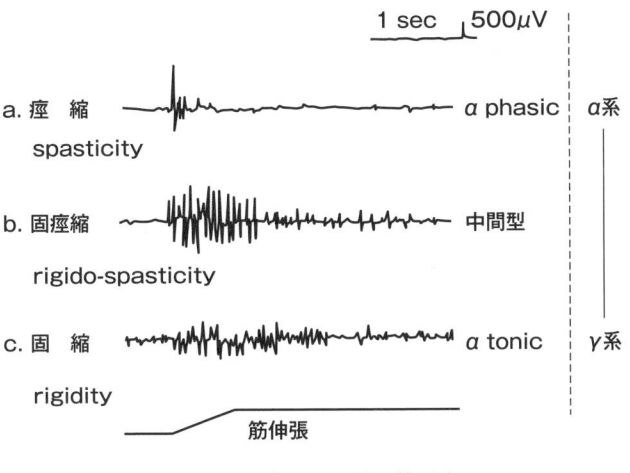

```
         1 sec    500μV
                ├─────┤

a. 痙縮            ────┤├────────────  α phasic    α系
   spasticity

b. 固痙縮         ─╢╫╫╫╫╫╫╫╫╫╫╫╫╫╫──  中間型
   rigido-spasticity

c. 固 縮          ──╫╫╫╫╫╫╫╫╫╫╫╫╫╫──  α tonic     γ系
   rigidity
                    筋伸張
```

図1.28　痙縮と固縮の筋反応

来たしている筋を他動的に伸張しても抵抗は感じない。痙性筋を他動的に伸張すると直後に抵抗が発生した後に筋緊張が緩む折りたたみナイフ現象が生じる(図1.28)。一方、錐体外路障害のパーキンソン病では固縮となり、筋を他動的に伸張すると伸張量に応じて抵抗が持続する。それは鉛や粘土を曲げるような均一の抵抗であったり(鉛管現象)、歯車をガクン・ガクンと段階的に回すような抵抗であったりする(歯車現象)。固縮ではバビンスキー反射は出現しない。しかしながら、片麻痺では両者が混在して固痙縮となることもある。錐体路障害は片麻痺、脳性麻痺、筋萎縮性側索硬化症、多発性硬化症、脊髄損傷などで生じる。一方、錐体外路障害の代表はパーキンソン病である。

■錐体外路障害の鑑別

錐体外路障害としてのパーキンソン病では固縮と共に無動(akinesia)のような低運動状態が生じる。つまり、高緊張で運動減少(hypertone-hypokinesia)となる。これに対して、大脳基底核病変に由来する錐体外路損傷としてのヒョレア、アテトーゼ、チック、ヘミバリズムなどでは病的な不随意運動が生じる。つまり、低緊張で運動過多(hypotone-hyperkinesia)となる。また、小脳病変では失調症(ataxia)が生じる。

■高次脳機能障害の鑑別

さらに、大脳皮質のブロードマン・エリアに対応した機能局在の知見が集積され、大脳皮質損傷による失語症、失行症、失認症などの高次脳機能障害の診断が脳の機能局在に対応して行われるようになった(図1.29)。そうして大脳皮質損傷、大脳基底核損傷、脳幹損傷、脊髄損傷、末梢神経損傷の診断、さらに大脳皮質損傷における前頭葉損傷、頭頂葉損傷、側頭葉損傷、後頭葉損傷の診断、右半球損傷と左半球損傷の診断などが確立した。

■臨床神経学の遺産に学ぶ

リハビリテーション訓練室にはさまざまな神経疾患患者がやってくる。その時点で多くは診断名がついている。たとえば、運動障害の場合、片麻痺、パーキンソン病、アテトーゼ、小脳

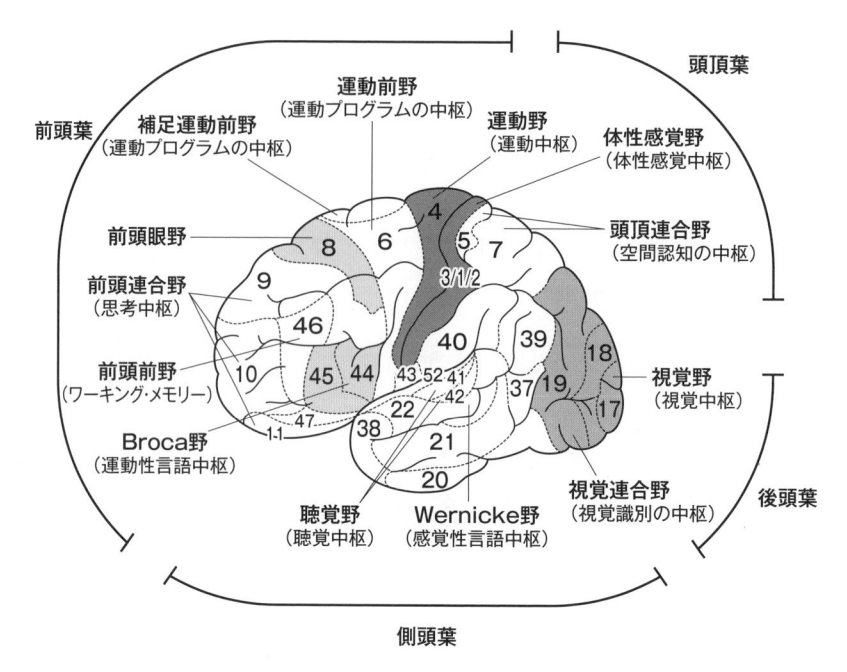

図1.29 脳の機能局在

失調症、脊髄小脳変性症、脊髄損傷、各種末梢神経損傷…といった具合である。これらは代表的な疾患に過ぎず、実際には認知症、失語症、失行症、失認症、舞踏病、筋萎縮性側索硬化症、多発性硬化症、ギランバレー症候群、シャルコー・マリーツース病…など多岐にわたる。

19世紀末から20世紀前半に、パリ・サルペトリエール病院のシャルコー、バビンスキー、マリー、デシェリーヌらに代表される臨床神経学者たちは神経疾患の診断学の基礎を築いた。もちろん、こうした診断が可能となる背後には、数多くの解剖学者や神経生理学者たちの基礎研究が存在している。その歴史なくして片麻痺の臨床神経学は構築できなかったことは明らかである。21世紀の現在でも、彼らの遺産から学ぶべきものは多い。

強調しておきたいのは、バビンスキーが1990年の『器質的な片麻痺とヒステリー性片麻痺の鑑別診断』という論文で片麻痺の異常歩行を次のように記載している点である。

> 片麻痺患者の特殊な歩き方についてはToddが美事に記載している。すなわち、片麻痺患者は健側に体幹の重みをかけ、麻痺肢で半円を描き、"鎌で草を刈るように歩く"。

彼もまた先人の遺産に学んでいる。1849年にトッドは片麻痺の分廻し歩行を観察していた。片麻痺患者のリハビリテーションに携わるセラピストは、臨床神経学について深い知識と正確な手技を有していなければならない。

片麻痺の回復

2.1 ジャクソニズム

> 心の器官が随意運動を制御している。
> ——Jackson

■片麻痺の診断と病態解釈の違い

20世紀になると片麻痺は錐体路徴候(痙性、腱反射の亢進、バビンスキー反射)の有無によって診断されるようになった。しかし、錐体路損傷によって痙性が出現することと、錐体路損傷によってなぜ痙性が出現するのかを説明することは違う。

つまり、片麻痺の病態の診断と病態解釈とは異なる。特に、片麻痺の回復という視点に立てば、病態の診断よりも病態解釈の方が運動療法にとってより重要となる。そして、この片麻痺の病態解釈に最も貢献したのがイギリスの神経科医ジャクソンであった(図2.1)。

■ジャクソニズムの誕生

ジャクソン(1835-1911)は生涯の大半をロンドンのクイーンズ・スクエアにある国立神経病院の臨床医として過ごした。彼は脳損傷後の神経症状について300以上の論文を書き、主に痙攣発作(ジャクソン発作)と失語症の研究に没頭し、ブローカらによる大脳皮質の機能局在論に強く反対した。

そして、彼が世界的な名声を得たのは1884年に発表した『神経系の進化と解体(evolution and dissolution of nervous system)』によってである。

これは後年「ジャクソニズム(Jacksonism)」と呼ばれ、臨床神経学や精神医学の発展に貢献した。神経系の進化と解体はスペンサーの進化論の影響下にある学説だが、神経系の進化説は「中枢神経系の階層説(hierarchy of center nervous system)」を生み出し、神経系の解体説は「陽性徴候と陰性徴候(positive sign and negative sign)」という概念を生み出した。いずれも神経疾患の症状や病態を理解するうえで欠くことのできないものである。

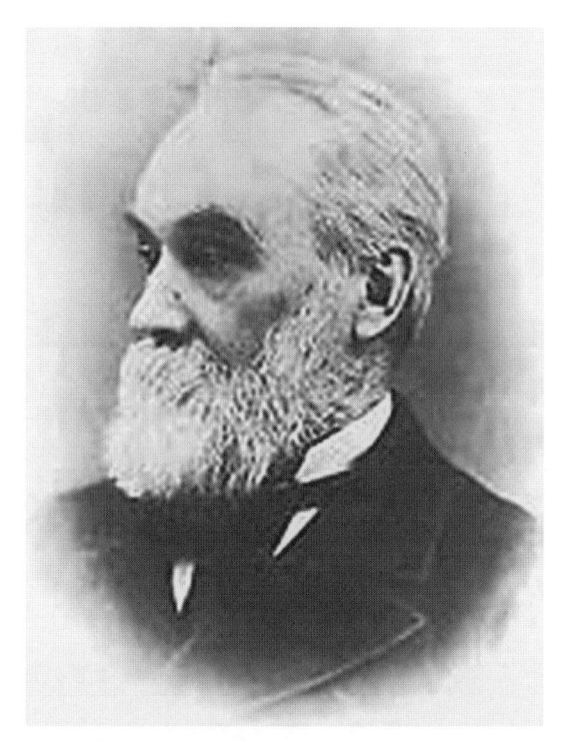

図2.1　John Hughlings Jackson（1835-1911）

■中枢神経系の階層説

ジャクソンによれば「随意運動（voluntary movement）」は進化の過程であると同時に心の産物である。それは中枢神経系の発達過程であり、次の3つの基本原理に根ざしている。

1. 中枢神経系の進化とは「低次」のよく組織化された中枢から「最高次」の最も少なく組織化された中枢への過程である。
2. 中枢神経系の進化とは最も「単純」な中枢から最も「複雑」な中枢への過程である。
3. 中枢神経系の進化とは最も「自動的」なものから最も「随意的」なものへの過程である。

「低次・単純・自動」は脊髄前角細胞と脳幹の脳神経核、「中位」は大脳皮質の運動野（前頭葉の中心前回：ブロードマンの4野）、「高次・複雑・随意的」は大脳皮質の前頭葉連合野（前頭葉の前頭前野：ブロードマンの9、10、11野および運動野前方の運動前野と補足運動野：6野、運動性言語野：44野など）に相当する。

人間は意志や意図によって随意運動を制御している。それを可能にしている「最高次」の前頭葉連合野は神経系の進化のクライマックスとしての「心の器官（organ of mind）」であり、意識の身体的基盤を構成する。

最も重要なのは、この心の器官を「最も少なく組織化されている」としている点である。最も複雑で、最も随意的な心の器官は低次の脊髄・脳幹反射のように感覚刺激に対して自動的に組織化されているのではなく、逆に感覚刺激に対する反応に数多くの自由度がある点で最も組織化されていないとしている。彼は心の器官が「最高次運動中枢」であることの意味を次のよ

うに説明している。

　　身体的に見ると、人間は感覚―運動機構である。最高次中枢―精神、あるいは意識の身体基盤は、次のような構造を持っている。すなわち、脊髄が身体の一部に限られた比較的小範囲の領域を直接代表するのに対して、最高次中枢が無数の、種々様々な印象、身体のすべての部分の運動を間接的に表象(representation＝再現)することを強調したい。最高次中枢は「精神のためのものである」という返答が返ってくるだろう。それらが精神の身体的基盤であるという意味でそれを容認するとして、私はそれがまた「身体のためのもの」でもあることを主張したい。もし進化の理論が正しければ、すべての神経中枢は感覚―運動機構であるはずである。

　　フリッシュやフェリーの研究以来、私が中位運動中枢と呼んでいる脳中央部の運動野が運動を表象することが承認されている。脳のもっと前方の部分、私が「最高次運動中枢」と呼んでいる前頭葉が運動を再現しないのは何故かと問われるのは当然である。フェリーは脳の前方部分全体が運動性であると考え、「精神作業とは結局のところ、単に感覚性及び運動性の実体の主観的側面に他ならない」と述べている。これは私がこれまで長く主張してきたことであり、そう考える点では私と一致するが、中位及び最高次中枢を分ける点では私と一致しない。彼は私が最高位運動中枢と呼ぶところを単に眼と頭の運動を表象すると考え、私のように最高位運動中枢は身体のすべての部分を表象するとは考えていない。

　　最高次運動中枢がすでに組織化ずみであるとすれば、新しい脳の組織化、新しい習得は不可能となる。最高位運動中枢が完全に自動的であるならば、「随意的」な心的操作というのは全くありえなくなる。すべてが組織化されていれば、新しい環境に正しく適応することは不可能になる。人間は特別な外部の状態に適応しなければならないが、新しい状態に対する新しい適応は起こり得ない。

　　より完全に組織化されることとより自動的になることとは一つの事物の異なる側面に過ぎない。ありふれた例は字を書くことの学習であり、書くことは人間の思考や運動にかかわりをもつ。自動性にはさまざまな程度がある。低次の最も組織化され、最も自動的な神経構造から神経の流れを受けて、自動化が始まる。最高位運動中枢は最も複雑に進化しつつあるものであるが、しかしまた最も不完全に進化したものでもある。換言すれば、最高位運動中枢は「もつれた終末」である。そこでは進化が最も活発に進行しているが、低次の場合、たとえば呼吸中枢の場合では進化はおそらくほとんど完結している。

　ジャクソンによって随意運動における中枢神経系の階層説が構想された。彼は「心の器官が随意運動を制御している」と考えた。反射は中枢神経系の低次であり、運動野は中位であり、意志や意図をもつ心の器官が最高次とされた。

　その特徴は随意運動を自動性の程度に応じて段階づけた点にある。彼は「たとえば、胸郭の同一の筋が、全く自動的な運動(呼吸)に、少し自動性の少ない運動(姿勢維持)に、ほとんど自動的ではない運動(発語)に関与する」と述べている。自動的で単純な運動をもたらす下等な最下位の中枢から、中位を経て、自動的でない複雑な運動をもたらす高等な最高位の中枢へと進化してゆくわけである。

　ジャクソンはこれを中枢神経疾患の観察から想定した。彼はてんかん発作がローランド溝周

辺の中心前回を起源とする説を提唱していた。また、もちろん1870年のフリッシュとヒッツィヒがイヌの前頭葉の中心前回に電気刺激を加えると手足の筋肉が収縮するという運動野の発見を知っていた。

それにもかかわらず、この運動中枢である運動野が発見されたばかりの大脳皮質の機能局在論がこれから始まろうとする時代に、彼が運動野を中位と位置づけたのは随意運動が精神や言語による調節を受けていると考えたからである。その先見性と洞察力は彼が失語症の研究者であり、他の神経学者のような外部刺激による病態の観察とは異なる観察力を有していたからこそ生まれたものだろう。

したがって、中枢神経系の階層説は前頭葉が生後の経験によって発達することで反射を制御して随意運動が獲得されてゆくとする運動学習理論の曙だと言えるだろう。反射は随意運動ではない。随意運動は反射の集積や統合ではない。心の器官である前頭葉連合野が反射や反応を制御しているのである。ジャクソンはてんかん発作や運動麻痺の観察から発達の法則的な基本原理を見抜き、それを進化と呼んだのである。

したがって、心の器官を意味する前頭葉の損傷による運動性失語症は「最高次レベル」の障害、運動野から脊髄に至る錐体路の損傷によって発生する片麻痺は「中位レベル」の障害、病的反射などは「低次レベル」の障害ということになる。

- 最高次レベルの障害＝「高次脳機能障害（失語症）」
- 中位レベルの障害　＝「片麻痺（運動麻痺・感覚麻痺）」
- 低次レベルの障害　＝「病的反射の出現」

こうして片麻痺の神経症状は中枢神経系の階層性に対応して出現するという病態解釈が誕生した。

■中枢神経系における進化と解体

さらにジャクソンは各種の神経症状を人間の中枢神経系の進化の「解体」という視点から解釈した。それは診断を下すために神経症状を観察するという思考からは生まれてこない解釈である。彼は片麻痺の多彩な神経症状の背後に存在する目に見えない何かを見たのだろう。

ジャクソンによれば解体とは進化の逆を意味する。それは発達や学習とは逆の過程で、それは最も少なく組織化され、最も複雑で、最も随意的なものから、よく組織化され、最も単純で、最も自動的なものの方へという順序で分解してしまうことである。つまり、中枢神経系の秩序が「バラバラに崩れていく」ことであり、進化の「低い段階へと落ち下っていくこと」であり、機能が「脱落する」ことである。

また、彼は患者には進化の解体後の脱落現象のみでなく、解体による新たな解放現象も出現することを指摘した。

■解放現象と脱落現象

ジャクソンは中枢神経系における進化の解体という捉え方に基づいて中枢神経障害に起因する複雑な症候群を大きく2つのグループに区分した。いわゆる解放現象と脱落現象の区別である。

解放現象は神経損傷によって引き起こされた機能喪失のために間接的に出現する症状で、正常時にみられなかった異常な現象のことである。脱落現象は神経損傷による直接的な本来備わっている機能の喪失で、正常な機能の欠如である。そして、すべての神経症状は解放現象と脱落現象の組み合わせであると病態解釈された。

　これは片麻痺の病態が二重構造をもっていることを示している。それまでの臨床神経学では症状を脱落現象と捉えていたが、同時に解放現象が生じると捉えることで、片麻痺への"まなざし"が大きく変わった。つまり、片麻痺は高次中枢の機能脱落であると同時に、低次中枢の機能解放であるということになる。

　この考え方は20世紀の臨床神経学に決定的な影響を与えた。つまり、解放現象とは上位ニューロンの支配や制御不全によって下位神経レベルが間接的に解放された病的な神経症状であり、脱落現象とは上位レベルの機能が直接的に消失する神経症状だと病態解釈された。

　こうして中枢神経系の階層性の考え方に基づいて片麻痺の病態解釈がなされてゆく。その核心は錐体路徴候を上位中枢の支配からの解放現象と捉えた点にある、つまり、痙性麻痺は上位中枢による脊髄の下位ニューロンの制御不全のために出現すると病態解釈された。大脳皮質は錐体路を介して脊髄の運動ニューロンの反射機構を制御しており、この大脳皮質の制御からの解放が痙性麻痺、腱反射の亢進、バビンスキー反射などを出現させる。また、片麻痺で筋萎縮が認められないのは脊髄の伸張反射の反射弓が残存しているからである。

　一方、片麻痺では手足を自分の意図で自由に動かせなくなるが、この随意運動の完全な消失や部分的には動くが巧緻性が低下してしまう神経症状は正常な機能の脱落現象である。また、表在感覚や深部感覚の低下や消失も脱落現象である。

■ジャクソニズムとリハビリテーション

　やがて、ジャクソンの思想は、精神疾患も含めたあらゆる神経疾患の病態解釈に共通する基本概念としてヨーロッパの神経科医に広く受け入れられ、20世紀中期には世界の臨床神経学の常識となり「ジャクソニズム」と呼ばれるようになる。また、ジャクソニズムは随意運動の進化や子どもの運動発達を説明する基本モデルとなった(表2.1)。

　そして、ジャクソニズムはリハビリテーション医学の世界にも浸透してゆく。たとえば、アメリカのリハビリテーション医学では1950年前後に片麻痺の回復を目的とする運動療法の展開が始まるが、その中の一人として有名なセラピストのブルンストロームは1970年に出版した『片麻痺の運動療法』の中で次のように述べている。

表2.1　中枢神経系の階層性(ジャクソニズム)

進化と解体	中枢神経系	運動発達
随意運動	大脳皮質連合野	巧緻運動(skill movement)
	大脳皮質	平衡反応(equilibrium reaction)
↑　↓	中脳	立ち直り反応(righting reaction)
	脳幹	姿勢反射(postural reflex)
自動運動	脊髄	共同運動(synergy)
		伸張反射(stretch reflex)

ジャクソンの思想の影響は今日に至るまで多くの神経学文献に明らかである。ジャクソンの時代以後、神経生理学研究は神経系機能の詳細に付き、彼の推定をいくつか反証したかも知れないが、彼の主題論には永続的価値のあることが証されている。ジャクソンは鋭い臨床観察者であったのみならず、その論文には神経系の微妙な機能についての著明な洞察力と、未来の発見を予言する眼力とがあらわれている。彼は実に偉大な人間であった。

　また、ジャクソンは片麻痺の病態解釈の先駆者であると同時に高次脳機能障害の発見者でもあることも忘れてはならないだろう。
　彼は1876年に右側頭葉後部の神経腫によって本の左側ページを無視して読書する症例、1878年に失語症患者には流暢性の型と非流暢性の型があること、1886年に医師の診察室で舌を出せと命じられてもできない患者が食事中には舌を出して口の周りについてパン屑を取る症例などを発見している。彼は19世紀後半に半側空間無視、失語症、失行症などの症状を先駆的に記載していたのである。
　偉大なジャクソンは「神経学の父」であり、その遺産は21世紀の片麻痺と高次脳機能障害の病態解釈を構築する上での"礎"となった。彼の学説はバビンスキーの業績のように神経症状を厳密に分析して診断学を確立するというよりも、複雑多岐にわたる神経症状が発現する原因や病態解釈を探求する点に最大の特徴がある。

2.2　陽性徴候と陰性徴候

　一つは正常な機能の消失であり、もう一つは正常時にはみられなかった現象の出現である。
　——Brain

■陽性徴候と陰性徴候という捉え方

　20世紀の前期にブレインはジャクソニズムに基づいて中枢神経系損傷後の複雑な症候群（symptom complex）を大きく2つのグループに区分した。一つは正常な機能の消失であり、もう一つは正常時にはみられなかった現象の出現である。こうしたジャクソニズムに由来する病態解釈は精神分裂病の神経症状の理解に応用されたが、やがてリハビリテーション医学の世界にも浸透し片麻痺の病態解釈として息づいてゆく。

　つまり、片麻痺の痙性は「陽性徴候（positive sign）」であり進化の低次な段階の出現を意味するとされた。一方、手足を自分の意図で自由に動かせないという随意運動（巧緻運動）の障害は「陰性徴候（negative sign）」であり、進化の高次な段階の消失を意味するとされた。これは片麻痺という一つの神経症状を2つの観点から捉えることを意味する。異常な病的現象の出現は陽性徴候であり、正常な機能の消失が陰性徴候だとされた。

　以下、片麻痺における陽性徴候と陰性徴候の特徴を具体的に説明してゆこう（表2.2）。

■陽性徴候

　陽性徴候は解放現象として出現する。これらは異常な神経症状の出現であり、正常者では出現しない現象である。

1）痙性

　痙性麻痺では脊髄レベルの筋の伸張反射が亢進する。筋の伸張反射はすべての動物に存在する随意運動のための基本メカニズムである。この基本メカニズムは脊髄レベルにおいて反射弓（回路）を形成しており、大脳皮質の働きによって制御されているが、錐体路の病変によって上

表2.2　片麻痺の陽性徴候と陰性徴候

陽性徴候	陰性徴候
痙性の出現（伸張反射の亢進）	随意運動の消失（巧緻運動の低下）
共同運動の出現	高次姿勢反応の消失
連合運動の出現	－パラシュート反応の消失
低次姿勢反射活動の出現	－立ち直り反応の消失
－脊髄反射の出現	－平衡反応の消失
－脳幹の姿勢反射の出現	体性感覚麻痺
病的反射（バビンスキー反射）の出現	相反神経支配の異常

位中枢からの筋緊張の制御が不能となり反射が亢進する。つまり、痙性は大脳皮質から脊髄への抑制が消失した場合の解放現象と考えられた。

2）共同運動

片麻痺では「共同運動」が出現する。この症状はジャクソンの死後に発見された症状である。共同運動は錐体路損傷後の痙性麻痺患者のほぼ全例に認められ、患者がどんなに一つの関節を動かそうと努力しても、上肢全体の複数の関節が一緒に動いてしまう現象である。患者は四肢全体を曲げるか伸ばすかのどちらか一方の運動パターンでしか動かすことができない。共同運動には痙性麻痺に特有の筋緊張の異常な亢進状態が伴っており、その筋緊張の出現は反射的だが動きそのものは随意的に引き起こされるという特徴がある。共同運動には「屈曲共同運動」と「伸展共同運動」とがある。

3）連合反応

連合反応は患者に健側の手を随意的に強く握らせたり関節運動に徒手抵抗を加えると、背臥位、座位、立位のいずれの肢位でも患側に同様の手の動きや筋収縮が不随意的に出現するという現象である。連合反応には健側肢の関節運動に抵抗を加えると患側肢に同様の関節運動が誘発される「対側性連合反応」と上肢の患側肢の関節運動に抵抗を加えると下肢の患側肢に同様の関節運動が誘発される「同側性連合反応」とがある。

4）低次姿勢反射活動

片麻痺では脊髄レベルの「屈筋収引」や「交叉性伸展反射」が出現する。また、20世紀前半にマグヌスによって研究された脳幹レベルの姿勢反射である「非対称性緊張性頸反射」、「対称性緊張性頸反射」、「陽性支持反応」などが出現する（図2.2）。

この低次姿勢反射活動の神経生理学的な根拠には、20世紀前半のシェリントンによる脊髄レベルの「筋の伸張反射」の研究や除脳されたネコやサルの「除脳硬直」と呼ばれる異常姿勢の観察やマグヌスの姿勢反射の研究があった。シェリントンが除脳ネコ（中脳切断）で実験的に

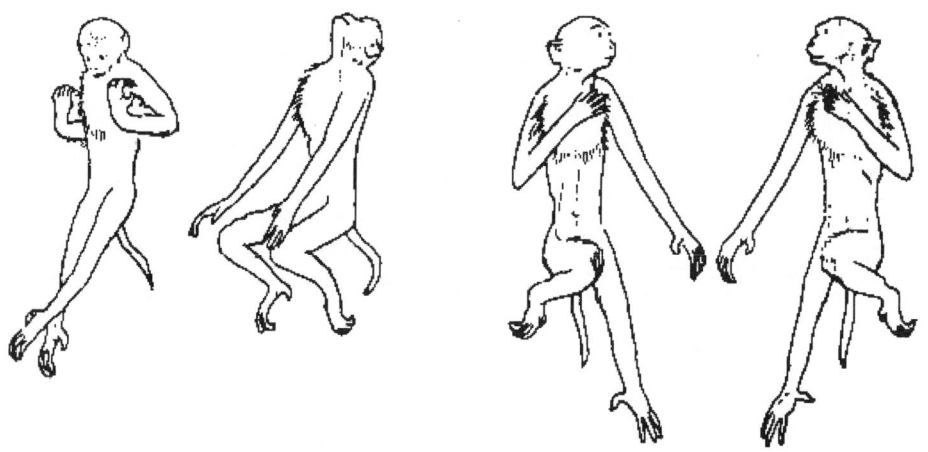

図2.2　脳幹レベルの姿勢反射
　　　（対称性緊張性頸反射と非対称性緊張性頸反射、Twitchell, 1965）

観察した除皮質姿勢や除脳固縮姿勢は、重度な脳性麻痺児や痙性麻痺患者の後弓反張（異常筋緊張による背臥位での体幹の反り返り姿勢）に似ていた。マグヌスの陽性支持反応は脳性麻痺児や脊髄損傷で両下肢が交叉する鋏（はさみ）状肢位（シザース肢位と呼ばれる両下肢が鋏のように交叉する過剰な伸筋緊張による股内転・足内反現象）に似ていた。また、痛みに誘発される逃避反射としての上下肢の屈曲反射は屈曲共同運動パターンと似ていた。

5) 病的反射
片麻痺ではバビンスキー反射など各種の病的反射が手足に出現する。バビンスキー反射は皮膚反射の亢進を意味する。

こうした痙性、共同運動、連合反応、低次姿勢反射活動、病的反射などが陽性徴候であり、進化的には脊髄・脳幹レベルに相当すると解釈された。

■陰性徴候
陽性徴候は脱落現象であり、正常な機能の低下や消失を意味する。これらは進化した機能の不全または喪失を示す現象である。

1) 随意運動（巧緻性）の低下
片麻痺になると随意運動の障害が認められる。特に、末梢の手足の巧緻運動が低下する。これに対して顔面や体幹の運動は保たれていることが多い。その理由は手の対側への錐体交叉率は高く、体幹の神経支配は両側性だからとされている。

2) 高次姿勢反応の消失
片麻痺では上肢の「パラシュート反応」、中脳レベルの「立ち直り反応」や大脳皮質レベルの「平衡反応」が出現しなくなる。

上肢のパラシュート反応は座位や立位の転倒時に手を床に伸ばす保護伸展反応である。立ち直り反応は中脳レベルの身体を重力に対して垂直に維持しようとする頸部と体幹の反応である。平衡反応は大脳皮質レベルの座位や立位などの姿勢調節のために四肢を移動させて重心を安定させるバランス反応で、立位バランスでは背屈反応、ホッピング反応、ステッピング反応などがある。

これらの反応は発達段階において獲得した姿勢制御メカニズムだが、片麻痺では獲得していた正常反応が消失してしまう。

高次姿勢反応は20世紀前半にマグヌスがサルで観察した中脳レベルの姿勢の「立ち直り反応（頸の立ち直り反射、頸の迷路性立ち直り反射、頭部に対する体幹の立ち直り反射、身体に対する体幹の立ち直り反射、視覚性立ち直り反射）」や小児科医のゲゼルが正常な子どもの発達における大脳皮質レベルの「平衡反応（座位バランス、立位バランス、足の背屈反応、足の踏み出し反応）」に相当する。運動発達段階（頸の座り、背臥位、座位、這う、四つ這い、膝立ち、立位、歩行）における抗重力反応として獲得される。

こうした中脳・大脳皮質レベルのパラシュート反応、立ち直り反応、平衡反応の消失は陰性徴候であり高次レベルに相当すると解釈された。

3）体性感覚麻痺

片麻痺は錐体路の下行する内包部の損傷によって生じるが、この内包は体性感覚神経も上行しており、片麻痺では表在感覚や深部感覚の障害も同時に発生することが多い。半身の触覚、圧覚、運動覚などが麻痺するが、その程度はさまざまである。表在感覚麻痺や深部感覚麻痺によって運動時の「感覚フィードバック情報」が得られなくなってしまう。

4）相反神経支配の異常

ある関節運動を行う場合、正常では働筋の筋収縮時には拮抗筋の筋収縮は抑制されている。たとえば肘関節屈曲の際、働筋の上腕二頭筋が収縮すると拮抗筋である上腕三頭筋の収縮は抑制されて弛緩する。これは上腕二頭筋の筋紡錘からのＧⅠa線維が働筋の脊髄運動ニューロンに対しては促通を、同時に拮抗筋の脊髄運動ニューロンに対しては抑制するからである。上腕三頭筋が収縮する場合は逆に働筋が抑制される。これをシェリントンは「相反神経支配（reciprocal innervations）」と名づけた。片麻痺では拮抗筋への抑制が不十分となり、働筋と拮抗筋の同時収縮（contraction）が生じる。また、拮抗筋の痙性が強い場合には過剰な抑制が働筋に加わり外見上は筋力弱化のように見える。

こうした巧緻運動の低下、高次姿勢反応の消失、体性感覚麻痺、筋の相反神経支配の喪失などが陰性徴候であり、進化的には中脳・大脳皮質レベルの運動制御機能の低下や欠如と解釈された。

■運動発達

こうしてリハビリテーションの世界でジャクソニズムは肯定された。陽性徴候は随意運動の発達を阻害するので抑制し、陰性徴候は随意運動の基盤となる運動機能の消失を意味するので可能な限り促通するという基本的な考え方がリハビリテーションの臨床神経学として1960年代に定着した。

陽性徴候と陰性徴候の捉え方は、動物や人間の子どもの運動発達過程に共通する運動制御機構と深く関係している。つまり、随意運動は脊髄レベルの「原始反射（primitive reflex）」、脳幹レベルの「姿勢反射（postural reflex）」、中脳レベルの「立ち直り反応（righting reaction）」、大脳皮質レベルの「平衡反応（equilibrium reaction）」の順で発達してゆくとされた（表2.3）。

リハビリテーション医学では、それを子どもの運動発達段階に対応させ、脊髄・脳幹・中脳・運動野レベルという階層性で進化過程を捉え、解体とはその逆であるとの解釈が一般化している。つまり、成人の片麻痺患者において出現する共同運動や連合反応は、子どもの発達段

表2.3　中枢神経系の階層性と運動発達

随意運動	神経レベル	反射と反応	発達月齢	運動発達
高次	大脳皮質	平衡反応	生後12ヶ月以降	立位
	中脳	立ち直り反応	生後6ヶ月以降	座位
低次	脳幹	姿勢反射	生後6ヶ月まで	背臥位
	脊髄	原始反射	生後2ヶ月まで	背臥位

階におけるさまざまな原始的運動パターンや姿勢反射の名残りであり、獲得していた正常な立ち直り反応や平衡反応が消失した結果として出現すると病態解釈された。フィオレンティーノによる中枢神経系の階層性と反射検査の一覧表を記しておく（表2.4）。成人片麻痺の場合は小児に比べて低次姿勢反射の出現が顕著ではない。また、高次姿勢反応の消失は運動麻痺が存在するからでもある。

表2.4 中枢神経系の階層性と反射検査 (Fiorentino, 1963)

脊髄レベル (Spinal level)	a. 屈筋収引 (Flexor withdrawal) b. 伸筋突張 (Extensor thrust) c. 交叉性伸展 (Crossed Extension)
脳幹レベル (Brain stem level)	a. 非対称性緊張性頸反射 (Asymmetrical tonic neck reflex：ATNR) b. 対称性緊張性頸反射 (Symmetrical tonic neck reflex：STNR) c. 緊張性迷路反射 (Tonic labyrinthine reflex：TLR) d. 連合反応 (Associated movement) e. 陽性支持反応 (Positive supporting reaction：PSR)
中脳レベル (Midbrain level)	a. 頸の立ち直り (Neck righting) b. 身体に対する身体の立ち直り (Body righting acting on the body) c. 頭部に対する迷路性立ち直り (Labyrinthine righting acting on the head) d. 視覚的立ち直り (Optical righting) e. 両棲動物的反応 (Amphibian reaction)
自動運動反応 (Automatic movement reaction)	a. モロー反射 (Moro reflex) b. ランドー反射 (Landau reflex) c. 保護伸展反射 (Parachute reaction)
大脳皮質レベル (Cortical level)	a. 傾斜反応 (Tilting reaction) b. 四つ這い反応 (Four-foot Kneeling) c. 座位反応 (Sitting reaction) d. 膝立ち反応 (Kneel-standing) e. 立位のホップ反応 (Hopping reaction) f. 立位の背屈反応 (Dorsiflexion reaction) g. 立位のシーソー反応 (See-saw reaction) h. 猿の体位反応 (Simian position reaction)

2.3 片麻痺の謎

> 運動の「細分化の喪失」が錐体路損傷にとって典型的である。
> ──Weizsacker

■機能脱落ではなく機能変動という捉え方

　片麻痺は随意的には動くのに、なぜ上手く動かせないのだろうか？　あるいは、随意運動はできるのになぜ異常な筋緊張を伴う共同運動のような集団的な運動パターンが出現してしまうのだろうか？　また、なぜ錐体外路障害の固縮、アテトーゼ、失調症などとは異なる運動麻痺が出現するのだろうか？

　こうしたいわば「片麻痺の謎」に対して、ジャクソニズムとは異なる片麻痺の病態解釈を提示したのはヴァイツゼッカーである。彼は精神医学の名著とされる『ゲシュタルトクライス(1930)』において、「脳損傷患者の行為の病理を理解するには機能脱落ではなく機能変動に着目する必要がある」と指摘し、次のように考察している。

　　人間の運動野(中心前回)には、筋肉の神経支配機能よりもむしろ協調機能を帰属させるべきである。神経支配機能は運動神経の特権である。しかし、大脳皮質とその細胞について言えることは、おそらくそこから発する錐体路についても言えるはずである。錐体路損傷に際して見られるものは、なおさらのこと個々の筋の麻痺ではなくて、つねに複合的あるいは総体的な脱落である。ここで重要なのは、脱落よりはむしろ錐体路症状の独特な集合性である。

　　この周知の片麻痺の運動障害が示す多様な症状は、その内的な単一性についてはまだ完全に捉えられていない。ヒッツィヒとヴェルニッケは次の二つの重要な点を見出していた。第一に四肢の一つが行いうる「運動形態」の多様性が制限されること、第二に麻痺は殆どの場合ある筋群を他の筋群よりも強く冒すこと、たとえば腕では伸筋、脚では屈筋がより強く麻痺すること、の二点である。つまり、錐体路の損傷の広さがさまざまであっても、また錐体路の脳区間と脊髄区間のどちらが冒されても、いずれにせよ運動の「細分化の喪失」と麻痺の「偏向」とが錐体路損傷にとって典型的なことである。

　　このような錐体路損傷の運動障害にあっては独特な生硬さと単調さをもつ変化に乏しい「運動類型」が出現し、意志はただ運動の強さのみを、しかもごく僅かに変化せしめるのみで、もはや「運動形式」には何らの影響も及ぼさない。また、そこでは種々の筋肉が「すべてか無か」の法則で一括して出現する。

　　ここで錐体外路系の疾患に出現する運動障害を概観してみると、錐体路疾患に比して遥かに多彩な病像が現れている。つまり、姿勢異常、表情や身振りの緩慢化、防御行動の緩慢化、失調、振戦、強剛、四肢や体幹の舞踏病及びアテトーゼによる攣縮や攣曲など、要するに形のはっきりしない、とりわけ余分な諸現象の多彩な出現がみられる。

　　内包性片麻痺の基本型を一方に、パーキンソン症候群と小脳性失調をもう一方に置いてみると、錐体路損傷は作業(行為)類型の多様性の喪失を惹き起し、錐体外路損傷は　作業(行為)の形式的遂行のみを冒して、その多様性はそのまま保持されるということが判る。

この錐体路損傷と錐体外路損傷の対置の中にある意味の相違は、できれば明確な概念にまでもたらされることが望ましい。「運動の特殊化」の条件としての錐体路と、「運動の形式性」の条件としての錐体外路とは、確かにある種の局在的意義を有してはいるが、それは実は種々の具体的な作業（行為）や機能の局在ではなく、ある一つの観念を物質的実質の中で実現する種々の段階の局在を意味しているのだ、という点が重要である。
　つまり、皮質―錐体路領域の実質喪失に伴って制約される「運動の特殊化」は、実は運動の部分とか要素とかに関するものではなく、立つ、歩く、跳ぶ、握る、手仕事、書字などのような動作の種類に関するものであり、逆にまた錐体外路領域の損傷による「運動の形式性」の異常は動作の種類に関するものではなく、そのような動作のために必要な運動のテンポ（筋収縮のタイミング）、道筋（運動軌道）、範囲（運動の大きさ）などのような、いかなる種類であれ、その運動の空間的、時間的、強度的な要素に関するものである。
　この二つの主要領域が損傷の際に助け合うことがほとんどできないという経験的事実も、この見解と符合する。内容が形式にとって代わったり、形式が内容にとって代わったりするようなことは考えられない。運動性皮質と運動性皮質下部との間に直接の解剖学的連絡は明らかに存在しないという事実も、この見解と一致する。神経線維解剖学的所見によれば、両者の完全な協働は脊髄に至って、すなわち作業遂行器官である筋肉の領域への最終的分布をもって末梢がそこから始まるところの脊髄に至って、はじめて考えうることなのである。
　投影の概念、すなわち中枢の中に末梢が局所解剖学的に相似の配置を示し、その個所において再現されると言う概念は、従って制限つきでしか受け入れられない。筋肉と高次中枢部位との直接の、そして機能的にも実際に分化した伝導結合も問題になりえないし、中枢器官内での身体局在的な区分も末梢における区分と同じ意味では考えられない。というのは、神経筋末梢の解剖学は環境世界との機械的な関係にのっとって区分されていて、立つ、歩く、握るなどの条件を満たすものなのに対して、中枢における区分は単位的神経支配を、つまり機能単位としての筋肉系の組み合わせを可能ならしめるのに役立つものだからである。

■片麻痺の解けない謎

　ヴァイツゼッカーの病態解釈は、錐体路系と錐体外路系を明確に区別しない現代的な神経生理学の知見からすれば単純化した論議と受け止められるかもしれない。また、彼は有名な精神神経科医であるが、彼の片麻痺の病態解釈は臨床神経学やリハビリテーション医学の本や文献では引用されておらず、一般的にはまったく知られていない。
　しかし、彼の病態解釈には、ジャクソニズムによる中枢神経系の階層説に基づく「解放現象」や「脱落現象」とは違う観点が含まれている。また、ペンフィールドの運動野における「ホムンクルス説」以前に、すでに運動野の「身体部位再現」が筋再現ではない可能性を指摘している点も先駆的である。
　ヴァイツゼッカーは、運動の特殊化を錐体路系の機能、運動の形式化を錐体外路系の機能と仮定したうえで、「運動の特殊化と形式化の対比は厳密で移行を許さぬものである」と主張している。だとすれば、錐体路が損傷された場合、錐体外路系の機能によって代償することはできないということになる。

しかしながら、彼の「機能変質」という表現はその点に着目しているのではない。錐体路の運動を細分化する機能の喪失を「機能脱落」ではなく「機能変質」と呼んでいる。すなわち、ここで問題にされているのは片麻痺における単なる随意運動の巧緻性の脱落ではなく、運動を細分化する能力の喪失という意味での機能変質である。それが半身の上下肢全体に一挙に発生してしまう点に片麻痺の謎があり、それを運動野の機能と結び付けようとしている。

事実、内包部での錐体路損傷による片麻痺では随意運動は完全に消失する場合があるし、画一的で粗大な共同運動が出現することが多い。一方、錐体外路損傷による病的な不随意運動では随意運動が完全に消失することはなく、制御できない多彩な運動が出現する。この差異は大脳皮質の運動を細分化する能力の差異と解釈できる。つまり、錐体路損傷による「運動の特殊化」とは随意運動の運動ストラテジーの想起は適切だがそれを達成するための運動の細分化ができないことを意味している（機能変質）。一方、錐体外路損傷では「運動の形式化」が障害され、運動の細分化は保持されているが随意運動の運動ストラテジーが間違っている。

片麻痺の病態解釈については、20世紀初頭からジャクソニズムの考え方が支配的であり、それ以外にはこのヴァイツゼッカーの「機能変質」が唯一異なる病態解釈である。それほど、片麻痺の病態解釈は説明が難しい。

また、片麻痺に連合反応や共同運動などの異常な随意運動が出現することが報告されたのは20世紀に入ってからであり、ジャクソンは片麻痺の連合反応や共同運動については研究していない。それらは後世の臨床神経学者たちの観察によって明らかになった所見である。

ジャクソンとヴァイツゼッカーを比較すると、ジャクソニズムは錐体路損傷による片麻痺の随意運動・反応・反射の階層性に基づく病態解釈には有効であろう。陽性徴候と陰性徴候の見方は明らかに片麻痺の病態解釈を深化させた。

一方、ヴァイツゼッカーの「機能変質」は片麻痺における大脳皮質の運動ストラテジーは正常であるにもかかわらず、なぜ目的を達成するための運動の細分化ができないのかという核心に踏み込んでいるように思われる。また、錐体路疾患と錐体外路疾患における随意運動の差異という病態解釈にも踏み込んでいる点も重要である。錐体路損傷でも錐体外路損傷でも立つ、歩く、物を手で取る、書字といった各種の動作や行為が遂行できなくなるが、その運動の空間性、時間性、強度の異常には痙性と固縮の差異だけでなく運動の特殊化と形式化の差異が認められるからである。

片麻痺が錐体路損傷によって生じることは間違いのない事実である。しかし、同時に錐体外路系の大脳基底核なども同時に損傷される症例は多い。随意運動における錐体路と錐体外路の区別そのものも意味がないという意見もある。同じ錐体路損傷でも内包と脊髄では随意運動の回復に大きな違いがある。脊髄完全損傷の対麻痺患者では随意運動が完全に喪失することが多い。片麻痺では頭頂葉や視床といった感覚系の障害を伴う場合も多い。それらすべてに修飾されて片麻痺患者の異常な随意運動が出現する。

つまり、片麻痺の病態解釈は不明なままである。したがって、片麻痺の謎はまだ解けていない。

2.4 片麻痺の回復過程

> 手指の分離運動は手関節や手指の痙性の減少と関連している。
> ——Twitchell

■脳卒中発症後の回復経過

脳卒中発症後に片麻痺がどのような回復経過を辿るかについてはトゥイッチェルの報告が有名である。彼は1951年に片麻痺の回復過程における発症後の時間経過と運動機能の変化の関係性を調べている。脳卒中片麻痺発症後、数日から数週間はまったく筋肉が収縮しない弛緩性麻痺の状態となる。その後、数日から数週後に痙性麻痺に移行する。この回復経過は患者によって時間的な幅が若干あるものの、神経症状の変化は類似している。

- 0時間 ：発症直後は随意運動が喪失し、腱反射も消失し、筋緊張は弛緩している。
- 48時間：2日目以降では腱反射の亢進や他動運動に対する抵抗が出現してくる。
  （手関節屈筋群や足底屈筋である下腿三頭筋にまず出現）。
- 3-29日：3日目から1か月には手根屈筋群の反射が亢進し、痙性が全身に広がる。
  （特に大胸筋、股関節内転筋群、ハムストリングスなど）。
- 1-38日：発症翌日から38日までには筋のクローヌス（足間代）が出現する。
  （特に下腿三頭筋に出現）。
- 1-38日：3日目から25日までには「折りたたみナイフ現象」を肘屈筋である上腕二頭筋や膝伸筋である大腿四頭筋に顕著に認める。

トゥイッチェルによれば手指の分離運動は手関節や手指の痙性の減少と関連しており、手の機能が回復した患者では早期に手の随意的な把握が出現する。しかし、大多数の患者では共同運動から分離運動への移行が困難であり、痙性の出現が運動機能回復の最大の障害となる。また、片麻痺が完全回復した症例では発症後早期に麻痺肢の深部感覚（自己固有受容性感覚）の回復や保護伸展反応（パラシュート反応）の出現がみられる。運動療法においてはこれらの反応の出現を促し、緊張性頸反射の利用による反応の促通、健側と患側の同時運動、自己固有受容性訓練（筋紡錘への刺激）などを強調している。

■ケナードの原理

20世紀の中期になると、神経生理学者たちは動物実験によって錐体路損傷後の片麻痺の回復過程を研究し始めた。そして、興味深いことにサルの錐体路の切断実験では上下肢に重篤な運動麻痺や痙性麻痺は生じないという知見が得られた。

たとえば、1968年にローレンスとカイパーはサルを用いて錐体路（皮質脊髄路）が通過する延髄の錐体部で錐体路を両側性に切断した。これらのサルは切断直後から頭を動かすことも座ることも歩行することもできた。しかし、手指を使って小さな餌を取ることができなかった。数か月後、サルは腕と手それぞれ別々に動かすことができるようになったが、餌を摑もうとすると五本の指のすべてが同時に屈曲した。そして、数年経過しても、サルは母指と人差し指の

二指を使って餌を取ることができなかった(図2.3)。

　この動物の錐体路損傷では手の運動麻痺しか出現しないという現象は「ケナードの原理(Kennard's principle)」と呼ばれている。すなわち、前述のようなサルを使った実験で、「生後数日あるいは4週間以内に両側の錐体路を切断し、以後手指を当分使わせないでおくと、そのサルの運動発達はどうなるか？」という問いである。解答は、「正常に発達した他のサルと遜色なく、把持運動や移動運動のような一般的な運動能力は発達する」である。しかし、一般的な運動能力としている点が重要であり、ローレンスとカイパーが実験で示したように手指の器用な巧緻運動(skill movement)のみが失われる。

　つまり、サルの場合、錐体路損傷で重篤な片麻痺は生じない。錐体路は手の運動と密接に関連しており、手の巧緻運動が失われる。また同様に、サルの場合は錐体路のみを切断しても明確な痙性が生じない。しかし、錐体路損傷だけでなく錐体外路系の神経路の損傷が加わると痙性が出現する。したがって、人間の片麻痺の場合も錐体路のみでなく錐体外路も同時に損傷されていると考えられた。

　また、人間における片麻痺の症状は急性期、亜急性期、慢性期で異なる。急性期には弛緩性麻痺となり腱反射や病的反射も消失している。亜急性期には痙性麻痺に移行して腱反射が亢進し(伸張反射の亢進)、他動的な運動への抵抗が増大し(折りたたみナイフ現象)、バビンスキー反射などの病的反射が出現する。また、痙性筋が伸張される筋緊張が亢進してスムーズな関節運動が困難となる。慢性期には痙性拘縮による関節の可動域制限が発生し、随意運動や日常生活動作能力がより減退してしまうことが多い。

　そして、人間の片麻痺に特徴的なのは、半身の上下肢に随意運動の障害が出現し、その痙性麻痺が回復しない点である。もちろん、手の巧緻動作の障害は必発で、上下肢には共同運動や

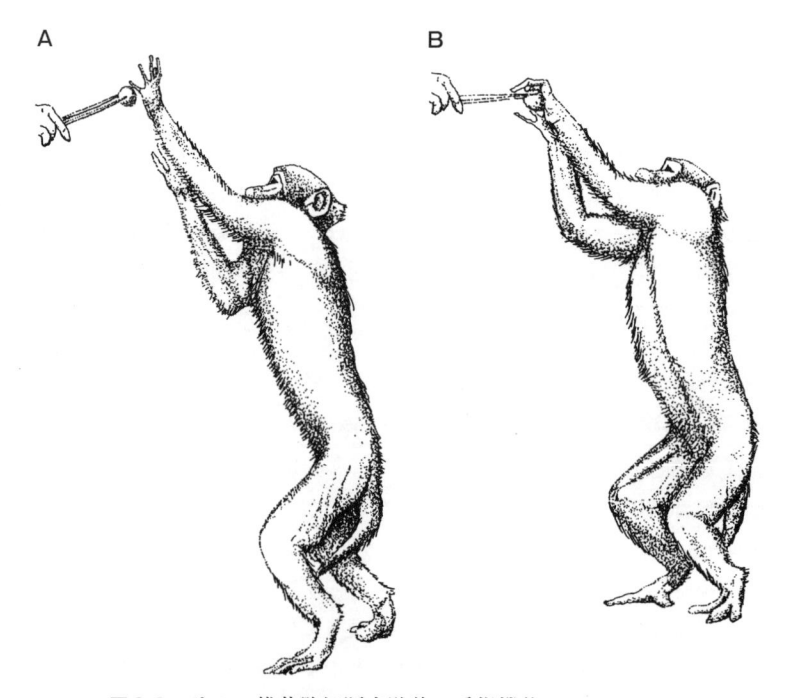

図2.3　サルの錐体路切断実験後の手指機能（Kuyper, 1968）

連合反応が出現する。それに比して体幹の運動障害は軽度な傾向にある。これは体幹の神経支配が両側性だからである。四肢の運動障害は粗大な近位部の関節運動よりも手関節や手指、足関節や足指といった遠位部の動きが障害される。これは進化の過程で最も新しく獲得された運動が錐体路病変によって失われることを示している。

　だが、リハビリテーションの臨床における最大の謎は、片麻痺の回復がまったく認められない症例が多いものの、ある程度の回復を生じる症例もいるという現実である。一般的に片麻痺の回復は発症後3か月がプラトーだと言われているが、数年にわたってゆっくりと回復してゆく症例も存在する。そこにはケナードの原理を超える何かがあり、人間の運動学習（運動麻痺の回復）の可能性は決してゼロではない。

■ **随意運動の障害の特徴**

　片麻痺では随意運動がまったく不能な最重度な完全麻痺（弛緩麻痺）から、複数の屈筋群又は伸筋群が反射的にしか筋収縮しない重度な不全麻痺（痙性麻痺）、あるいは随意運動がある程度可能な巧緻的運動不全まで、程度の異なる運動麻痺が出現する。

　つまり、筋緊張が低下してまったく随意運動ができない片麻痺から、筋緊張が過剰に亢進した片麻痺、随意運動は可能だがごく軽度の手指や足部の巧緻性低下のみが残存する片麻痺まで、症例によりさまざまである。脳の損傷部位と片麻痺の重症度との関係は錐体路に損傷がどの程度及んでいるかによって重篤さが決まるが、一般的には以下のような傾向がある。

- 片麻痺の多くは内包後脚の損傷によって生じる。
- 前大脳動脈の梗塞では運動野の下肢領域のニューロン自体が直接損傷を受けるために「遷延性弛緩型麻痺（低緊張型麻痺）」となることがある。
- 中大脳動脈起始部の出血や梗塞では内包損傷を含めた広範な大脳半球領域が損傷されて重篤な片麻痺となる。半身の手足が完全に動かなくなるわけではないが連合反応や共同運動と呼ばれる集団的な運動パターンに支配されてしまうことが多い。
- 中大脳動脈の出血や梗塞では失語症、失行症、失認症などの高次脳機能障害を合併する頻度が高い。左半球の前頭葉下部の損傷で失語症が、頭頂葉連合野の損傷で失行症が出現する。右半球の頭頂葉連合野の損傷で半側空間無視が出現する。
- 中大脳動脈の内側型出血（視床出血）と外側型出血（被殻出血）のいずれでも内包損傷による片麻痺が生じる。
- 限局した視床出血では感覚麻痺やしびれが出現しやすく、運動麻痺は四肢遠位部の手指の動きの方が近位よりも良好な「遠位型麻痺」となる時にある。
- 錐体路が下行する内包後脚の限局的な損傷では出血や梗塞の範囲がたとえ小さくとも重度な片麻痺を呈する。
- 運動野と内包の間の放線冠部で皮質下出血が起きた場合は、部位によっては上肢と下肢のどちらかの神経線維をより強く侵すことがあり、上肢と下肢の運動麻痺の差が大きく異なることがある。
- 脳幹の出血や梗塞では片麻痺に顔面麻痺などの脳神経麻痺を伴う「交代性片麻痺」となる。

■運動機能回復の特徴

次に、片麻痺の運動機能回復についての一般的な捉え方を列挙しておこう。

1. 片麻痺は発症直後は弛緩麻痺であるが、数日から数週後には痙性が出現する。
2. 運動麻痺は「遠位部(手や足)」の方が「近位部(肩や股)」よりも重度である。
3. 運動麻痺の程度は上肢と下肢に差はない。
4. 運動機能回復は近位筋群から遠位筋群へと進む。
5. 発症後に随意運動が不能でも連合反応としての筋収縮が出現する。
6. 痙性の出現とともに共同運動が出現する。
7. 共同運動からの分離運動が認められる症例は運動麻痺が軽度な場合が多い。
8. 分離運動が可能でも運動の巧緻性、スピード、協調性を回復できないことが多い。
9. 分離運動は発症から数日または数週間の早期に出現する。
10. 運動機能回復は発症時の運動麻痺の重症度とほぼ相関する。
11. 手や足底の触覚麻痺や圧覚麻痺を合併している場合は回復不良となる。
12. 四肢の関節位置覚や運動覚麻痺を合併している場合は回復不良となる。
13. 高次脳機能障害、疼痛、シビレなどは運動機能回復の阻害因子である。
14. 運動機能回復は発症後3か月でプラトーとなる。
15. 片麻痺を運動療法によって回復させることは困難である。

■回復についての悲観的な見解

このように片麻痺の運動機能回復についての研究者の見解はきわめて悲観的であった。片麻痺の神経症状は、原則的に脳卒中の病態(どの動脈に脳出血や脳梗塞が生じるか)、病巣部位(皮質か皮質下か、錐体路線維の損傷程度)、広がり(大脳半球の広い領域か局所的か)、急性期の医学的管理などの状況によって決まる。

しかしながら、神経症状の回復は自然回復もあり、それ以外にも患者の意識障害、年齢、意欲、合併症(心疾患、糖尿病、感染症)などの影響も受ける。また、痴呆症状、失見当識、尿失禁、抑うつ、高次脳機能障害、疼痛、整形外科疾患を合併していることもある。さらに、どのような運動療法を受けるかによっても異なる。

したがって、片麻痺の運動機能回復を修飾する要因は多く、予後は不確定であった。また、運動療法は主に動作の代償機能の再獲得においてのみ有効であるとされていた。つまり、麻痺肢に対する運動療法の効果についても悲観的な見解が支配していたのである。

2.5　片麻痺の回復メカニズム

> 一側の錐体路（皮質脊髄路）の障害により、対側錐体路の肥大をみる。
> ────Von Monakow

■片麻痺の回復メカニズム

20世紀の前期から中期にかけて何人かの科学者たちは片麻痺の回復メカニズムを研究した。1976年の重野と長谷川による「片麻痺の回復過程」と題した論文によれば、すでに20世紀の中期には次の3つの可能性が考えられていたという。ここでは彼らの論文を参考にしながら、当時、片麻痺の回復メカニズム（機序）がどのように解釈されていたかを説明する。

1. 自然回復
   （脳浮腫、ペナンブラ、機能解離などからの生物学的な回復）
2. 残存する健常な脳組織による機能代償
   （他の大脳皮質領域の代行、同側性神経支配の存在、皮質下の再組織化）
3. 脳の可塑性による再組織化と再生
   （大脳皮質の機能的再編成、ニューロン再生）

■自然回復

片麻痺はある程度は自然回復する。それは臨床的な事実である。しかし、自然回復は脳の病巣部位と大きさによってまったく異なる。また、自然回復には限界があり、脳には再適応する能力は秘められているが一度損傷を受けたニューロンは再生せず、運動機能回復に向けてのメカニズムも存在していない。しかし、臨床的には自然回復や運動療法によって運動機能回復が進む症例が存在することもまた事実である。

そうした片麻痺の自然回復の機序としてまず「脳浮腫」の改善が考えられる。発症初期では病巣周辺の組織が圧迫や脳浮腫による二次的な循環障害によって障害されるが、脳浮腫の改善とともに神経症状が回復することがある。この場合の神経症状は一過性である。これを「近接徴候（neighbourhood sign）」という。また、脳梗塞部位の周辺領域の血行動態の低下は虚血性のペナンブラ（penumbra）とも呼ばれるが、その周辺の脳領域のニューロンは死滅しておらず、側副血行路によって循環動態が改善すれば機能を回復する可能性がある。

これとは別にフォン・モナコウが発見した「機能解離（diaschisis）」というメカニズムもある。これは脳の病巣領域より離れた部位が一次的に機能停止を起こす現象である。たとえば、急性期に出現していた運動性失語や半側空間無視といった高次脳機能障害が数週間で回復するような現象は機能解離である。また、脳卒中発症直後の片麻痺の弛緩性麻痺や脊髄損傷の「脊髄ショック（spinal shock，すべての反射の消失）」も機能解離である。

■機能代償

残存する健常な脳組織による機能代償は長期にわたる機能回復の機序として最も有力視された。特に、小児の重篤なてんかん発作に対する半側大脳半球切除後には著しい機能代償が生

じることが判明した。したがって、成人の片麻痺の場合も限界はあるにせよ適切な経験によって大脳皮質の機能代償が生じると考えられた。

　機能代償には、1)損傷半球の残存する大脳皮質領域の代行、2)対側半球の同側性支配による機能代償、3)皮質下の再組織化などが想定された。

1)損傷半球の残存する大脳皮質領域の代行

　片麻痺における損傷半球の機能代償についての研究はフルトン(1935)のサルの運動野の電気刺激や破壊実験に始まる。この実験はほとんど知られていないが、1968年のローレンスとカイパーの実験よりも30年近く早い。実験ではフェースターの脳地図が使われた(図2.4)。

　フルトンはサルの運動野(area 4)を電気刺激すると刺激部位によっては対側上肢の各関節の分離運動が出現することを確認した。また、感覚野(area 3、1、2)や前運動野(area 6aβ)の刺激でも刺激閾値を上げると分離運動が出現した。前運動野(area 6aα)の刺激では対側の上肢に屈曲共同運動や伸展共同運動に類似した運動がみられた。感覚野の後方(area 5)や area 22 領野の刺激でも屈曲共同運動や伸展共同運動が誘発された。

　次に運動野の上肢領域を手術によって破壊すると、術後に上肢は弛緩性麻痺となり、数日から数週後に運動麻痺は近位筋群から遠位筋群へと回復がみられるが、手関節や手指の分離運動が失われることを確認した。しかし、粗大な手指の屈曲運動は上肢の屈曲共同運動の一部として出現した。また、運動野の破壊後に感覚野や前運動野を刺激しても分離運動はみられず、かわって対側全体の屈曲運動や伸展運動が出現した。そして、これを運動野、感覚野、前運動野(area 6aβ)の障害による麻痺を前運動野(area 6aα)、感覚野の後方(area 5)、area 22などの領域が代償する機構が働き、屈曲共同運動や伸展共同運動が出現すると解釈した。

　当時、フェースター(1936)は、このフルトンの実験結果を知っていたと思われるが、彼はジャクソンの「運動野には筋ではなく運動パターンが再現されている」とする考え方を「運動野には分離運動が再現されている」と解釈し、錐体路(皮質脊髄路)の障害によって分離運動ができなくなり、錐体外路系が麻痺を代償する機構が働き、屈曲共同運動や伸展共同運動が出現するとした。つまり、共同運動を錐体路の支配から解放された錐体外路の代償運動(compensation)とみなした。この解釈が正しければ、共同運動は錐体路損傷の結果として生じる損傷半

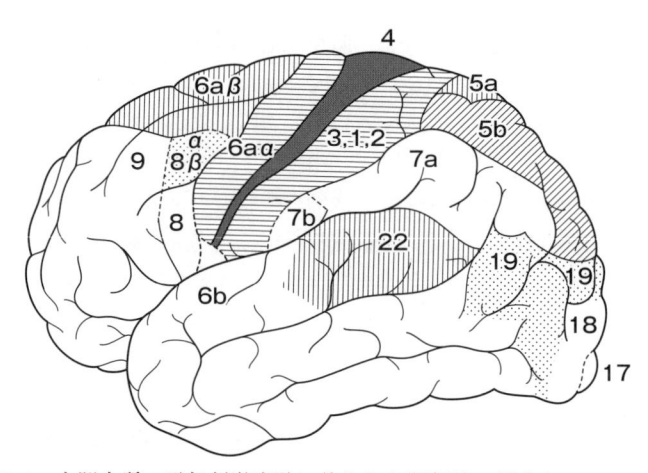

図2.4　大脳皮質の電気刺激実験に使われた脳領域の区分 (Foerster, 1936)

球の残存する大脳皮質領域の代行ということになる。これはマリーとフォアが「筋の伸張反射の存在が脊髄に保存されている機能を示すのであるなら、共同運動の中枢は脊髄よりも上位のレベルにある」と述べた見解と似ている。

2) 対側半球の同側性支配による機能代償

片麻痺では体幹の麻痺は顕著ではない。また、四肢の近位部は遠位部に較べると麻痺は軽度である。

体幹筋(背筋や腹筋)、顔面の前額筋(ひたいに"しわ"をよせる筋)、咽頭筋(食べ物を飲み込む筋)など身体の中央部にある筋は左右を同時収縮する必要性があるため、両側の錐体路支配を受けており、麻痺は顕著ではない。また、生後1歳未満の乳幼児に四肢の連合反応が出現することから考えると、四肢の近位筋もある程度は両側性支配を受けている可能性がある。

一方、片麻痺では手指や足指の重篤な麻痺が出現する。これは延髄での錐体路の交叉率が手指で高い(95%)ためである。これは低次な自動的な運動筋は両側性支配を受け、高次な巧緻的(skill)な運動筋は片側支配であることを意味する。

また、1930年代には重篤なてんかん発作の小児に対して大脳半球切除術(hemispherectomy)が行われ、術後には運動麻痺がある程度は回復するという報告がなされた。その回復メカニズムとして健側脳からの非交叉性錐体路を介した代償機構の存在が有力視された。

しかしながら、手の錐体路の交叉率が高い点は、逆に回復の可能性がないとする悲観的な解釈を生み出した。

3) 皮質下の再構築

錐体路損傷後に、皮質下の大脳基底核や脳幹部で何らかの代償機構が生じる可能性はあるが、その詳細は不明である。

■脳の可塑性による再組織化

当時、一度損傷を受けた中枢神経系は再生せず、大脳皮質の機能的再編成についても否定的な意見が多数を占めていた。しかしながら、20世紀の中期を過ぎると臨床と基礎研究の両方から脳損傷後の可塑性の可能性が指摘されてくる。

まず、臨床では高次脳機能障害(失語、失行、失認)における脳の機能的再編成の可能性が報告される。神経心理学者のルリアは脳の機能回復を「再建(reestablishment)」と「再編成(reorganization)」とに区分している。再建とは「障害された機能が、損傷前と同じ状態に再構築される」ことを言い、再編成とは「障害された機能が、関連する別の解剖学的領域によって、以前とは異なる操作方法で損傷前と同様の機能が達成される」ことを言う。この高次脳機能回復の考え方を片麻痺の回復に当てはめると、運動療法による再建は無理でも機能的な再編成を促す可能性はある。

また、基礎研究としては1972年のローゼンツヴァイクの実験結果が有名である。彼はラットを使って3つの違う環境で育てた。1匹だけで餌を与えて檻の中で育てる環境、2匹の子どもと1匹の母親で育てる環境、12匹を入れた檻でさまざまな遊具を使う環境である。そして、これらのラットの脳のシナプス連結を調べた。その結果、遊具の多い豊かな環境で育ったラットにおいてシナプス結合が複雑化していた。彼の論文のタイトルは「経験は脳を改変する」で

あり、多彩な環境下で育つ方が脳を発達させることを示していた。これは子どもの発達において脳の可塑性が起きていることの間接的な実証であるが、脳損傷後においても中枢神経系の可塑性や機能的再編成が生じる可能性が生まれた（図2.5）。

■脳損傷後の機能的再編成の可能性

しかし、損傷後の脳の機能的再編成を促す運動療法をどのように展開してゆけばよいかについては依然として謎のままであった。単に、片麻痺患者に代償動作による行為の達成を求めても運動麻痺の回復には至らない。正常化を目指すなら、適切な運動学習過程に沿った大脳皮質の再編成が必要となるが、リハビリテーションの世界では1978年のバヒリタの『脳損傷後の機能回復：治療・訓練の理論的根拠』が発表されるまで論議されることはなかった。

1970年代には失われた随意運動を取り戻すためには運動療法による再学習が必要であるという考え方が芽生え始めていたが、当時はまだ脳の可塑性や大脳皮質の機能的な再編成は科学的に実証されていなかった。カースらが健常なサルの手の感覚野のニューロンの可塑性を確認するのは1980年代になってからのことである。

1976年の重野と長谷川による「片麻痺の回復過程」と題した論文には、20世紀初頭にフォン・モナコウが「一側の錐体路（皮質脊髄路）の障害により、対側錐体路の肥大をみる」という解剖学的変化を報告していると記載されている。彼は解剖病理学者であり、この所見は片麻痺患者の死後の病理解剖によるものと思われる。患者は健側を常に使って生活していたために対側錐体路が肥大したのであろう。これは損傷半球の神経可塑性や片麻痺の回復を意味してはいない。

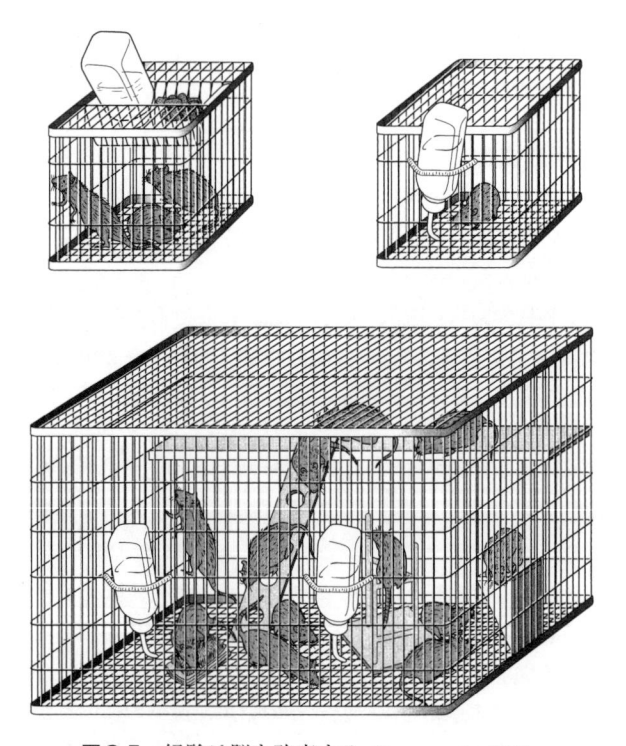

図2.5　経験は脳を改変する（Rosenzweig, 1972）

2.6　片麻痺は質的麻痺である

> 何が機能を阻害し、困難または不可能にしているのか、
> その要因を見つけ出さなくてはならない。
> ——Bobath

■質的麻痺の回復——ボバースの病態解釈

　20世紀の中期には、片麻痺を運動療法によって回復させようとする医師やセラピストが現れてくる。
　その探求と挑戦はボバースによって始められた。彼女はまず、「痙性麻痺は筋力低下を特徴とする量的麻痺ではなく、運動パターンの異常を特徴とする質的麻痺である」と考えた。その理由が1970年の『片麻痺の評価と治療』の冒頭に「障害の本質」というタイトルで次のように記されている。

>　片麻痺の臨床像は、痙性の程度や分布、そして感覚障害のタイプや範囲によってさまざまである。それにもかかわらず、ほとんどの患者に類似した型の運動障害と感覚障害が認められる。回復は、自然回復にしろ、あるいは治療効果による回復にしろ、痙性の程度や痙性の悪化速度によって大きく左右される。さらにつけ加えるなら、感覚障害の範囲によっても回復程度は影響を受ける。
>
>　すべての片麻痺患者には必ずある程度の痙性（spasticity）が認められ、そしてそれが患者の管理における主要な問題をつくりだす。重度の痙性では運動を起こすことが不可能である。中程度の痙性ではいくつかのゆっくりした運動を起こすが、患者は過剰な努力と異常な協調性で行う。軽度の痙性ではほぼ正常な協調性で粗大運動を行うが、上下肢の分離した巧緻的かつ選択的な運動は不可能かあるいはぎこちなく行う。これは痙性と運動の間の密接な関係性、痙性という要因が患者の運動困難性のもとになっている事実を示唆している。
>
>　弛緩（flaccidity）もまた問題を呈し、特に脳卒中発作後1週間にみられる。ある患者ではほんの数日間だけ、また他のある患者では数週間それが続くが、一方、少ない例だが弛緩期がいつまでも続く患者もいる。
>
>　各筋群の筋力テストをするということは、患者が運動を行うことができなかったり困難であったりするのは、筋力低下あるいは筋麻痺がそれを左右する要因であるという概念にもとづいている。それは結局、筋力低下の原因を確かめることもなく、あるいはその弱さは見かけだけで実際はそうではないかどうか調べることもせずに、弱い筋群の筋力増強という治療に帰着する。
>　各筋の筋力テスト—ポリオやその他の筋力低下の症状で行われるような—は、次の理由で片麻痺患者には信頼性がない。

筋の弱さは真の弱さではなく、痙性のある拮抗筋による抵抗に関連したものである。もし、拮抗筋の痙性が減ると、弱いと思われた筋は正常の筋力を示す。
　主動筋として単独にテストした時、弱過ぎて十分に収縮できないと思われる筋は、集団パターンで働く時、あるいは異常姿勢反射の一部として働く時、強い筋収縮が可能である。
　筋の弱さは、触覚か固有感覚のどちらか、またはその両方の感覚障害によるのかも知れない。十分で強い感覚刺激により、外見上弱い筋を有効に収縮させうる。
　特定の筋群の収縮強度は、共同筋による他部位への固定、すなわち適当な姿勢協調性パターンによって決まる。この固定は片麻痺患者には欠けている。片麻痺患者の筋は異常な集団パターンでしか収縮できないからである。

　片麻痺患者の筋力低下およびそれに対する筋力強化訓練の必要性は、姿勢コントロールや運動における筋の異常協調性の訓練に対する二次的な問題とみなすことができる。廃用性の筋萎縮は、外傷的およびその他の整形外科的状態、とくにギプス固定や装具装着で長期間動かさずにいると非常に速く進行する。それは、末梢神経支配が何ら損傷されておらず、筋に対する循環器系も順調な痙性症例においてはまれである。廃用性筋萎縮が起こったとしても、普通はあとになってから進行する。われわれは、片麻痺が長年続いて重度の痙性になってしまった患者たちを観察したが、彼らは強い、しかも十分発達した筋を有しているのに、その筋を運動のために使うことはできなかった。

　つまり、ボバースは末梢性運動麻痺（下位運動ニューロン障害）は「量的麻痺（筋力低下）」であり、中枢性運動麻痺（上位運動ニューロン障害）は「質的麻痺（運動パターンの異常）」だと病態解釈したのである。
　ボバースは片麻痺の運動障害の本質に迫ろうとしている。中枢性運動麻痺の謎の一端が明らかにされた。つまり、痙性麻痺では末梢神経麻痺のような筋力低下は認められず異常な筋緊張が出現するが、同時に回復過程においては異常な運動パターンの出現が問題となるのである。これは連合反応、共同運動、脊髄・脳幹レベルの低次姿勢反射などの集団的な筋収縮パターンの出現を意味する。そして、彼女はそれらの異常姿勢反射（原始反射や姿勢反射）を運動療法によって抑制（inhibition）することが片麻痺の回復につながると主張した。また、中脳・大脳皮質レベルの高次姿勢反応（立ち直り反応や平衡反応）は促通（facilitation）すべきだと主張した。
　ボバースは、20世紀前半の神経生理学者であるシェリントンやマグヌスらによる動物の姿勢反射研究を参考にして、脳性麻痺児や片麻痺の運動療法に取り組んだ先駆者である。

■連合反応と共同運動からの回復──ブルンストロームの病態解釈

　20世紀の中期に独自の片麻痺に対する運動療法を提案したブルンストロームもボバースと同様に片麻痺を質的麻痺と病態解釈した。それは片麻痺の運動異常の捉え方を臨床現場で大きく転換させるものであった。それまでの臨床神経学でも中枢性運動麻痺が痙性麻痺であり、末梢性運動麻痺が弛緩性麻痺であると区別されていた。しかし、それは筋萎縮の有無に基づく区分であり、「麻痺肢の動き方」の区別ではなかった。また、中枢性運動麻痺の随意運動の困難性という点で片麻痺にはどのような特徴があるかについても必ずしも明確ではなかった。
　ウォルシュは1923年の時点ですでに「連合反応は随意的コントロールを失って解放された

姿勢反応である」とし、「痙性の程度が強くなればなるほど連合反応は強力かつ持続性が強い」と観察していた。

これに対してブルンストロームは痙性の出現する以前の弛緩性麻痺の時期（一見弛緩様麻痺）に連合反応が誘発できることを観察した。彼女は片麻痺の回復過程においてはまず連合反応が出現し、引き続いて共同運動が出現してくることに着目したのである。

そして、急性期には運動療法によって連合反応と共同運動を誘発し、共同運動が完成した後にその分離を促すことを提案した。また、この連合反応と共同運動に支配された状態から共同運動からの分離運動が出現することが片麻痺の回復だと考えた。彼女は優れた臨床家であり、片麻痺の古典的な症候に過ぎなかった連合反応と共同運動を復活させ、その運動異常を片麻痺の病態解釈の中核に据えたのである。

ブルンストロームによれば、末梢性運動麻痺では筋力の量的変化が回復であるのに対し、中枢性運動麻痺である片麻痺の回復は共同運動からの分離である。片麻痺では正常では認められない異常な共同運動に支配されるが、その現象は回復が進めば徐々に正常な分離運動を再獲得してゆくとした。

また、ブルンストロームは、独自の臨床研究によって片麻痺の運動回復段階の評価表（ブルンストローム・ステージ）を作成し、片麻痺の回復段階を共同運動の出現、完成、分離に準拠して6段階に区分している。その回復の捉え方は、ステージⅠ：弛緩性麻痺、Ⅱ：連合反応や共同運動の出現、Ⅲ：共同運動の完成、Ⅳ：共同運動の分離、Ⅴ：共同運動のさらなる分離、Ⅵ：巧緻運動の順で片麻痺が回復してゆくというものである。

片麻痺の回復段階(Brunnstrom recovery stage)
- StageⅠ：随意運動なし、弛緩麻痺
- StageⅡ：わずかな共同運動の出現(連合反応や痙性の出現)
- StageⅢ：共同運動の完成(痙性は高い)
- StageⅣ：共同運動からの分離
- StageⅤ：さらなる分離運動
- StageⅥ：協調性やスピードの不十分さ

また、ブルンストロームは、この回復段階の基本概念に準じて、上肢、手指、下肢の回復段階の評価表を作成した（表2.5）。こうした片麻痺の回復過程の考え方は屈曲共同運動と伸展共同運動の組み合わせを分離運動とみなし、その組み合わせの難易度を段階づけている点に特徴がある。さらに、その分離運動は正常歩行の運動パターンに対応させている点でも優れている。たとえば、下肢のブルンストローム・ステージⅤは立位での股関節軽度屈曲、膝伸展位における足関節背屈運動が可能とされているが、この運動は正常歩行周期の接床期に対応させている。また、同じく立位での股関節伸展位での膝関節の屈曲は正常歩行周期の遊脚初期に対応している。したがって、下肢のブルンストローム・ステージがどの段階かにより、患者の異常歩行がほぼ予測できる。

表2.5 片麻痺のブルンストローム・ステージ（上肢・手指・下肢）

1. 上肢
   Stage 1　随意運動なし。弛緩性麻痺。
   Stage 2　基本的共同運動またはその要素の最初の出現。屈筋共同運動が先行する。痙性発現。
   Stage 3　基本的共同運動が随意的に行われる。痙性著明。
   Stage 4　痙性やや減少。基本的共同運動から逸脱した運動の組み合わせができる。
   　　　　　腰の後ろに手をもってゆく。前方水平位に腕を挙上する。肘90度での回内・回外可能。
   Stage 5　基本的共同運動から独立した運動可能。痙性減少。横水平位に腕を挙上。前方頭上に腕を挙上。
   　　　　　肘伸展位での回内・回外可能。
   Stage 6　分離運動が自由にできる。協調運動可能。ほぼ正常に近い運動可能。

2. 手指機能
   Stage 1　弛緩性麻痺。
   Stage 2　自動的手指屈曲がわずかに可能か、ぜんぜんできないかである。
   Stage 3　全指同時握り、鉤握りで、握ることはできるが、離すことができない。随意的手指伸展不能、反射による伸展は可能である。
   Stage 4　横つまみが可能で、母指を動かして離すことができる。半随意的手指伸展は小範囲で可能である。
   Stage 5　対向つまみ、筒握り、球握りはだいたいできる。動きは不器用で、機能的な使用は制限されている。随意的な手指伸展は可能だが、その範囲は一定しない。
   Stage 6　すべての種類の握りが可能になり、巧緻性も改善し、全可動域の伸展ができる。個別の手指の運動は、健側に比して正確さは劣るけれども可能である。

3. 下肢
   Stage 1　弛緩性麻痺。
   Stage 2　下肢のわずかな随意運動。
   Stage 3　座位、立位での股、膝、足の屈曲。
   Stage 4　座位で、膝を90度以上屈曲して、足を床の後方にすべらす。座位で踵を床から離さずに随意的に足背屈可能。
   Stage 5　立位で、股伸展位、またはそれに近い状態で膝屈曲を分離運動として可能。立位で、膝伸展位で足を少し前方に踏み出して、足背屈が分離運動として可能。
   Stage 6　立位で股外転が骨盤の挙上による範囲を越えて可能。座位で、内側および外側ハムストリングスの交互運動による膝における下腿の内外旋が、足内反と足外反を伴って可能。

■ボバースとブルンストロームの論争

　ブルンストロームが脊髄・脳幹レベルの原始的な連合反応や共同運動の出現から分離運動の出現という変化を片麻痺の回復過程と解釈したのに対し、ボバースは脊髄・脳幹レベルの連合反応、共同運動、姿勢反射などの出現は異常であり、その出現は回復を阻害すると考えた。そして、中脳・大脳皮質レベルの立ち直り反応や平衡反応の出現が回復だと捉えた。

　この両者は脊髄・脳幹レベルの反射をブルンストロームが主張するように治療的に利用して反射的な筋収縮を誘発して随意運動の発現を促すか、あるいはボバースが主張するように異常な反射と捉えて抑制すべきかで対立した。結果的に脊髄・脳幹レベルの反射はジャクソンの進化論的解釈では最下位に相当するためボバースの主張のように抑制すべきとの見解が大勢を

占め、ブルンストロームの主張は支持されず衰退していった。しかし、ブルンストロームの共同運動の分離という考え方が否定されたわけではない。支持されなかったのは連合反応や共同運動を反射的に誘発する点であった。一方で片麻痺の回復過程を共同運動を中心として観察するブルンストロームの評価表は、今日でも広く使われている。

■日常生活動作への影響

ブルンストロームが主張した連合反応や共同運動の誘発については現代でも回復にはつながらないとする否定的な見解が多い。連合反応や共同運動の出現は筋の短縮や関節拘縮の誘因となり、麻痺の回復を妨げ、日常生活動作を困難にするからである。

たとえば、比較的新しい1993年の研究だが、宮前らは片麻痺の患側の上腕二頭筋の連合反応を筋電図で定量的に測定し、それが36項目の日常生活動作時にどのように変化するかを調べている。以下は筋電図の平均値を相対化したもので、それぞれの健側の筋収縮力はすべて異なるが、どのような動作で連合反応が出現しやすいかはわかる。

- 静止位
  （背臥位0.5、椅座位0.3、立位0.7）
- 座位での軽動作
  （健側での書字0.7、クレペリン検査0.9、箸の使用0.9、お茶を飲む1.0）
- 座位での上肢粗大動作
  （辞書の持ち上げ2.2、辞書を下ろす1.8、雑巾で机を拭く2.6、健側の握力測定10.7、腹部に力を入れる2.4、靴を履く4.8、靴を脱ぐ3.5）
- 立位での上肢粗大運動
  （タオル絞り3.5、雑巾で机を拭く2.9）
- 立位での下肢動作
  （杖なし歩行4.0、杖歩行2.9、健手に2kgの砂嚢を持ち歩行3.9、杖なしで階段を昇る3.6、杖なしで階段を降りる3.9、杖ありで階段を昇る3.2、杖ありで階段を降りる3.9）
- 起居移動動作
  （立位から背臥位へ8.3、健側の手で押しての起き上がり8.8、健側の手でつかまっての起き上がり5.1、立ち上がり6.0、椅子に座る1.3、椅子から立ち上がる1.85）
- 健側最大抵抗運動
  （健側上腕二頭筋最大抵抗運動6.7、健側上腕三頭筋最大抵抗運動2.2）
- 随意運動
  （患側上腕二頭筋最大抵抗運動18.5、患側上腕三頭筋最大抵抗運動3.4、伸筋共同運動3.8、屈筋共同運動10.7、両手各2kgの砂嚢を持ち歩行5.8）

患側の上腕二頭筋の筋収縮は「患側上腕二頭筋最大抵抗運動」時と「屈筋共同運動」時に最も高い数値を示しているが、これは当然であろう。重要なのは「健側での握力測定」、「健側の手で押しての起き上がり」、「立位から背臥位へ」、「立ち上がり」、「健側の手でつかまっての起き上がり」、「健側上腕二頭筋最大抵抗運動」時などにおいて、非常に強い連合反応が出現している点である。

つまり、連合反応は健側を使って身体全体の姿勢変換や移動を行う時に強く出現する。これは健側の上下肢を使って代償的な起居移動動作を行わせることによって連合反応が増強することを示している。

■連合反応と共同運動の出現は回復ではない

連合反応と共同運動については、共同運動が脊髄ニューロンの上下の髄節間の連絡異常で、連合反応は左右の髄節間の連絡異常だと成書に記載されることが多い。

ブルンストロームの片麻痺の回復過程における連合反応や共同運動についての研究はきわめて重要なものであった。確かに、統計的には片麻痺患者の大多数が同じような異常運動パターンを示す。しかし、彼女が主張したセラピストの徒手操作による連合反応を利用した随意運動の発現や共同運動の分離は困難である。実際の上肢のリーチング、起居移動動作、歩行時などには連合反応や共同運動が必ず出現する。

つまり、連合反応と共同運動の出現は片麻痺の回復ではないのである。ボバースは、「何が機能を阻害し、困難または不可能にしているのか、その要因を見つけ出さなくてはならない」と述べている。連合反応と共同運動の出現は運動機能を阻害するということである。

セラピストは、ボバースが『片麻痺の評価と治療』に記した連合反応についての言葉を忘れてはならないだろう。これは共同運動についても言えることである。

> 片麻痺患者の連合反応は、患側全体の痙性増大の拡散を生じ、それが結局、片麻痺症状の強調ということになる。

> 連合反応は健側活動によって患側に引き起こされるばかりでなく、患側下肢を持ち上げる時、あるいは患側上肢か患側下肢を使用しようとする時などでも患側上肢に現れる。このことは、治療において、患者が過度な努力で身体を使ってはいけないということ、さらに転倒の不安を除去するためにバランスを改善しなければならないということを示している。

> どんな時にでも、患者を全体としてとらえ、治療するということが絶対必要である。さもないと、歩行に専念することにより上肢や手の改善の機会を逆に悪化させるか、あるいは、もっぱら上肢や手の活動に働きかけることにより下肢の痙性が増大していたり、あるいは、再び、スピーチに専念して上肢や下肢の痙性増大が進行してしまっていたということになるであろう。

ボバースとブルンストロームの臨床研究と治療展開は、片麻痺を治療する世界中のセラピストに多大な影響を与えた。あるいは今も与え続けている。それは、彼女らが「片麻痺の謎」の扉を開こうとしたからに他ならない。その意味で、「片麻痺を質的麻痺と捉える」ことは、決定的に重要である。

2.7 片麻痺の神経機能障害と能力障害の回復

> 神経機能の回復と日常生活動作能力の回復は密接に相関している。
> ————Neumann

■ある片麻痺後の回復過程についての論文

1972年、権威ある医学雑誌「Stroke（脳卒中）」に「片麻痺後の回復過程（Neumann M：The process of recovery after hemiplegia）」という論文が発表されている。これは医師による片麻痺を発症した後の神経機能の回復と日常生活動作（ADL）能力の回復の推移を分析したものである。つまり、片麻痺患者に運動療法を行い、運動機能、感覚機能、動作能力などが発症後のどの時期に変化し、それらの回復がどのように関係しているかを客観的に研究したものである。

ここでこの論文を取り上げる理由は、この論文が典型的な臨床研究であり、そこから一般的な片麻痺の回復過程を知ることができるからである。現在の知見からすれば脳画像は示されておらずデータ収集や統計手法などの問題点を指摘することはできるが、片麻痺の回復過程がどのように推移するかを把握するうえでのわかりやすさがある。そして、それは当時の片麻痺の回復についての"常識"を反映している。

■神経機能の回復と日常生活動作の回復

研究対象とされたのは39名の片麻痺患者である。片麻痺患者に適用したのは古典的な運動療法（関節可動域訓練、動作訓練、歩行訓練など）であった。

片麻痺の回復過程は「神経学的評価（neurological score）」と「ADL評価（functional score）」によって点数化されている。

神経学的評価は、①上肢機能、②下肢機能、③感覚機能、④心的機能、⑤言語機能の5項目である。

①上肢機能（9点）は「肩・肘・手（各3点）」の単関節運動が共同運動から分離運動へと回復するかどうかを調べている。②下肢機能（9点）は「股・膝・足（各3点）」の随意運動が肢位を変えて回復するかどうかを調べている。③感覚機能（2点）は「手の触覚の2点識別覚」と「足の母指の運動覚」の回復を調べている。④心的機能（6点）は「自画像のイメージ描写」や「積み木の構成能力」が回復するかどうかを調べている。⑤言語機能（3点）は「会話能力」を調べている。総合計29点なら正常である。

ADL評価は①ベッドと車椅子のトランスファー、②車椅子操作、③歩行、④階段昇降、⑤衣服の着脱、⑥トイレ動作の6項目である。

①ベッドと車椅子のトランスファー（3点）は介助が必要か独力でできるかどうかの能力の回復を調べている。②車椅子操作（1点）は片手駆動ができるかどうかの能力の回復を調べている。③歩行（4点）は平行棒内歩行、三点杖、一本杖、独歩などの能力の回復を調べている。④階段昇降（2点）はセラピストの介助や手すりの使用などの能力の回復を調べている。⑤衣服の着脱（3点）は上着とズボンの脱着能力の回復を調べている。⑥トイレ動作（2点）は失禁の有無や自立度の能力の回復を調べている。総合計15点ならADLは自立している。

■神経機能障害と能力障害は相関する

　これら2つの評価を「発症直後」「発症後4週」「6週」「8週」「12週」「20週」「30週(約7か月後)」の7回行い、その推移をグラフ化している(図2.6)。

　その結果、神経機能の回復も日常生活動作能力の回復も、いずれも12週までに生じており、12週以降はプラトーになることが明らかになった。これは回復が急性期から亜急性期の3か月以内に起こることを示唆しており、その後の回復は非常に緩やかなものであると解釈できる。

　重要な点は、神経機能の回復と日常生活動作能力の回復が、まったく同じ経過をたどっている点である。つまり、両者は密接に相関している。

　これは神経機能障害が回復しなければ日常生活動作能力も回復しないことを強く示唆している。また、この研究の対象患者たちは運動療法を受けており、運動療法は神経機能障害の回復にも日常生活動作能力の回復にも貢献しているであろうが、その治療効果がどちらか一方に反映されるものでないことがわかる。

　つまり、この臨床研究は自然回復と運動療法による効果を区別していないが、片麻痺の回復過程においては「神経機能障害」と「能力障害」は相関するのであり、運動療法によってどちらかをより回復させることはないという結果を示している。

　したがって、運動療法によって神経機能障害の回復が図れなくても、日常生活動作能力の回復は図れるだろうと思うのは誤りである可能性が高い。運動療法によって神経機能障害の回復を図らない限り、日常生活動作の回復は図れないと考えるべきであろう。

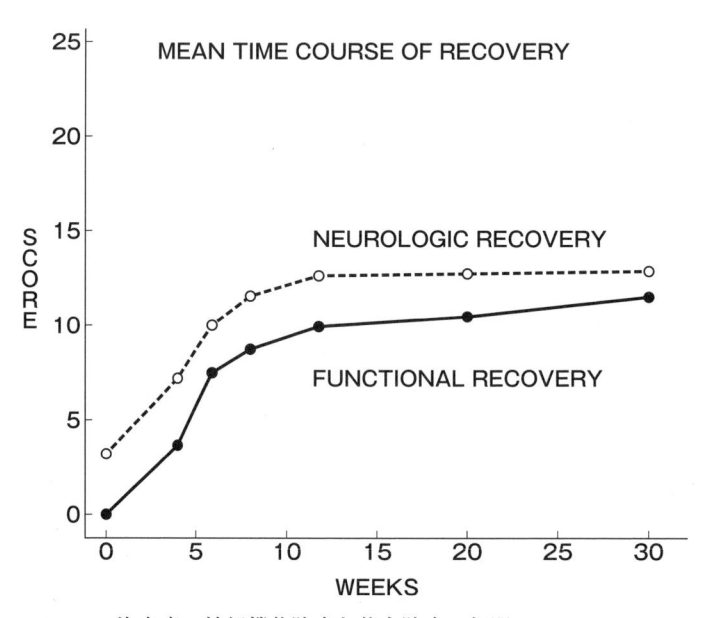

図2.6　片麻痺の神経機能障害と能力障害の相関　(Neumann, 1972)

■痙性の状況
　また、痙性については、「片麻痺患者のうちの一名だけが第1週に痙性が出現した。他の患者は8週までに痙性が出現した。痙性の程度は急速に増加し、特に7週目から20週目まで増大し続けた。しかし、39人の患者のうちの2人だけが臨床的に観察しうる痙性にはならなかった。そして、数名の患者は機能回復が生じた時に初期に認められた痙性が減少した」と述べている。

■心的機能が神経学的な回復に影響する可能性
　興味深いのは、神経機能障害の回復が発症後12週頃から急激に起こった一症例についてである。この症例は構成失行と半側空間無視を伴っていたが、④の心的機能として検査された「自画像の身体イメージ模写」が回復した12週以後、神経機能障害の回復が起こったと述べている（図2.7）。これは片麻痺の回復過程に心的機能の変化が大きく影響する可能性を示している。特に、身体イメージの変化が回復への鍵なのかも知れない。また、別の構成失行と半側空間無視を伴っていた患者では「自画像のイメージ模写」によって半盲は回復しなかったが半側空間無視は改善したとしている（図2.8）。

■この論文を紹介した意味
　もちろん、この論文のみで片麻痺の回復過程を語ることはできない。1972年以降、膨大な数の研究がなされている。しかし、この論文で示されている臨床的事実は現在でも十分通用する

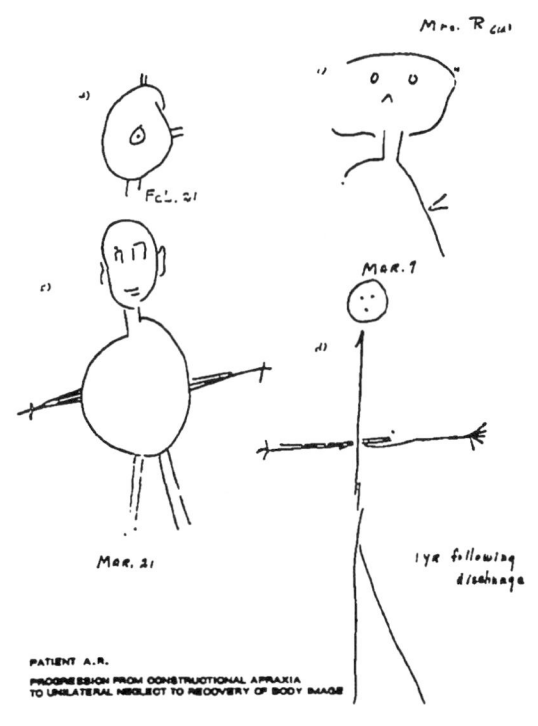

図2.7　左片麻痺症例の自画像（半側空間無視患者で身体イメージの回復により神経機能障害の回復が生じた症例）

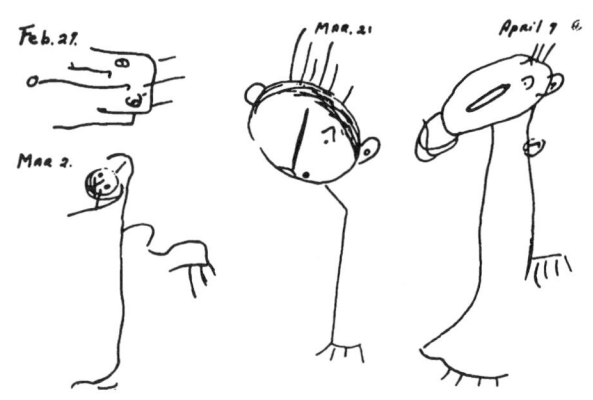

図2.8 左片麻痺患者の自画像（半盲は改善しなかったが半側空間無視は回復した症例）

ように思われる。片麻痺の神経機能の回復や日常生活動作能力の回復（急性期から亜急性期の回復）が発症後3か月頃にプラトーとなるという考え方は現在でも支持されている。

したがって、この論文はアメリカにおける片麻痺に対するリハビリテーション医療制度に影響を及ぼしたと思われる。アメリカの医療制度における片麻痺のリハビリテーション医療の期間は数か月程度と短い。昨今の「リハビリ難民」の問題のように、我が国のリハビリテーション医療の制度にも影響を及ぼしている可能性がある。

また、現在の一般的なリハビリテーションの教科書には、3か月を過ぎても日常生活動作能力の向上は認められるので、神経機能の回復を目指す訓練ではなく日常生活動作能力の回復を目指す訓練を集中的に行うべきだと書かれているが、その考え方はこの論文の結果とは違う。この論文では神経機能の回復（機能障害）と日常生活動作能力（能力障害）は相関している。

片麻痺の回復を考えるうえで、この機能障害と能力障害が相関するか相関しないかは重要である。なぜなら、我が国の片麻痺のリハビリテーション治療の現状は、廃用性症候群の予防を目的とした「早期リハビリテーション」が強調されているが、それは神経機能の回復ではなく日常生活動作能力の回復を目指す訓練である。その背後には機能障害と能力障害は相関しないという考え方が潜んでいる。

この古い論文を紹介したのは、この当然とされている考え方に疑問を投げかけたいからである。確かに、麻痺肢が回復しなくても健側を使えば日常生活動作能力は向上する。右手が麻痺すれば左手に利き手交換すれば食事も自立するだろう。そうした日常生活動作の評価では回復とみなされる。現在の早期リハビリテーションは、その健側を使った日常生活動作能力の限界をプラトーと判断している可能性が高い。しかし、各種の両手動作、起居移動動作、トランスファー、歩行などは両側を使った日常生活動作である。そうした各種の全身動作においては、神経機能障害と能力障害が相関している可能性が高い。したがって、運動療法が患者の日常生活動作能力の向上を目指すならば、麻痺肢の回復にもっと取り組む必要がある。

重要なのは、この相関を訴える論文が、その後皆無に等しいことである。運動療法によって歩行能力などの日常生活動作能力が向上したとする報告が多く、それが運動療法の効果を示唆しており、リハビリテーション医療のEBMとされる傾向にある。

しかしながら、この論文の信頼性を臨床で働くセラピストなら感じとれるはずである。なぜなら、神経学的評価と日常生活動作能力の評価の項目が、日々の臨床の場で普通に検査できる

日常的な実感に近いからである。この論文は高価な研究機器を使った研究でもなければ難解な統計処理を加えた研究でもない。きわめて普通の素朴な臨床研究の一つに過ぎない。この素朴さが逆に、この論文が嘘をついていないことを示しているように思われてならないのである。

　残念ながら、この論文の著者は片麻痺の回復に対するリハビリテーション治療の貢献は認めながらも、運動療法の麻痺肢への効果は少なく、「身体への治療で最も重要なのは合併症（廃用性症候群）の予防である」と述べている。

　この論文には、1970年代のアメリカの片麻痺に対するリハビリテーション治療の一般的な認識が映し出されている。そこには「神経機能の回復を運動療法によって図る」という考え方は存在していなかった。片麻痺という神経症状を回復させることは困難だとする認識はリハビリテーションの世界の"常識"だったのである。

　一方、「自画像の身体イメージ模写」の分析のように、半側空間無視患者の心的機能としての身体イメージが臨床研究されており、その後の高次脳機能障害の研究の発展の兆しがみえる。

　それによって「高次脳機能障害の回復をリハビリテーション治療によって図ることができるか？」という新たな難問が誕生することになる。

第2部

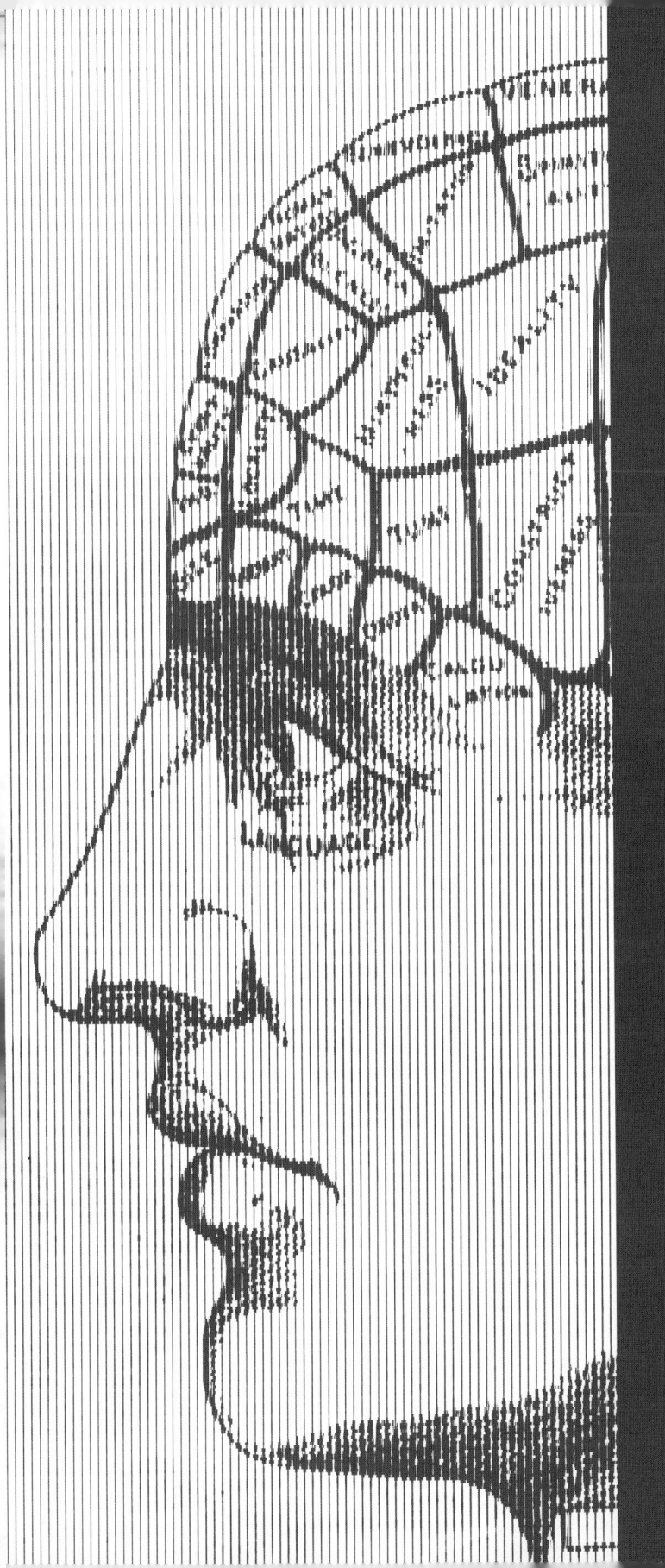

高次脳機能障害の世界

高次脳機能障害とは何か

　　　　　　　　　　　高次脳機能障害の症状は、とてもひと言では説明しにくい。
　　　　　　　　　　　　　　　　　　　　　　　———山田規畝子

　脳卒中によって「高次脳機能障害」が発生する。高次というのは大脳皮質のことである。それによって外部世界の認知や日常生活における行為の営みが上手くできなくなる。
　最も有名で発生頻度が高いのが「失語症」である。構音器官（口、舌、咽頭など）の運動麻痺や感覚麻痺がないにもかかわらず言葉を失ってしまう。話す、聞く、読む、書くといった言語機能が障害される。運動性失語症では発語できなくなったり、流暢に話せなくなる。感覚性失語では他者の話を言葉として理解できなくなる。全失語では会話ができなくなってしまう。
　また、「失認症」では感覚麻痺がないのに物体や空間の認知ができなくなる。「失行症」では運動麻痺がないのに物体の操作や使用が上手くできなくなる。
　さらに、大脳皮質の損傷領域によっては、人格、思考、情動、注意、記憶、イメージなどの機能が変容してしまうこともある。生きている世界の意味を理解することが困難となり、社会生活に適応できなくなってしまう。
　こうした高次脳機能障害は「見えない脳の病気」と呼ばれ、専門的な検査を受けないと発見できないことが多い。脳卒中によって片麻痺が生じることはよく知られているが、実は高次脳機能障害を合併していることも少なくない。さらに、症状は多彩で不可解なものが多く、その回復は難しいのが現状である。しかし、リハビリテーション治療によって可能な限りの回復に取り組み、日常生活の不便を取り除く努力は続けるべきである。
　特に、高次脳機能障害の症状を医療者や家族が理解しようとすることが大切である。周りの理解がなければ、患者は日常生活、対人関係、仕事が困難となる。高次脳機能障害のリハビリテーションは症状の理解から始まる。
　そのためには山田規畝子氏の『壊れた脳　生存する知』、『壊れた脳も学習する』、『高次脳機能障害者の世界』などの一連の著書を読むことを薦めたい。これらの本には自分自身に生じた高次脳機能障害の症状が詳細に記述されている。医療者にも家族にもとても参考になるだろう。高次脳機能障害を理解するということは患者自身の日々の経験に寄り添うことだ。たとえば、『壊れた脳　生存する知』の中で彼女は次のように語っている。

　　高次脳機能障害の症状は、とてもひと言では説明しにくいのです。大脳の損傷は運動障害、視覚障害、聴覚障害、触覚障害などの身体的な機能に障害を生じさせるだけではなく、損傷部位によっては「言語」、「記憶」、「思考」などの認知機能に障害が起こります。
　　これだけでは理解しにくいかもしれませんが、普通の人なら、「日常生活において、わざわざ自分で立ち上げようと思わなくても無意識にスイッチが入る機能」とも言い換えら

れます。条件反射的に自動化されている行動のことです。

　例えば、小学校で習った九九や簡単な足し算などは、数字の組み合わせさえ思い浮かべれば「反射的に」答えが出ます。歩くことや坐ること、人に会ったら挨拶するなど、経験によって人間の生活は自動化された機能であふれています。

　ほとんど考えずにリリースされる行動とはいえ、これは大脳の機能によるものです。反射的に出る行動は、すべて脳にしまわれた、これまで生きてきて経験したことの記憶がベースになっています。身体が完全に勝手にやっている自律神経などの働きを除き、日常生活動作のほとんどは無意識的に大脳の支配を受け、記憶をもとに成り立っています。

　高次脳機能障害では、大脳による行動への伝達系統が遮断されてしまうのです。ですから、「二×二、えっと、なんだっけ？」、「歩く時はどっちの脚を出すんだっけ？」と、即座に行動ができなくなります。私の場合は、時計の長針と短針が指し示す意味がわからない時期もありました。新聞を読んでも、一行読むと次にどこに続けばいいのか、わからないこともありました。今でも時に、その傾向が現れます。

　もう少し具体的な障害の内容もお話ししましょう。記憶の障害も外から見えない、つかみどころのないものですが、そのほかに「注意力の障害」というのがあります。

　例えば、私が自分の少し麻痺のある左手を動かそうと思う時、まず「左手を動かすんだよ」という注意力のスイッチを先に入れておかないと、いきなり「動け」と命令を出しても左手は「??」となり、動いてくれないのです。健常な人の場合、じつは無意識にか反射的にか、非常に素早く、注意力のスイッチを最初に入れてから運動を始めているのです。

　不注意な失敗をする時は、この一連の作業がうまくいっていないのではないでしょうか。例えば酔っ払った時、水の入ったコップを取ろうとして押し倒してしまうなどの失敗は、「手を開いてコップを握る」という注意力のスイッチを入れ忘れていると想像します。

　損傷した脳の部位によって起こる不都合は千差万別で、同じような損傷部位でもひとりとして同じ症状のものはありません。また、昨日できたことが今日できるということでもありません、そのために、「これが高次脳機能障害」と定まった教科書もありません。

　高次脳機能障害は大脳皮質の損傷に由来し、医学的には失語、失認、失行といった多彩で不可解な症状を発生させるが、それは人間の社会生活の困難さやエラーとして影を落とすのである。

　また、『高次脳機能障害者の世界』では、リハビリテーションについて次のように語っている。

　高次脳機能障害を持った当事者や関係者にとって、リハビリはとても専門的な知識や技術であってほしいと思います。これまで述べてきましたように、障害を持つ本人にとっては、何をもって自分のリハビリとするかを理解するうえで、適切な方向づけをしてもらうことは死活問題と言っても過言ではありません。リハビリの目的や方法は、本人にとって

納得できていないとだめだと思うのです。脳外傷や脳血管疾患を基礎に持つ脳卒中がもたらす中途障害としての高次脳機能障害患者の多くは、日々自分に起こる原因のよくわからない症状群にただ驚き、困って、自分の心のなかだけでしか生きていけなくなることが多く、元の世界に帰りたいとすら願うようになるわけですが、今、本人にどういうことが起こっていて、そこから抜け出すのにどうすればよいのかの示唆を与え、ヒントを与えるためにリハビリは必要なのです。外界と内的な自己との折り合いがつかなくなるために混乱をきたしている本人が自分の状態に気づき、自分で問題意識を持ってリハビリに向き合うようになるための方向づけは専門家の先導で行われたほうがいいと思うのは、脳損傷についての医学的な知識という支援なしに本人の自発的な気づきを待つだけではあまりにも現実的ではないからで、それでは本人の失う生活や人生があまりにも大きなものになるからです。

「見えない脳の病気」である高次脳機能障害のリハビリテーション治療は、本人の生活や人生に寄り添うものでなければならない。そして同時に、訓練は認知機能の再学習を目指す必要がある。高次脳機能障害の世界を知り、理解し、研究して、回復に向かう心的操作の可能性を探究しよう。

3

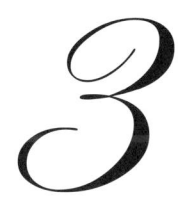

右半球損傷の世界

3.1 右半球損傷の世界

世界の左半分が存在論的に消滅した状態が
半側空間無視だと考えるべきだろう。
——Ramachandran

■半側空間無視

　右半球損傷による高次脳機能障害は不可解である。たとえば、「半側空間無視（unilateral spatial neglect：USN, hemineglect）」という症状が出現する。患者は外部世界の左側を無視する。そして、自分が無視していることを知らない。

　半側空間無視患者はまるで「二分の一の世界」を生きているかのようだ。それゆえに、この症状はリハビリテーションの臨床でも医師やセラピストの興味を引く。

　さらに、この左側無視は外部世界のみならず自分の身体の認知にも及ぶことがある。ラマチャンドランの『脳のなかの幽霊』には、その症状がわかりやすく書かれている。特に、その第7章に記載されている半側空間無視患者の世界は驚異的である。

　　車椅子で寝室から出てきたこの人は誰なんだ？　サムは自分の眼を疑った。母親のエレンは、脳卒中でカイザー・パーマネント病院に二週間入院して、昨夜家に帰ってきたばかりだった。母はいつも身なりに気を配っていた。服装も化粧も完璧なマーサ・スチュアート風で、髪もきれいに整え、マニキュアは上品なピンクか赤。しかし今日は、ひどくおかしい。頭の左半分は、もともとカールのかかった髪がブラシもあてられず、鳥の巣のようにくしゃくしゃなのに、右半分はきれいに整えてある。緑色のショールが右肩からぶらさがり、床に引きずっている。上下の唇の右半分にあざやかな赤の口紅をつけ、残りの半分は何もつけていない。同じようにアイライナーとマスカラも右眼だけで、左眼はそのままだ。仕上げのチークも右の頬だけに入れてある——とてもていねいに、具合が悪いのを隠そうとしていると思われないように、でもおしゃれに気を配っていることがちゃんとわか

るように。まるでだれかがおしぼりで、母の顔の左側の化粧をぬぐいとってしまったようだ。

「わっ！」とサムは叫んだ。「どうしたの、その化粧は？」

エレンはびっくりしたように眉をあげた。息子はいったい何を言っているのだろう。今朝は身支度に三〇分かけて、状況を考えれば上々の仕上がりになったと思っているのに。

一〇分後に朝食の席で、エレンはトレーの左側にある食べ物をすべて無視し、大好きなしぼりたてのオレンジジュースにも手をつけなかった。

サムはあわてて電話にとびつき、入院中に母親を診た医師の一人、つまり私を呼び出した。サムと私は、私がエレンと同室の脳卒中患者を診察しているあいだに知りあった。「だいじょうぶです、心配いりません」と私は言った。「神経科でよくある半側無視という症状です。脳卒中が右脳に、とくに右の頭頂葉におこると、あとでこれが出ることがちょくちょくあるんですよ。半側無視の患者は、左側にあるものや出来事にまったく無関心で、自分の体の左半分にも無関心なケースもときどきあります」

「つまり母は、左側が見えないんですか？」

「いえ、見えないんじゃありません。ただ左側にあるものに注意を向けないのです。それで無視と呼んでいるわけです」

この患者は自分の顔の左側を無視している。鏡を見ても左側の世界が存在しないということである。また、外部世界の左側が認識できなくなってしまっていることにも気づいていない。患者は二分の一の世界に住んでおり、頭部や視線はいつも右側に向いている。

ラマチャンドランは「世界の左半分が存在論的に消滅した状態が半側無視だと考えるべきだ」と述べている。そして、彼が患者の家族に説明しているように、「半側空間無視」は左側が見えない視覚障害（半盲）ではなく、左側の空間に意識を向けようとしない「注意障害（inattention）」である。

■右頭頂葉症候群

右半球損傷によって出現する高次脳機能障害を体系づけたのは、20世紀中期に『頭頂葉』という本を書いたクリッチリー(1953)である。彼は、次のように右頭頂葉症候群を分類している。

1) 半側空間無視(運動、感覚、視覚的な)：
　　unilateral neglect (motor, sensory, visual)
2) 病態無関心(片麻痺の存在に対する懸念の不足)：
　　anosodiaphoria (lack of concern over the existence of hemiparesis)
3) 病態失認(片麻痺の無自覚)：
　　anosognosia (unawareness of hemiparesis)
4) 片麻痺の存在に対する防御的な認識と合理化：
　　defective appreciation of the existence of hemiparesis, with rationalization
5) 片麻痺の否認：
　　denial of hemiparesis
6) 作話による片麻痺の否認：

denial of hemiparesis with confabulation
7) 半側身体失認(身体半側の自覚の欠損／半身の非人格化)：
asomatognosia (loss of awareness of one body-half / hemidepersonalisation)
8) 身体半側の死んだ感じと生命感の喪失、過度な重さ：
hyperschematia (undue heaviness, deadness or lifelessness of one half)
9) 第三肢(片麻痺に伴う幻肢)：
phantom third limb, associated with a hemiparesis
10) 麻痺肢憎悪（麻痺肢を人格化したり愛称で呼び、憎悪して攻撃的になる）：
misoplegia

■半側空間無視患者は多彩な症状を示す

このように右頭頂葉症候群では多彩な症状が出現する。ここではオグデンによる半側空間無視患者の症例報告を紹介する。原著では症状が詳細に記述されているが、以下は本田が『視覚の謎』という本でオグデンの症例を検討するために翻訳した部分の抜粋である。

友人の話では、彼女は精力的で知的でユーモアのセンスあふれる女性だった。結婚して二人の子どもにも恵まれ、ある会社の秘書として働いていた。五〇歳の誕生日に彼女はバスルームで倒れて、病院に入院してきた。CTスキャンの結果、彼女の右半球の頭頂葉後部に大きな腫瘍が認められた。病理検査の結果、それは悪性の腫瘍であることが確認された。手術が行われ、放射線治療が開始された。いったんは退院したものの、症状は再び悪化し、発症四年後に亡くなった。彼女の発病から死にいたるまでの間、一貫して認められた特異な症状は、さまざまな形で現れる"無視"症状だった。彼女の知的能力はほとんど正常だった。Ogdenは彼女の入院中に各種の神経心理学的検査を実施した。

線分抹消課題を行うと、彼女は紙の右側にある線分だけ消して、左側の線分には手をつけなかった。

声を出して本を読むように求めたところ、彼女はたいへん流暢に読んだが、いつも各行の左側にある二〜三個の単語を読み飛ばしてしまった。このため、意味が通じなくなると、彼女は書かれていない単語を勝手に当てはめてしまうこともあった。…彼女の娘の話では、あるとき彼女からの手紙を受け取ったら、便箋の右半分にしか文が書かれていなかった。

時計の文字盤に数字を書き込むように求めたところ、彼女は右半分に数字を全部詰め込んでしまった。また簡単な図形の模写課題でも見本の左半分を無視して右半分だけを描いた。同様に、景色を描いたスケッチを模写させた場合も、左半分を無視してしまった。しかし、彼女が描き終わった後で、検査者が見本のスケッチの中の事物をひとつひとつ指差してその名前をたずねると、彼女は全部正しく答えることができた。そこで、絵の中のフェンスを描いたかどうかたずねると、「あなたが望むならそうします。でも風が吹いて倒されてしまうでしょう」と奇妙な応答をした。残りを描くように求めても、「これしか描けない」と言う。木を指差してうながしても、「この木？　木は描けません」としか答えない。結局彼女は景色の左半分を模写しようとしなかった。

彼女の左腕には軽い麻痺が認められたが、左脚はほぼ正常であることがわかった。しか

し、第三者の目には、彼女の左半身は麻痺しているように見えた。彼女は左手を使おうとしなかったからである。そのことを指摘されると彼女は、自分の左腕を「肉の塊だ」と言った。あるとき彼女は「家に戻れたら、この肉の塊に少しは心を入れてやるつもりだ」と言った。またあるときは自分の左腕を指差して、「これをベッドから取り除いてくれ」と頼んだ。それはあなたの腕だと言われると、彼女は笑いながら「きっとあなたが言うのが正しいのだとは思うが、でも自分のものとはとても思えない！」と言った。彼女は左腕をあげるように言われても、応じようとしなかった。両腕をあげるように言われると、右腕だけをあげた。

　彼女はときたま両足で普通に歩いていることもあったが、たびたび右脚で飛び跳ねながら衣服を着ようとした。そしてバランスを失って苦笑しながら「サーカスでアクロバットをやっていればよかった。そしたら片足で立ったままズボンをはくのに役立ったのに」と言うのだった。なぜ飛び跳ねているのかとたずねると、彼女は「それ以外どうやったら歩きまわれるの？」と聞き返した。このように彼女は、自分の無視症状を子どもじみた方法で正当化してしまうのだった。

　この症例報告を読むと、半側空間無視患者に視覚的な左空間無視のみが生じているわけではないことがわかる。自己の身体や運動の無視も出現しているし、無視についての子どもじみた奇妙な説明も出現している。

■患者は無視する対象を選択しているかもしれない

　さらに興味深いのは、オグデンが「彼女は無視すべき対象を選んでいるようにも見える」と指摘している点である。なぜなら、「彼女は図形模写では完全に左側を無視したが、自分のベッドの左側に立っている人を無視してしまうようなことはなかった」からである。
　これに対して、オグデンは別の男性の半側空間無視患者の症状を次のように記している。

　　その患者は左側にいる人を完全に無視してしまうか、あるいは相手をののしるかのどちらかだった。相手が自分の右側にいれば、その患者はとても親しくあいさつをした。あるとき間違ってその患者の左側に坐ってしまった。患者はなかなか反応を示さない。患者に線分抹消課題をやってみるように求めると、彼は突然「そんなばかばかしい検査はやる気がしない。あっちへ行け」とどなった。向こう側に坐った方がよいかとたずねると、その方がよいと言うので患者の右側に移った。すると患者は急ににこやかになって、線分抹消課題を始めた。

　半側空間無視患者には外部世界や人との関わりにおける"感情（情動）"の変容が生じている。それが外部世界や人への幼稚化や親和性（親しみ）の変化をもたらしている原因かもしれない。一般的に失語症を伴うことの多い左半球損傷患者では"鬱（うつ）"が生じやすく「悲観的な傾向」があり、右半球損傷患者では自己の病態に対して「楽観的な傾向」があると言われる。片麻痺は回復すると思い込んでいる傾向がある。科学的に検証されてはいないが、半側空間無視患者は自己のおかれている困難な状況をメタ認知しないという特徴を臨床では感じることが多い。また、多弁だが出来事に対する理論展開が単純で幼稚な説明も多い。

サックスは「認識は知識に、親しみは感情にもとづくものであり、両者は異なる神経基盤をもっていて、切り離すことができる」と述べている。
　セラピストは半側空間無視患者に右半球の空間認知と感情の変容が混在している点を決して見逃してはならない。
　半側空間無視患者がリハビリテーション治療で取り戻すべきは、左空間への注意と親和性（親しさ）であるように思う。そして、これは麻痺した左半身についても言える。

■半側身体失認と病態失認

　右頭頂葉症候群では半側空間無視のみならず左片麻痺となった自分の身体を無視する「半側身体失認」や「病態失認」が出現することもある。たとえば、ビシアッチ(1991)は次のような患者との会話を報告している。

　　検者：これは誰の腕ですか？
　　患者：それは私のものではない。
　　検者：それは誰のものですか？
　　患者：私の母です。
　　検者：一体全体どうして、そんなことが起こるのでしょうか？
　　患者：私は知らない。私はベッドでそれを見つけました。
　　検者：いつからそれはあるの？
　　患者：最初の日から。それは私のものより暖かいと、感じた。
　　　　　先日も、天候が寒かった日に、それは私よりも暖かった。
　　検者：それで、あなたの左腕はどこにあるのですか？
　　患者：そこの下にあります（前方にジェスチャする）

　また、ビシアッチは病態失認患者が麻痺肢を動かさない理由を次のように語ったと記している。

　　あのね、先生、手が動かないということは、私が腕を持ち上げたくないということなんだ。こう言うと驚くだろうが、でも奇妙なことが起こっているんだ。私が手を動かさないのは、私がもしこの動きをしないようにしていれば、別のやり方でできる動きをもっと上手にできるかも知れないからで、これは事実なんだ。筋が通らないとか、それはおかしいっていうことも、よくわかっている。確かにこのわかりにくさは、私も気にいらないけど、でも、とてもまともなことなんだ。自分のおかしな話のせいであなたを退屈させていなければいいんだけれど。

　半側身体失認や病態失認の患者の言葉は"作話"のように聞こえるが本人なりの理由はある。しかしながら、道理に合わない論理を正当化する傾向にあり、自己の身体や麻痺への洞察力のなさや否認を特徴とする説明になる。また、その説明の整合性に欠け、推論が不自然である。

■病態への"気づき"のなさ

　最も不可解なのは、半側空間無視、半側身体失認、病態失認では自分から病態に"気づく"という反応が認められないことである。患者は自分自身が「いまここ（here and now）」にいる理由がよくわかっていないように見える。だから、リハビリテーションという言葉の意味を説明しても興味を示さないことがある。

　右半球損傷ではクリッチリーが体系づけた右頭頂葉症候群と呼ばれる不可解な失認症状が出現する。半側空間無視や病態失認をきたした患者の根底には「意識の志向性（何かに注意のスポットライトを向ける働き）」の問題が潜んでいるように思われる。

　なお、対象を感覚していても認知できないという「失認（agnosia）」の概念を呈示したのは精神分析で有名なフロイトであり、それは19世紀末のことである。

3.2 半側空間無視の発見

> その患者が食事の時、
> いつも皿の一側に置かれたジャガイモを
> まったく食べないことに看護婦が気づいた。
> ——Gowers

■ 最初の報告

　半側空間無視はイギリスの臨床神経学者ガワーズによって発見された。彼は 1893 年の論文に脳卒中患者の不可解な行動を次のように報告している。

　　その患者が食事の時、いつも皿の一側に置かれたジャガイモをまったく食べないことに看護婦が気づいた。

　しかし、この論文では「半側空間無視」という用語は使用しておらず、原因を半盲（対側の視野欠損）だと解釈している。半盲と半側空間無視の合併率は高いが、左半球損傷でも半盲は出現する。したがって、両者は異なる症状である。
　そして、1941 年にブレインが右半球の頭頂葉から後頭葉にかけて損傷した 3 名の患者に左半分の無視が生じていることを報告する。

　　右半球の後方部の損傷によって、患者は外部空間の左半分を無視する。

　患者たちは、「衣服を右側から左側へと着れなかったり、文字を右側から書いたり、物体を右側ばかりに置いたり、左側にある物体との距離の判断を間違ったり、歩くときに右にばかり曲がって道に迷う」といった症状を示した。
　ブレインはこうした多彩な症状を視野の欠損や身体の方向づけを誤る着衣失行とは区別すべき独立したものだとして、「視覚無視（visual neglect）」と呼んだ。それは「右半球の局在的な認知障害（象徴の理解、物体の視覚的認知、空間の視覚的な方向づけ、行動に必要な身体意識の機能に関連した右半球支配の症状）」であり、視覚を左空間に方向づけることができない症候群だとしている。その後、半側空間無視に関する多くの研究がなされるようになった。

■ 急性期のベッドサイドにおける発見

　リハビリテーションの臨床においては脳卒中発症直後の急性期のベッドサイドでの早期発見が重要である。左片麻痺患者の半側空間無視は急性期に約 50％、慢性期にも約 25％に認められる。
　急性期のベッドサイド（背臥位・座位）では「視覚消去テスト（visual extinction test）」を行うとよい。患者の目の前で、セラピストが両手を広げ、どちらか一方の手指を動かして、どちらの手指が動いているかを尋ねると、患者から見て左側の手指の動きを認識できないことによって発見できる。同時に、このときの患者の頭部の回旋や眼球の動きを観察する。だが、意

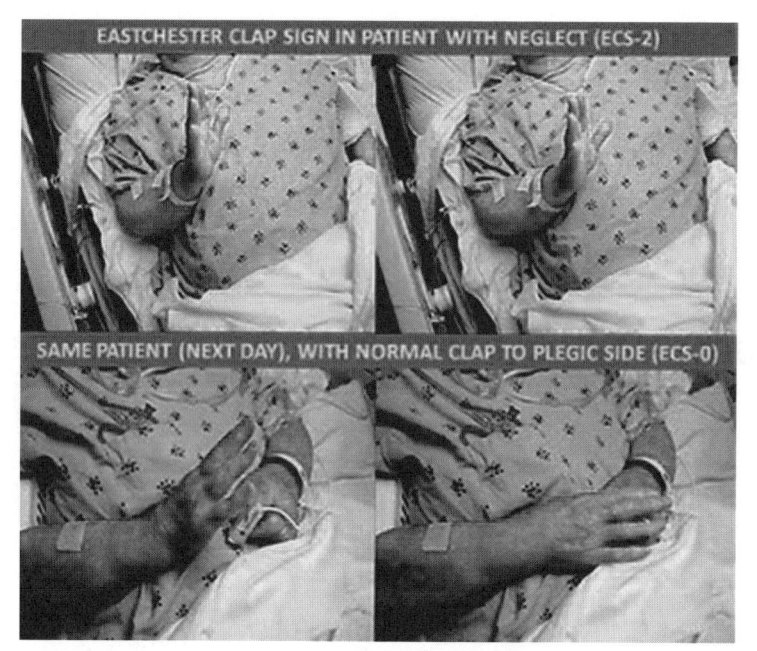

図3.1　拍手徴候（Ostrow, 2009）

識障害を有していることも多く、次のような状態をチェックしておくべきである。

- 頭部が常に健側を向いていないか？
- 周囲を見ているか？
- 左側の空間について口頭で話せるか？
- 左の麻痺肢に視線を向けるか？
- 左側からの声かけに驚かないか？
- 体幹と頭部の位置が非対称になっていないか？
- 左の麻痺肢に右手で触れるか？
- 左の麻痺肢の触覚検査が可能か？
- 左の麻痺肢の運動覚検査が可能か？
- 左片麻痺の自覚があるか？

近年、オストロウらは「拍手徴候（clapping sign）」が急性期の発見に有用であると報告している。これはベッド上で患者に拍手するという行為を求める検査である。半側空間無視が存在する場合は右手が身体の正中線付近で止まるが、急性期でも無視が自然回復してくれば右手は正中線を越えて左空間の左手に接触して拍手するようになる。簡単な検査なので発見には有用であろう（図3.1）。

■机上検査による発見

半側空間無視の検査法にはさまざまなものがあるが、次の机上検査によって症状の程度は客観的に確認できる。

1) 線の2等分テスト
　白い紙に横線(10cm以上)を描いておき、患者の身体の正中に位置させる。右手に鉛筆を持たせ、目測で直線を2等分させると右側に印をつける(図3.2)。横線が長いほど、2等分の右側への偏倚が強まる傾向にある。非常に短い横線の場合、左側に偏倚する患者がいることが報告されている(crossover in neglect)。

2) 線分抹消テスト
　アルバート・テスト(cancellation test)とも呼ばれる。白い紙の全体に分散した線を多数描いておき、右手に鉛筆を持たせ、すべての線分をチェックさせる(図3.3)。左側の線を抹消しなかったり、左下部の線を抹消しない傾向にある。

3) 時計、家、花、キメラ図形などの模写テスト
　簡単な時計、家、花(ダブル・デージー)などの絵を手本にして模写させる。時計の数字の右側のみ描いたり、家や花の右側のみを描いたりする(図3.4)。左下側が脱落することが多い。同一記号の探索、迷路、ぬり絵などでもテストできる。
　また、左右に異なる動物をつなぎ合わしたキメラ図形を見せる。たとえば、ネコーライオン、ワニークジラなどである。患者は一対になった右側の動物を描く。左右の差異よりも、右側を一つの形の「ゲシュタルト」として認識する傾向にあり、一対になったキメラ図形の面白さに反応を示さないことが多い。

4) 本や新聞を読ませたり、文章を模写させる
　本や新聞を机の上に置き、声を出して読むように要求すると、縦書きでは左側の文章を読み忘れる。横書きでは右側の文字のみ発音するため文章の意味がわからないことがある。

図3.2 線の2等分テスト

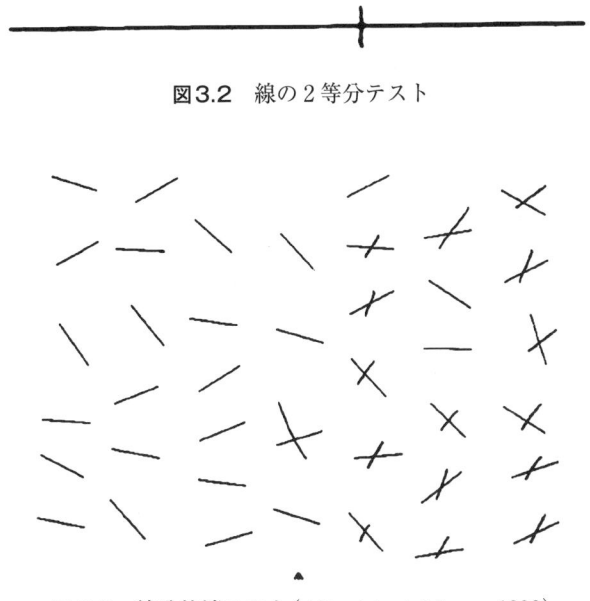

図3.3 線分抹消テスト(Albert test, Myers, 1999)

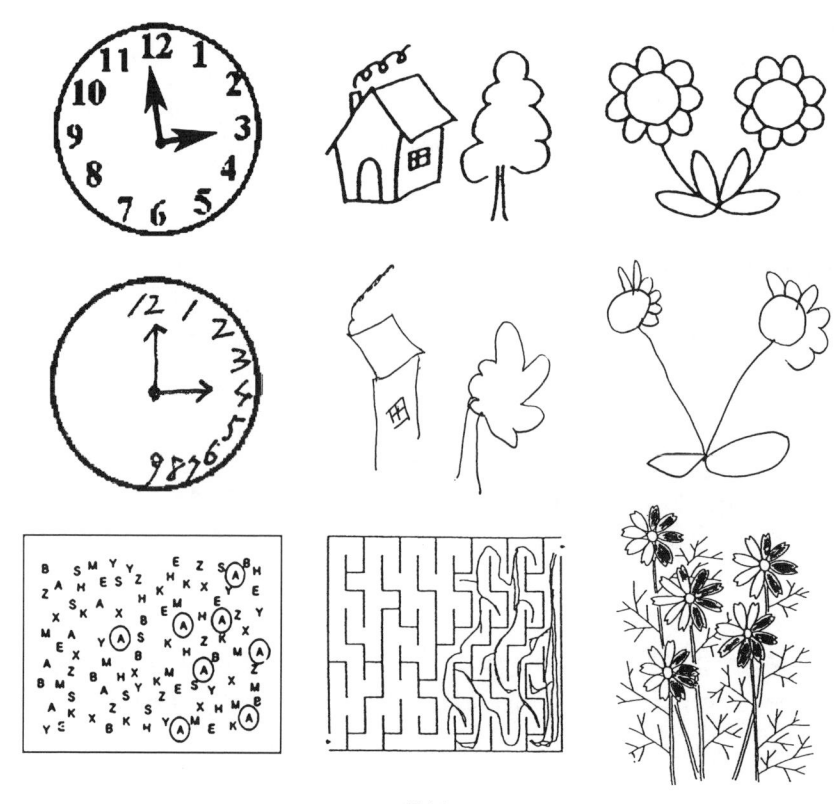

図3.4　模写テスト

　文字は横書きの文章を模写させたり、読み上げた文章を書き取らせる。白紙に名前などを書くと右側に片寄る。

5）自画像
　白い紙に自画像を右手の鉛筆で描かせる。顔の左側の目や耳を脱落させたり、左上下肢を描かないことが多い(図3.5)。

6）身体中心の無視と物体中心の無視の区別
　半側空間無視には身体中心の無視(egocentric neglect)と物体中心の無視(allocentric neglect)がある。この区別には「Ota test」を用いる。患者には完全な丸を「○」で囲み、不完全な丸に「×」をつけるよう要求する(図3.6)。

■日常生活動作での発見
　ガワーズやブレインが観察したように半側空間無視は日常生活動作の異常として発見されることが多い。たとえば、右側ばかり見ている、左側の人と会話しようとしない、食事時に左側の食べ物に箸を持っていかない、皿の中の左側を食べない(図3.7)、左の口腔内に食べ物を残す、左側の髭を剃らない、左手に右手で触れようとしない、左手に衣服の袖を通さない、手紙の左側を読まない、右側の物体にのみ触れる、座っていても右側に傾いてしまい姿勢バラン

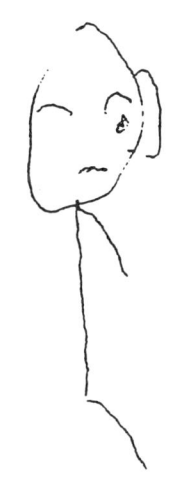

図3.5 自画像

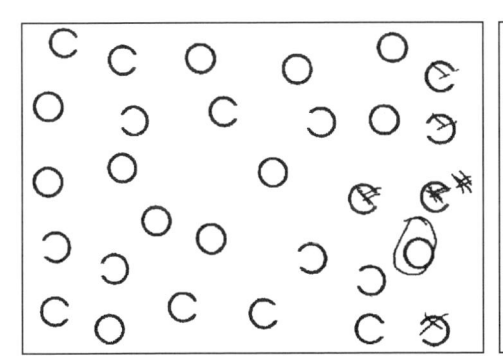

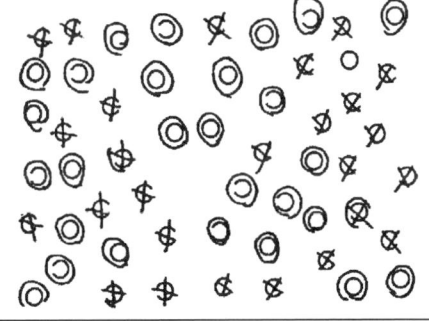

図3.6 身体中心の無視と物体中心の無視の区別 (Ota, 2001)

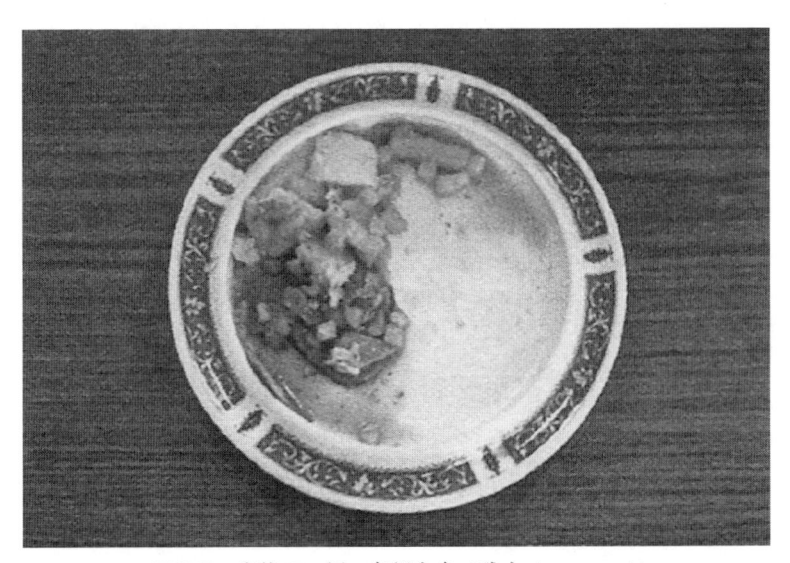

図3.7 症状の一例；左側を食べ残す (Berti, 2007)

表3.1　日常行動異常のチェックリスト

陽性徴候

- 時計を読むのが難しい
- 身体の左側の髭剃りや着替えが難しく、化粧を顔の片側しかしなかったりする
- 皿の左側の食べ物を見落とす
- 新聞を読むとき言葉や文の左側が読めない
- 文章を写したり書いたりするときに言葉や文字の左側を書き落とす
- 文章や絵を描くとき、ページの右側にしか書かない
- 歩行時や車椅子自走時にドアや人にぶつかる
- 歩行時や車椅子自走時に事故が起こりやすい
- 道の横断や車椅子の移乗、お金の扱い、電話をかけること、テレビを見ること、食事をすることが困難となる
- 右側に方向転換しがちで病院の中で部署の間を移動するとき迷いやすい
- 障害側に家族や友人がいると気づかない
- 物が左側に置いてあるとなくなったと苦情を訴える

スが悪い、車椅子の移動中に左側が物体と衝突する、右側に歩こうとする、などである。
　セラピストは、ロバートソンとハリガンらの「日常行動異常のチェックリスト（1999）」を参考にすればよいだろう（表3.1）。

■概念的な認知

　半側空間無視の質的な側面も分析する必要がある。そのためには「絵の説明」を求める。
　たとえば「ボストン失語症診断検査」で使われている「クッキー泥棒」の絵を患者に見せて言語で説明させる（図3.8）。それによって絵の左側の人物や物体の「視覚的な無視」だけではなく、絵がどのような状況を表しているのか、人物が何をしているのか、何が出来事として発生しているのか、どのような解釈や推理が可能なのかといった「概念的な認知」を分析することができる。これは視覚世界における意味空間の理解と言えるだろう。
　マイヤーズによれば、半側空間無視患者は「クッキー泥棒」の絵を見て次のように説明したという。

　　女の人がお皿を持っています。男の子が小さい腰掛けに乗っています。靴があります。男の子は缶を開けています…たぶん、中のクッキーを探っているんでしょう。この子は落ちるかもしれない。女の人は母親です。女の子がいます。女の子の腕は上がっています。この男の子…どうも彼の妹らしい。

　患者は「皿を持っている女性」が母親だと理解できない。それぞれの空間が別々に認知処理されている。
　また、ジョンストンは、「クッキー泥棒」の絵の説明を右半球損傷患者に求めると、次のように語ったと報告している。

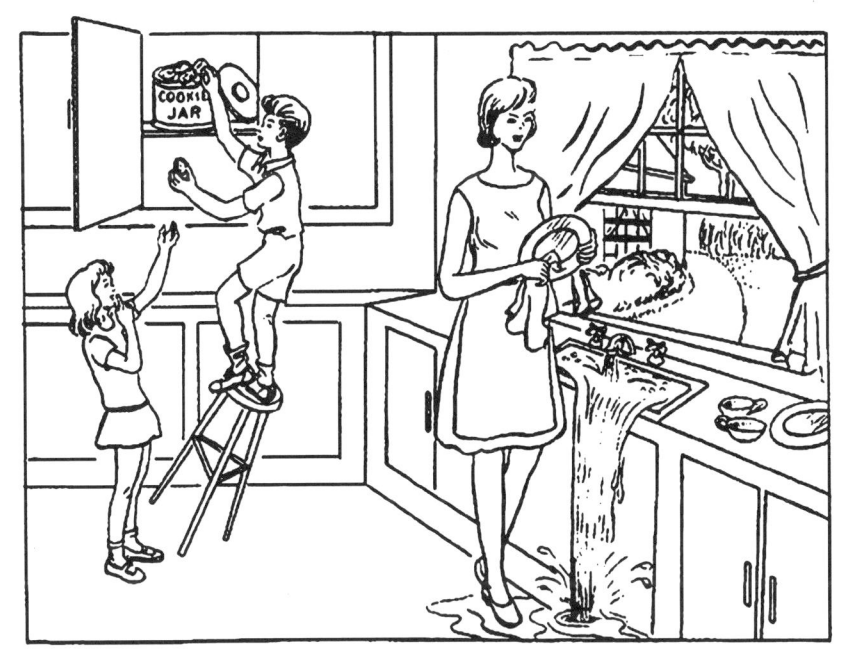

図3.8 ボストン失語症診断検査

　少年と少女がクッキーを焼いています。それらを自分たちでするにはまだ子どもね。つい考えてしまいますわ…あなた何歳かしら？ （検査者：37）本当？ おお、その年齢より若くみえますわ。はじめてあなたが待合室で私の前に現れたとき、あなたは学生さんか何かだと思いましたわ。あなたは37歳で、しかも学生だったではないでしょうか。同じように、大学院生か何かだったのかもしれないわ。（絵についてはどうですか？）ああ…もっとよく見せて…そう…（沈黙）彼らはクッキーを焼いていて、両親が居なくて、この男性は立派に育った…わたしの孫と同じだわ…（突然、涙ぐむ）…わたくしが思いを吐き出したい時にはどうしたらいいのかしら？

　このように半側空間無視患者の脳には左無視以外の「概念的な認知」という問題も潜んでいる。
　半側空間無視の有無は机上検査や日常生活動作の観察で比較的簡単にスクリーニングすることができる。しかしながら、セラピストは患者と対話し、患者自身が無視をどのように認識しているかを語らせることも大切である。それによって患者が空間世界をどのように認知しているかの理解がより深まる。

3.3 半側空間無視のメカニズム

> そこにないものなど、無視しようがない。
> ―――ある半側空間無視患者の言葉

■失われる左空間

半側空間無視では左空間が失われる。石合によれば、「この失われた空間は意識に上らず、失われたことすら意識されない」。いったいどうしてなのか？ 患者の多くは右を向いている (right neck rotation)。左に興味は示さない。そのメカニズムはまだ解明されていない。

■半側空間無視の分類

脳卒中の急性期に右側の半側空間無視が出現した症例は報告されている。しかし、それはきわめて稀であり、原則的に半側空間無視は左側に出現する。

まず、セラピストは患者にどの病巣によって半側空間無視が出現しているかを把握する必要がある(表3.2)。

- 皮質性半側空間無視
- 皮質下性半側空間無視
- 特殊な半側空間無視

次に、どのようなタイプの半側空間無視であるかを感覚モダリティ別に「視覚空間の無視」、「聴覚空間の無視」、「体性感覚空間の無視」に分類する。視覚空間の無視は前方の視野の左空間、聴覚空間の無視は後方も含めた左空間、体性感覚空間の無視はどのような肢位(背臥位、座位、立位)でも常に左半身に生じる。

表3.2 病巣から見た半側空間無視の分類 (前島、2006)

A. 皮質性半側空間無視 (cortical hemineglect)	①頭頂葉性半側空間無視(後頭葉、側頭葉) (parietal hemineglect) ②前頭葉性半側空間無視 (frontal hemineglect)
B. 皮質下性半側空間無視 (subcortical hemineglect)	①視床性半側無視 (thalamic hemineglect) ②線条体、内包、外包性半側無視 (striatal, internalcapsural, external capsular hemineglect)
C. 特殊な半側空間無視 (supera tentorial hemineglect)	①テント下性半側無視 (supra tentorial hemineglect) ②脳梁性半側無視 (callosal hemineglect)

- 視覚空間の無視
- 聴覚空間の無視
- 体性感覚空間の無視

そして、さらに「身体内空間の無視」、「身体周辺空間の無視」、「身体外空間の無視」の3つのタイプに分類する。臨床的には一つあるいはすべての無視が出現する可能性がある。

- 身体内空間の無視
- 身体周辺空間の無視
- 身体外空間の無視

1) 身体内空間の無視

身体内空間 (personal space：個人内空間) の無視は半側身体無視であり、患者は自己の左身体に注意を向けようとしない傾向にある。まず顔面の無視が存在する可能性がある。左側の耳や頬に右手で触れなかったり、メガネを左の耳にかけなかったりする。また、食事のときに左側の口腔内で食物を噛まない可能性がある。こうした患者は急性期が過ぎても左側の髪を櫛で梳かなかったり、左顔面の化粧を忘れたりする。

また、ベッド上での寝返りや起き上がりの際に左上肢を無視したり、車椅子座位で左上肢を車輪に引っかけたりする。あるいはベッドと車椅子間のトランスファーの際に下肢がフットプレートに引っかかっていても気にしない。そして、最大の特徴は左上下肢を随意的に動かそうとしない点である。

こうした患者は病態失認を合併していることが多いため、言語で自己の身体をどのように認識しているかを質問する。また、自画像を描かせて身体の左側の欠如があるかどうかを確認する。

2) 身体周辺空間の無視

身体周辺空間 (peripersonal space：身体近傍空間) の無視は手の届く範囲 (数cmから数十cm) の左側の物体に注意を向けない傾向にある。身体を取り巻く周囲における無視である。食事の際に左側の食べ物に手をつけなかったり、ときには皿の上の食べ物の左側を残してしまう。机の上に物体を複数置いて、それらの物体の名称を言わせるとよい。座位の直立性が不良で、衣服の着脱が自分でできなかったり、車椅子操作が困難で左側の物体に衝突することが多い。多くの机上検査は基本的に身体周辺空間の無視を発見するためのものである。また、身体周辺空間は棒などの物体や道具を持つときには延長あるいは拡張する。

3) 身体外空間の無視

身体外空間 (extrapersonal space；外部空間) の無視は手の届く範囲を越えた遠位空間の左側に注意を向けないことである。遠くの風景を見たときに左側の物体の存在に気づかない。

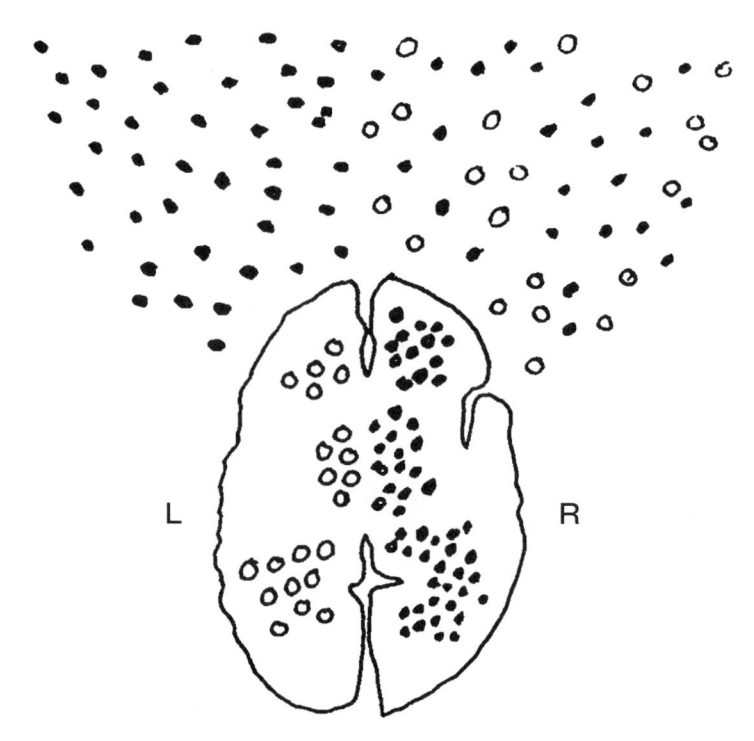

図3.9 右半球は左右に注意を向け、左半球は右側に注意を向けている (Mesulam, 1987)

■なぜ左空間を無視するのか？

　なぜ、右半球損傷によって左空間の無視が出現するのだろうか？　そのメカニズムとして最も有力なのが注意障害説である。ヘイネマンの「空間性注意機能の側性化仮説」によれば右半球は左右視野に注意を向け、左半球は右視野のみに注意を向けるために、右半球損傷で左の半側空間無視が出現すると説明している（図3.9）。この右半球への両側性注意機能の「側性化（ラテラリティ）」は左半球に言語中枢が発達したことに由来すると考えられる。

　ただし、これは外部刺激に対する受動的な注意を前提としているように思われる。確かに、視覚などの外部刺激に対する受動的な注意能力は後頭葉や頭頂葉の機能である。一方、自らの意志による能動的な注意能力は前頭葉の機能であり、脳の注意能力の左右差についてはまだ謎が多い。

　したがって、現在では半側空間無視が注意障害である点で研究者の見解は一致しているが、その注意のメカニズムは厳密には解明されていない。

■どこの空間と何の空間、自己中心の無視と物体中心の無視

　また、視覚情報は網膜から後頭葉の視覚中枢に入力した後、頭頂葉の「どこの空間（where system；背側ストリーム）」と側頭葉の「何の空間（what system；腹側ストリーム）」に分岐して物体を認識すると考えられている（図3.10）。半側空間無視はこの「どこの空間」における「方向性の注意障害」だという仮説がある。

　また、空間認知には「自己（身体）中心座標系（egocentric neglect）」と「物体中心座標系

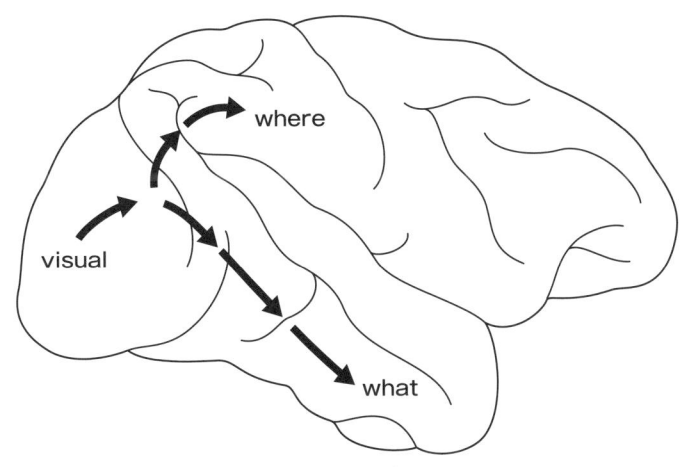

図3.10　「どこの空間」と「何の空間」(Ungerleider & Mishkin, 1982)

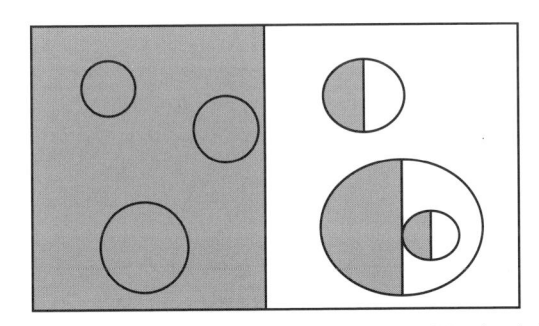

図3.11　自己中心座標系の無視と物体中心座標系の無視

(allocentric neglect)」とがある。外部空間全体の左側を無視するのが自己中心座標系の無視である。一方、右空間の物体を注視したときに物体の左側を無視するのが物体中心座標系の無視である。そのどちらも障害されていることが報告されているが、自己中心座標系の障害されていない半側空間無視はない（図3.11）。ヒリスによれば、自己（身体）中心の無視では右半球の「上側頭回」が、物体中心の無視では右半球の「角回」が低活動状態となっている。

「近位空間」と「遠位空間」では、近位の自己周囲空間の障害が顕著な傾向にあるが絶対的ではない。これは「遠景空間」と「注視空間」に区分できるかもしれない。

さらに、「動的空間」よりも「静的空間」への注意が困難という捉え方がある。これは「静止した物体の認知が困難だが、動的な物体は認知できる」という静的空間を無視する現象である。たとえば、我々は臨床で前述した「視覚消去テスト」を応用し、患者の目の前で、セラピストが両手を広げ、左右の指をそれぞれ数本立て、左右の指の数の「足し算」を求める検査をよく行う。この際、左空間に立てた指を動かさずに静止させておくと解答を誤ることが多い。一方、立てた指を動かすと患者はそれに注意を向ける。セラピストの指を動的空間にすることによって、患者の頸の回旋や眼球の動きを左空間に向ける傾向にある。

一方、注意の「固定」よりも「移動」が困難という捉え方も提案されている。右空間に注意が固定され、左空間に注意を移動できないという解釈だが、この捉え方は「磁石で右空間に引きつけられたかのように、注意の移動ができない」と解釈するものである。

つまり、どこの空間（方向性）、自己中心座標系空間、近位空間、注視空間、静的空間、注意の移動において半側空間無視が顕著に出現する傾向がある。しかし、逆の条件でも出現することも多く、これらはあくまでも傾向である。

- 「何の空間」よりも「どこの空間」を無視する（方向性注意障害）
- 「物体中心座標系空間」よりも「自己中心座標系空間」を無視する
- 「遠位（遠景）空間」よりも「近位（注視）空間」を無視する
- 「動的空間」よりも「静的空間」を無視する
- 「注意の固定」よりも「注意の移動」が困難

■空間の左側を無視するのか？　物体の左側を無視するのか？

半側空間無視のメカニズムにおいて最も重要な点は、「注意のスポットライト」を空間の左側に向けないのか、あるいは物体の左側に向けないのかという問題である。患者には左空間にある物体を知覚できないという意味での無視に加えて、右側にある個々の物体を知覚しようとするとその物体の左側を無視することがある。たとえば、ある垂直な塔のような建物を模写させると左側を無視するが、それをピサの斜塔のように45度傾斜させて模写しても建物全体の左側を無視する場合は、物体の左側を無視していることになる（図3.12）。

また、外部空間の右側に置かれている物体に気づいていたのだが、その物体に注意のスポットライトを当てると左側を無視する。

これは古典的に「たまねぎ現象」と呼ばれていた現象である。たとえば、見えている右空間にテレビの存在を認めたとしても、その画面に何が映っているかに注意を向けさせると画面の左側を無視するというものである。

この現象は「物体中心座標系」の無視というよりも、「自己中心座標系」の無視に2つのタイプがあることを示唆している。患者はいずれも外部空間を自己中心座標系で捉えているのだが、その注意のスポットライトのフォーカスが広い場合（空間）も狭い場合（物体）でも左側を無視する。ペックはこれを「光が当てられた領域の左側の無視」と呼んでいる。

これは注意の集中や焦点化によって無視が生じやすいことを示しており、半側空間無視は「意識の志向性（intention）」に問題が発生しているとも言える。

バースの「グローバルワークスペース理論」は注意のスポットライトを「劇場のメタファー」に喩えているが、注意のスポットライト（光）を発する視点の中心には「身体化された自己」がいて、それがグローバルワークスペース（意識的経験としての自己、意図、期待、感覚刺激、イメージ、概念、内言語、発語、行動、ワーキング・メモリーなどの分散型システム）に入り込み、ある状況で何に注意のスポットライトを向けるかが選択される。

つまり、意識の志向性は単に外部世界の何かに注意を向けることではなく、自己の意識（精神）をある内容や意味に向ける能力である。ある空間や物体の存在を視覚的に認知するためには、その空間や物体の内容や意味が精神の内に存在していなければならないということである。その点で半側空間無視患者は視覚認知のレベルではなく意識の志向性のレベルで何らかの問題が発生しているのかもしれない。

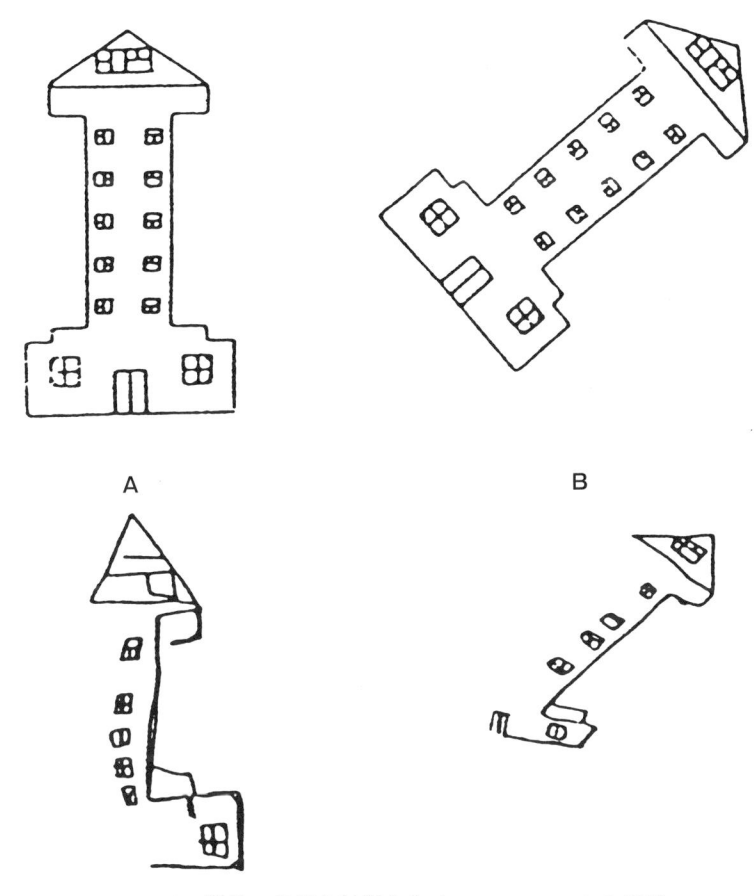

図3.12 物体の左側を無視する (Halligan & Marshall, 1994)

■半側空間無視の病巣と注意のネットワーク

　脳の損傷領域としては、頭頂葉連合野の広範な障害により発生することが最も多い。特に大多数の患者は後頭葉、側頭葉、頭頂葉の交差領域である「下頭頂小葉」や「縁上回」の周辺の損傷に関係している。

　しかし、これは大脳皮質の機能局在論的な解釈であり、頭頂葉連合野から背側運動前野、前帯状回、補足運動野、右のブローカ野などに至る皮質下の神経線維(弓状束)の離断によって無視が発生することはほぼ間違いない。しかし、神経レベルとしては低次な視床の限局的な梗塞でも出現するため、発症部位は最終確定されていない。ただし、運動野、感覚野、視覚野に限局する損傷では発症しない。

　なぜ原則的に右半球損傷のみで発症し、左半球損傷では発症しないのかというラテラリティの存在が最大の謎である。この点では「空間性注意機能の側性化仮説」よりもポスナーの「右空間から注意を解放できなくなっている」とする仮説も興味深い。

　ポスナーによれば注意は脳の分散した領域の「実行的注意ネットワーク」によって制御されている。この神経ネットワークは視覚対象を明瞭に意識化するという注意の「検出機能」を担っている。それは、1)注意を解放する機能(頭頂葉連合野)、2)注意を移動する機能(上丘)、3)注意を増幅する機能(視床)からなる神経ネットワークである。

- 注意の解放（頭頂葉）
- 注意の移動（上丘）
- 注意の増幅（視床）

　何かに注意を向け、それを検出するという方向定位のためには、まず注意の焦点が解放され、次に予測される目標の位置に注意を移動し、最後に注意している位置の目標が増幅され、その情報に基づいて前頭葉が行動を実行するのである。

　この考え方に従えば、半側空間無視が脳のさまざまな領域の損傷で生じる可能性をある程度は説明できる。また、近年注目されている脳損傷後の「大脳半球間抑制（interhemispheric inhibition, 損傷されていない半球が対側の半球の機能を抑制する現象）」と関係しているのかもしれない。しかし、その注意ネットワークの側性化（ラテラリティ）は不明なままである。

　さらに、半側空間無視ではREM睡眠中の眼球のサッカード運動も左方に動いていないとする報告もある。患者は左側を無視した夢を見ているのかもしれない。

■無視とは何か？

　半側空間無視は謎に満ちている。そのメカニズムはまだ解明されていない。半側空間無視は急性期に自然回復することもあるが、数週間から数か月経過しても認められる場合は改善が困難となる。患者自身の言葉を聴いてみよう。ある患者は自己の半側空間無視について次のように述べている。

　　"無視"というのが、どこか悪いことを意味する一種の医療用語なのはわかったが、その言葉には当惑した。なぜなら、無視をするのは、実際にそこにあるものだけではないか。そこにないものなど、無視しようがない。それを表現するのに"無視"という言葉を使うのは正しいとは思えない。無視よりも、"集中"と言ったほうがいいと思う。間違いなく集中の問題だから。どこかを歩いていて、何かに道をふさがれているとする。私が自分のしていることに集中しているなら、それが目に入ってよけるだろう。だが、少しでも気が散った状態だと、見落としてしまう。

　重要なのは「そこにないものなど、無視しようがない」という言葉だろう。これは「無視のパラドックス」である。つまり、無視と言っているのは患者本人ではなく観察者なのである。
　半側空間無視患者は、左半側空間を無視するという量的（物理的・客観的な空間）な注意障害のみでなく、注意の散漫と集中の間を"さまよう"という質的（意識的・主観的な空間）な注意障害を有している。この量的かつ質的な注意障害の混在が、無視という症状への気づきと自覚を妨げている。その気づきと自覚のなさこそが、患者の日常生活動作を低下させ、行為の回復を困難なものにしている。そして、患者の多くは片麻痺を伴っている。「左空間が欠損している」という自覚のない半側空間無視患者のリハビリテーション治療は簡単ではない。

3.4 心的イメージの無視

> イメージ化された空間は、外空間と同じかたちで
> 左右両半球に部位的対応をもって表象される。
> ——Bisiach

■心的表象無視

　半側空間無視は心的イメージでも出現する。半側空間無視は左空間がイメージ（mental image）できないから出現すると仮定する「心的表象仮説」が提案されている。右半球損傷では物体をイメージ上で心的回転することが困難となるし、記憶を想起しても左空間が欠損した視覚イメージが想起されることが判明している。

　つまり、半側空間無視の脳表象（mental representation）は開眼時の知覚表象でも閉眼時の想像表象でも左空間を想起できないことがある。イメージできないものは見えないと仮定すると、左視空間無視を出現させる原因の一つに記憶の想起不全があるのかもしれない。こうした心的イメージ上の半側空間無視を「心的表象無視（representational neglect）」と言う。

■ミラノ大聖堂前の広場をイメージする

　心的表象無視を発見したのはビシアッチである。彼は1978年にミラノ在住の患者に対して、ミラノ大聖堂を背にしたときの広場の左右の状況と、広場からミラノ大聖堂を眺めたときの左右の状況を、目を閉じたイメージ上で想起させた。患者は、いずれも口頭で右側の建物や店の状況を説明したことから、半側空間無視は脳のイメージ上でも生じていることが判明した（図3.13）。

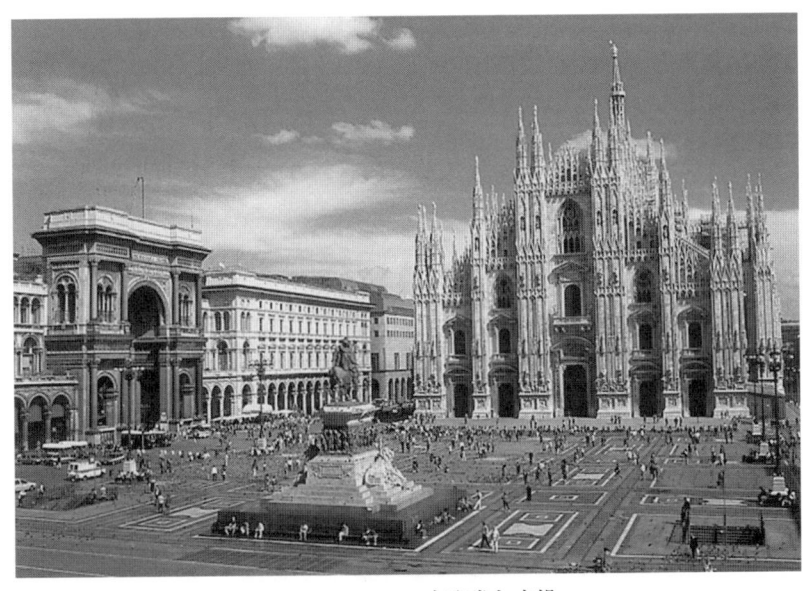

図3.13　ミラノ大聖堂と広場

また、ガザニガらは半側空間無視患者にアメリカ上空を東（ニューヨーク）から西（カリフォルニア）まで飛行する光景をイメージさせ、そこから見える左右の州を順番に答えさせると、左側の州が欠落することを報告している（図3.14）。
　同様にオグデンも半側空間無視患者に地図のイメージを求めて次のような結果を得ている。

　彼女にニュージーランド南島の北端に立って、南の方を見ているところをイメージしてみるように求めた。そして、自分の右側、および左側の町や名所の名前を全部答えさせた。すると彼女は、自分の右側に位置する場所の名前しか答えなかった。どのようにして解答したかを質問すると、彼女は「ニュージーランドの地図を思い浮かべて町の名前を読んでいった」と答えた。

　つまり、この患者も記憶にもとづいて作ったイメージの左半分を無視している。したがって、この心的イメージ上の無視は記憶の想起と関係していると言える。
　さらに、ロードらは、8名の半側空間無視患者にフランスの地図をイメージさせ、2分間以内に多くの街の名前を言葉で発する課題を行っている（図3.15）。この研究では、開眼で白い紙に描かれたフランスの地図の輪郭線を見ながら街の名前をあげる場合と、最初から閉眼した状態で街の名前をあげる場合とを比較している。健常者を対象とした実験ではもちろん左右の街の名前を数多くあげるが、閉眼時の方がやや多くの街の名前をあげた（大きな丸は複数解答を示す）。一方、半側空間無視患者では開眼と閉眼に差はなく、どちらの場合も左側の街の名前をほとんどあげなかった。開眼時を知覚表象による記憶の想起、閉眼時をイメージ表象による記憶の想起とすると、半側空間無視患者はもともとフランスの地図がイメージ上で表象できていないと考えられた。なお、この研究の症例は頭頂葉後部損傷に限局している者は少なく、側頭葉、前頭葉、大脳基底核などの損傷を伴ってる者が多い。

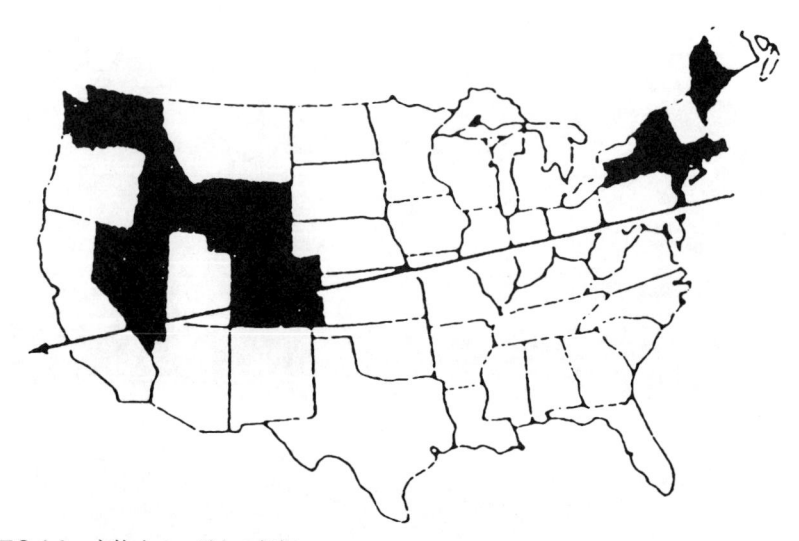

図3.14 心的イメージ上の無視（Gazzaniga, 1987）
（東から西への飛行を想像したとき、アメリカの北部のいくつかの州のみを答えた）

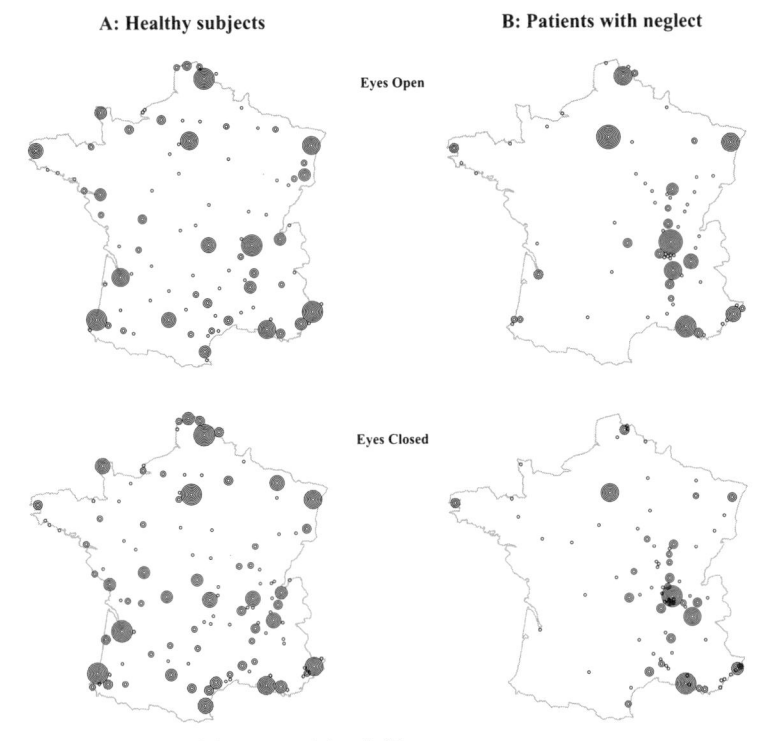

A: Healthy subjects　　　　　B: Patients with neglect

Eyes Open

Eyes Closed

図3.15 心的イメージ上の無視（Rode, 2007）
（フランスの地図をイメージし、町の名前を開閉眼で解答）

　その他、コスリットらは、机上検査における視知覚課題では半側空間無視が認められないにもかかわらず、自分の家の部屋や台所などのイメージ想起では無視が出現する症例を報告している。

　また、ガリリヤらは、視覚的な手掛かりのない広い部屋（5×6m）の中央に半側空間無視患者を目隠ししてつれて来て、ある方向に姿勢を向け、目隠しを取り、音のする方向に向かって歩くことを求めた。この研究では、イメージ上の無視を有する患者の方が知覚的な無視のみの患者よりも、音源の位置に辿りつく時間や経路の成績が悪かった。

　このように心的イメージの無視が生じることは間違いないが、イメージ上の左空間表象が想起できないのか、空間表象は保たれているが、その左空間表象を探索できないのかは不明なままである。

■心的表象無視は運動イメージの想起不全と関係している？

　開眼時の知覚とイメージ上の記憶の想起における脳の活動領域については、運動イメージの研究が数多くある。それによれば実際に運動を実行している場合と運動をイメージしている場合には、ほぼ同じ脳領域（頭頂葉、前頭葉運動関連領域、小脳など）が活性化する。一方、ノブレによれば、実際の空間内のある場所に注意を向ける場合と、それをイメージ上の空間内で思い浮かべた場合とでは、頭頂葉や後頭葉などの活性化では重なるが、イメージ上の空間内で思い浮かべた場合は前頭葉の活性化が特異的に認められるようである。

　単なる個人的な見解に過ぎないが、イメージの無視には自己の運動イメージの想起不全が強

く関与しているために、頭頂葉から前頭葉に至る神経線維(弓状束)の離断損傷をきたしている半側空間無視患者に心的表象無視が合併するのかもしれない。運動イメージの想起が右半球優位であることはすでに脳科学研究で示されている。しかしながら、物体のイメージは右半球優位だが、物体操作のイメージは左半球優位だとする意見もある。

■左空間を潜在的には認識している？

半側空間無視患者が心的イメージ上でも無視を有するのなら、左空間は視覚とイメージの両方において表象されていないことになる。しかしながら、半側空間無視患者は潜在的には左空間を認識しているという研究報告もある。

それは有名な1988年のマーシャルとハリガンによる「燃える家(burns house)」の絵の実験報告である(図3.16)。これは下方に左側の窓から煙の出ている「燃える家」を示し、上方に窓から煙の出ていない「燃えていない家」を示し、それを上下同時に見せてどちらの家に住みたいかと尋ねると、半側空間無視患者は左側を無視しているはずなので確率的には50％のはずが、実験に参加した患者のほぼすべてが「燃えていない家」を選んだという報告である。これによって実際には潜在的に見えているのだということが強調された。つまり、この結果は実際の知覚表象としての「顕在意識」では無視されているが、心的イメージの表象としての「潜在意識」ではサブリミナル効果で無視していないことを示していると言える。

しかし、半側空間無視患者が絵を見るときのアイ・カメラによる視線検査では、視線の動きはすべて右側空間内を移動しており、左側空間には視線を送らない。したがって、やはり左空間を見ようとはしていないし、実際には見えていないのである。つまり、半側空間無視は覚醒した意識レベルにおける注意障害である可能性がきわめて高いと考えられる。

半側空間無視患者にはイメージの無視がある者とない者がいる。イメージには意識、身体、

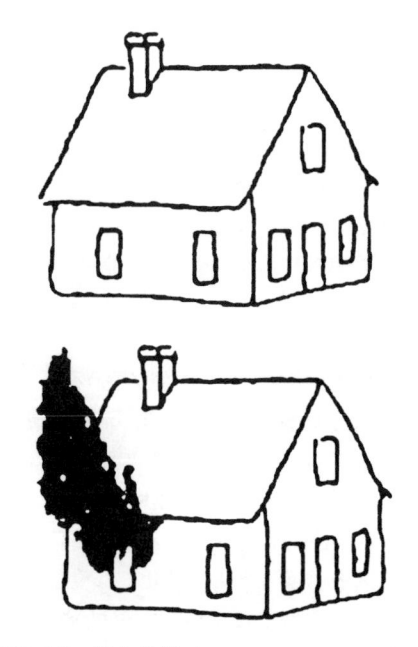

図3.16 燃える家 (Marshall & Halligan, 1988)

知覚、記憶、言語などが関与している。何十年にもわたるコスリンとピシリンの「イメージ論争」も有名である。コスリンはイメージを「画像的」に、ピシリンはイメージを「命題的」に捉えている。目の前の外部世界には「物体」と「出来事」が出現し、そのどちらも心的イメージなのであろう。

■ 過去の行為の記憶をイメージさせる

　半側空間無視患者に認められる心的イメージの無視と記憶との関連性も興味深い。たとえば、半側空間無視患者は左空間で行為しようとはしない。したがって、リハビリテーション治療は患者に過去の行為の記憶をイメージ(想起)させることから始めるべきではないだろうか。
　しかしながら、この記憶の想起というアイデアも簡単にはいかない可能性がある。ベルッチは『The body in the brain』という論文で次のような症例について報告している。

　　右半球の出血を呈したある73歳の左片麻痺患者は、発狂しているというような徴候は全く示していないにもかかわらず、重篤な左腕には全く気づかず、それどころか麻痺した手が誰かのものだと繰り返し主張していた。この患者の特性は、彼女が何年もの間身に着け、現在も左手にしている指輪を見て説明できるにもかかわらず、今や自分のものではない手であるため、指輪が自分のものであることを断固として否定ことにある。これに対して、指輪が彼女の右手に移されたり、彼女の正面に呈示された時には、彼女は直ちにこれらの指輪を彼女自身のものと認め、それについて自分にまつわる本当の出来事を語った。
　　同様に、彼女は、彼女の以前の経験において、これまで左手とは通常関係なかった物品、たとえばキーホルダーや櫛といった身の回りの品々を、それらの品物が左手と接触しているのを見た時でさえ、即座に自分のものと認めた。左手の指輪の所有を否定することは、このように自分のものではない手に着けているのを見るということを条件としているだけでなく、それらと左手との過去の関連の有無をも条件としているのである。それはあたかも、彼女の左手と指輪の結合した視覚表象が彼女の記憶に保持されてはいたが、彼女自身の認識からは抹消されていたかのようであった。

　これらの点より、視覚的な無視と心的イメージの無視の合併は、「身体化された自己(self as embodied)」の意識基盤(頭頂葉連合野)である身体の「所有感覚(sence of ownership)：身体が自分のものであるという感じ」や「主体感覚(sense of agency)：運動を起こしているのが自分であるという感じ」を変容させ、記憶と現在とのつながりの物語を意味的に解離させるように思われる。そして、その極北が半側身体失認や病態失認なのであろう。

3.5 半側身体失認、運動無視、消去現象

> 患者は、身体の空間的知覚に必要な左半身の表象、
> あるいは体性感覚の正確な判断を失っている。
> ——Zingerle

■身体の半分を自分のものと認めない

半側空間無視患者が「自分の身体の半分を自分のものと認めない」という不可解な高次脳機能障害を「半側身体失認(hemiasomatognosia)」と言う。半側身体失認は「身体の認識」の障害であり、右半球損傷後の左片麻痺患者において出現する。

1913年に、ジンゲールが「患者は身体の空間的近くに必要な左半身の表象、あるいは体性感覚の正確な判断を失っている」と記したのが最初の報告だが、麻痺を否認する病態失認との境界は曖昧である。そうした症例のエピソードをバルビゼットとドゥイザーボ(1980)は次のように記している。

> このような患者では、左手が障害のない右視野内に入れられたり、あるいは右手の上に置かれたりしても、患者はそれを他人のものであると判断する。ベッドの上で、健側の上下肢が麻痺側の上下肢にぶつかったりすると、患者は自分の横に他人が横たわっているとびっくりする。いく人かの患者では、誰かが自分のベッドの上の左側に〈骸骨の一部〉や〈子どもの手〉を置いていたのだと言って、自分はばかげたいたずらの犠牲者だと抗議しつづけた。

半側身体失認を有する片麻痺患者の多くは体性感覚麻痺を伴っており、急性期のベッド上でも麻痺肢を自ら動かそうとはしない。左半身が動かないことに無関心で、「別に変なことはありません」と言ったりする。また、セラピストが麻痺肢の関節拘縮の予防のために関節可動域訓練(他動運動)を行っているときに、関節の軽い痛みが生じて顔をしかめるので、「今、痛かったのはあなたの腕ですか?」と尋ねると、「確かに少し痛かったが、私の腕ではないので大丈夫だ」と答えた患者に遭遇したことがある。本人はいたって真面目に言っているが、そうした発言を聞いている家族は驚きとまどう。そして、セラピストには患者の言葉が「作話」のように聞こえる。

■アントン-バビンスキー症候群

臨床神経学の歴史において半側身体失認は20世紀初頭より「アントン-バビンスキー症候群(Anton-Babinski syndrome)」として扱われてきた。この症候群はアントンの皮質盲(両側の後頭葉損傷によって見えていないにもかかわらず見えていると主張する)とバビンスキーの病態失認(片麻痺の存在を認めない)とが、「自己の障害の否定」という点では共通するという点に着目した診断名である。

このアントン-バビンスキー症候群は病態失認、半側身体失認、運動幻視、半側痛覚失認を一括した症候群であり、右頭頂葉の広範囲な損傷後の左片麻痺患者にみられるとされている。

その病態解釈は頭頂葉連合野における身体表象（身体図式や身体イメージ）の完全破壊や合併する左側の麻痺肢の自己固有感覚障害および視覚性の障害などに由来するもので、患者は身体に生じた障害を否定して作話的に解釈しようとした結果と説明された。
　また、患者は睡眠状態での夢の中では損傷前と同じように身体を動かし、移動させ、歩いたり、走ったりしているが、意識の覚醒しているときには気づくはずの片麻痺を認識できないという点で、意識レベルの問題に由来する認知障害と考えられていた。また、半側身体失認は狭義の病態失認と解釈されており、大橋によれば触覚失認、着衣失行、構成失行、半側空間失認などの症状を合併することもある。

■パーソナル・ネグレクトあるいは運動無視

　近年では、こうした右半球損傷で生じる半側身体失認を「パーソナル・ネグレクト（personal neglect）」や「運動無視（motor neglect）」と呼んでいる。パーソナル・ネグレクトとは「自己の身体空間（peripersonal space）」の左側を無視する症状であり、口頭指示された自己の身体左側の各部位に触れることができない。自己の身体以外の「視覚的な外部空間（extrapersonal space）」の左側を無視する半側空間無視とは異なる。
　患者は自己の左身体の方向性、探索、知覚、表象（イメージ）することができない。発症直後の急性期に「あなたの左手はどこですか？」と尋ねても、どこに存在するかがわからず「知らない」と簡単に答えたりする。また、左の麻痺した手足を無視したままで、服を着ようとしなかったり、顔を洗ったり、髭をそったり、髪を櫛でとくなどの行為をせず、決して自らの面倒を見ようとしない傾向にある。そして、運動麻痺の存在についての自己意識が欠落しており、忘却しているかのように振るまい、「左腕は失くしてしまったようだ」と手足の喪失感を訴え、麻痺肢を探索したり動かそうと努力せずに健側ばかり使用するので、「運動無視」とも呼ばれる。
　この運動無視は運動の「事前のプログラム（preprograming）」の障害と解釈されている。これは運動の予測制御としての運動プログラム自体の障害ではなく、その前の自発的な行為の意図の障害であると考えられている。行為するためには何らかの欲求、理由、意図があり、その目的に沿って運動プログラムが組織化される。運動無視はその事前の意図が形成できないのかもしれない。だとすれば、運動無視は前頭葉連合野に問題が発生している。
　しかしながら、近年ではシリグらによって、運動の意図と気づきは運動が実行される前に頭頂葉活動の増加の結果として現れることが、生きている人間の頭頂葉への電気刺激研究によって確認されている。彼女らは腫瘍を取り除くための脳外科手術中に頭頂葉の角回領域（area 39周辺）を微小電気刺激し、「運動したいという感じが生じる」ことを術中の患者との次の会話によって確認した（図3.17）。

　　［5 mA／4 s での実験］
　　　E：何か感じる？
　　　P：ええ、私は足を動かしたいと望んでいるように感じた。
　　　　　でも、どのようにかは確かでない。
　　　E：どちらの足？
　　　P［左足を見ながら］：この足。

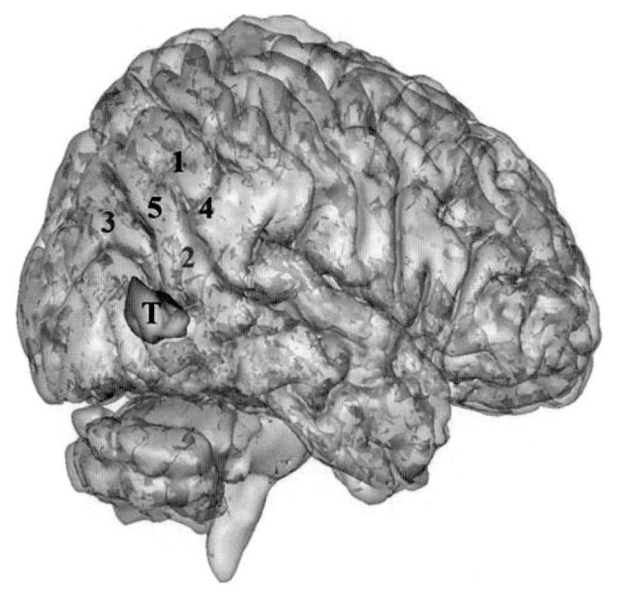

図3.17 運動の意図が生じた頭頂葉の電気刺激部位（Desmurget, 2009）

E：あなたはどのように動かしたいと望んだの？
P：わからない。私はただ動かしたいと望んだだけ。

　そして、運動を実行しているという主観的な感覚は、運動それ自体からは生じず、それ以前の意識的な意図と予測の結果から生成される。一方、運動前野の刺激では手足や口を実際に動かしたが、意識的な意図や自覚がなかったと報告している（unconscious movement）。
　つまり、動こうとする意図は前頭葉の運動プログラム中枢である運動関連領域ではなく、頭頂葉連合野の角回周辺で発生している。もし、この現代版ペンフィールドのホムンクルス実験を想起させる興味深い結果が事実なら、運動無視は頭頂葉連合野の損傷に起因する可能性が高まる。
　一方、臨床的なパーソナル・ネグレクトや運動無視の診断や観察はビシアッチ（1986）によって提案されているものが簡単である。それは患者に目を閉じさせ、脳の損傷側と反対側と同側の手に「触れてみて」と求める方法である。一方、ゾッコロッティは髪を櫛でとく、顔を洗うといった日常生活動作の観察を勧めている。またラプランは運動無視の臨床的特徴を次のようにまとめている。

- 左の手足の不自然な配置
- 左腕あるいは左足を引きずる
- 両側性の運動において左の手足をほとんど使わない
- 左の手足でバランスをとることができない
- 痛み刺激から手足を引っ込めることができない

　いずれにせよ、パーソナル・ネグレクトや運動無視は謎につつまれたままで解明されていな

い。半側身体失認の病巣は右半球の「頭頂葉下葉」が重要だが、麻痺肢の体性感覚麻痺を有している患者に出現しやすい傾向もあって「視床」の病変も疑われている。2007年のコミッテリらによる半側空間無視と半側身体失認の病巣比較では、半側空間無視では前頭葉の運動前野と上部側頭葉を結ぶ神経路(弓状束)の離断が、半側身体失認では頭頂葉連合野の「縁上回」が関与していると報告されている。

最近では半側身体失認という言葉は使用されずパーソナル・ネグレクトや運動無視と呼ばれることが多い。運動無視は古典的には半側身体失認として扱われてきたが、指摘されても麻痺肢をまったく動かそうとはせず、さらに麻痺肢を探すこともしない点が特徴である。運動無視は半側空間無視との合併も多いとされ、右頭頂葉連合野の「身体イメージの欠如」に起因する身体意識の障害と解釈されている。ここでは自験例での典型的な臨床症状を記しておこう。

ある半側空間無視患者は、ベッドから右上肢が垂れていても気づかない。寝返るときにも左上肢を動かそうとしない。衣服を着るときも左腕に袖を通さない。車椅子に座っても、左上肢は忘れ去られたままである。ほとんど左手を見ることはなく、右手で左手に触れるよう口頭指示すると、右手で右肩に触れようとする。左手を動かしてみてと要求すると、右手を持ち挙げる。その誤りに気づかないことが不思議だったが、何度か誤りを指摘して、右手をセラピストが誘導して左手に触れさせたところ、翌週には口頭指示すれば左手に触れるようにはなった。しかし、日常的に左手を使用することはなく、いつも左手は忘れさられたかのようである。洗面所で車椅子に座ったまま鏡を見ながら電気カミソリで髭を剃ると、左側を完全に剃り残している。そして、その事実について患者は無自覚である。半側空間無視の机上検査では左側の無視が続いている。

■身体スキーマの障害か？　身体イメージの障害か？

半側身体失認が身体意識の「所有感覚(sence of ownership)：身体が自分のものであるという感じ」の障害であるのに対し、運動無視は身体意識の「主体感覚(sense of agency)：運動を起こしているのが自分であるという感じ」の障害であると言えるかもしれない。しかし、この病態において無意識的な身体スキーマと意識的な身体イメージがどのように関連しているかについてはよくわかっていない。歴史的には19世紀末まで「身体意識」は内的な身体感覚を動かすハンドルのようなものだと考えられていた。それは「脳のなかの身体」を心的操作する運動のシミュレーションのためのハンドルである。1905年にボニエルが身体の空間的な組織化に関連して「身体スキーマ」という概念用語を提案した。

それ以降、ほとんどすべての臨床神経科医が「身体スキーマ」あるいは「身体イメージ」と呼ばれる心的表象の存在に同意している。しかしながら、ギャラガーが指摘しているように、言葉としての身体スキーマと身体イメージの概念や使用方法は混乱しており、同じ意味が両方の言葉で使われることもある。そして、この混乱状況は身体意識が触覚、視覚、自己固有受容感覚、運動行動、意味的理解、感情など広範囲な概念と関連していることや、各種疾患における身体意識の障害の多様性を考えれば、それ自体は決して驚くべきことではないだろう。つまり、身体スキーマの障害と身体イメージの障害はしばしば同じ疾患においても混在しており、明確に症状を分離することが困難なのである。

特に、パーソナル・ネグレクトや運動無視においては、その傾向が顕著である。パーソナル・ネグレクトは「右大脳半球損傷に起因する左半身の探索欠如」と臨床的には定義されてい

る。患者は左半身の運動麻痺について何も語らず、相変わらず正常だと思っているようである。このパーソナル・ネグレクトは、身体スキーマの障害なのか？ それとも身体イメージの障害なのか？ あるいは運動無視でも右手で左手を探索することはせず、左半側の身体表象そのものが完全に消失しているため、一般的には重度な身体スキーマの障害と考えることができる。しかし、左半身を意識的に言語化することができないという点からすれば、身体イメージの障害と解釈できる。無意識的な身体表象が欠如した結果（身体スキーマの障害）、意識的に身体を言語化できない（身体イメージの障害）と解釈すべきなのであろうか？

　ここで思い出しておきたいのは、マーシャルとハリガンが研究した半側空間無視患者の「燃える家」の知見である。患者は左側の「燃える家」の存在を意識的には知覚していないが、無意識的には知覚していた。これと同様に、パーソナル・ネグレクトや運動無視をきたしている患者も、身体スキーマの欠如によって身体イメージが意識化レベルで言語化できなくとも、実際には身体イメージは残存しているのかもしれない。その証拠の一つとして、かなりの確率で前庭刺激によって身体の存在が再認識できる症例が報告されている。

　したがって、パーソナル・ネグレクトや運動無視は身体スキーマや身体イメージの障害のみでなく、左半身への「注意障害」が重複した状態と病態解釈すべきではないだろうか？

　半側空間無視による注意障害が体性感覚レベルで重度に発生していると考える方が、古くから指摘されている半側空間無視と半側身体失認との合併率の高さを説明できるように思われる。つまり、身体感覚を動かしているハンドルとは「注意」のことであり、パーソナル・ネグレクトや運動無視もまた半側空間無視と同様に、自己の左半身に意識を向ける「注意の神経ネットワークの異常」を伴っているのであろう。

　コミッテリによれば、パーソナル・ネグレクトは右の中大脳動脈の出血や梗塞で生じ、その神経メカニズムには頭頂葉の中心後回と頭頂葉下部の縁上回が関与している。また、ビシアッチとヴァーラーは臨床症状の発見について、身体半側の触覚の変容や誤りといった第一次体性感覚野の欠損を示すとともに、顔の髭の半分の剃り残しやメガネをかけるときに左耳に引っかけないといった行為のエラーが特徴的だとしている。

■リハビリテーション治療

　リハビリテーション治療としては、麻痺肢の視覚的確認や起居移動動作における使用の促進が推奨されているが効果的なものはない。半側身体失認は急性期を過ぎると自然回復的に症状が軽快することがある。急性期には意識が混濁しており、自己の身体の「所有感覚」や「主体感覚」が大混乱をきたしているためと推察できる。急性期（発症後1か月程度）を過ぎても半側身体失認が残存している患者の場合、麻痺肢に注意を集中する能力や運動への意欲や動きを制御する能力は極度に低下したままであり、歩行不能となって日常生活動作の自立には至らないことが多い。常に自己の麻痺肢への体性感覚レベルでの知覚や注意を喚起し、行為を言語的に説明させ、自己の身体イメージや運動イメージの想起を促すことが必要である。

■消去現象と感覚対側逆転（アロキリア）

　ここで一つの仮説として呈示しておきたいのは、半側空間無視、半側身体失認、パーソナル・ネグレクト、運動無視などと「消去現象（extinction phenomenon）」との関連の可能性である。

井村によれば、消去現象は1885年のオッペンハイムの記載まで遡ることができ、「知覚抗争（perceptual rivalry）」、「感覚性消去（sensory extinction）」、「感覚抑制（sensory suppression）」、「触覚性不注意（tactile inattention）」などとも呼ばれ、「一つの刺激ならば知覚されるが、同時に2つ以上の刺激が与えられたときは、そのうち一つしか知覚されない」という現象である。

そして、片麻痺患者には体性感覚の消去現象が生じる。これは身体への注意障害の観点からも興味深い。特に、両側上肢への同時触覚刺激をすると、健側のみの触覚刺激と認識する。つまり、患側への触覚刺激に対する消去現象が生じやすい。そして、この消去現象は視覚でも起こる。

このように両側同時刺激時の消去現象は視覚（視覚消去テスト）、体性感覚、聴覚で生じることが判明している。また、一側肢の2箇所触覚刺激では遠位部を消去しやすく、手足の同時触覚刺激では足を消去しやすい。

あるいは、患側への触覚刺激を健側への刺激と認識してしまう空間位置の移動（spatial transposition）も認められる。それは半側空間無視の模写課題で、左空間に存在するものを右空間に押し込めて模写する現象と同様である。たとえば、時計模写で右空間に1から12までの数字を押し込めたり、図形模写で左側に存在するものを右空間の中に描いたりする（図3.18）。これは感覚対側逆転やアロキリア（allochiria）と呼ばれる症状で古くから発見されている。また、運動覚で発生した場合は運動対側逆転（motor allochiria）という。要するに、アロキ

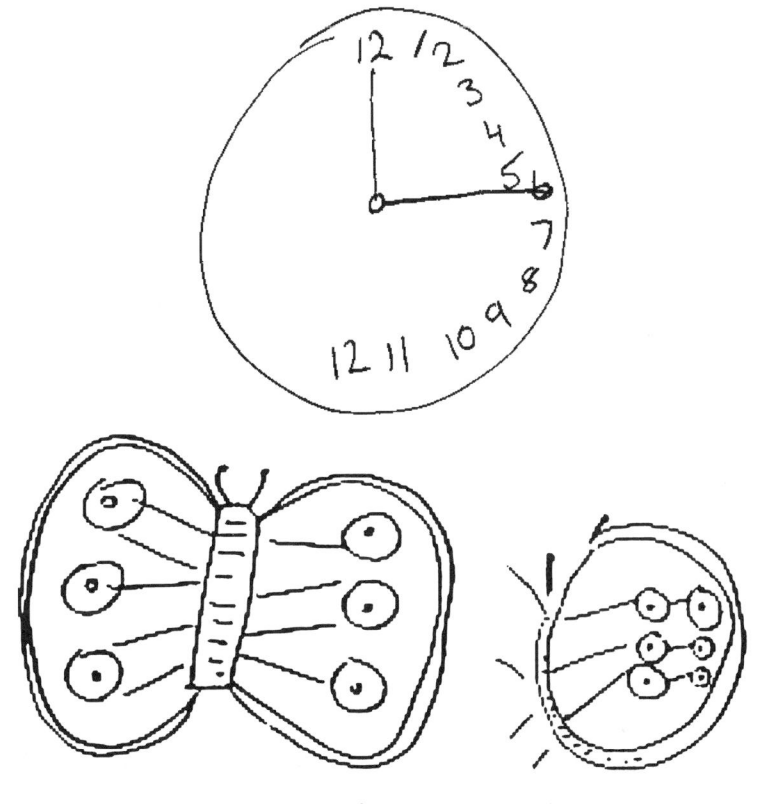

図3.18 アロキリア（Halligan, 1992）

リアとは両側刺激を一側刺激と認識することである。

　特に、体性感覚における消去現象や感覚対側逆転は半側空間無視を身体スキーマや身体イメージの異常に起因する意識的表象の障害と解釈するビシアッチやヴァーラーの表象障害説をかなり肯定する所見であるように思われる。あるいは「これは私の身体である」という自己の体性感覚表象ができなくなり、身体の「所有感覚」や「主体感覚」が変容してしまう背後に、体性感覚の消去現象やアロキリアが存在している可能性がある。つまり、一つの仮説として、半側身体失認、パーソナル・ネグレクト、運動無視の背後に触覚、圧覚、運動覚、重量覚の消去現象やアロキリアが潜んでいるのではないだろうか。

　強調しておきたいのは、半側空間無視を伴う左片麻痺患者が座位や立位をとるとき、患側からの体性感覚入力を消去してしまうという可能性である。考えてみるまでもなく、臥位（背中）、座位（殿部）、立位（足底）の体性感覚入力は必ず「両側性」である。そして、消去現象やアロキリアが両側性の同時刺激によって発生するのであれば、患側肢の触覚、圧覚、運動覚、重量覚は消去されたり対側感覚逆転しているのかもしれない。臨床では左右の体性感覚の同時入力を区別できるかどうか確認しておくべきであろう。消去現象やアロキリアは身体の左右両側への同時注意の障害である。

　そして、この同時注意の障害は左右両側の運動時には必発である。たとえば、片麻痺患者に腹臥位をとらせ、膝を90度屈曲した状態からハムストリングを遠心性収縮させながらゆっくりと膝伸展することを要求してみればよい。もちろん、麻痺肢の運動の方が困難だが、ある程度可能な患者でも両側同時に行うことはきわめて難しい。

　半側空間無視、半側身体失認、パーソナル・ネグレクト、運動無視などはすべて、左右の同時刺激に対して注意を適切に配分することができない。つまり、視覚、聴覚、体性感覚の左右比較が困難である。

■プッシャー現象

　さらに、こうした右半球損傷後の身体スキーマや身体イメージの変容や左右比較の問題に関連した症状として「プッシャー現象 (pusher syndrome)」がある。

　プッシャー現象は1985年にデーヴィスが報告したもので、片麻痺患者が座位や立位において重心を患側に著しく偏移させ、患側方向への転倒に無関心な現象のことである。一般的には患側への転倒を怖がって重心は健側方向に偏移するが、こうした患者では逆に健側の上下肢でベッドや床を押す傾向が認められるために「押す人症候群」とも呼ばれることがある。

　半側空間無視との合併が指摘されているが、その発現病巣は内包、補足運動野、頭頂葉、視床などの報告があり明確ではない。

　プッシャー症候群の病態仮説としては視覚的な垂直線と体性感覚的な垂直線との解離が指摘されている。そして、どちらの垂直線がより正常な垂直線より偏倚しているかについては、体性感覚的な垂直線がより健側に偏倚している。その結果、視覚的な垂直線に身体の垂直性を一致させようとして健側の手足で押すのであろう。

　こうした患者は口頭指示しても理解できず、座位バランスを再獲得することにも難渋する。また、閉眼によって重心動揺が増すことが多く、座位や立位の静止も困難である。

　座位バランス訓練としては、足部を床に接床させない座位で視覚的な垂直線を確認しながら身体の垂直性を保つ方法が提案されている。しかしながら、体性感覚的な垂直線の認識ができ

ないままでは座位の再獲得は難しい。

　プッシャー現象を示す片麻痺患者には、単に視覚的に垂直位を保持させるのでなく、まず殿部と座面との「接触面（基底面）」の数と広さに意識を向けることが大切であろう。また、背中も壁と接触させて、押さなくても座位が安定保持できる状態をつくるべきである。

　ただし、プッシャー現象と半側身体失認や運動無視との関連性は明らかではない。必ずしも半側身体無視患者がプッシャー現象を示すわけではない。プッシャー現象は頭頂葉損傷に起因する半側身体失認とは病態がかなり異なると考えるべきである。

　カルナースによれば、プッシャー現象は身体的垂直認知と視覚的垂直認知の差異によって出現するという（図3.19）。つまり、体幹は前額面で左傾斜するが、半側空間無視患者の体幹は水平面で右回旋するという特徴がある。この片麻痺患者が垂直線を正しく認知できない点については、1971年にザンケルが空間失認の一つとして指摘している。しかし、彼は健側に傾斜すると考えたようである。これはプッシャー現象とは逆であり、謎が残る（図3.19）。

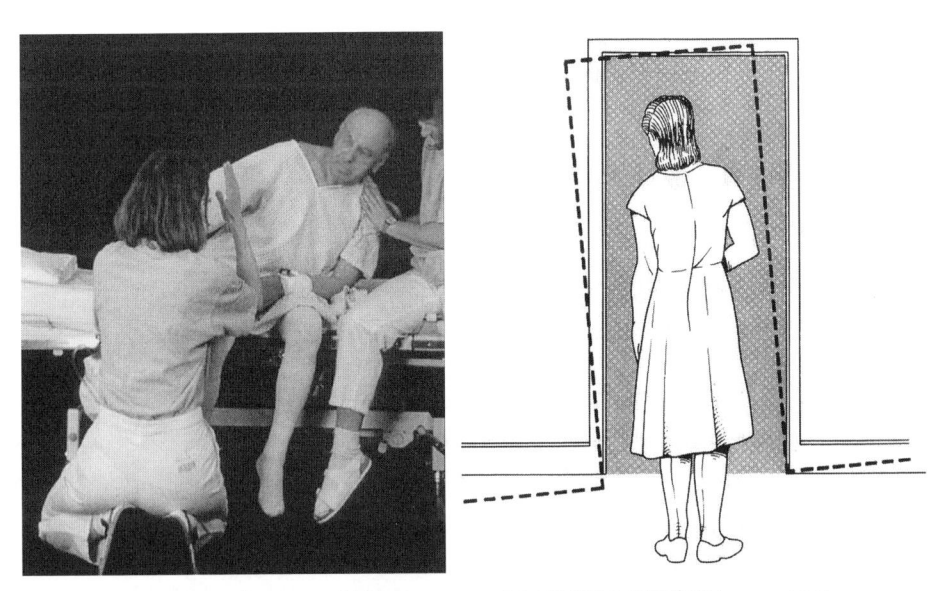

図3.19　プッシャー現象（Karnath, 2003）と垂直線の空間失認（Zankel, 1971）

3.6　病態失認、パラフレニー、運動幻覚

> 我々は認めなければならない…、病態失認は現実なのか？
> 私はこれに答えることができない。
> ——Babinski

■病態失認（アノソグノジア）

　1913年にジンゲールは「私の身体の左側は、私の隣に横たわっている女の人のものです」と言った片麻痺患者を報告している。

　そして、1914年6月11日。シャルコーの有名な弟子の一人であるサルペトリエール病院のバビンスキーは、パリの神経学協会に短い論文を提出した。それは脳卒中によって重篤な片麻痺を呈した2例の患者が、「手足が麻痺したということを知らない」という奇異な症例報告であった。バビンスキーは患者の状態を詳細に記述し、この症状に「病態失認（anosognosia）」という用語を当てた。それは知識の欠落を意味するギリシャ語の失認（agnosia）と疾患（nosos）から造語された。

　バビンスキーは、「私が片麻痺を診察する際に、麻痺の存在を無視したり、気づいていないように見えることがあるという事実から、患者の精神障害に対して注意を喚起しておきたい」と序論に書いている。彼は「症候発見の天才」と呼ばれるが、特筆すべきは「病態失認患者の多くが変わった合理化した説明をする」という点に注目していることである。彼は次のように観察している。

> 　彼らに麻痺した左腕を動かすよう依頼したとき、彼らはそれを辞退する。そして、無数の信じがたい弁解をする。さらに、かの左片麻痺患者の全員が、その状態についてわからないというわけではない。一部の患者には運動麻痺についての知識があったが、そのことに異常に無関心だった。

　そして、これには「疾病無関心（anosodiaphoria）」または「麻痺に対する無関心」という用語を当てている。バビンスキー自身にとっても、病態失認は奇異な現象だったのだろう。彼は「我々は認めなければならない…、病態失認は現実なのか？　私はこれに答えることができない。この点について、十分に確かな方法で、患者に質問することは、私には不可能だ」と記している。

　また、1918年にバビンスキーは次のような別の症例を報告している。

> 　患者は左片麻痺だが知的で感情的な能力は維持している。彼女は過去の出来事をよく記憶しており、意図的に話し、彼女自身を正しく表現し、観念は感覚的であった。彼女は自分のよく知っている人物や新しい人々について尋ねることにも興味をもっていた。幻覚、譫妄、錯乱状態、作話などはなかった。しかし、明らかに知性の保存とは対照的に、彼女はほぼ完全に片麻痺の存在を無視しているように見え、それを怖がっていた。決して彼女は麻痺について不満を言わなかった。それについて何も言及しなかった。彼女は彼女の右

腕を動かすように依頼されると、直ぐに運動指令して動かした。左腕を動かすように依頼されると、彼女沈黙し、左腕は静止したままで、あたかも依頼が他の誰かになされたかのようにふるまった。

このように病態失認という症状が発見されたのは1914年のことであり、その発見者はバビンスキーだとされている。
モリスによれば、「バビンスキーの原著論文には多くの答えることができない問いがある」という。たとえば、病態失認の患者は知識が欠落しているのか？　それとも左側の運動麻痺についてのいくつかの限定した知識がないのか？　それは脳の神経路の遮断によるものなのか？
病態失認は器質性（または身体的な）疾患なのか？　あるいは思考の錯乱なのか？　彼女はある種の催眠状態なのか？　…といった疑問である。いずれにせよ、患者は左片麻痺を否認する。

■ 身体パラフレニー

また、病態失認は「パラフレニア（paraphrenia）」と呼ばれる精神症状と深く関係している。パラフレニアとはクレペリンが「精神分裂病」の特異的な妄想体験で使った言葉だが、特に身体についての病識が欠如してしまう症状とその妄想体験を「身体パラフレニー（somatoparaphrenia）」と呼ぶ。運動麻痺や感覚麻痺によって身体イメージが完全に消失または変質してしまったと考えられる。患者には身体の喪失感や異物感がする。病態失認患者でなくても片麻痺の急性期にはときどき出現する。「身体が死んでいるようだ」と訴えることが多い。だが、身体パラフレニーの最大の特徴は自分の手足の変容感ではなく、他人の手足だと妄想する点にある。それは祖先であったり、家族であったり、友人であったり、見知らぬ人であったりする。自己の身体の「所有感覚（自分の手足であるという存在感）」と「主体感覚（自分が手足を動かしているという主体感）」を越えて、他者の物だと主張するには精神の奇怪な世界への飛躍が必要だが、患者はその世界に入ってしまっている。正常の境界線を越えてしまうのである。下記のような患者の言葉が報告されている。すべて左片麻痺患者である。

> 私の古い左手は縮みはじめて新しい手が生えてきています。だんだん肉付きがよくなってより大きくなっています。私はベッドの中に手の巣を持っています（Ehrenwald, 1930）

> 私の左上下肢は医者のものか、自分と同じベッドに寝ている誰か他の人のものだと思います。左腕が左の肩と実際直接つながっていることを目で確かめるように言われても、私の目と私の感情は一致しません。私は感じることを信じなければなりません。見ると、それは私のものであるかのように見えます。しかし、そうでないと感じます。私は自分の目を信じることができません（Orsem, 1941）。

> この腕は私のものではありません。私がバスルームで倒れたときに見つけたものです。この腕は私のものにしては重すぎます。これはあなたのものに違いありません。私はそれを動かしてあらゆることを行うことができます。それが重すぎると感じたときは、おなかの上に置きます。それは私を傷つけたりすることはなく、とても親切です（Rode, 1992）

彼らは2本の指をとってそれらを一緒にくっつけてしまいました。左手は、真ん中で切られてしまいましたが、それでもまだとてもよく働いてくれます。とてもいい手です。
　あなたのものではない足と一緒に暮らすのは…難しい…私はそれを牛の足だと思うようになりました…でもそれを受け入れることにします。

　私の母はスーツケースを持っていて、少なくともその中に3組の指が入っています。そして、それらはすべて機能的で…私たちはそれを税関にもって行きました。税関の人達は箱の中の指を見てみんな驚いていました。彼らとよい関係を持つにはいたりませんでした。

　私は、なぜ医師たちがそんなに切断された私の腕や指や足に興味があるのかわかりません。私はベッドで私と一緒に横たわっているこの腕とともに目覚めます…しかし、私はその毛やここにある傷を覚えています。それは私の腕だとわかります。それは少し奇妙で、つながっていませんでした。そのつなぎ目はゆるくなっていて血がついていました。いいことではありませんね。時々どこかに行ってしまいます…そして私の母のスーツケースの中の、もといた場所に戻ってくるのです…。

　…同じ患者の4年後
　数年前、それは誰か他の人の足であって私のものではありませんでした。最初は、私は自分の左手と左足が自分のものであるとは思いませんでした。左足は箱に入れてベッドの下にしまっておいたと思っていました…、安全な保管のために、後で…そして問題は解決されました…今ではすべて笑い話ですが、そのときは少なくとも、かなりの血にまみれた恐ろしい出来事でした（Halligan, 1995）

■病態否認

さらに、病態失認には病態否認という現象が現れる。ここではベルディによる病態否認患者との会話を記しておこう。

　　E：私たちはどこにいますか？
　　P：病院です。
　　E：どの病院？
　　P：ソンマ・ロンバード。
　　E：なぜあなたは入院しているのですか？
　　P：私が脳卒中だからです。
　　E：脳卒中とは何？
　　P：知りません。
　　E：あなたの左腕はどんな状態ですか？
　　P：すばらしい。
　　E：あなたは、それを動かせますか？
　　P：はい。
　　E：あなたは左腕を上方に挙げることができますか？

P：はい、できます。
E：あなたは左手で受話器を取ることはできますか？
P：はい、できます。
E：あなたは両手を使って瓶を開けることができますか？
P：はい、できます。
E：あなたは左手でヘアブラシ使って髪にブラシをかけることができますか？
P：はい、できます。
E：あなたは両手を使って顔を洗うことができますか？
P：はい、できます。

［患者は、ここから実際に運動を行うよう要請された］
E：あなたの右手で私の手にさわってもらえますか？
P：（患者は、何の問題もなくそれをする。）
E：あなたの左手で私の手にさわってもらえますか？
P：（彼女は運動しようとするが、左腕を上げることができず、検査者の手に達することができない。それにもかかわらず、しばらくして、彼女は"できた"と言う。）
E：あなたは、したのですか？
P：はい、そう思います。
E：あなたの右手であなたの左手にさわってもらえますか？
P：（彼女は問題なしでそれをする。左の運動無視が消えたことを示唆している。）
E：この瓶を私に開けてもらえますか？
P：（患者は、右手だけを使ってそれを試みる。）
E：あなたはすることができますか？
P：いいえ。
E：どうして？
P：瓶が開かないので…。
E：あなたはどのように瓶を開けるのですか？
P：一つの手で瓶をもち、もう一つの手でキャップのネジを抜きます。
E：あなたは、それをしていますか？
P：はい。
E：あなたは左手をあなたの左肩につけることができますか？
P：はい。
E：それではして下さい。
P：（患者は、運動をしてみるようである。彼女の左手は明らかに動かず、左腕も静止している。そして、肩を見る。その後、あたかも彼女は要求された行為を行って終わったかのように検査者を見る）。
E：あなたはしましたか？
P：はい、そう思います。
　　（患者は、車椅子で洗面所へ連れて行かれて、洗面台の前に位置される。）
E：両手を使って顔を洗ってもらえますか？

P：（彼女はあたかも左手が実際に洗面台の正中線上にあるかのように、液状石鹸の瓶を右手で摑んで持っていき、左手を石鹸で洗うことを試みる。しかしながら、左手は膝の上に置いていたので、左手は洗面台にはなかった。彼女は右手を石鹸で洗った後に、あたかも２本の手（もう一つの左手も一緒に）を洗っているかのように、右手を前後方向に動かし始めた。そして、ついに彼女は右手を使用して顔面を洗った。）
E：あなたは両手で洗っていますか？
P：はい、そうしています。
E：あなたは、あなたの顔を洗っていますか？
P：はい、そうです。
E：両手で？
P：はい、そうです。

［それから、彼女は左手でヘアブラシを使って髪にブラシをかけるよう求められた］
　ヘアブラシは台の上にあった。そして、左手は台の上で静止した状態のままになっていた。彼女にヘアブラシを右手で持ち、左手に持っていって、一緒に持つことを強制した。彼女は頭部を動かして左手で髪にブラシを実際にかけた。しばらくして、彼女は検査者を見て、その結果に満足しているようだった。

E：あなたは、行いましたか？
P：はい、"左手だけで！"行いました。

■運動幻覚

　左片麻痺患者に出現する自己の身体意識の異常については、バビンスキーによる病態失認の発表以来、歴史的に数多くの報告がなされている。それらは右頭頂葉損傷における身体図式の異常や身体記憶（エングラム）の変質と解釈され、自己の身体の存在を無視したり否認する点が最大の特徴であった。
　しかし、それとは逆に、別の手足があると錯覚する「運動幻覚（hallucination kinesthesiques）」という現象も報告されている。たとえば、バルビゼット（1980）は運動幻覚をきたした珍しい症例について次のように記している。

　ある片麻痺患者に左上肢を随意的に屈曲させるように命じると、上肢がまったく動かないままだったり、ごくわずか動きかけたにすぎないのに、患者は腕が命じられた方向に動いたと確信する。この錯覚は、自然発生的に生じてくるものなので、患者があくびをしたり、咳をする時には、左手が口のところに自然に行くものだと信じこんでいる。患者は、顔をかきたいと思った時には、左上肢はかく身振りをするように動くのを感じたと信じこむ。しかし、右手を顔のところにもっていくと、右手は左手とぶつからないので、患者はびっくりする。
　この場合、患者は自己の右の手足が存在することは知っている。左の手足については左空間のある位置に存在すると考えているが、それを見たり触れたりするように検者から求

められるとその位置に手足はない。実際に見たり触れたりすることのできる左の手足は別の位置に存在している。

そして、バルビゼットは「この時、患者は自分の左側に2本の上肢(手)と2本の下肢(足)があるというように考えるほど奇妙な障害に陥り、自分には左右に一対の上下肢があるということを知的には知っているので、ショックを受ける。そして、その結果として自分の誤りを正したり、あるいは逆に作話的な解釈を発展させることになる」と症例の心理を考察している。

つまり、患者には自分の考えている左上下肢、見たり触れたりすることのできる左上下肢と右の上下肢という3本の上下肢があると考えてしまうのである。

■第三肢、余剰幻視

こうした運動幻覚は「第三肢」あるいは「余剰幻肢(supernumerary phantom limb)」と呼ばれる。もう一本の別の上下肢が、肩や股関節の辺りから新たに生えているように感じるという現象である。四肢切断後の幻肢に第三肢が出現する場合があるのは有名だが、片麻痺に稀に出現することもある。

そして、この運動錯覚としての「第三肢」の出現は、左手足の感覚麻痺の回復過程と関係しているのかもしれない。たとえば、手足の運動麻痺に重度な体性感覚麻痺(触覚、運動覚、筋の固有受容感覚の脱失)を合併した場合、目を閉じると左の手足は存在しないが、目を開けると左の手足は存在している。このとき、関節の運動覚において感覚麻痺が鈍麻レベルへと回復すると、関節運動に伴う深部感覚情報が脳の感覚野に伝わるようになる。しかし、患者がこの目に見えない運動覚情報と目に見える手足の視覚情報とが合致せずに別のものだと認識すれば、左の上下肢は2本あると錯覚してしまうかもしれない。

■幽霊の手足

フリスは、左片麻痺が回復した後に、身体の左側にもう一本の「幽霊の手足(phantom limb)」の存在を頻繁に経験する症例を報告している。

> この幻覚の腕は、彼女の本物の左腕が1、2分前にあった場所に出現する。幻覚が現れているときは、あたかも腕が三本あるかのように感じる。幻覚の左腕は彼女が自分の本物の腕を見つめると消え去った。彼女は自分に三本も腕が生えていないことはわかっていたし、幻肢の経験が脳の損傷によって起きていることも知っていた。それでもなお、三本目の腕が存在するという感覚はきわめて鮮明だったので、彼女は買い物のときなど、三本の腕にそれぞれ大きな買い物袋をぶらさげている感じがして、人にぶつかるのではないかと心配なのだった。

その後、フリスらは彼女の脳をfMRIで調べ、三本目の腕を感じているときに脳のどの部位が活性化するかを突き止めようとした。そして、その結果は予想と異なるものであった。当初、身体図式や身体イメージの中枢とされる頭頂葉連合野が活性化すると考えていたが、実際には運動をコントロールする前頭葉の補足運動野の活性化と関係していた。つまり、第三肢あるいは余剰幻肢という経験は、「知覚よりも行為に依存している」のである。これは四肢切断後

の幻肢が感覚野の活性化と関連しているのとは逆である。

■肩から生えた手と本当の手を区別した症例
　こうした運動幻肢は極めて稀であって一般的な片麻痺患者には認められない。しかし、ある片麻痺患者がそれを否定するような興味深い発言をしている（自験例）。

> 　脳の病気になってびっくりしたのは自分の右半身が無かったこと。足の方は割と早くどこにあるかがわかるようになった。しかし、手はいつもどこにあるかわからない状態で、不思議なのは夜寝ている時に勝手に手が動いている感じがしてびっくりして見ると、あると思った場所に手がなくて、身体の下に手が敷かれていたこと。その頃は寝ている時にベッドが左側（健側）に傾いているようで気持ちが悪かった。そんなことが発症後の数週間続いた。
> 　勝手に動く手は、肩の辺りから出ていて、本当に勝手に動く。肩から生えた手は、自分の本当の手の感覚が良くなってから、肩から徐々に本当の腕と重なってきたように感じた。今は、肘から先の手が勝手に時々動くことがある。勝手に動いてシーツをモゾモゾと触ったりする。今は、手を目で見たら、本当の自分の手が勝手に動いていることもある。

　果たして、この片麻痺患者の訴える肩から生えた手、つまり勝手に動く手は「運動幻覚」であろうか。この手は運動覚の回復に伴って生えてきているように感じる体性感覚的な「現実の手」である。患者自身は直ぐに気づかなかったものの、これは回復の兆しだと言える。患者が「本当の手」と呼んでいるのは、目に見える手であり、「肩から生えた手」は目に見えない手である。したがって、運動幻覚の出現は、自己の身体の体性感覚と視覚の解離症状と解釈できるのではないだろうか。さらに、この症例は右片麻痺であったがほぼ完全に回復した。だとすれば、運動幻覚は右頭頂葉損傷による左片麻痺患者に特有な症状ではなく（それが病態失認などを伴っていれば顕著に出現しやすい傾向は否定できないにせよ）、左右いずれの頭頂葉損傷、特に発症直後の急性期に出現する、自己の身体認識における体性感覚と視覚の解離症状と理解すべきではないだろうか。この現象が稀なのは、そうした感覚解離状態でも、「自分の上下肢は一対なのだ」とする前頭葉の運動プログラム中枢が活性化し、運動野が現実の手足に運動指令を送るからだろう。それによって筋収縮が生じれば、固有感覚情報が脳の感覚野にフィードバックされて、自己の手足の存在を体性感覚的にも視覚的にも確認することができるはずである。

　古い神経学にアントン-バビンスキー症候群と呼ばれる病態が記載されていることは「半側身体失認」のところで紹介したが、この症候群には「病態失認」、「半側身体失認」、「半側痛覚失認」などとともに「運動幻覚」が含まれている。
　1914年にバビンスキーは「我々は認めなければならない…、病態失認は現実なのか？　私はこれに答えることができない」と言っている。病態失認患者は、何か決定的なことに気がついていない。だが、それが何か我々もまた気づいていない。

3.7 麻痺肢の擬人化と憎悪

> それは私のものであるかのように見えます。しかし、そうでないと感じます。
> ———ある片麻痺患者の言葉

　脳卒中によって片麻痺が発生した後に、患者が麻痺した左手足を自分のものだと認めず、別の誰かの手足だと主張すること稀にあり、それを病態失認における「身体パラフレニー」と呼ばれる妄想だと説明した。しかし、その自己の身体を他者のものだと主張するだけでなく、それに名前を付けて「人格化（personification）」するという症状があり「麻痺肢の擬人化」と言う。また、さらにその麻痺肢を憎悪する「ミソプレジア（misoplegia）」という理解不能な症状がある。

　まず、自験例におけるセラピストと患者の会話を紹介する。患者は発症から数か月経過した脳卒中片麻痺患者（60歳代の女性・右中大脳動脈の出血）で、重篤な左片麻痺を呈し、上下肢の随意運動は困難で歩行することもできず、車椅子に座っている。

「この左手はあなたの手ですか？」
「知りません」
「この左足はあなたの足ですか？」
「知りません」
「今、私が左手に触っているのがわかりますか？」
「わかります、わかります」
「誰の手に触っているのですか？」
「……」
「あなたの左手ではないのですか？」
「違います」
「では誰の手ですか」
「先生の手です」
「これはあなたの手ですよ」
「……」
「左足は動きますか？」
「動きます」
「歩けますか？」
「歩けます」
「では、歩いてみてください」
「……」
「この左の手足は誰の手足なのですか？」
「先生の手です」
「あなたの左手と左足は見えますか？」
「見えますよ」

「あなたの左手と左足はどこにありますか？」
　「家に忘れてきました」
　「家に手足があるのですか？」
　「……」

　自己の片麻痺の存在を否認するという奇妙な現象は、1914年にバビンスキーが「病態失認」として報告している。しかし、この症例は麻痺肢を「先生の手」だと主張している。また、こうした麻痺肢を別の誰かの手足だと主張する最初の症例報告は1937年にオルセンによってされている。

　　患者（女性）は左片麻痺を否定し、自分の左上下肢は医者のものか、自分と同じベッドに寝ている誰か他の人のものだと言い張った。彼女は左腕が左の肩と実際直接つながっていることを目で確かめるように言われた時、「私の目と私の感情は一致しません。私は感じることを信じなければなりません。見ると、それは私のものであるかのように見えます。しかし、そうでないと感じます。私は自分の目を信じることができません」と答えた。

　そして、1953年にクリッチリーの記念碑的著作『頭頂葉』が出版される。彼は右頭頂葉損傷によって出現する半側空間無視、半側身体失認、病態失認などを研究した先駆者の一人として有名だが、この本で「麻痺肢の擬人化」という症状を報告した。
　ファインバーグの著書『自我が揺らぐとき』には、このクリッチリーの症例についての記載がある。それによればクリッチリーが診察した患者は自分の麻痺した腕を「彼」と三人称で呼び、次のように語っている。

　　彼はときどき疲れるんですよ。なかなか、ついてこられないんですね。どうしても遅れをとる。とても怠け者でしてね。ぐずぐずだらだらしているんですが、ついてこられなくても、離れたくはないんですね。もう一週間もそんなぐあいです。

　一方、クリッチリーは、この患者の奇妙さを次のように説明している。

　　指を開いてくださいと言われると、彼はぎゅっと握ったままの手を目の前にもってきて、なでたりさすったりして機嫌をとり、あやしながら、こんな風に言った。「さあさあ、おサルさんや、がっかりさせないでおくれ。さあさあ、「おサルさん」。わたしは「ラッキー」と呼んでいるんですよ。最近は和気あいあいとやっていましてね。それで「ラッキー」と呼ぶことにしたんです。さあさあ、「ラッキーや…」。看護スタッフは食事時になると、彼が「小さなおサルさん」に「さあ、おあがりよ」と言いながらスプーンで食べ物を運ぶのを見ている。

　さらに、ファインバーグによれば、クリッチリーは患者たちが麻痺肢におもしろいあだ名をつけている点を指摘している。それは次のようなあだ名である。

「ジョージ」、「トビー」、「お馬鹿さんのビリー」、「怠け者のジョー」、「ベイビー」、「だめおくん」、「ぐず」、「ろくでなし」、「のらくろ者」、「うっとうしいやつ」

　こうした「麻痺肢の擬人化」は患者の妄想なのだろうか。この心的現象は精神異常の範疇に含めるべきなのだろうか。ファインバーグによれば、患者は説得しても認めようとはせず、健側の手で左腕を触れさせても自分の腕だとは納得しないという。また、彼の症例では、左腕を「夫」のものだと言っている。しかし、夫は何年か前に亡くなっている。そこには人生の物語が潜んでいるようにも思える。仇名をつけるということの背後には何らかの個人的な秘密が隠されているのだろう。
　ファインバーグはワインシュタインの「麻痺肢の擬人化は患者のメタファー表現」だとする病態解釈を紹介している。比喩（メタファー）は個人がある事象をどのように理解しているかを短く端的に表すという特徴がある。つまり、患者は自己の人生経験を通して麻痺肢をメタファーの表す意味として認知しているということである。ファインバーグが文献的に調べた次のメタファーの数々を見れば、それが決して妄想ではないことがわかるだろう。

　　「死んでいる」、「死んだ肉塊」、「黄色く縮んだカナリアの爪」、「錆びた機械の一部」、「枯れ木」、「かわいそうなしなびた手」、「石灰袋のようだ」、「カラスの脚のように見えるし、感じる」、「ただの骨と皮」、「役に立たない道具」…

　「麻痺肢の擬人化」は私秘的だが患者の素直な心（情動）の発露のように思える。きっと、自己の麻痺した身体を見つめるには勇気がいるのだ。だが、この奇妙な心的現象には、もう一つ別の意味が内在している。つまり、これらのメタファーはすべて「自己（私）が自分の身体を"疎外"していることの表れ」なのである。

■ミソプレジア
　また、こうした麻痺肢の擬人化を示す患者には、その擬人化した四肢を憎悪することがある。この麻痺肢の憎悪は「ミソプレジア（misoplegia）」と呼ばれる精神症状の発現を意味する。たとえば、ベンソンらはその症状を次のように記載している。

　　63歳の婦人が10年の間に2回の大きな脳血管発作を経験した。2回とも右半球の病変で、上肢の屈曲位拘縮を含む重篤な左片麻痺をのこした。上肢の拘縮は疼痛があり全く使えないにもかかわらず、患者はその麻痺側についてしばしば認知していないように見えた。普段、特に両側の四肢が何かをするのに必要になったとき、彼女は左側に対する侮辱感を現わし、左側を憎むといい、鋸で切り落し捨ててしまえたらいいと述べた。ときどき麻痺した左の上肢を打ったり噛んだりするのも見られた。

■自己疎外
　左片麻痺で半側空間無視や病態失認を伴う患者は、一般的に左側の麻痺肢に対して不注意であったり無関心を示すことが多い。そして、ときに腕を擬人化する。しかし、さらに麻痺肢を邪魔者扱いして嫌悪感を表出することがある。つまり、健常な右手で麻痺した左手を叩いた

り、嚙んだり、必要ないので切断したいと訴える。

　クリッチリーは、こうした左側への不注意や無関心と憎しみと呼んでよいほどの非常に強い罹患した四肢に対する侮辱や嫌悪という組み合わせは、リハビリテーション治療を非常に妨げ、脳障害からの回復を遅らせるとしている。

　そして、こうした麻痺肢への嫌悪感や憎悪の表出は病態失認に特有な「自己疎外」であると言える。

　最後に、自験例の片麻痺患者とセラピストとの会話を紹介する。この患者には麻痺肢を健側の手で叩くという現象が頻繁に出現していた。

　　セ：あれ、腕を叩いたりしたらダメですよ。
　　患：…
　　セ：なぜ、そんなことをするの？
　　患：こいつは役立たずだから。
　　セ：役立たないというのはどういう意味？
　　患：言うことを聞かない。
　　セ：どういう意味、右腕が動かないということ？
　　患：力を入れても言うことを聞かない。とにかく役立たない、腕を切り取って付け替えてもらいたいわ。

　この患者に半側空間無視や病態失認は認められない。だが、患者は自己の身体を不要な物体と捉え、自己を「疎外」している。これは果たして高次脳機能障害だろうか？　視点を変えれば片麻痺が回復しないことへの苛立ちや回復を願う正常な情動反応の表出とも解釈できる。憎悪とは愛情の反対だが、人間の心は愛情が強いが故に思い通りにならないと逆に憎悪の気持ちが生まれることがある。

　右半球損傷のリハビリテーション治療は難しいが、まず取り戻すべきは麻痺した身体への親和性であろう。運動療法は患者が疎外している「自己」を取り戻すことに全力を傾けるべきである。

　しかし、それでも不十分である。なぜなら、この麻痺肢を叩く片麻痺患者は、麻痺の回復のこと、動けないこと、日々の生活のこと、お金のこと、仕事のこと、妻との関係など、どのようにして人生を生きるのかという問題を背負っているからである。

4

左半球損傷の世界

4.1 左半球損傷の世界

> 私は「右、左、後、前、上、下」といった言葉の意味が理解できない。
> ——Luriaの患者の言葉

　神経心理学者のアレクサンドル・ロマーノフ・ルリアが著書『失われた世界』で分析している症例は左半球損傷である。ザシェツキーという名の患者は自己の症状について次のように語っている。

　ときどき、私は「前腕」がどこで、「尻」がどこであるのかさえわからなかった。その二つの言葉がまず何を指すのかを考える必要がある。私は、「肩」という言葉が何を意味し、「前腕」という言葉がその「肩」にたいへん関係深い言葉であることは知っている(ロシア語では、それぞれプルェチョ、ブリェ(前)・プリェーチェという)。しかし、前腕がどこにあるのか、忘れてしまう。それは私の首や手の近くなのか？　同じことが「尻」という言葉にもいえる。私は「前腕」の場合と同じように、尻がどこにあるかを忘れ、あわててしまう。それは、私の足の膝の上の部分の筋肉のことだろうか？　それとも、骨盤の筋肉のことだろうか？　同じようなことが、私の身体のいろいろな部分についていえる。私は、身体の各部分の名前をまだ思い出せない。
　医者が私に「背中はどこかな」と質問したとする。とってもおかしなことだが、私は医者にその場所を示せない。私は今はすでにその「背中」という言葉が身体についての言葉だとは知っているが、頭の負傷のために、その部分がどこかを思い出せず、忘れてしまっている。身体の他のいろいろな部分の名称も少なからず忘れてしまっている。あたかも「自分を忘れてしまった」かのように。
　同じことは、医者が私に、「あなたの目はどこかな」と言ったときにもおこった。「目」という言葉が何を意味するかを思い出すのに長い時間がかかった。結局、私は思い出すことができた。「鼻」についても同じことだった。医者はこの作業をくりかえした。そして

私に求めた。「鼻はどこですか。目は？ 耳は？ 早く示して下さい」と。しかし、私は混乱しただけだった。医者は私に、何度も何度も、いわれた部分を指さす練習をさせたが、もはや私は「鼻」「耳」「目」という言葉の意味を思い出せなかった。すでにわかるようになった言葉さえ、すぐには心にうかんでこなかったのだ。

医者が私に、「腰にさわってみなさい」と言ったとき、私は、それがどこのことかわからなくて立っていた。また、「横腹にさわりなさい、横腹だ、横腹にさわれ」と言ったとしたら、それはどこを意味するのかわからないだろう。

ルリアは、彼の状況を「当惑」という言葉で表現している。また、「身体のそれぞれのいつもの感覚を忘れただけでなく身体の各部がどのような役目をするかも、忘れてしまったらしい」と記している。そして、それは奇妙な結果を、ときどきもたらした。

たとえば、彼は夜中に目がさめ、「私はトイレに行かなければならない」と思ったが、どのようにすべきかはわからなかった。また、彼はかつてあたりまえであったことを再び習わなければならないと、何度も思い知らされた。それは「誰かに合図をしたり、別れるときに手をふったりすることであった」という。

こうした奇妙な結果について、彼は次のように記述している。

　私はベッドに横たわり、看護婦にめんどうをみてもらう必要があった。それでは、私はどのようにして看護婦を呼べばよいのか？ 突然、私は、手招きをするということを思い出し、看護婦に合図しようとした。私の左手を左右にかるくふってみたのだ。しかし、看護婦は通りすぎ、私の「手真似・身振り」にはまったく注意を払わなかった。それで私は、自分が人に合図をするやり方をまったく忘れていることにそのとき気づいたのだ。私のしてもらいたいことを他の人にわからせるために、手をどのように動かしたらよいのかもまったく忘れてしまっているらしかった。

ルリアによれば、さらにザシェツキーは、彼自身が「空間的特殊性」と呼ぶ、しつこく続く障害からも逃れることができなかった。その障害を具体的に列挙すると、次のような症状であった。

- 医者と握手しようとするとき、どっちの手をのばしてよいのかわからない。
- 椅子に座ろうとすると、自分が考えた位置より、ずっと左の方に座ってしまう。
- 食事のとき、フォークは肉の脇を通り過ぎてしまう。
- スプーンは正しく動かず勝手に動き、傾いてスープがこぼれてしまう。
- 何か書きたくなっても、鉛筆を自由に使えず、また握り方がわからない。
- 針と糸を手にもたされても縫い物ができない。
- カンナと板を手にしても使い方がわからない。
- ハンマーと釘を手にしても、ハンマーの握り方、釘の打ち方、引き抜き方がわからない。
- 母に冷蔵庫からミルクを持ってくるように言われてもどう手を使うかわからない。
- 斧を持ち上げて振りおろして切り株を上手く割れない。
- 窓ガラスの取り換えができない。

- ボールを投げても的に当てられない。
- 音楽に合わせて体操ができない。
- 浴室から出た後、自分の部屋に戻るときに迷う。
- 「右、左、後、前、上、下」といった言葉の意味が理解できない。
- 「南、北、東、西」という言葉の二つの関係に困惑する。

ルリアは彼の症状を次のように要約している。

　ザシェツキーは日常生活のさまざまな場面で、こうした障害と直面して苦しんだ。それは改善せず何年も続いたままである。最も単純で、ごくありふれた事柄が、痛ましいほど彼にとっては困難であった。空間そのものが、あるいは細分化された物体の存在そのものが、すべて彼の苦しみの対象であると言えるかも知れない。

　彼の脳に貫入した小銃弾の破片は、彼の世界を細かく粉砕してしまった。空間というものがそれでこわされてしまい、またすべての物が破壊された。何千もの別々の部分にこなごなにこわれた世界に彼はいまや住んでいる。彼は「空間をまったく理解できない」という。そして彼はそのことに不安を感じ、「明確な世界」を失ったのである。

一方、ザシェツキーは自己の症状を次のように要約している。

　負傷してからというもの、私は空間というものの本質を思い浮かべることができず、また空間そのものが理解できず、それが怖かった。今でさえ、何かあるものがのっているテーブルの横に坐っているときには、なぜか手を伸ばしそれらに触ってみるのが怖い。

　神経心理学の知識を有する者であれば「診断」は明らかだろう。ザシェツキーの奇妙な症状は左半球損傷によって生じている。まず、彼は前腕や尻といった身体部位がどこであるかわからないと言っている。また、空間認知の異常による行為のエラーが発生している。この空間認知の異常は右半球損傷による半側空間無視とは内容が違う。つまり、彼は左半球損傷に特有な「身体部位失認」と「失行症」である。

　ルリアは単に診断するだけでなく、彼の言語記述と行為のエラーを詳細に記録した。そして、何年にもわたって患者を分析し、その変化を後世に残した。なぜだろうか？　その意図もまた明らかであろう。脳損傷患者の研究や治療においては、客観性を重視する「古典的な科学（クラシカル・サイエンス）」が圧倒的に主流である。それに対して、ルリアは主観的な患者の生きる経験の言語に基づく「記述科学（ロマンティック・サイエンス）」の重要性を、未来の医師やセラピストに託したのである。

4.2 失行症の発見

> ある身体部分はそれ自体動きうるが、
> しかしこれを目的に適するように使用することができない特別な病的状態。
> ────グリシンガー

■アプラキシー

　左半球損傷によって「運動麻痺がないのに行為が上手くできない」という不思議な現象が起こる。神経学の歴史を遡ると1860年にグリシンガーが「多くの失語症患者がしばしば検者の命令に反する」ことに注意を向け、次のような記載を残している。

　　この失語症患者は明確な運動麻痺なくして、しかもある身体部分を特定の目的に適するように振舞う場合に限って運動ないし行為を遂行することが困難ないし不可能な状態である。ある身体部分はそれ自体動きうるが、しかしこれを目的に適するように使用することができない特別な病的状態である。患者には別に運動麻痺が存在しないにもかかわらず、自分の手で指定された一定身体部位、たとえば耳、眼、口等を指示することができず、これを誤る場合が多い。

　1871年にはシュタインタールが「身体肢節の運動自体には障害がないにもかかわらず、運動と使用しようとする目的物との関係、換言すれば運動機構と目的との関係が障害された状態」を「アプラキシー(apraxie)」と呼んだ。
　また、1878年にジャクソンが脳卒中により左大脳半球に損傷を負った患者たちの奇妙な行動に気づいている。
　それは運動麻痺を有していない脳卒中患者が「言語で指示した運動が遂行できない」という現象である。この症状について彼は次のように記載している。

　　医師の診察室で舌を出せと命じられてできない患者が、食事中には舌を出して口の周りについたパン屑を取ることがある。

　患者は他者の言語指示に従う舌の運動は不可能だが自動的な舌の運動は可能なわけである。しかし、ジャクソンはこの症状に特別な名称を与えなかった。

■運動障害なのか？　認知障害なのか？

　アプラキシーとは行為遂行不能という意味だが、それは診断名ではなかった。19世紀後半に発見されたこの不思議な症状は運動麻痺がないのに行為を上手く遂行できないという矛盾（パラドックス）を含んでいる。
　そして、ここで本質的な問題が一つ発生する。アプラキシーの概念は「日常生活におけるさまざまな物品や道具の使用方法が肢体の筋麻痺がないにもかかわらず理解不可能な状態」のことを指している。しかし、物品や道具の使用方法ないしその意味を理解することの不可能性を

アプラキシーと定義すると、その病態は使用しようとする物品の誤認や道具の不理解といった認知障害が原因であることになってしまう。これではアプラキシーは運動障害ではないと解釈しなければならなくなる。

さらに当時の興味深い報告として、アプラキシーという用語は使っていないものの、1882年にウェストファルは脳損傷で関節の位置感覚と受動的運動覚の喪失した右上肢において、これを随意的に運動させることの困難性として生じる行為障害の原因を「運動感覚記憶の喪失」に求めている。また、1884年にウェルニッケが右上肢の触覚麻痺のある患者において、その随意運動が特に閉眼時において困難か不能であることを観察し、その原因を「運動観念（イメージ）の喪失」に求めている。

これらの歴史的な報告を省みると、19世紀末には「失行症」という診断上の概念がまだ確立されていなかったことがわかる。この時期、後に失行症と定義される極めて不可解な運動異常は複数報告されていたが、それがどこの病変によるものなのか、どのような病態なのかは不明なまま推移していた。また、その病態解釈は失語症に随伴する精神症状の一つとするのが一般的であり、たとえば言語指示に従って運動が遂行できないのは言語表象の問題だと考えられていた。つまり、当時は運動野、錐体路、錐体外路の損傷でのみ運動障害が発生すると考えられていたのであろう。

■失行研究の幕開け

「失行症（apraxia）」は20世紀の幕開けと共に始まる。1900年はリープマン（1863-1925）によって失行症の診断学が構築された記念すべき年である。そして、現代までの失行症研究の100年以上にわたる歩みはすべて彼の遺産であると言える。

リープマンが失行症を「運動麻痺や感覚麻痺がないにもかかわらず、目的を持つ行為を遂行することができない状態である」と定義した。また、彼は失行症を「それ自身運動の可能な身体肢節を一定の目的に従って動かすことの障害であり、しかもこの目的行為の障害が認識障害（失認）に基づかない場合を意味する」として、失行症が失認症や失語症と異なる独立した病態であることを強調している。つまり、失行症の存在を臨床神経学の世界に認めさせるためには、失行の病態が失認とは本質的に異なる独立性を明らかにする必要があったのである。それほど失行症という概念の構築には謎と困難が含まれているのだが、ここではリープマンがどのようにして失行症を発見し、その病態を解釈したかをみてみよう。

■失行症の発見

当時、リープマンはベルリンのダルドルフ精神病院の助手であったが、一人の脳出血患者に見出された臨床症状に注目していた。患者は48歳で、失語、失読、行為障害があり、ときどき発作的な精神錯乱を呈していたが、四肢の運動機能には著しい障害はなかった。患者はありふれた脳卒中患者として扱われ、患者が示す日常行為の不能や困難は、命令ないしは対象を正しく理解し認識できない精神的な問題とみなされ、この一見平凡な臨床例に潜む驚くべき事実について何人も気づかなかった。

リープマンは偶然の機会から、秋元によれば「それはまさに万有引力発見の動機を想起させる挿話」であるが、「この患者が医師の要求や対象物を正しく理解することができず、まるで痴呆患者のように振舞うのは、右上肢と右下肢に限られた現象であることに気づいた」という。

以下、日本における失行研究の第一人者である秋元の著書『失行症』(1976)から、リープマンが本症例について観察した記述を抜粋して引用する。

　注意深く観察すると、この患者は常に右手では相手の要求に正しい反応を示すことができないが、驚くべきことには、左上肢ではこれに全く正しい対応を示すことがわかった。下肢についても同様な事実が見られ、右下肢では口頭で命ぜられ、あるいは視覚的に与えられた姿態や運動を行う場合に多くの困難や錯誤を来すが、左下肢ではこのようなことはなかった。
　患者には運動性失語が存在するために、自己の思想や事物を言語的に表現することが難しく、また失書の存在のためにこれを文字であらわすすべを知らない。だからこの患者は姿態的表現、特に顔面および上肢の筋運動によってのみ意思表示が可能で、唖者と同様である。したがって、彼が検診者の質問なり、要求なりを真に理解したか否かを検するには、すべて彼の身体的表現から判断しなければならない。たとえば、「右手で自分の鼻をつまめ」という言語的要求を理解しえたかどうかは、この場合、患者の実施する行為の態様によって判断するしかない。ただしこの場合には、筋麻痺がないことが前提である。この患者は運動麻痺がないにもかかわらず、至極簡単な運動でも、命令に応じ、あるいは模倣ができなかった。
　また、簡単な事物の操作にしても同様で、歯ブラシを口にくわえて、あたかもそれがパイプであるかのように喫煙し、あるいは櫛で頭髪をくしけずるべき場合に、これを洋服ブラシのように取り扱って自分の上着をこすったりする。物品、器具の操作にも著しい倒錯がある。
　患者が命令を理解し、あるいは対象物を認識しないかのようにみるのは、彼の右半身の動作から判断した場合に限られ、左半身の反応は命令、要求等の客観的状態に正しく適応したものである。
　患者に身体的運動に関する言語的命令を与えて、その際の挙動を観察した。患者の右半身は命令に応じた運動の遂行ないし姿態の構成が困難で常に多少の錯誤を示すのに対して、左半身ではよく命令に応えることができる。たとえば患者は右手を緊縛された際には、自分の前におかれた幾枚かのカードの中から要求されたものを正確に選び出すことができるが、右手を束縛しないと常に右手でこの行為を行おうとして失敗する。
　「おまえの鼻を指示せよ」という命令に対しても同様である。患者は右手を無意味に力をこめて振り動かすばかりで、いっこうに鼻を指そうとはしない。しかし、右手を使えないように縛ると、左手では正確に自分の鼻を指示する。この際縛られた右手は激しい共同運動を行う。
　このことは、顔面以外の他の身体部位についてもあまねく妥当する。「右手でおまえの左手を捉えよ」は不能、錯誤するが、左手で右手を捉えることができる。右手を左手の上に重ねることはできないが、その反対は可能である、等々。患者は右手では不可能である再帰運動、すなわち自分自身に向けられた運動を左手では遂行することができる。
　「こぶしを握れ」という命令に対し、左手は即座に正確な反応を示す。また、他者の身体部位あるいはネクタイや洋服の袖等の所有物を指示させる場合も同様で、右手では例によってとまどうのみだが、左手は正確に任務を果たす。

患者が日常用い慣れて当然知っていなければならないあまたの物品を同時に患者に供覧して、この中から一定のものを選びとらせると、予想されたように、右手の該当率は左手と比較にならないほど悪い。興味あることは、右手では一度誤った反応を示すと、訂正を命じられてもまた前の場合と同一の過誤を繰り返す。すなわち保続症が見られること、右手では多くの場合に偶然視線の止まった物体をつかみ、また特に注意を引きやすいような形の大きなものだとか、とくに他の物に比べて高さの高いものなどに触れる傾向がある。

　命令を視覚的、聴覚的、あるいは触覚的に与えた場合はどうであろうか。まず、検者が一定の身体的運動、ないし姿態を構成してこれを患者に模倣させてみる。ここにおいてもまた、左右両側に顕著な相違がある。すなわち、右側においては、上下いずれも運動ないし姿態の模倣が困難である。たとえば上肢では前腕あるいは手指の種々な屈伸運動、手指による種々な姿態の構成、下肢では膝関節あるいは足関節の屈伸運動等、しかし、左側においては上下肢いずれもこれらの運動ないし姿態の構成をほぼ正確に模倣することができる。患者の左側が視覚的刺激に対して正しい反応を示すことから、患者の運動ないし姿態のような空間的形態の視覚的認識が保持されていることを承認しなければならない。

　次に聴覚的刺激はどうであろうか。これを検するために患者に眼かくしを施した上で、音を立ててみて音のした方向を右手あるいは左手で指示させる。ところが左手では常に正しく指示しうるにもかかわらず、右手では間違いが多い。いま、右手の態度だけから判断すると、あたかも患者は方向の指南を失っており、左右前後方向の弁別が不可能であるかのように見え、この場合の方向を指示するという行為の障害は、方向を認識していないという認識障害の結果のような観を呈する。しかし、実際において患者が方向の指南を失っているのでないことは、左手が正しくなすところを見れば明らかである。

　触覚的刺激に対しても右手と左手とは著しく異なった態度を示す。いま、左の耳孔を綿棒でくすぐるとたちまち反射的に左手をくすぐった場所にもってゆくが、同様なことを右耳孔に行っても、頭を振るだけで右手はなんら運動の気配を示さない。

　ただし、この患者には右上下肢に限局的な知覚麻痺(触覚、痛覚および温度感覚麻痺)があり、位置および運動感覚のような深部感覚が侵されており、かつ、右手の触覚的認識(物の硬柔、粗密、等)が不良で、いわゆる触覚麻痺がある。

　描画および書字の能力を見ると、右手は描画、書字いずれも不能であって、三角、円形のような簡単な図形あるいは自己の姓名のようなものをはじめ、一切を記憶からも描けないし、また模写も不能である。すべての課題に対して保続的に円形様の無意味なものを描くにすぎない。ところが左手のなすところは非常に興味がある。その描くところは一見体をなさないようであるが、よく注意するとそれは拙劣にこそ書かれているが、明らかに鏡影文字あるいはいっそう正しくいえば外転文字である。すなわち患者にあっては失書は右手に限られているので、左手は鏡影的ではあるが、課題を果たしているのである。

　なお、左右両手を同時に用いなければできないような操作を検した結果ははなはだおもしろい。この場合にはそれがどんなに簡単な操作であってもうまくゆかない。なぜかというと、その場合左手は常に与えられた任務を正しく遂行するのに、右手ではとんでもない錯誤した行動をして、全体としてのその行為の成就をぶちこわす結果となるからである。

　図4.1-1はこの状態をよくあらわしている興味深い所見である。検者の上着にブラシをかけよと命じた場合の患者の態度を示す。左手は検者の上着の袖を把持している。これ

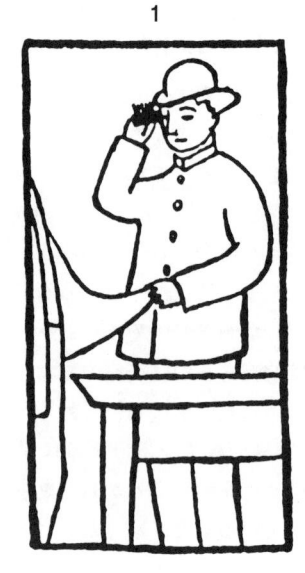

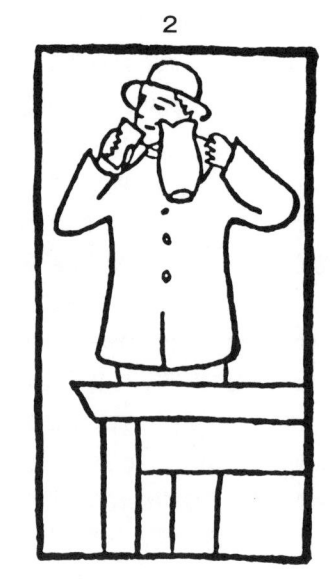

図4.1 両手の同時操作における失敗 (Liepmann, 1900)
1：口頭命令「他者の上着にブラシをかけよ」、2：口頭命令「コップに水を注げ」、左手は与えられた課題を正しく遂行するのに、右手は見当違いの運動をするため、結局目的は達成されない

は正しく目的にかなった行動である。ところがブラシを持った右手は、右耳の背後の部分をしきりにこするというようなとんちんかんなことをやって平気である。また、図4.1-2は右手のコップに、左手で把持した水盤から水を注げと命じた場合である。左手はもっともらしく水盤を持ち上げ水を注ごうとするが、右手はだだっ子のように空のコップを口に持っていってしまう。この場合右手が勝手に動かぬように押さえてやると、左手はこれに正しく水を注ぐ（図4.1）。

同様の例は他にもある。患者の右手は患者の意志とは全く無関係にそれ自身の軌道を走る。換言すれば彼の右手は彼の意志の統制から分離された状態にある。患者の右手は勝手には動くが、一定の目的に適応したように動けない。この「勝手には動くが、目的にかなった運動、行為をすることができない」ということが独立した失行症の特徴である。

こうした100年以上前の失行症の臨床所見についての詳細な叙述や記述を読みながら再び思い出すのは、ルリアの「ロマンチック・サイエンス（Romantic sciences）」という言葉である。ルリアもまた失語症や失行症の研究に生涯を捧げたことで有名だが、彼は1980年代に次のように語っている。

　　叙述する力、これは19世紀の偉大な神経学者や精神科医にとってはごく普通のことであったが、今ではほとんどなくなってしまった。…ぜひとも回復させなければならない。

リープマンがその偉大な神経学者や精神科医の一人に相当することは明らかである。その後、1914年にモナコフは「失行とは特定の目的に向けられ、思考と感情の表出にかかわる運動

や日常生活動作を命令に応じて行う能力の障害である」と、同じ1914年にデジェリーヌは「失行は心的起源の運動障害」だと解釈している。また、1923年にモルラーは観念失行を「物品操作の障害」と定義した。さらに、1934年にクライスト(Kleist)は図形を模写したり積み木を積み上げたりする空間的な操作障害としての「構成失行」を、1941年にはブレインが運動麻痺や感覚麻痺がないにもかかわらず衣服の着脱動作が困難な「着衣失行」を発見した。そして、20世紀中期には「口・顔面運動失行」や「歩行失行」などさまざまな失行症が発見されていった。

■ リープマンの遺産

　リープマンの失行症の診断学は大脳病理学としての20世紀の神経心理学の潮流を生み出した。そして、彼の遺産は21世紀の現代まで脈々と引き継がれている。
　リープマンは失行症を左半球の大脳皮質損傷によって生じる「行為の解体(dissolution of praxis)」と解釈し、失行症を次の3つに分類した。

- 肢節運動失行
- 観念運動失行
- 観念失行

　肢節運動失行は運動野と感覚野周辺、観念運動失行は頭頂葉の後部、観念失行は頭頂葉後部から後頭葉の損傷により生じると想定されている。

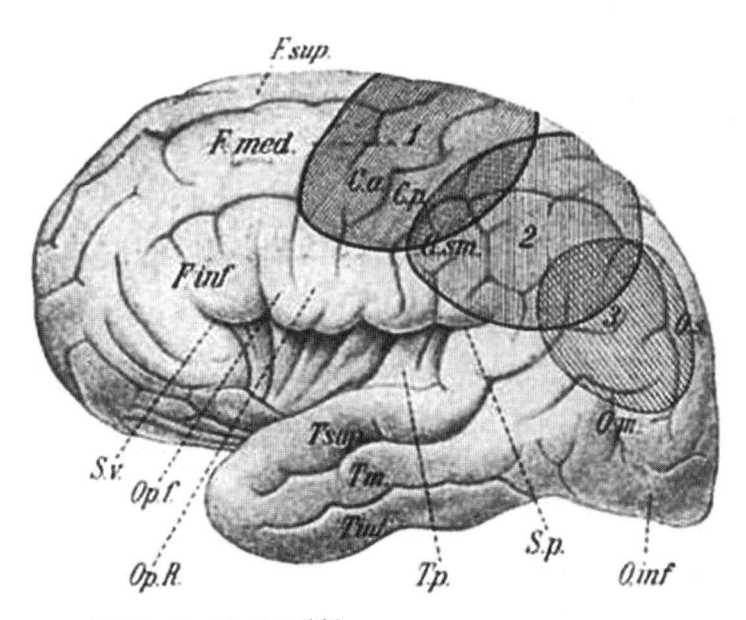

図4.2　リープマンの分類
　　　　1：肢節運動失行、2：観念運動失行、3：観念失行

■失行症の分類

現代では、1)運動失行、2)観念運動失行、3)観念失行、4)脳梁失行に分類することが多いが、基本的にはリープマンの分類とほぼ同様である。

脳の損傷部位としては、1)運動野と感覚野領域、2)頭頂-後頭葉皮質(左半球)、3)前運動野領域、4)脳梁などが神経解剖学的に同定されている。原因疾患としては脳卒中、アルツハイマー病、頭部外傷などがある。通常は脳卒中後の右片麻痺患者に合併することが多い。

「運動失行(motor apraxia)」は「肢節運動失行(limb kinetic apraxia)」とも呼ばれ、手の巧緻運動の拙劣化(不器用さ)が特徴的である。症状と反対側の中心前回や中心後回の病巣で生じるが軽微な錐体路障害との鑑別が困難である。

「観念運動失行(ideomotor apraxia)」はジャンケンのチョキの手つき、影絵でキツネを作る手つき、さよならと手を振る、敬礼をする、櫛で髪をとかすふりをするといった物品を使用しない意図的象徴表現(模倣、パントマイム、身振りなど)の障害である。脳卒中で失語症を有する患者で発生しやすく、病巣部位は特定されていないが左半球損傷での出現率が30-55%と圧倒的に高い。

「観念失行(ideational apraxia)」は日常生活動作における物品や道具の使用障害であり、物品の意味や使用に関する行為の概念形成の障害である。この病態については論議が多く、連続した動作を順序だてて行う行為系列(単一の物品使用)の障害という解釈と単数か複数かを問わず物品の使用障害と解釈する立場がある。病巣部位は左半球の頭頂葉周辺であり、脳卒中での出現率は4%と低いがアルツハイマー病での合併率は高く、日常生活動作障害が顕著となる。

「脳梁失行(callosal apraxia)」では「他人の手徴候(alien hand)」が出現する。これは脳梁切断によって左右の大脳半球が分離脳(split brain)となり、手が自分の意思とは関係なく行為してしまうという特異的な現象で「拮抗失行」とも呼ばれる。行為する自己自体に解離が認められることから精神分裂病における「させられ体験」との関連が指摘されている。

■他の失行症状との鑑別

失行症の診断において注意すべきは、他の失行様症状との鑑別である。古典的な「口・顔面失行」、「構成失行」、「着衣失行」、「手指失行」、「歩行失行」、「Motor impersistence」、「手の本態性把握現象」などの表現は適切な分類に準拠した名称ではない。また、「道具の強迫的使用」は左半球前頭葉内側面に加え脳梁に病巣がある場合に限って認められる。

■皮質下損傷に起因する失行症は存在しない

高次脳機能障害としての失行症は左半球損傷患者において出現することが圧倒的に多い。患者の多くは失語症を有しており、失行症もまた大脳皮質連合野の損傷に起因すると考えられている。

失行症は「運動麻痺が存在しないにもかかわらず行為が上手くできない」という「矛盾(パラドックス)」に満ちているが、その行為の異常は認知障害に由来している。皮質下損傷に起因する失行症は存在しない。

4.3 肢節運動失行

> 手は創造の道具であるが、何よりも認識の器官である。
> ——Focillon

■肢節運動失行とは何か？

　手に出現する肢節運動失行(limb kinetic apraxia)は「運動の拙劣さ(不器用さ)」が最大の特徴である。近年、肢節運動失行を運動麻痺や感覚麻痺に起因した運動の巧緻性の低下と解釈する意見もあるが、ここでは失行症状の範疇に含めて説明する。

　肢節運動失行は古典的に第一次運動野や第一次感覚野周辺の損傷によって運動が拙劣となるとされてきた。しかしながら、運動の拙劣さには第一次感覚野の体性感覚麻痺がより関与している可能性が高い。第一次感覚野が限局的に障害された場合は触覚や運動覚の低下や消失によって運動の拙劣さは必発だからである。ただし、この運動の拙劣さは通常の運動麻痺による巧緻性の低下とは若干異なる特徴が認められる。それは開眼時と閉眼時の手指による物体操作能力の顕著な差異として現れる。

　ここでは自経例を紹介して差異を説明する。この症例は第一次感覚野の中心後回領域に限局した脳梗塞があり肢節運動失行を呈していた。症例は60歳代の女性、右利きで、軽い片麻痺が疑われていた。ベッドサイドで検査すると、開眼時には手指でのコップの把持など比較的大きな物品の使用にはまったく問題がなかった。ただし、メガネを外したり、洋服のボタンを外すといった行為、つまり自分の身体に接近する行為で普段は視覚的に確認せずに行っている行為においてのみ運動の拙劣さが出現した。

　一方、閉眼時には大きな問題が認められた。手にした物体が何かがまったくわからず、ほぼすべての物品の使用ができなかった。しかし、その物品が何かを探索するために手指を動かすことはできた。つまり、運動は可能だが物体を認識する行為は困難で、物品を道具として使用することはできなかった。

　この症例の場合、手関節以下の表在感覚と深部感覚はすべて脱失していた。そして、手の「受動的触覚(passive touch)／パッシブタッチ」のみならず「能動的触覚(active touch)／アクティブタッチ」も障害されていた。

　しかしながら、物体を手で持つことが可能であったのは、手関節屈筋群、深・浅指屈筋、長母指屈筋などの手外筋(extrinsic muscle)や虫様筋や母指対立筋といった手内筋(intrinsic muscle)の重量覚が残存しているからだと推察した。

　このように肢節運動失行における運動の拙劣さは閉眼時に行為がまったくできなくなるという特徴がある。運動麻痺でも運動の拙劣さは出現し、開眼時でも閉眼時でも巧緻性は低下するが、能動的触覚に注意を向けることができれば開眼時と閉眼時の差異は肢節運動失行ほど顕著ではない。

　こうした開眼時と閉眼時の差異はある種の「行為の解離」であり、それを症状と捉えれば肢節運動失行は「失行」であるが、第一次感覚野の損傷による体性感覚麻痺による運動の巧緻性低下と解釈すれば「失行」ではないということになる。

■触覚失認や触覚失行との区別

　また、肢節運動失行は「触覚失認(tactile agnosia)」との診断上の区別も難しい。触覚失認は「体性感覚障害がないにもかかわらず、手に触れた物体が何であるかが認識できない症状」である。もちろん、目で見るとその物体が何であるか認識できる。

　和田と伊藤によれば、1935年にデライが触覚障害を第一次触覚失認と第二次触覚失認に区分しているという。第一次触覚失認は、物体の素材の認知・識別能力（素材の硬軟、表面の粗滑、重量感、温度感など）が失われる「素材失認(ahylognosie)」である。第二次触覚失認は、触覚による物体の形態把握ないし空間把握能力（二点識別、受動的知覚、凹凸知覚、平面図形や立体的図形の識別、皮膚書字覚など）が失われる「形態失認知(amorphognosie)」である。つまり、この区分に準ずれば触覚失認は第一次能力があるにもかかわらず物体の認知や識別ができない二次性触覚失認に相当する。そして、肢節運動失行は第一次性能力が失われている点で触覚失認とは区別されることになる。

　さらに、肢節運動失行は「触覚失行(tactile apraxia)」なのかという診断上の難しさもある。触覚失行は1931年にクレインが提案した用語であり、「物体を使用しない動作では障害が認められないのに、物体の認識や操作に障害が認められる」という意味で使われたようである。つまり、現代的な解釈で説明すると、手の「受動的触覚(passive touch)／パッシブタッチ」と「能動的触覚(active touch)／アクティブタッチ」の間に解離が生じているのであり、極端なアクティブタッチのみの障害が触覚失行ということになる。しかしながら、物体の操作に解離が出現するのは「観念失行」である。したがって、触覚失行は観念失行の概念に近いと捉えて肢節運動失行とは区別すべきであろう。

■ハプティック・タッチの障害

　肢節運動失行は手で物体を認識したり操作することの障害である。この手の機能障害についてセラピストは熟知しておく必要があるので少し説明を加えておこう。

　まず、こうした手の機能を「受動的触覚(passive touch)／パッシブタッチ」と「能動的触覚(active touch)／アクティブタッチ」の障害に区分する考え方がある。

　パッシブタッチとは触覚を生起する手指の皮膚を物体に固定して、その特性が何であるかを認識することである（受動的知覚）。手指は動かさずに物体を動かして触知させる。一方、アクティブタッチとは手指を物体に触れてその特性を知るために手指を随意的に動かすという触運動を伴う探索行為である（能動的知覚）。肢節運動失行では両方の機能が低下する。

　人間の手の行為においてはアクティブタッチの重要性が認知心理学や脳科学の数多くの研究によって実証されている。その重要性は視覚障害者の「点字」、ギターなどの楽器演奏、さまざまな技術職人の匠の技、あるいはポケットの中に手を入れて鍵や携帯電話や財布を取り出すときの手指の触知機能を思い出せば十分だろう。

　ギブソンは、これを「運動するためには知覚しなければならないが、知覚するためには運動しなければならない」と明確かつ簡素に表現している。

　この手の機能は人間の進化を反映した触覚、温覚、圧覚、運動覚、重量覚などすべての体性感覚を含んだ精密な知覚探索能力であり、最近では「ハプティック・タッチ(haptic touch)／触覚的に触れること」と呼ばれている。

　「ハプティック・タッチ」は「手触り(haptic impression)」、「触知覚(haptic perception)」、

「触覚的な探索(haptic exploration)」と同義に訳され、語源的にはギリシャ語の「haptico＝触覚を喜ぶ」に由来する。

ハプティック・タッチの科学的研究を始めたのは1925年に『触覚の世界』という本を書いたカッツである。彼は「触覚的な眼(haptic glance)」あるいは「目的のある触れ方(purposive touch)」という言葉を使い、「人間が物体を手で軽くサッと触れるだけで、瞬時に何かを理解できる認識能力」を強調した。それは「皮膚が能動的に物体に触れた瞬間から働きはじめる認識力だ」とした。

この触覚的な認識能力は、体性感覚を総動員して外部世界の物体を知るための認知過程の組織化能力である。神経生理学的には手の皮膚や関節の動きによって物体(テクスチャー)の素材の肌理、弯曲、エッジ、形、硬度、大きさ、温度などを識別する機械受容器(メカノレセプター)と、運動の方向、角度変化、重さ、摩擦などをキャッチする筋感覚と呼ばれる自己固有受容器(プロプリオセプター)との複合的な認識能力である。

そして、この手の認識能力の発達は、たとえば杖で床の状態を捉えたり、外科医がメスで手術したり、野球選手がバットでボールを捉えたり、ハンドル操作によって車を運転する能力につながっている。さらに、その能力は足で地面を触知するというように身体表面全体に広がっている。ギブソンは、触覚システムを「身体の使用による身体に隣接した世界への個人の感受性」と定義しているが、手の触覚システムは触覚認識と身体運動の密接な循環性と捉えるべきであり、手で道具を使用する能力は道具の特性を知覚探索する能力と相関していると考えてよいだろう。

たとえば、レーダーマンらは、物体に対する手と手指の受動的、能動的な動作を「接する」、「なぞる」、「ひっかく」、「叩く」、「押す」、「引く」、「握る」、「摘む」、「捻る」、「曲げる」、「のせる」、「動かす」の12に分類したうえで、物体の知覚探索(exploratory procedures)においては次の8つが基本的に重要だとしている(図4.3)。

【手による物体の知覚探索】
- 面擦り(lateral motion)：物体の面を手指で擦り「肌理」を知覚する。
- 指押し(pressure)：物体を押して「硬さ」を知覚する。
- 静的接触(static contact)：物体の上に手をのせて「温度」を知覚する。
- 非支持的な保持(unsupported holding)：物体を手掌にのせて「重さ」を知覚する。
- 輪郭たどり(contour following)：物体の輪郭を手指でたどり「形」を知覚する。
- 包み込み(enclosure)：物体を両手で包みこんで立体的な「大きさ」を知覚する。
- 機能テスト(function test)：道具の「特異的な機能」を手で検査する。
- 運動性テスト(motion test)：道具の動き具合を検査する。

したがって、肢節運動失行における運動の拙劣さや不器用さは単なる手の感覚麻痺に由来するものではなく、もっと複雑なハプティック・タッチの障害と捉えるべきであろう。

美術研究家のアンリ・フォション(Henri Focillon)は、1942年に『かたちの生命』という本を出版し、そのなかの「手を讃えて」と題した章で「手は創造の道具であるが、何よりも認識の器官である」と記している。肢節運動失行は手の運動の巧緻性の障害というよりも、手で世界を知るための動かし方がわからない認知障害と解釈しなければならない。

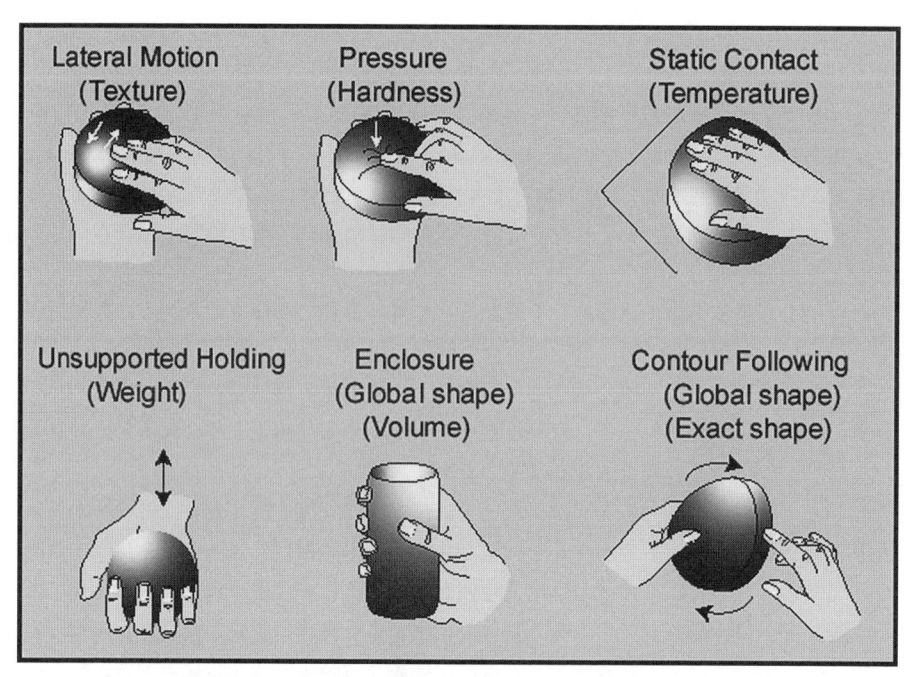

図4.3　手による物体の知覚探索 (Ledermann, 1993)

■肢節運動失行の発現メカニズム

　肢節運動失行や触覚失認は原則的に左右どちらの大脳半球損傷でも認められる。そして損傷を受けた大脳皮質の第一次運動野や第一次感覚野の対側の手に出現する頻度が高い。これは神経解剖学的に当然のように思われるかもしれないが、この当然さにはいくつかの病態解釈の難しさが潜んでいる。

　第一は、第一次運動野(第一次運動ニューロン)の損傷は筋の「弛緩性麻痺」を生じさせる点である。通常、上位ニューロン(第一次運動ニューロン)損傷で痙性麻痺が生じ、下位ニューロン(第二次運動ニューロン)損傷で弛緩性麻痺が生じる。しかし、この上位ニューロン損傷は運動野の運動細胞から下行性に伸びる神経線維(錐体路)の損傷を意味する。稀ではあるが実際に運動野の運動細胞自体が損傷を受けると筋緊張は消失して弛緩するのである。

　たとえば、脳卒中で前大脳動脈の梗塞が発生することがある。この前大脳動脈の分岐枝は運動野の「身体部位再現」における下肢の領域に還流している。そのため片麻痺において下肢の「遷延性弛緩麻痺」を生じることがある。痙性が数か月経過しても出現せず下肢全体が末梢神経麻痺のような低緊張となり、歩行の再獲得が困難となる。

　したがって、神経診断学的には第一次運動野の損傷によって手の運動の拙劣さや不器用さを主体とする肢節運動失行が出現するとは考えにくい。実際に手の筋に弛緩性麻痺があれば観察できるし、もし存在すれば運動麻痺がないにもかかわらず合目的な行為ができないという失行症の定義から外れてしまうことになる。

　一方、第一次感覚野の損傷で手の表在感覚や深部感覚が障害されても運動野が残存していれば運動は可能であり、その感覚フィードバックがないとすれば手の運動の拙劣さや不器用さが出現しても不思議はない。つまり、それは感覚麻痺に起因する運動制御への悪影響であって肢

節運動失行という概念は誤った解釈だと考えられる。

　第二は、仮に第一次運動野や第一次感覚野の損傷で肢節運動失行が出現するとしても、それを高次脳機能障害と断定してよいかという点である。大脳皮質の第一次レベルの障害の場合、その症状は各身体部位に限定した運動麻痺や感覚麻痺を生じさせる。こうした要素的な麻痺は高次脳機能障害の高次の意味である精神・認知障害には含まれないという解釈ができる。

　つまり、肢節運動失行を物体を認識する行為の障害と解釈するのであれば、それは第一次感覚野よりも高次な認識あるいは日常生活や社会的要因を含んだ行為の遂行障害に限定する必要があると考えられる。しかしながら、肢節運動失行の病変部位に第一次運動野の前方の前頭前野を含める捉え方もあり、この場合は運動プログラムの変容によって失行症状が出現すると解釈できる。

　第三は肢節運動失行が右手にも左手にも出現するのは神経解剖学的に当然と解釈されているが、観念運動失行や観念失行は左半球損傷によって出現することが圧倒的に多い。そうすると肢節運動失行はそれらとは異なる発現メカニズムを有していることになる。それは第一次感覚野の要素的な損傷に起因している点で当然なのだが、この当然であることが逆に肢節運動失行はいわゆる失行症の範疇には入らないとする考え方を生み出してしまう。

　したがって、肢節運動失行では運動の「拙劣さ」が出現し、いわゆる失行症では運動の「不器用さ」が出現すると区別すべきかもしれない。随意運動における巧緻性障害の微妙な言葉の差異のニュアンスを持ち込むわけである。それは言葉としては小さな差異だが「肢節運動失行の行為障害」と「観念運動失行や観念失行の行為障害」の間には大きな差異が認められる。

　つまり、それは行為の「解離」や「錯行為」の有無である。肢節運動失行では運動の巧緻度の量（程度）が低下するが、観念運動失行や観念失行では運動の巧緻性の質（意味）が低下して解離や錯行為といった病的現象が発現する。ジャクソン風に言えば肢節運動失行は脱落現象（陰性徴候）で、観念運動失行や観念失行は解放現象（陽性徴候）であるように思われる。

4.4 観念運動失行

> 口頭で命令しても、舌を突き出すことができない。
> ———Jackson

■観念運動失行と観念失行の区別

失行症の鑑別で最も重要なのは観念運動失行（ideokinetic apraxia）と観念失行（ideational apraxia）の区別である。

観念運動失行の特徴は「行為の解離」であり、「自発的な行為は保たれているが、他者から行為を命じられるとできない」という現象や他者の動作の模倣障害が出現する。一方、観念失行の特徴は「行為の解体」であり、たとえば「マッチを手で擦ってタバコに火をつけて口で吸う」というような一連の道具や物品の使用ができなくなる。

つまり、観念運動失行は「何をすればよいかは理解しているが、どのようにすればよいかがわからない状態」であり、観念失行は「どのようにすればよいかは理解しているが、何をすればよいかがわからない状態」である。

■観念運動失行とは何か？

観念運動失行の定義としてはリープマンの次の古典的な定義が有名である。

> 物品を使用しない単純な運動や、一つの物品を対象とする運動が、言語指令、模倣、物品使用のいずれでも障害されるもので、自動運動は可能であるが意図的運動はできない状態。

リープマンは他者の言語指令に基づく動作や模倣ができない点に着目したうえで、それを自動的運動と意図的運動の解離と解釈している。そして、この解離は運動麻痺や感覚麻痺によるものではなく、もっと高次な大脳皮質レベルの行為の「認知」や「観念企図（意図や運動イメージ）」の障害と捉えて観念運動失行と名づけたのであろう。

■模倣障害

しかしながら、近年ではやや異なる観念運動失行の定義が提案されている。たとえば、ゲシュウィントは失行の定義を「口頭命令を理解しながらも、その行為が遂行できない状態」としている。また、山鳥は観念運動失行を「言語により喚起が可能で社会的習慣性の高い、物品を使わない運動を対象として、これらを言語指令または視覚性模倣命令により実現できない状態」と定義している。さらに、デ・レンツィは観念運動失行に「無意味動作の模倣障害」を含めている。

このように観念運動失行は「他者からの言語的、視覚的な要求を身体を使って再現できない"模倣障害"を最大の特徴とする」と捉えると理解しやすい。そして、模倣障害は四肢や顔面に出現するし、左右両側性にも出現する。

また、模倣（imitation）には「ジェスチャー（gesture；身振り）＝主に手の仕草」と「パント

マイム（pantomime）＝無言で演技すること」がある。したがって、観念運動失行に特異的な病態は「ジェスチャー」と「パントマイム」の障害の2つが中核症状と解釈できる。要するに聴覚的に「言葉で命令されると途端に行為ができなくなる」と同時に、視覚的に「他者の行為の模倣ができなくなる」のである。

■ジェスチャーとパントマイムの検査

セラピストは模倣障害の症状を検査によって発見しなければならない。ここでは観念運動失行の検査法を紹介しながら具体的に説明する。

[ジェスチャーの検査]
1）意味のないジェスチャーの検査

ジェスチャーには「意味のないもの（無意味な身振りや仕草）」と「意味のあるもの（有意味な身振りや仕草）」とがある。意味のないジェスチャーの障害は主に「手」と「手指」で検査するとよい。1996年と2001年にゴールデンバーグが発表した「意味のないジェスチャーの模倣検査（手と手指）」を図示しておく（図4.4）。意味のないジェスチャーの障害は手と手指に出現しやすいが、片麻痺患者を検査するときはより空間的なエラーを発見するために「上肢の意味のないジェスチャーの模倣検査」を加える。

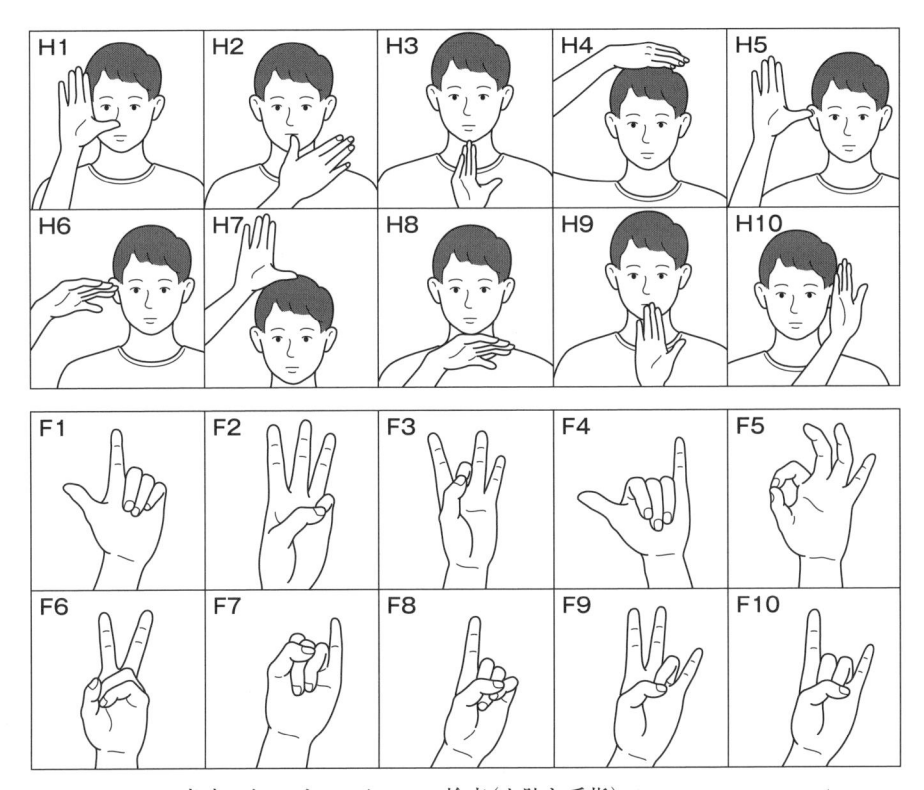

図4.4 意味のないジャスチャーの検査（上肢と手指）（Goldenberg, 1996, 2001）

2) 意味のあるジェスチャーの検査

　意味的なジェスチャーは社会文化的な言語記号の一種であり、片手動作による「OK」、「サヨナラ」、「敬礼」、「こちらに来て」、「静かに」、「止まれ（ストップ）」、「ジャンケンにおけるグー、チョキ、パー」、「頭を使えよ」、「狂っている」とか、両手動作による「バンザイ」、「お腹がいっぱい」、「抱きしめる」、「祈り」、「眠り」、「タイムアウト」など数多くある（図4.5）。

　したがって、この検査は「片手」と「両手」に区分して行う。同時に、セラピストは片手と両手のジェスチャーが主に手のみを使用するのか上肢の複数の関節を使用するのかの区別も考慮しておくべきである。

　また、こうしたジェスチャー検査においては、それが「口頭指示」による模倣を要求しても、「視覚的」な模倣を要求しても可能なのかの観察が重要である。

　また、視覚的な模倣の障害が出現した場合、その意味を患者が理解しているかどうかを確認しておくべきである。たとえば、スマニアは「教会」の写真を患者に見せた後に、「団結頑張ろう」、「祈る」、「寝ます」といった両手動作と片手動作の中から適切な写真のジェスチャーを選択できるかどうかを調べている。正解はもちろん「祈る」の写真なのだが、こうした視覚的な写真間の意味性が理解できない患者もいる（図4.6）。

　口頭指示のジェスチャーの場合、患者はセラピストの言語指令に従おうとして手や四肢を動かすのだが、一見すると言語理解が悪くて命令の意味がわかっていないかのように、関節運動を躊躇したり戸惑ったりする。

　さらに、多くの観念運動失行患者は自らの行為について途方もないコメントをする傾向があり、これを「言葉のオーバーフロー」という。また、「お別れの手を振る」よう求められると、

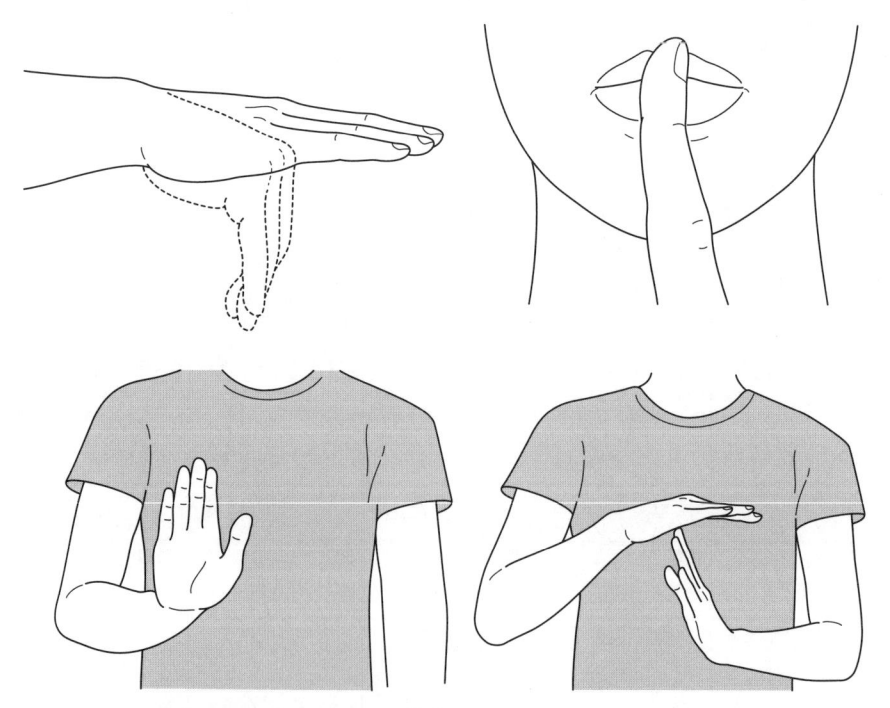

図4.5　意味のあるジェスチャーの検査
　　　　片手の"こちらに来て"、"静かに"、"ストップ"と両手の"タイムアウト"

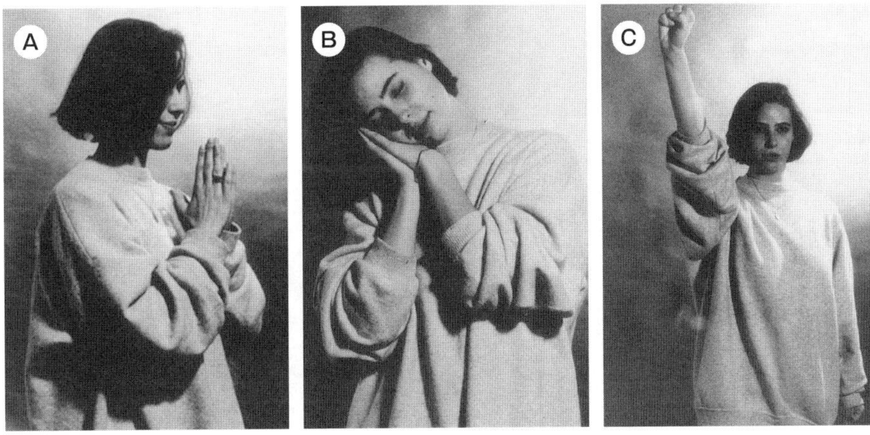

図4.6　ジェスチャーの意味を選択させる（Smania, 2000）

「サヨナラ、サヨナラ、サヨナラ」と言葉を連続的に発しながら手の身振りをしようとする。

　視覚的なジェスチャーの障害はセラピストが四肢の関節運動を実際に目の前で行って見せ、その後に同じ関節運動を患者に要求したときに出現する。右片麻痺患者の場合は健常な左手に模倣を要求するとよい。たとえば、臨床での検査ではセラピストがグー、チョキ、パーといったジャンケンの手指の形を作ったり、敬礼やバイバイするといった手の動きを見せる。

[パントマイムの検査]
1）道具を見ながらのパントマイム検査
　パントマイムは身体の動きで行為や現象や感情を伝える意味的なものであり、狭義には舞台での無言劇をはじめとするパフォーマンス芸術を指す。しかし、臨床では手を使った日常的な道具使用のパントマイムを検査する。そして、そのパントマイム検査には「道具を見ながらのパントマイム検査」と「道具を見ないパントマイム検査」とがある。道具を見ないパントマイム検査の方が視覚イメージや運動イメージを想起する必要があるために難しい。また、基本的には単一物品（道具）の使用に準じて検査する。

　道具を見ながらのパントマイム検査は視覚的に物品が見えている点が特徴である（図4.7）。たとえば患者の目の前の机の上にコップを置き、それを実際には手で持たずに、コップの中の水を飲む動作の真似を行わせる。スプーン、ナイフ、フォーク、箸などを見せるが手に持たず食べる真似をしたり、歯ブラシを使ったり、ボールペンで文字を書く手の動作の真似を要求する。右片麻痺の場合は健側の左手で模倣することを要求する。もちろん、片手動作と両手動作、手と上肢の動作に関与する関節の数などを考慮しながら検査する。観念運動失行症患者は、正しい真似とは異なるパントマイムをするが、一応は合目的に行為しているように見える。つまり、使用する関節を間違った動きをする錯行為を発見しづらいので詳細に動作系列のエラーを観察する必要がある。

　この道具を見ながらのパントマイムが正確にできない場合は、その道具をどのように使うかを質問して意味が理解できているのかどうかを確認する必要がある。

　たとえば、スマニアは3枚の似たような姿勢と上肢の使い方だが道具が完全に異なる3枚の写真（ギター、笛、ホウキ）を見せ、どの写真が適切な道具使用であるかの選択ができるかどう

第2部──高次脳機能障害の世界

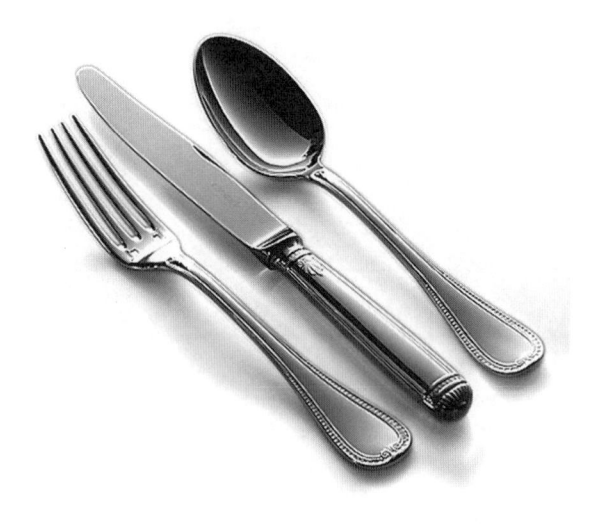

図4.7　道具を見ながらのパントマイム
　　　　ナイフやフォークを見ながら手の使い方をパントマイムさせる

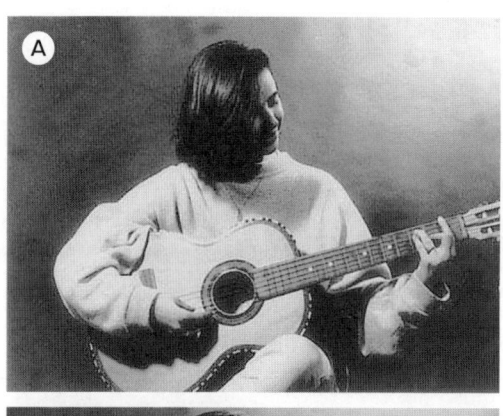

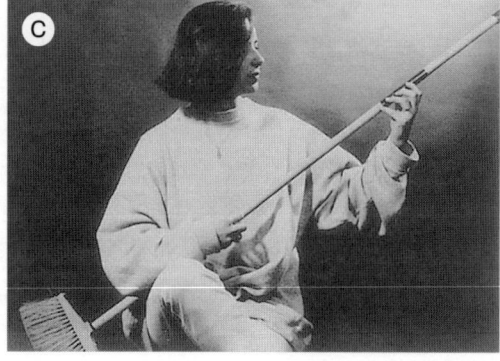

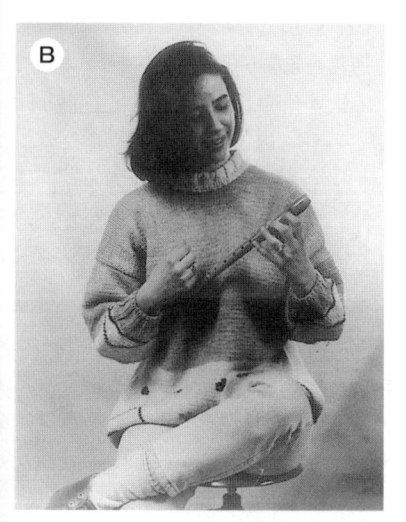

図4.8　道具使用のエラーを選択させる（Smania, 2000）

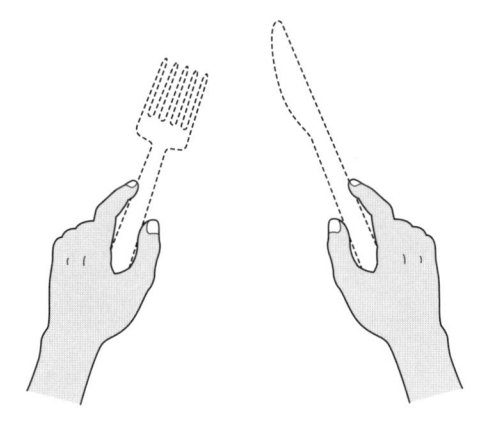

図4.9 道具を見ないパントマイム検査
ナイフやフォークがないと仮定して手の動きのパントマイムをさせる

かを調べている（図4.8）。正解はもちろん「ギターの使用方法」なのだが、こうした視覚的な道具使用の意味性が理解できない観念運動失行患者がいる。また、この道具を見ながらのパントマイムは観念失行でより障害される。

2) 道具を見ないパントマイム検査

道具を見ないパントマイム検査は、患者の目の前の机の上に何も道具や物品を置かずに、口頭指示だけで道具使用のパントマイムができるかどうかを検査するものである（図4.9）。患者は物体の形や位置を視覚イメージによって想起したり、使用時の動作系列を運動イメージによって想起して行為する必要があり、脳の表象能力がより求められる点で難易度が高い。

これも観念運動失行と観念失行の両方で出現する。具体的な検査は道具を見ながらのパントマイム検査で使用したコップ、ナイフ、フォーク、ボールペンなどを用いればよいだろう。さらに、各種の日常生活動作をはじめとして、ドアのノブの回し方、歌うときのマイクの持ち方、バイクや自動車のハンドルの操作、野球のボールの握り方、ヴァイオリン演奏、携帯電話の操作など、さまざまなパントマイムを要求して発見することができる。

なお、この道具を見ないパントマイム検査は基本的に観念失行の検査の範疇に含まれると考えてよい。

■ 模倣の評価表

模倣障害の評価表に世界共通のものはない。その中で1984年にハーランドとフラーティーが発表した「模倣の評価表（assessment of gesture imitation）」は便利である。この評価表は、A) 意味のないジェスチャー、B) 意味のあるジェスチャー、C) 道具使用のパントマイムの3つに区分したうえで、それぞれを5項目の合計15項目に限定しており簡単で短時間に検査することができる。

A) 意味のないジェスチャーは「下顎の下に手、鼻の上に手、耳に示指、頭の後方に手、額に母指をもって行く」の5項目である。

B) 意味のあるジェスチャーは「敬礼、バイバイ、掻き手、投げキス、指鳴らし」の5項目で

表4.1 「Gesture imitation」の評価表と誤反応 (Haaland & Flaherty, 1984)

A)意味のないジェスチャー	1)下顎の下に手	顔面の前に手
	2)鼻の上に手	右眼の上に手
	3)耳に示指	小指を耳に
	4)頭の後方に手	OK
	5)額に母指	額の前で手を握りしめる
B)意味のあるジェスチャー	1)敬礼	手は正しい形だが頭部から離れて方向づけた(手首が側頭部)
	2)バイバイ	OK
	3)掻き手	掻く手だが、検査者のものより手指の屈曲が少ない
	4)投げキス	投げキスはするが、手首の伸展ではなく、肘を伸展する
	5)指鳴らし	指鳴らしするが、身体に対する手の位置が検査者と同一でない
C)道具使用のパントマイム	1)歯ブラシ	手指を歯ブラシにする(身体部分物体化=BPO)
	2)ヒゲ剃り	コップを持つような手指の形で頬部を剃る(BPO)
	3)髪をとく	手をカップを持つ形にし、櫛を保持する身振りをしない(BPO)
	4)書字	手指と母指を接触した対立位で書く行為をする(BPO)
	5)硬貨をはじく	指を鳴らし、人差し指で円を描いて、"コイン"と言う

ある。

C)道具使用のパントマイムは「歯ブラシ、ヒゲ剃り、髪をとく、書字、硬貨をはじく」の5項目である。

そして、重要なことは単にこれらの模倣ができるかどうかでなく、その「錯行為(誤反応)」の特徴を記載するようになっている点である。

我が国の失行症の検査としては標準化されたものがあるが、忙しい臨床で観念運動失行を発見するにはこの評価表が最も有用である。その具体的な誤反応を右側に記載したものを示しておく(表4.1)。

■顔面失行

観念運動失行は顔面にも出現する。ここでは観念運動失行に特異的な病態を理解してゆくために1878年にジャクソンが「口頭で命令しても、舌を突き出すことができない」という症状を記載していたことを思い出してみよう。この現象が不思議なのは、舌の感覚や運動に障害がないにもかかわらず、他者から命令された運動が遂行できないからである。この患者は観念運動失行であろう。

表4.2 顔面失行の検査 (Bizzozero, 2000)

A)顔面下部	容易	口を開ける 歯を見せる 息を吐く
	中程度	舌でパカパカと音をつくる 舌で左の頬の内側を押す 下顎を左右に3回動かす
	難しい	右頬を膨らませる 下顎を突き出す 舌を下唇の内側に押し付ける
B)顔面上部		額にしわを作る 鼻にしわを作る 右眼でまばたきをする

ほぼ100年後の1973年にベンソンが次のような症例を報告している。

　脳血管障害が起こって数ケ月後、患者は舌を突き出すようにいわれた。彼は即座に身体と顔を動かし、口を開けたり閉めたりし、目を細めて、舌を突き出す前に2分間ずっとしかめ面をした。それを止めると微笑みながら「私にそうさせようとしていることは分かっています。私はただ練習していたのです」と言った。そして、30秒以内に彼は自然に口唇をなめ始めたが、それは命令に応じることに躊躇したのは運動障害のためではないことを説明しただけだった。

こうした顔面失行については2000年にビッツォツェッロが検査法を発表しており、その発見に有用である(表4.2)。

■観念運動失行における「動作系列のエラー(運動性の錯行為)」

　観念運動失行における「模倣(ジェスチャー)」と「パントマイム」の障害について説明したが、忘れてならないのは動作系列における「解離」と「錯行為」の障害である。「解離」と「錯行為」は失行症の病態の最大の特徴であるが、自動運動ではできるが他者からの口頭指令ではできないといった解離は観念運動失行の特徴である。一方、動作系列のエラーとしての「錯行為」は観念運動失行と観念失行のどちらにおいても出現する点を考慮しておく必要がある。錯行為とは行為の「解離」ではなく行為の「産出」の障害のことで、要するに行為時の「動作系列のエラー」あるいは「行為の誤反応」のことである。

　観念運動失行に出現する「動作系列のエラー(錯行為)」の特徴は四肢の複数の関節運動や全身的な姿勢の変換や移動(歩行など)における「拙劣さ」や「不器用さ」である。もちろん、これは運動麻痺によるものではないが右片麻痺が存在する場合は観察が容易ではない。

　絶対的ではないにせよ、観念運動失行症を有する右片麻痺患者の行為を観察すると「拙劣さ」、「不器用さ」、「ぎこちなさ」、「滑らかさのなさ」、「全体的な硬さ」、「間欠性」、「躊躇」、「関節運動の空間的、時間的、強度的な使用上の不適切さ」などの印象を受ける。

典型的なのが起居移動動作や歩行である。たとえば、寝返りや起き上がりといった各種の起居移動動作やベッドと車椅子間のトランスファー時に四肢の空間的な位置を間違えたまま動作したり、関節を動かす方向を誤る。動作時の各関節運動の順番を間違える。動作の連続性が全体的に硬いなどの特徴が認められる傾向にある。また、歩行においても体重や重心移動がスムーズではなく、間欠的に関節を動かしたり、過度に関節を動かしたりする。

これらは麻痺肢の運動麻痺や痙性の影響もあって必ずしも明確ではないが、健側肢を上手く使えていない印象も同時に受ける。特に、異常な動作を修正しようとしなかったり、関節の運動方向を調節せずに行為しているように見える。歩行においては各関節間の空間的な関係性にほとんど注意を向けていない。股関節の下肢に対して体幹を垂直位に維持する機能、膝関節の重心を上下移動する機能、足関節の床の水平性を知覚する機能などが障害され、下肢の関節間のアライメント（空間的配列）が乱れて、棒足歩行や反張膝歩行になりやすい傾向にある。分廻し歩行においても床反力を吸収する二重膝作用が使われていない。足部が床の水平面を捉えていないような歩き方をする。

つまり、観念運動失行では各種の日常生活動作における動作系列のエラー（錯行為）が認められる。こうした観念運動失行に特徴的な全身的動作のエラーは「運動性の錯行為」と呼ばれ、観念失行に特有な道具や物品の使用時の動作系列のエラーである「意味性の錯行為」とは区別すべきである。

■観念運動失行の発現メカニズム

通常、観念運動失行は左半球の下頭頂葉の損傷や病変を伴う。そして、観念運動失行には「解離」のみならず「模倣（ジェスチャー）」、「パントマイム」、「動作系列のエラー（運動性の錯行為）」などが発生する。だが、なぜこのような観念運動失行が出現するのだろうか？

すでに、100年も前にリープマンは観念運動失行が左半球の頭頂葉後方の損傷で出現することを指摘しているが、実際には左半球損傷に由来する失語症を伴う右片麻痺患者が観念運動失行を合併している場合が多い。それは単なる運動麻痺ではなく、行為の遂行過程における言語的な認知の異常が関与しており、認識や行為に関わる高次神経機能障害であることは間違いない。しかし、その発現メカニズムや病態の解釈は簡単ではない。

古くは二十世紀前半のデジェリーヌの研究にまで遡ることができる。彼は1914年に「行為を遂行してゆく段階」を分析し、そこから失行症を解明しようとした。それによれば、行為は、1)感覚興奮、2)精神的表現、3)行為の表象、4)運動イメージの活性化、5)運動野の放電、6)行為の実行の順番で6段階に区別される。

「感覚興奮」を外部からの「舌を出せ」とか「敬礼せよ」といった聴覚の言語指令や視覚の映像入力だとすると、おそらく、その感覚興奮を認知レベルで解釈する「精神的表現」の段階か、あるいは運動出力へと変換する「行為の表象や運動イメージの活性化」の段階に失行を発生させる何らかの問題があり、「運動野の放電や行為の実行」にエラーが発生するのだろう。

つまり、観念運動失行は精神的表現に相当する言語指令や映像入力の「認知」の障害、あるいは行為の表象や運動イメージの活性化に相当する「運動企画（運動のプランやプログラムの形成）」の障害のいずれかにより出現すると考えられる。

この考え方は近年のゲシュウィント（1975）やオチパ（1994）による観念運動失行の発現モデルとも共通している。そして、デ・レンツィら多くの神経心理学者が提唱している「観念運動

失行は左半球後方の頭頂葉連合野（認知中枢）から左半球前方の運動前野（運動プログラム中枢）に至る広範囲な神経ネットワークの損傷で出現する」という神経解剖学や画像診断学の所見とも一致する。

　また、観念運動失行における動作系列の障害（運動性の錯行為）については数多くの研究がなされている。通常、錯行為は口頭指令や視覚的な模倣に関連したジェスチャーやパントマイムの産出における空間−時間的エラーに基づいて診断される。そして、観念運動失行患者の動作系列には運動学的に異常な関節角度と四肢の運動軌道が伴い、運動の空間と時間因子の不一致が出現する。しかし、こうした空間的、時間的なエラーの持続は実際の道具使用では比較的小さい。それは「意味ある運動」においては障害されないこともあり、エラーは「意味のない運動」において出現しやすい。

　観念運動失行の発現メカニズムには謎が多い。しかし、観念運動失行では行為を叙述的に説明する知識、意味的に行為の問題解決を図る思考、運動プログラムの欠損（運動イメージの想起不全）、新しい模倣やパントマイムを学習することの困難性などを伴っていることがわかってきた。そして、それらは「頭頂葉連合野」における認知的な問題によって発生している可能性が高いことが指摘されている。

　たとえば、近年の脳科学研究によって模倣やパントマイム時には「頭頂葉連合野」領域が活性化することが数多くの研究で実証されている（しかし、必ずしも左半球優位とは限らない）。また、この頭頂葉連合野で体性感覚情報、視覚情報、聴覚情報の統合が行われていることが明らかにされている。

■ミラー・ニューロンと異種感覚の情報統合

　さらに、近年の模倣に関連する脳科学研究ではリゾラッティの「ミラー・ニューロン（mirror neuron）」の発見が注目されている。ミラー・ニューロンは自分が行為するときと他者が行為するのを見ているときの両方で活動する神経細胞である。このニューロンの特性は「共感」の反映であると同時に異種感覚情報変換の役割を果たしているのかもしれない。ミラー・ニューロンはサルの前頭葉のブローカ野周辺（F5）のみならず頭頂葉下面でも発見されていることから、模倣の神経基盤であることは間違いないだろう。ミラー・ニューロンの存在は観念運動失行が頭頂葉連合野と前頭葉連合野間の神経ネットワークの損傷に起因していることを示唆している。

　そして、これらの知見は観念運動失行のリハビリテーション治療においてきわめて重要な価値がある。そして、ペルフェッティは頭頂葉連合野における同種・異種感覚間の情報変換障害が観念運動失行の基本的な病態であるとしている。特に、頭頂葉連合野の角回（area 39）が体性感覚情報、視覚情報、言語情報を「意味レベル」で統合しており、その統合不全が「解離」や「錯行為」の原因だと解釈している。

　頭頂葉連合野は人間に固有の最も発達した高次な領域の一つであり、その異種感覚を統合した意味的な情報が前頭前野に送られて行為のプログラムが作成されているのであろう。

　したがって、観念運動失行のリハビリテーション治療においては「認知障害」の問題を、「運動企画（運動イメージ）」や実際の「行為（日常生活動作）」よりも先に治療すべきであろう。

4.5 観念失行

> 彼はもう朝食のパンにバターも塗れなくなった。
> ――Poeck

■観念失行とは何か？

エカアンによれば、1870年にスタンダールが一時的な運動性技能（たとえば筋力の強さや協調運動）ではなく、「運動に関連がある物品とその運動との関係」の障害に「失行」という名前をつけた最初の人であるという。また、1874年にゴゴルは「物品を使用する能力」の障害に「失行」という用語を使った。しかし、ゴゴルによると失行は認知障害の結果であった。さらに、1870年にフィンケルンブルグは「失象徴(asymbolia)」という概念を提案し、言語や運動を含めて象徴を表現する能力の障害とみなしている。

観念失行(ideational apraxia)とは「どのようにすればよいかは理解しているが、何をすればよいかがわからない状態」である。

20世紀初頭の1905年にリープマンは観念失行を「個々の運動はできるが複雑な一連の運動連鎖が必要な行為が障害される」と定義し、それを「動作系列の失行(apraxia der handlungs-folgen)」と呼んだ。

動作系列の失行とは錯行為を意味し、運動シークエンスの空間的、時間的、強度的なエラー、すなわちルリアが「運動メロディ」と呼んだ行為の正確性の障害のことである。観念失行が「行為の解体」と呼ばれるのは、こうした行為の合目的性を達成するための「流れるような適切な動き」が崩壊するからである。もちろん、それは運動麻痺や感覚麻痺がないにもかかわらずという前提条件がついてのうえである。

しかしながら、この「動作系列の障害（錯行為）」は観念運動失行においても認められる。これが鑑別診断に混乱をきたす理由である。

リープマンは観念運動失行における「行為の解離（自発的な行為は保たれているが、他者から行為を命じられるとできない）」に対して、観念失行における「行為の解体（個々の運動はできるが複雑な一連の運動連鎖が必要な行為が障害される）」を区別したのだが、動作系列の障害（錯行為）はいずれにも発現するために明確な境界線を引くことが難しいという問題があった。

■道具の使用障害

これに対して1923年にモーラスは観念失行を「物品操作の障害」と定義した。また、近年ではペックが「複数の客体を用いる動作系列の障害」と、山鳥が「使用すべき対象物の認知は保たれ、また、運動能力にも異常がないにもかかわらず正しく操作できない状態」と定義しているように、観念失行は「道具や物品の操作における動作系列の障害である」とする考え方が一般化している。

人間は道具を使用する動物であり、通常の行為は一つまたは複数の物品の連続した使用として遂行される。また、その使用は道具の目的を達成するものでなくてはならないが、その操作に失敗するのが観念失行である。

つまり、観念失行は「道具や物品を目的に応じて上手く操作できない」という特徴がある。

したがって、この行為障害は日常生活のさまざまな場面で出現してくる。たとえば、次に示すペックらの観察が観念失行の典型例である。

　　患者の前には冷たい水の入ったポット、受け皿付きのコーヒーカップ、小さじ、インスタントコーヒーのびん、電熱沸騰機が置かれている。患者の課題はコーヒーをつくることである。患者は電熱沸騰機を手に取ろうとして、「コーヒーを入れるんですね」とつぶやく。電熱沸騰機をどうしてよいかわからぬふうに動かした後で、プラグを手にし、それを水の入ったポットの中へ入れてかき回す。途方に暮れた顔付きをしていて「これではだめだ」と言う。しばらくの間何もしないでじっとしている。検者がコンセントを差すと「そうだそれが正しい」と言う。2、3回失敗した後プラグをコンセントに差すのに成功する。それからは沸騰機を持っているが、それをどうしたらいいのかわからない。ポットへ入れようとして躊躇し、その後でやっと正しくポットの中へ沸騰棒を突っ込む。それからコーヒーのびんを開ける。コーヒーをどうしたらいいのかわからない。ポットの方へびんを動かし、自信なげに検者の顔を見て、「こうではないことはわかっているんだが」と言う。その後患者はコーヒーをカップの中へ注ぎ込む。検者が机の上にさじがあると言っても、最初はさじを使わない。それから後でさじを取ってカップの中のコーヒーをかき回すが、まだカップの中には水が注がれていない。

このように複数の物品を用いるときの動作系列にエラー（錯行為）が生じるのが観念失行である。電熱沸騰棒は日本では使用しないので、この言語で記述された症状を読みながら自分の頭の中でコーヒーを入れる行為の作業手順をシミュレートすると、観念失行患者の世界が擬似体験できるかもしれない。使用方法がわからなければ、誰でも何をすればいいかわからなくなることだろう。

■観念失行における「動作系列のエラー（意味性の錯行為）」

　ここでは観念運動失行と観念失行における動作系列のエラー（錯行為）の差異について説明しておこう。
　錯行為は動作系列の「産出」のエラーを意味する。観念運動失行では四肢の「運動性の錯行為」が認められる。ある運動の産出が正しいか誤っているかについての判定は難しい。言語の産出の場合は「ネズミがチーズを食べる（正しい）」と「ネズミがチーズが食べる（誤り）」を比較すれば簡単にわかる。しかしながら、四肢の運動が正しく産出されたかどうかは判断が難しい。ある行為は複数の関節運動の組み合わせによって可能だからである。たとえば、机の上のリンゴを手で取る行為にはさまざまな関節運動の使い方がある。したがって、行為の目的が最終的に達成されれば、どの関節運動の使い方が誤っていると判定するのは簡単ではない。これは通常の正常な場合のモデルとの比較によってのみ判定できる。そのため観念運動失行における運動性の錯行為は間違いや不正確さを発見するのが困難なことがある。正常な運動とは異なってはいるが類似しているからである。したがって、観念運動失行の錯行為は各種の日常生活動作における「動作系列のエラー」をセラピストが詳細に観察して判定する必要がある。
　一方、観念失行では「意味性の錯行為」が認められる。ある道具を別の道具のように取り扱うエラーのことである。たとえば、ノコギリは木を「切る」ために使用するものであり、木を

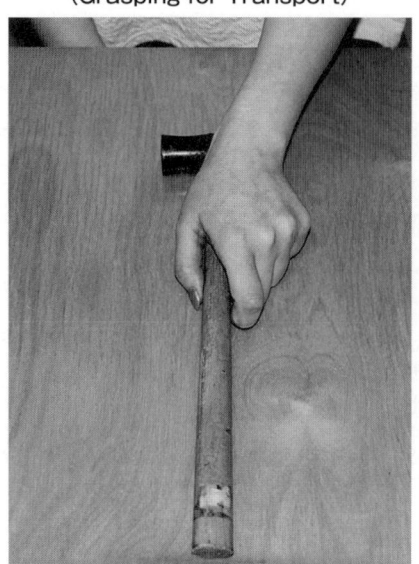

移動の把持　　　　　　　　　使用の把持
(Grasping for Transport)　　　(Grasping for Use)

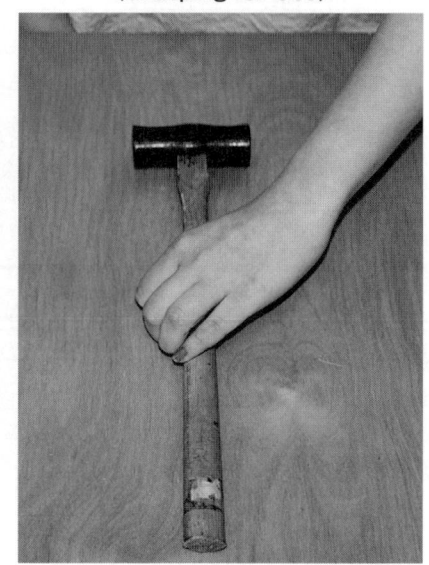

図4.10　道具使用における手の持ち方（カナヅチの使用のときに移動の把持をすれば運動性の錯行為である）

「叩く」ために使用するものではない。そうしたノコギリという「道具の使用障害」が意味性の錯行為である。したがって、観念失行の動作系列のエラー（意味性の錯行為）は道具や物品を使用する人間に特有な行為障害である点で観念運動失行の動作系列のエラー（運動性の錯行為）とは区別する。しかしながら、観念失行患者では道具使用時（カナヅチなど）の手の持ち方のエラーなど運動性の錯行為が出現することも多い。しかも、それは健側の左手の行為時に出現する（図4.10）。

また、観念失行では「BPO（body part as object／身体部位物品化）」が出現する。これは自分の手を道具として用いるパントマイムができないという現象である。たとえば、1本の手指を歯ブラシの形にしたり、2本の手指をハサミの形にして動かす。観念失行ではこうした道具使用を象徴するパントマイムが強く障害される傾向にある。

したがって、動作系列のエラーを錯行為のタイプに基づいて分類すると下記のようになり、観念運動失行と観念失行の鑑別に有用である。

- 運動性の錯行為……観念運動失行・観念失行
- 意味性の錯行為……観念失行
- BPO………………観念失行

■**検査**

観念失行の検査は、観念運動失行における「模倣（ジェスチャー）」、「パントマイム」、「動作系列のエラー」の検査に加えて、「道具使用の実際」を検査する。

検査には日常生活で使用する道具や物品を用いる。患者はその使用方法において「動作系列

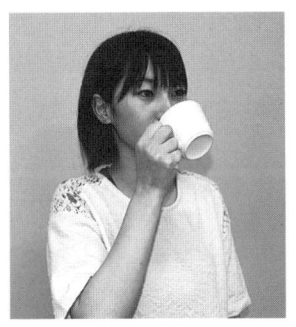

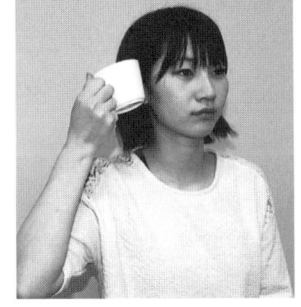

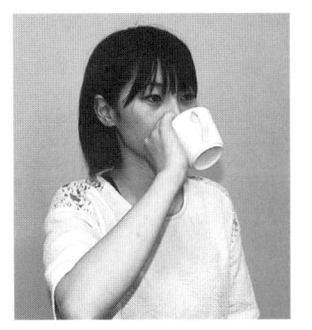

図4.11　観念失行における道具使用のエラー

のエラー（誤反応）」を犯すと同時に、適切に使用することができない。

たとえば、食事動作におけるコップ、皿、箸、ナイフ、フォークなどの使用、整容動作における歯ブラシ、櫛、ヒゲ剃り、爪切り、タオルなどの使用、更衣動作におけるシャツ、ズボン、ボタン、靴下、下着、腕時計、メガネなどの使用、家事動作における水道のノブ、包丁、缶切り、皮むき、コンロ、ポット、コンセント、掃除機などの使用、さらに一般的な道具の使用（ライターで火をつける、財布から紙幣を取り出す、便箋を折りたたむ、本のページを開く、ホッチキスで紙を綴じる、印鑑を押す、スイッチを押す、ハサミで紙を切る、ノコギリで木を切る、リモコンや携帯電話の操作など）や起居移動動作（ベッドからの起き上がり、寝返り、ベッドから車椅子への移動、杖の使用など）における、さまざまな「道具使用の障害」である。

動作系列のエラーは行為が複雑な運動シークエンスを必要とする場合に顕著である。物品の不適切な使用や行為の目的が達成できないという結果によって判別するが、意味性の錯行為か運動性の錯行為かの分析が重要である。コーヒーカップの場合を示す（図4.11）。

具体的には「単一物品の使用」と「複数物品の使用」に区分して検査する。たとえば、単一物品の使用は「櫛で髪をとく」、「歯ブラシをする」、「コップで飲む」、「ドアを開ける」、「鍵をかける」など、単純な動作で検査する。一方、複数物品の使用は「歯ブラシに歯磨き粉をつけて歯を磨いた後に、水道の蛇口を捻ってグラスに水を入れてうがいする」とか、「机の上にお茶の葉、ポット、急須、湯のみ茶碗などを置き、実際にどのような順番で行為するかを実際に遂行させてみる」とよい。

そして、これら道具使用時における動作系列のエラーを次の側面からチェックする。

- 拙劣
- 保続
- 錯行為
- 部分的反応
- 遅延
- 無定型反応
- 無反応

また、観念失行の道具使用の障害は、各種の日常生活動作（食事動作、整容動作、衣服の着

脱、トイレ動作など)やさまざまな物品や道具を使用する行為において広範囲に出現するのが特徴である。セラピストはそうした患者の日常生活に視線を向け、家族に患者が何かおかしな行為をしていないかを尋ね、どのような行為時に誤りのパターンが出現しているかを常にチェックする必要がある。

その際に注意しておくべきことは、観念失行では物品や道具を手で握ったり、持ったり、取ったり、離したりする動作系列は比較的スムーズにできる点である。したがって、誤反応を見逃しやすい。しかし、その握り方、持ち方、取り方、離し方などは道具を適切に使用するためのものでないことが多い。また、道具の使用の意味と手順がおかしい。

したがって、観念失行の動作系列や道具使用の障害は一体として観察すべきである。観念運動失行と同様に四肢の複数の関節運動や姿勢の変換や移動(歩行など)における「不器用さ」はあるものの、その最大の特徴は道具使用時に発現する動作系列の障害である。その障害は多くの物品や道具を使用するときの複雑な運動連鎖、つまり「目的ある行為」の遂行における道具と身体との関係性をつくるときの、運動の空間的、時間的、強度的なエラーとして発現する。

そして、この動作系列のエラーあるいは錯行為が日常生活において露出するために認知症と間違われることも多い。家族は運動麻痺がないのに朝食でバターにパンが塗れなくなったり、着替えでズボンを何とか履いてもベルトやチャックを閉めることができなかったり、タオルで顔が拭けなかったり、歯ブラシで髪をといたり、切れた電球を取り替えることができなかったり、電話をかけることができなくなったり、ハサミを使えなくなったり、タオルやティッシュを使えなくなったり、箸やナイフやフォークを使えなくなったら…、とても驚くだろう。

日常生活において大きな問題が露呈しない観念運動失行に比べて観念失行の日常生活は錯乱的で劇的に変化し、一般の者から見れば驚きの世界を呈する。しかし、その異様さに患者自身がほとんど気づかないという不思議さが背後に潜んでいる。

■自験例の観察

ここでは、観念失行を呈した脳卒中患者の自験例の症状から道具使用時の行為のエラーや錯行為を説明してみよう。頭頂葉連合野に梗塞を来した症例だが上下肢に運動麻痺や感覚麻痺はない。一つの検査の例に過ぎないが、ノコギリで木を切るという行為のためにセラピストが机の上にノコギリと木を用意し、どのように使うかを実際に行うよう患者に要求した。すると患者はノコギリの柄を簡単に握ることはできるが、前腕を回内位で握っており、そのまま肘関節を上下に何度も反復して動かしてカナヅチで机の上の木を叩くような動作をする(意味性の錯行為)。ノコギリの使い方は前腕を回内外中間位にして手で握り、肘関節を前後に動かすのが正しい行為である。しかし、患者は運動麻痺がないにもかかわらずそれがまったく遂行できない。おそらく、ノコギリで木を切るという行為の表象がつくられていない。ペルフェッティによれば「あらゆる行為には運動イメージが先行する」が、この症例では運動イメージはまったく想起されていないような印象を受ける。

また、この症例の場合、ジャンケンができず、グーばかり何度も出した(模倣障害)。そして、何度もグーを繰り返し出す(保続)。食事は箸を使って上手くできないため(拙劣)、手指でそのまま食べようとした(動作系列の障害)。そのためスプーンを手渡すと下手だが口に持って行こうとしたが速度はきわめて遅い(部分的反応、遅延)。ハサミで紙を切る行為を要求しても手指をハサミの2つの穴に入れることができなかった(無反応)。手指を介助して入れてもハ

サミで紙を切ることはできなかった。手指でハサミの使い方を示すこともできない（BPOの障害）。傘を手渡しても開こうとはしなかった（無反応）。その他の検査も含めて、ほぼ完全に手での道具使用はできなかった。驚くべきは、目で見ている目標物の一点に手指の先を上手く持っていけないことであった。また、さらに驚くべきことは、座位で靴を履く動作において、靴の中に手を入れて履こうとしたことである（意味性の錯行為）。また、歩行することはできたが、杖を手渡すと床につくことをせず、手に持ったまま歩いた（無反応）。

つまり、道具を使用する行為はほぼ完全に崩壊していた。しかし、その事実に悩んではいないようだった。

■行為の意味的な知識の崩壊

観念失行では行為の意味的な知識が崩壊することがある。行為は「自動詞的な行為（自己の身体のみの行為）」と「他動詞的な行為（身体を使って道具や外界に働きかける行為）」とに区分されることがあるが、近年、ヴァン・エルクらは「行為の意味的な知識（Action Semantic Knowledge）」を2つに区分している。この区分は失行症の研究に新しい視点をもたらす可能性があるように思われる。それは道具使用時の行為目標に基づく次のような意味的な知識の区分である。

A) 物体使用における最初の行為目標（物体をどのように握るか）
　⇒道具の「機能」についての知識
B) 物体使用における最終の行為目標（物体によって何を行うか）
　⇒道具の「操作」についての知識

そのうえで、彼らは「道具の計測的使用」と「道具の機能的使用」を区分して観察することを提案している。

道具の「計測的使用（volumetric use）」とは、たとえば「ポケットの中の携帯電話を取る」ような行為を指すが、そこでは次のような意味的な知識が必要となる。

- 物体の知覚探索（大きさ、形、重さなど）
- 物体の機能的特性（何をする道具なのか）
- 物体のアフォーダンス（行為の可能性）

一方、道具の「機能的使用（functional use）」とは、たとえば「携帯電話を使って電話する」ような行為を指すが、そこでは次のような意味的な知識が必要となる。

- 物体の目的に対応した複数の操作方法
　（どこで、何をするのか、どの手指を使うのか、どうするのか…）

そして、物体使用における最初の行為目標においては「物体に何をするかを知る」ことが重要であり、それは「物体をどのように握るか」を観察すべきだとしている。具体的には、たとえば「歯ブラシに対してブラシか長い柄のどちらを握ればよいのだろうか？」と質問する。

もちろん歯ブラシの意味的な使用としては長い柄の方を握るのが正しい。これが行為の最初の意味のフォーカスであり、物体の大きさや形がトリガーとなる。また、物体のアフォーダンス（行為の可能性）の予測（予期）を反映している。

次に、物体使用における最終の行為目標においては「どのように物体を使うのかを知る」ことが重要である。それは歯ブラシの操作、すなわち手を動かすのか、肩を動かすのかといった運動的な知識である。もちろん、関節をどの方向に動かすかという知識も含まれる。また、歯ブラシは自分の口に対して何をする目的があるかという意味的な知識も必要である。

要するに、彼らの区分に従えば、道具使用には2つの「行為の意味的な知識」が不可欠となる。それは「道具の"機能"についての知識」と「道具を"操作"する知識」である。

そして、この2つの知識を、観念運動失行は「何をすればよいかは理解しているが、どのようにすればよいかがわからない状態」であり、観念失行は「どのようにすればよいかは理解しているが、何をすればよいかがわからない状態」であるという特徴に対応させると関連性が理解できるだろう。

たとえば、観念運動失行では、道具（歯ブラシ）の機能は正しく判断することは可能だが、歯ブラシをどのように操作すればよいかわからず間違った歯の磨き方をする（運動性の錯行為）。

一方、観念失行では、物体（歯ブラシ）を正しく握ることが可能であっても、根本的に間違った操作方法で使用する。たとえば「歯ブラシを使って髪をとく」といった行為をする（意味性の錯行為）。

つまり、観念運動失行では道具の"機能"についての知識はあるが、どのような運動によって道具を"操作"すべきかがわからない。一方、観念失行では道具の"操作"についての知識はあるが、その道具が何をするための"機能"を持っているかがわからないのである。

ヴァン・エルクらの研究は失行症患者の行為の解明に有用な知見を提示しているように思われる。さらに、彼らは一連の研究から道具を「Body-related object（身体に関係づける物品）」と「World-related object（外部世界に関係づける物品）」とに区分している（図4.12）。

「Body-related object（身体に関係づける物品）」とは「髭剃り、ペットボトル・ブラシ・櫛・カメラ・電話・カップ・フルート・ハーモニカ・ヘルメット・鏡・マイクロホン・スプーン・歯ブラシ…」などである（図4.13）。

一方、「World-related object（外部世界に関係づける物品）」とは「エンピツ、ハサミ、ナイフ、カナヅチ、ノコギリ、ドライバー、スパナー、ピザナイフ・チーズスライサー・ニンニク押圧器・漂白剤のボトル・コンピュータゲーム・ドラムスティック・サラダボウル・ホワイトボード…」などである（図4.14）。

この道具の区分と観念運動失行や観念失行患者の日常生活動作障害との関連性を探求すれば、興味深い知見が得られるのではないだろうか。また、この知見は認知症患者の日常生活動作の分析にも使えるだろう。

■道具使用のチェックリスト

観念失行は「道具使用のエラー」が最大の特徴である。下記に道具使用における複雑性と難易度を観察するための自作のチェックリストを示しておくので参考にしてほしい。これらは発達障害児の失行症状の分析にも有用である。

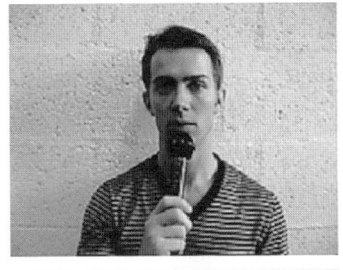

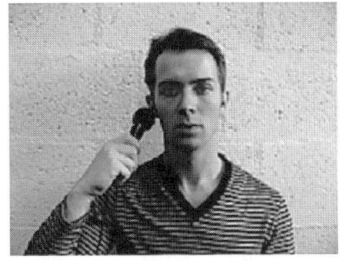

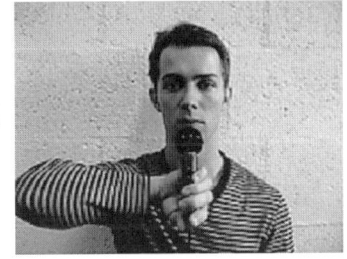

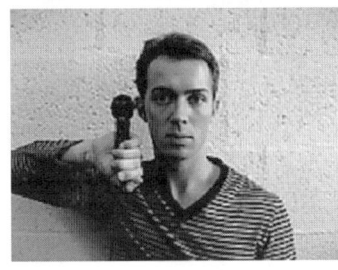

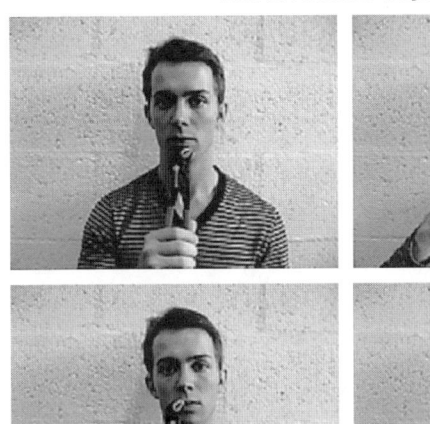

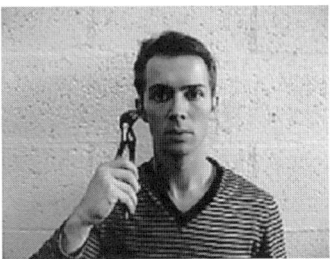

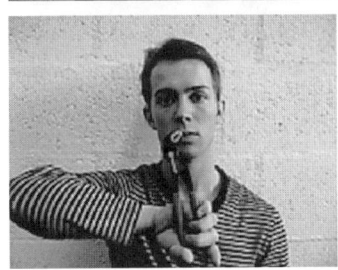

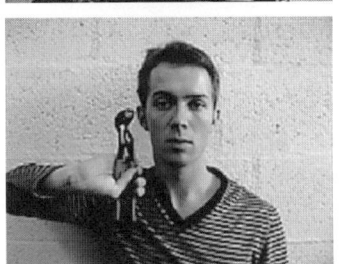

図4.12　Body-related object（身体に関係づける物品）とWorld-related object（外部世界に関係づける物品）の使用におけるエラー（van Elk, 2009）

- 道具がどこにあるか
- 道具が何か
- 道具の大きさや形
- 道具の表面、固さ、重さ
- 何のために使うのか
- どの部分を使うのか
- どこを持つのか

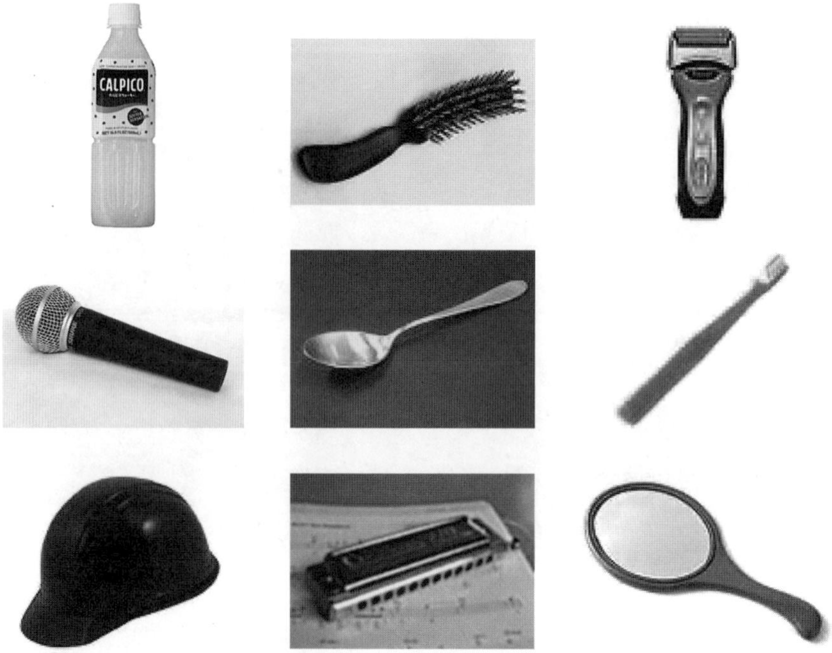

第
２
部　
高
次
脳
機
能
障
害
の
世
界

図4.13　Body-related object（身体に関係づける物品）

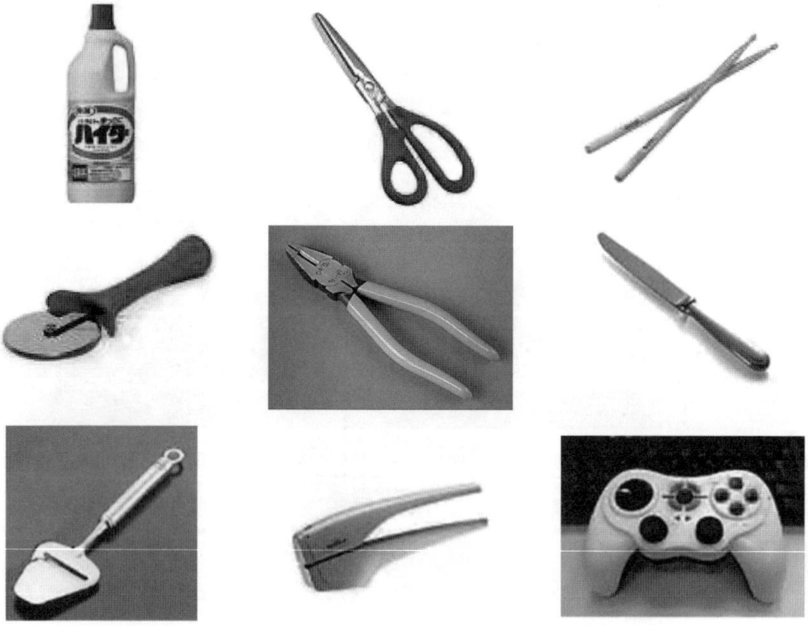

図4.14　World-related object（外部世界に関係づける物品）

- どのように道具を使うのか
- どこの身体を動かすのか(空間性、時間性、強度)
- 身体イメージの延長としての知覚(たとえば箸や杖)
- 延長した身体イメージによる外部物体の知覚
- 道具と身体の操作的な関係性(知覚や注意の連続と認知ストラテジー)
- 身体間の空間的な操作の関係性(身体図式の改変と認知ストラテジー)
- 実行中のエラーのモニター(気づき)
- 結果の知識(確認)
- 道具使用の運動イメージ(行為の予測)
- 道具の自動詞的操作と他動詞的操作
- 道具使用の模倣
- 道具使用のパントマイム(ジェスチャー、身体部位の物体化BPO)
- 道具使用の言語化
- 道具使用のシミュレーション(記憶、比較、改変)
- 他者の道具使用状況のエラー分析
- 道具使用の社会文化的な意味(場所、他者のまなざし、作法、無意識化、複数化)
- 道具使用の情動性の理解(雰囲気、共感、心の理論)

■観念失行の発現メカニズム

　リープマンは観念失行が頭頂葉連合野の損傷によって出現するとしている。そして、観念失行は左半球損傷によって出現し、右半球損傷では出現しない。また、左半球損傷における失語症や観念運動失行と比べると、観念失行の出現率は著しく低い。この出現率の低さは頭頂葉連合野と前頭前野の神経ネットワークが広範囲に強く損傷を受けた場合のみに観念失行が出現することを示唆しているのかもしれない。あるいは、観念失行はアルツハイマー病で出現することから前頭葉の思考中枢の損傷に起因しているのかもしれない。ただし、アルツハイマー病において観念失行は必発ではない。また、観念失行患者は失語症を合併していることがあるが、失語症患者がすべて観念失行を合併しているわけではない。

　興味深いのは観念運動失行と観念失行の重複関係である。観念運動失行に観念失行を伴っているとは限らないが、観念失行には観念運動失行がほぼ伴っている(逆は真なりではない)。つまり、観念失行患者には「模倣(ジェスチャー)」、「パントマイム」、「動作系列」、「道具使用」のすべての障害が認められる。

　いずれにせよ観念失行の発現メカニズムと病態の解釈については謎が多い。行為の解体の神経基盤を解明することは現時点では困難であり、効果的なリハビリテーション治療が存在しないのも事実である。

　特に、リハビリテーション治療は患者に新たな行為の学習を求めるものであるが、観念運動失行患者も観念失行患者も学習すること自体がきわめて困難である。この点からすると、観念運動失行と観念失行はいずれも頭頂葉連合野の認知中枢、前頭前野や補足運動野の運動プログラム中枢、そしておそらく前頭葉連合野の思考中枢にも何らかの異常が発生しており、それが「運動の意図(観念)」や「運動の意味(行為の合目的性)」の変質を生み出していると考えられる。

■「運動の意図」の源泉と「運動の意味」の理解

　「運動の意図」は随意運動を発現する源泉であり、その脳領域は前頭葉だとされて来た。しかし、近年、シリグらが脳腫瘍摘出手術中に患者の許可をあらかじめ得たうえで右の頭頂葉の角回周辺を電気刺激すると運動の意図が生まれたことは右半球損傷の章で紹介した。この実験結果は左半球損傷においても示唆に富む知見であろう。なぜなら、左半球の角回は人間で最も発達しているが、そこは後頭葉からの視覚、頭頂葉からの体性感覚、側頭葉からの聴覚情報の合流地点であり、異種感覚情報の変換によって言語理解や物体の概念を構築する最高次の領域であると考えられている。つまり、左半球の角回は行為の「意図」や「意味」を生み出している可能性がある。

　観念失行とは「どのようにすればよいかは理解しているが、何をすればよいかがわからない状態」である。また、患者は「模倣しなければならない」ことや「道具を使用しなければならない」ことはわかっているが、身体で何をすればよいかがわからない。そして、この「何をすればよいか」の本質が意図の想起であり、その意図の想起の正しさは道具や物体の使用目的という概念的な意味に対応している。したがって、その意味が理解できないゆえに意図が正しく想起できないと仮定すれば、観念運動失行は角回における異種感覚情報の変換障害と考えることができるだろう。おそらく、患者は視覚、体性感覚、聴覚(言語)は知覚していても、それを意味によって結び合わすことができないために道具を操作することができないのであろう。それは外部環境と身体との関係性に根ざした「思考」の意識基盤であり、「運動の意味的な理解の崩壊」を意味する。したがって、観念失行は「意図」や「意味」を生み出している角回の同種・異種感覚の情報変換障害に由来する前頭葉の思考中枢の変質と解釈できるだろう。

■アフォーダンスの障害?

　観念失行の道具使用障害が角回損傷に由来する前頭葉の思考中枢の変質として表出されていると仮説づけると、一つの病態解釈の可能性としてギブソンの「アフォーダンス(affordance)」の概念が有用であるように思われる。アフォーダンスとは「物体が行為者に対して与える行為の可能性」のことである。たとえば、リンゴは食べることや投げることを、あるいは椅子は座ることをアフォードするというように表現される。それは行為の可能性を物体自体が情報として有していると説明される。行為者はその情報をピックアップ(抽出)して行為しているとされる。だとすれば、観念失行では道具や物体のアフォーダンスが知覚できなくなっていると言えるのではないだろうか?

　行為の解体、あるいは行為の崩壊の本質は、道具や物体の「情報の意味」が理解できないからであろう。そして、この意味は視覚や聴覚のみでなく身体を使って物体に意味を与えることによって生み出される「暗黙知(身体知)」を含んでいる。

　したがって、観念失行のリハビリテーション治療においては患者の身体を除外してはならない。つまり、観念失行患者の各種道具に対するアフォーダンスの理解度に合わせた練習課題の難易度を設定し、身体を介して道具や物体に複数の意味を与えるリハビリテーション治療を構築すべきであろう。

■失行症は左半身にも出現する

　最後に強調しておきたいのは、左半球の損傷によって観念運動失行や観念失行が出現するというラテラリティの存在を、その結果として右の半身に失行症状が出現すると短絡的に解釈してはならない点である。この短絡的な解釈によって、脳卒中後に右片麻痺という運動麻痺があれば右手の失行の検査ができないため、実際には失行症状を有しているにもかかわらず、失行症の存在が発見できない場合が非常に多い。失行症は医師やセラピストによって発見されなければ患者に存在しないことになってしまう。これは現在の臨床においても非常に憂慮すべき点である。観念失行は日常生活上の行為に障害が認められるために発見されやすいが、圧倒的に数の多い観念運動失行患者は失行症が発見されないまま、単なる失語症を有する右片麻痺患者として治療されている可能性がきわめて高い。

　実は、観念運動失行の模倣検査を健側の左上肢や左手に行えばすぐに明らかになることだが、模倣障害やパントマイムの障害は健側においても顕著に出現する。この検査を行うだけで、観念運動失行の発現率は大きく高まるはずである。つまり、患者は左半球損傷によって観念運動失行となっているのだが、右片麻痺の存在によって検査されないことがその存在を覆い隠しているのである。左半球損傷による右片麻痺患者のリハビリテーションにおいて運動機能回復や日常生活動作の再獲得が順調に進まない原因がここにあると言っても過言ではない。

■失行認症と解釈する"まなざし"

　失行症のリハビリテーション治療は失行症を発見することによって始まる。右片麻痺患者のリハビリテーションを担当するセラピストは、左半身の行為にも観念運動失行や観念失行が出現することを決して忘れてはならない。問題のありかは、いつもセラピストの"まなざし"によって決まる。失行症のリハビリテーション治療では、セラピストに鋭い観察力と深い思考が要求される。

　失行の名のもとに包括されている行為障害には、空間失認や異種感覚の情報変換障害が関与している可能性が高い。したがって、秋元が指摘しているように「失行認症（apractognosia）」と解釈する"まなざし"をもっておくべきであろう。

4.6 さまざまな失行症の分類

> 高度に自動化された熟練性運動行為という特徴をもつ
> 運動メロディが障害される。
> ——Luria

■リープマンの分類

　失行症は主に左半球損傷で生じ、失語症を有している患者に多く認められる。そして、リープマンは失行症を「肢節運動失行」、「観念運動失行」、「観念失行」に分類した。近年ではこれに「脳梁失行（他人の手徴候）」を追加して4つに分類することが多い。

　しかしながら、その他にも失行症の分類やタイプが提案されている。ここではいくつかの分類を紹介しておく。

■ルリアの分類

　ロシアの神経心理学者のルリアは、失行症を次のように分類している。

a. 運動感覚失行（Kinesthetic apraxia）
　患者は手や指で要求された姿位をとるための求心性信号をただちに得ることができない。運動の拙劣さ（不器用）の表出の多くは姿勢失行（apraxia of posture）に関係している。損傷部位は「中心後回」とされている。

b. 視覚空間失行（optic-spatial apraxia）
　患者は右と左の弁別空間における対象の位置の決定など、運動のより広い空間座標を明らかにできないかも知れない。内的な運動感覚性の求心性信号は本質的に影響を受けないで維持されているが、外的な空間の混乱は複合的な動作を不可能にする。これはまた、空間的に構成された要素の行為の障害が現れる構成失行を含む。損傷部位は頭頂葉下部と頭頂−後頭葉（運動系の空間要素の障害）とされている。

c. 象徴的ジェスチャー失行（symbolic gestures apraxia）
　患者は基本的な空間での協調性や運動感覚は維持されており目的志向的行為は障害されていないが、型にはまった、または象徴的な身振りのような行為の実行は困難である。最も複雑な脳の働きが隣接した下位レベルへ偏移した結果である。障害部位を示すのは難しいとされているが、言語障害を伴うため左半球損傷で生じると考えられる。

d. 動的失行（dynamic apraxia）
　運動の空間的位置関係や方向性の正確さは妨げられないが、むしろ運動プログラム系が影響を受ける。個々の運動の環の病的状態は進行し、高度に自動化された熟練性運動行為という特徴をもつ運動メロディが障害される。損傷部位は前頭の運動前野と脳梁とされている。

■ 概念失行の提案

近年、こうしたリープマンやルリアの失行症の分類とは異なる概念で失行症を説明する研究者たちもいる。ここではロティとヘイルマン（1997）やデ・レンツィ（1989）らの提案する概念失行を紹介する。それは失行症を「行為の産出システム（praxis production system）」と「行為の概念システム（praxis conceptual system）」に区分したうえで提案されたものである。

1. 行為の産出システム

行為の産出システムは次の3つの運動に分類される。

A）自動詞的運動（Intransitive movements）：
自動詞的運動は自己の身体のみを使う運動で、「表象的でない運動（non-representational）」と「表象的な運動（representational）」とがある。表象的でない運動には自分の鼻に手指で触れる、手指をくねらせるなどがある。一方、表象的な運動には敬礼、バイバイ、ヒッチハイクのサインなどがある。

B）他動詞的運動（Transitive movements）：
他動詞的運動は身体を使って道具や外界に働きかける運動で、視覚、聴覚、触覚、運動覚などの感覚モダリティをより組み合わせる必要がある。たとえばハンマー、ドライバー、ペンなどの使用である。

C）模倣運動（Imitation）：
模倣運動は「意味ある運動と意味のない運動の模倣（Imitation of meaningful and meaningless movements）」と「姿勢と関節運動の順番の模倣（Imitation of postures and sequences）」であり、他者の口頭指示や視覚的な動きを模倣する。

2. 行為の概念システム

行為の概念システムは次の4つの概念に分類される。

A）多段階課題（Multiple step tasks）：
多段階課題（Multiple step tasks）は、郵送のために手紙を準備するといったものだが、手紙を出すためには便箋を四つ折りしたり、切手を所定の場所に貼ったり、宛名を書いたり、封筒を閉じたりするといった複数かつ順番のある多段階の課題が存在することを概念的に理解していなければならない。

B）道具選択課題（Tool selection tasks）：
道具選択課題（Tool selection tasks）は、ある作業に必要な道具を適切に選択するものである。たとえば釘を打つという作業のためにはドライバー、ハンマー、ハサミ、ペンチといった複数の道具の中からハンマーを選択しなければならない。

C）他の道具の選択課題（Alternative tool selection tasks）：
他の道具の選択課題は、たとえば釘を打つ作業においてハンマーが利用できない場合、ペンチのような他の道具を選択して目的を代替的に達成しなければならない。

D）ジェスチャー（身振り）の再認課題（Gesture recognition tasks）：
ジェスチャー（身振り）の再認課題には「言語課題（verbally）」と「非言語課題

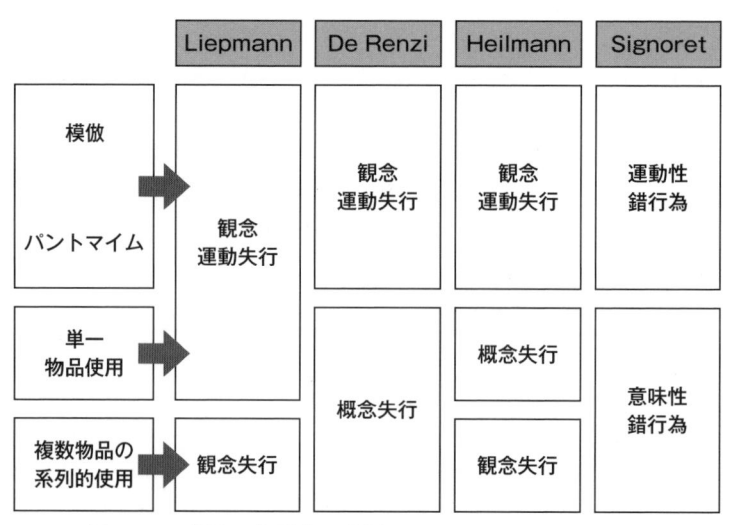

	Liepmann	De Renzi	Heilmann	Signoret
模倣	観念運動失行	観念運動失行	観念運動失行	運動性錯行為
パントマイム				
単一物品使用		概念失行	概念失行	意味性錯行為
複数物品の系列的使用	観念失行		観念失行	

図4.15　最近の失行症の分類（De Renzi, Heilman, Signoret）

(non-verbally)」とがある。言語課題は言葉でジェスチャーを理解する能力であり、検査者の行うジェスチャーの名前を言ったり、目の前の絵カードと一致させる。一方、非言語課題は言葉を使わずに、検査者が行うジェスチャーと一致させる。あるいは絵カードに示された道具や物品の使用方法をパントマイムさせる。

こうした行為の産出システムと概念システムの異常を検査することで、患者の有する失行症状の特徴が把握できる。そして、彼らは単一物品の使用障害を「概念失行」だと規定した。そして、失行症をデ・レンツィは観念運動失行と概念失行の2つに分類している。一方、ハイルマンは観念運動失行、概念失行、観念失行の3つに分類している。また、シニョレットは失行症を単に運動性の錯行為と意味性の錯行為に分類している（図4.15）。

観念運動失行は模倣やパントマイムといった産出システムの障害で運動性の錯行為が出現し、概念失行（単一物品の使用障害）や観念失行（複数物品の使用障害）は概念システムの障害で意味性の錯行為が出現すると考えることができるだろう。

■失行のタイプ（Taxonomy of apraxia）

しかしながら、神経学や神経心理学の歴史においてはさまざまな失行症状が報告されており、明確な分類には至っていない。ここではペトレスカによる失行の分類における名称一覧を示すが、その表現の多様さと意味的な混乱が失行症の理解の困難さを物語っている。

①肢節運動失行（Limb-kinetic apraxia）
運動の拙劣さを伴う"ぎこちなさ"が見られ、手指の独立した動きや正確で巧緻な動きができない。

②観念失行（Ideational apraxia）
最初、行為の概念の組織化における障害を表す用語として使われた。さまざまな日常的な道具（物体）の経時的な使用を観察して評価する。後に、概念失行と定義された。

③概念失行(Conceptual apraxia)
　行為の概念における機能障害で、道具を使用することができなかったり、使用時の内容のエラーによって特徴づけられる。
④観念運動失行(Ideomotor apraxia)
　巧緻運動の遂行における機能障害で、運動の遂行における空間的、時間的エラーによって特徴づけられる。
⑤構成失行(Constructional apraxia)
　物体を空間的に描いたり、立体的に構築することの困難性。詳細な構成要素の間の関係性が明確に認められないような協調的あるいは組織化された活動の機能障害。
⑥発達運動統合障害(Developmental dyspraxia)
　小児の行為の遂行、組織化、企画に影響する障害。
⑦感覚特異的失行(Modality-specific apraxia)
　一つの感覚システムの範囲内に限局される。
⑧模倣失認(Pantomime agnosia)
　言語指示と模倣の両方のジェスチャー産出検査では正常にパフォーマンスするが、ジェスチャーの識別と理解においての実行は貧弱。パントマイム失認患者は、彼らが認知できないパントマイムを模倣することができる。
⑨伝導失行(Conduction apraxia)
　パントマイム模倣よりも言語指令に対するパントマイムで実行が優れている。
⑩視覚模倣失行(Visio-imitative apraxia)
　ジェスチャーの模倣の選択的な障害を伴うが言語指令においては正常にパフォーマンスする。あるいは、意味がないジェスチャーの不完全な模倣を示すが、意味があるジェスチャーの模倣を保存できる場合に用いられる。
⑪視覚運動失行(Optical〈or visiomotor〉apraxia)
　視覚的な介助を伴う行為に対する断裂。
⑫触覚失行(Tactile apraxia)
　物体との相互作用と認識に使用する自動的でない手の運動の障害。
⑬効果特異的失行(Effector-specific apraxia)
　ある特異的な状況下のみでの運動の困難性。
⑭上下の顔面失行(Upper/lower face apraxia)
　顔面の部分で行為を遂行することの機能障害。
⑮口腔失行(Oral apraxia)
　唇、頬部、舌で巧緻運動の実行が困難。
⑯口腔顔面失行(Orofacial〈or buccofacial〉apraxia)
　眉毛、頬部、唇、舌を含む顔の構造で意図的な運動を実行することの困難性。
⑰眼瞼失行(Lid apraxia)
　眼瞼を開くことの困難性。
⑱眼性失行(Ocular apraxia)
　命令で断続性眼球運動を行うことでの機能障害。

⑲四肢失行(Limb apraxia)
　しばしば手と手指を含む四肢の観念運動失行に関連して使用される。
⑳体幹失行(Trunk〈or axial〉apraxia)
　身体の姿勢を生成することの困難性。
㉑下肢失行(Leg apraxia)
　下肢で意図的な運動を実行することの困難性。
㉒課題特異的失行(Task-specific apraxia)
　ある課題のみを実行することの困難性。
㉓歩行失行(Gait apraxia)
　歩行のために要求された下肢の調節的な運動遂行能力の機能障害。
㉔注視失行(Gaze apraxia)
　凝視を導くことの困難性。
㉕発語失行(または言語失行)(Apraxia of speech〈or verbal apraxia〉)
　言語を構築することの障害。
㉖失行的な失書(Apraxic agraphia)
　運動的な書字障害で、四肢失行と運動ではない書字(タイピング)は保存される。
㉗着衣失行(Dressing apraxia)
　着衣の複雑な課題に関連した実行の能力低下。
㉘同時失行
　プログラムされた運動を同時に組み合わせることの失敗。
㉙方向づけ失行(Orienting apraxia)
　他の物体に関して身体を正しい位置に方向づけることの困難性。
㉚鏡失行(Mirror apraxia)
　鏡に写った物体に対して手をリーチングすることのエラー。
㉛損傷部位特異的失行(Lesion-specific apraxia)
　手足の損傷部位のみの特異的な運動の困難性。
㉜脳梁失行(Callosal apraxia)
　通常、左の上下肢に影響を及ぼす前脳梁損傷に起因する失行。
㉝交感失行(Sympathetic apraxia)
　前左半球への損傷(右手の部分的または完全な麻痺)による左の上下肢の失行。
㉞交叉失行(Crossed apraxia)
　右半球損傷後の左の上下肢の失行という予想外のパターン。

4.7 自己身体部位失認

> 患者は衣服(たとえば袖やジッパー)についての質問には早く正確に答えるが
> 身体の部位についての質問に正確に答えることができなかった
> ——山鳥 重・Albert

■自分の身体部位がわからない

「自己身体部位失認(autotopagnosis)」とは、「命令に対して自己の身体部位を指示することができない」ことをいう。

1908年にドイツの神経科医ピックは自己の身体部位を指示したり、同定したり呼称することができない患者がいることを報告し、それを「自己身体部位失認」と呼んだ。自己の身体についての空間的な場所や位置関係の知識の喪失やエラーである。患者は口頭指示に従って同じ身体部位を指すことができなかったり、ある身体部位と他の身体部位との関係の概念化ができなくなり、紙に描かれた人体図や目の前の他者の身体部位を正確に指さすことができない場合もある。また、身につけた衣類の部位や動物画の身体部位は適切に指摘できるのに自己の身体部位が指摘できない症例も報告されている。目、鼻、口、臍といった空間的な位置が明瞭な部位は四肢の各関節よりも同定しやすい傾向にある。1978年に山鳥とアルバートは、身体部位失認患者の症状を次のように報告している。

> 患者は衣服(たとえば袖やジッパー)についての質問には早く正確に答えるが、身体の部位についての質問に正確に答えることができなかった。彼は「腕を指して下さい」と言われたとき、立ち上がって、部屋を不思議そうに眺め廻してから坐り、「ア・ル・ム、ア・ル・ム」と自分の綴りを言い、最後に「残念ですが、わかりません」と言った。

■ゲルストマンの観察

こうした「自己身体部位失認」について重要なのは、頭についている「自己」の意味である。この自己の意味について1945年にゲルストマンが次のように記している。彼は左半球の角回損傷でゲルストマン症候群(左右失認、手指失認、失算、失書)が生じることを発見したことで有名だが、自己身体部位失認の研究の先駆者でもある。

> 自己身体部位失認は、原則的には、自分自身の身体部位を指示することができないことを意味するのであって、他人の身体や人形、あるいは身体の図を指示することができないことをいうものではない。

しかしながら、後でゲルストマンが提案した「身体失認(somatotopagnosia)」の概念では、自己と他者の身体部位を指示できないという両面が含まれている。ハリガンらによれば実際に自己の身体部位のみの指示、あるいは他者の身体部位のみの指示に困難をきたす症例はこれまで報告されていないようである。したがって、混在した症状を呈すると考えておく必要がある。

■ 身体構造記述の障害

なお、ボッティーニによれば、自己身体部位失認は「身体構造記述（body structural description）」とも呼ばれる。これは身体表象の障害を、1)「身体図式（body schema）」の障害（たとえば半側身体無視）、2)「身体イメージ（body image）」の障害（たとえば手指失認）、3)「身体構造記述」の障害（たとえば自己身体部位失認）に分類するものである。

シリグによれば「身体部位の空間的な位置（たとえば鼻は顔面の中心）」とか「身体部位間の空間的な関係性（たとえば鼻は目の近くにある）」が理解できず、言語による説明が困難となる。また、バックスバウムやコスレットによれば、異なる身体部位の関係性のみならず、身体表面や形に関連した脳の表象が困難となる。そして、しばしば両側性に出現する。

■ 自己身体部位失認の検査

自己身体部位失認の検査としては、第1に検者の言語命令によって「右耳はどこですか」、「左手の小指はどこですか」などと尋ね、患者自身に自己の部位を指示させたり、他人の部位を指示させたり、人形や人物の絵を見せて指示させる。

第2は非言語的な方法であり、検者が自分の身体部位に触れたり（視覚）、患者の身体部位に触れたり（触覚）し、同様にその場所を患者自身に自己の部位を指示させたり、他人の部位を指示させたり、人形や人物の絵を見せて指示させたり、触れさせる。

第3は身体構造について質問する。たとえば、「口の上に鼻がありますか」、「目の外側に耳がありますか」、「手首と肩の間に肘がありますか」などと質問する。一見、正しく解答できる患者でも、背臥位や座位で膝と足との前後や上下関係が理解できない患者がいるため、疑わしい場合は少し複雑に質問するとよい。たとえば、そうした患者は「手を上に挙げて」と「手を前に挙げて」の差異に戸惑う。

第4は構成課題であり、バラバラにした人形の身体各部位を正しい姿に構成させる。

また、ゲルストマンが1924年に発見した「手指失認」との鑑別が重要となるが、ルリアは患者を閉眼させて手指の示指と小指に触れ、「今触れている指と指の間に何本の指があるか」と尋ね、その解答（2本が正解）に誤るのが手指失認だとしている。

■ 自己身体部位失認の発現メカニズム

自己身体部位失認は認知症の初期症状として発見されることが多いが、脳損傷領域としては左頭頂葉病変であることが判明している。したがって、失行症やゲルストマン症候群（手指失認、左右失認、失算、失書）との関係性が疑われるが、手指失認が付随することはなく、自己身体部位失認と手指失認は区別すべき症状で発現メカニズムは異なると考えられている。

なぜ自己身体部位失認が発生するかについては諸説があるが、身体図式や身体イメージが喪失して身体全体を部分に区別したり分析することができないことから、自己の身体の「空間表象障害説」が有力である。物理的な意味での身体は一つのまとまりであるため、身体イメージもまた一つのまとまりであるとすれば、その一つの全体から特定の身体部位を分割したり単独に抽出する心的機能の障害であり、身体イメージにおいて身体各部の空間的な相互関係を想起できなくなっているのであろう。身体の各部位が不連続で混乱しているのかも知れない。つまり、自己の身体を一つの全体として地誌的（地図的）にイメージ想起できないのである。

デ・レンツィによれば、真の自己身体部位失認の基礎には「身体全体から部分を分離できな

い」という問題があるという。

そして、こうした口頭指示によって身体部位を指させないという現象は一般的な脳卒中片麻痺患者においても稀に認められる。たとえば、左半球損傷により失語症と右片麻痺を有する患者の場合や右半球損傷により半側空間無視と左片麻痺を有する患者の場合にも認められることがある。しかし、身体部位失認は視覚的に自己の身体を見ているにもかかわらず口頭指示に対して肩や膝といった身体部位を同定できないのであり、失語症、半側空間無視に起因する症状ではない。一方、左頭頂葉病変である失行症患者の場合は、自己身体部位失認を疑わせる症状を示すことがよくある。特に失語症、失行症、右片麻痺を合併する多数症例において、患者が閉眼した状態で検者が触れた身体部位の同定ができなかったり、検者が一つのある関節を他動的に動かした後、どの関節が動いたのかを人物画、他者、自己の身体への指差しなどで確認すると、完全に誤って解答したりエラーを生じることが多い。これは体性感覚と視覚の解離や注意能力の欠如によるものと考えられる。

■身体の見当識障害

いずれにせよ、自己身体部位失認が左半球の頭頂葉連合野の病変で生じることはほぼ間違いない。しかし、単なる身体の表象障害(身体図式や身体イメージの問題)ではなく、本質的には「身体構造の概念的な表象障害」であって前頭葉の機能との関係性を完全に排除することは困難であるようにも思われる。

その証拠に古典的な「身体見当識テスト(orientation tasks)＝患者に身体の異なった部位に1から8まで数字を記している人体全体像の正面図と背面図を提示し、その数字の順番に〈1＝左肩、2＝左肘、3＝右親指、4＝左中指、5＝右膝、6＝右ふくらはぎ、7＝左耳、8＝左耳〉自分の身体の対応する部位に触れなければならない課題」(図4.16)では、頭頂葉損傷患者のみならず前頭葉損傷患者でもエラーを生じることが古くから指摘されている。

さらに、前述したように自己の身体部位のみならず人体図や他者の身体部位を同定できないことから、「自己身体部位失認」や「身体部位失認」という用語自体が不適切な可能性がある。

したがって、この不思議な症状は失認症の範疇ではなく失行症状の一つとして解釈すべきではないだろうか。ルリアが「失われた世界」で提示したザシェツキーという名の左半球損傷患者は失行症状と共に自己身体部位失認の症状も呈している。その最大の特徴は「空間認知」における言語、視覚、体性感覚(身体部位)の解離であり、その結果として日常生活動作や道具使用の錯行為が出現していると解釈できる。

■身体知識の喪失

近年、シリグは自己身体部位失認を「身体知識」という観点から研究し、身体知識は「言語の意味的情報」と「視空間的表象」の2つのシステムによって脳内に記憶構成されており、脳損傷によってこれらのシステムのどちらかが選択的に障害または喪失されるのではないかと仮説だてている。つまり、言語の意味的情報システムが損傷を受ければ口頭指示の意味と身体部位の定位が解離し、視空間的表象システムが損傷を受ければ口頭指示の意味は理解できても視覚と身体イメージ間とが解離して身体部位の定位ができなくなる。

また、左右の半球は「どこの空間」と「何の空間」の両方を視覚空間、聴覚空間、体性感覚空間のモザイクとして統合しているが、それは基本的に外部の空間世界の統合であり、さらに

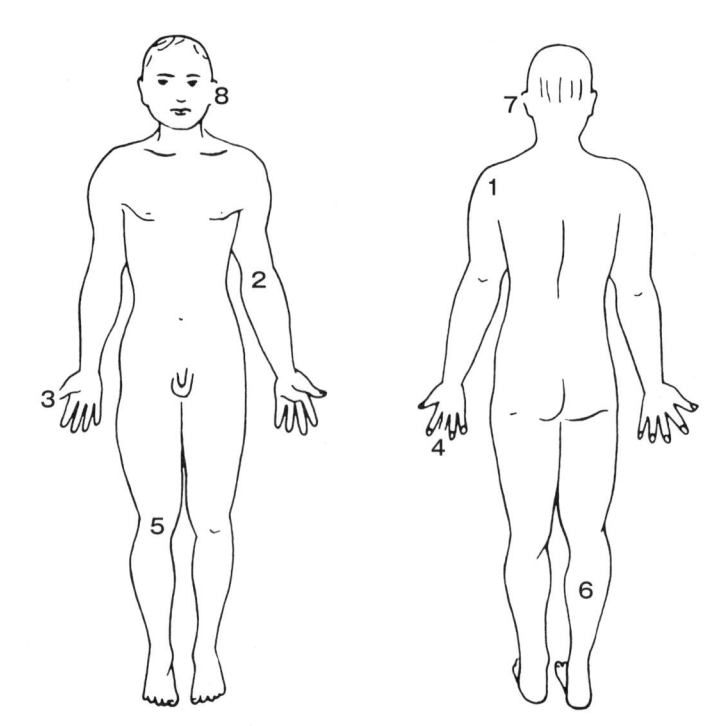

図4.16 身体見当識テスト（orientation tasks）（Teuber, 1964）
1＝左肩、2＝左肘、3＝右親指、4＝左中指、5＝右膝、6＝右ふくらはぎ、
7＝左耳、8＝左耳

左半球は「言語レベル」で意味的に空間世界を統合しているように思われる。その解離が失行症患者の「身体の空間性」を混乱させている原因であろう。

20世紀初頭に、ピックが自己身体部位失認を報告し、それを「身体の空間像」の障害と捉えたことから、シルダー、ヘッド、ホームズらによる身体図式障害や身体イメージの障害という考え方が医学の表舞台に登場してきたという歴史的事実を忘れてはならないだろう。しかしながら、リープマンは失行症を発見した当初から言語と行為の関係性の異常を指摘している。

■失行症のリハビリテーション

失行症の背後には「精神（言語）と身体（体性感覚）の解離」が潜んでいる。つまり、失行症患者は「運動の空間性（どこの空間と何の空間の区別）」、「運動の文法（運動の順番）」、「運動の比喩（運動の差異と類似性）」、「運動の意味（行為の合目的性）」、「運動の社会性（運動の情動性や他者との共感）」などに混乱をきたし、「人間的な行為を喪失（リープマン，1905）」した、カオスの世界を生きるのである。

その「失われた世界」を取り戻すためにリハビリテーション治療は存在する。失行症の回復は難しいが、リープマンに始まった失行症研究の歩みを止めてはならない。そして、リハビリテーション治療による行為の学習の可能性を探求すべきである。

第3部

片麻痺と運動療法の時代

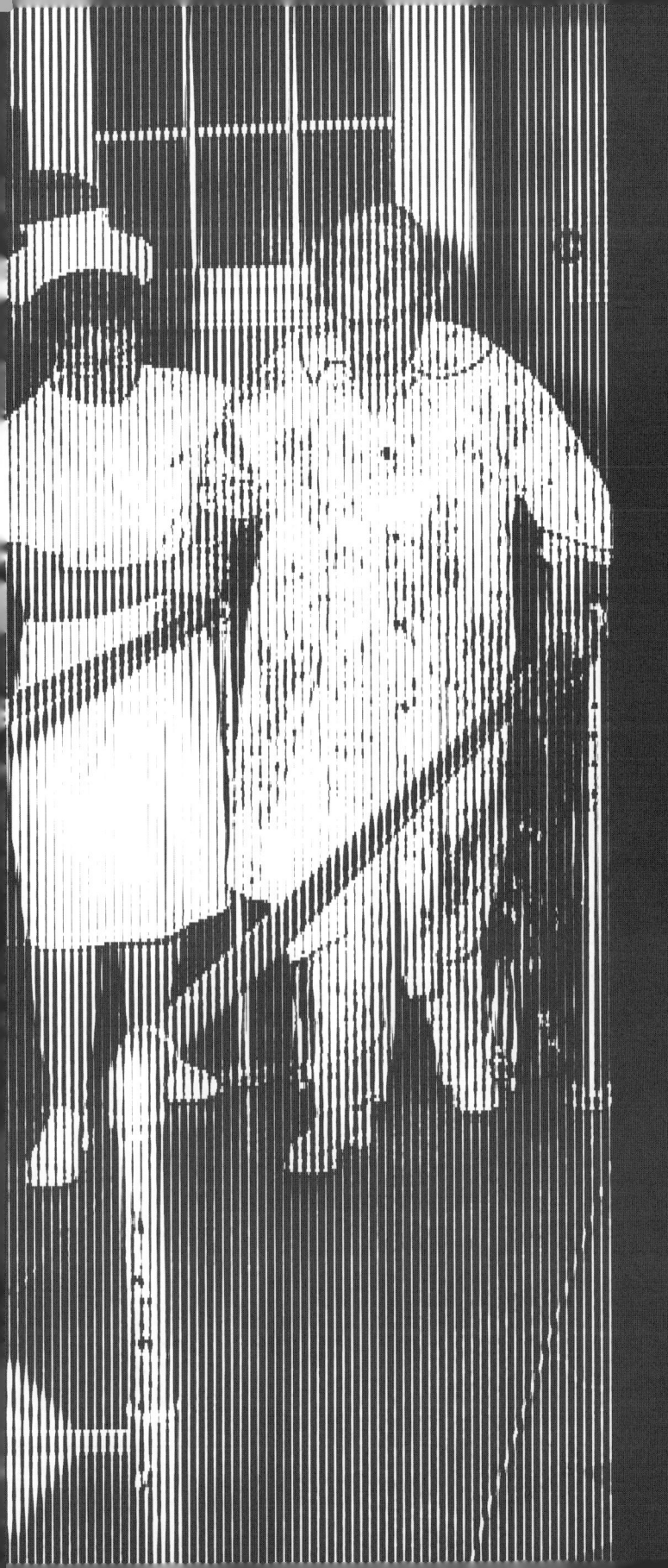

リハビリテーションの核心

　　　そのことを私はくやしまぎれに「形而上学的責め苦」と呼んでいる。
　　　　　　　　　　　　　　　　　　　　　　　　——辺見　庸

　辺見庸の『水の透視画法』の帯には、「いったい、わたしたちに、なにがおきたのか」「日常に兆すかすかな気配を感じて、作家は歩き、かんがえつづける」と記されている。
　私たちに起きたこととは、彼の故郷を襲った3.11の大地震と大津波のことである。したがって、彼に脳卒中が起きたことを指しているわけではない。
　彼は思考し続ける人である。いったい、何を思考しているのだろうか。それは、けっして目には見えないが日常に潜む、誰もが知らぬ間に確実に進みつつある、人間の思考の自由と行動の自律を抑圧する力の膨張についてである。あるいは、その社会支配の統制強化への兆しや気配や予感についてである。
　彼が、こうした稀有な文章を書くことができるのは、作家である彼が特別な「眼の痛覚」をもっているからだと思う。その視線は、『もの食う人々』以来、ずっといつも不条理な世界の痛みの意味を見つめている。
　そんな彼が、日々歩きながら、自らが歩くことについて、つまり「片麻痺の歩行訓練の意味」について記した文章がある。

　　　歩く。昼日中しらふなのに千鳥足で歩く。今日も歩く練習をする。生まれたての牛みたいによろよろ歩く。他の人にどんどん追いぬかれる。左足を踏みだしたら、ただちに〈次はおまえだぞ！〉と、右足に呼びかける。ちゃんと前にくりだしているか右足を見おろす。そうしないと、気持ちだけが先行して、実際には右足を路上に置きざりにしたまま、左足でけんけんしたあげくにバタリと転げてしまうから。空足に似ているけれど、ちがう。右足が持ち主の意にさからってすなおに歩こうとせず、左足の運びになかなか連動してくれない状態を、いったいなんと呼べばよいものか、どうもわからない。わからないまま千鳥足で歩きつづけてだいぶたつ。先日、よろけながら勘定してみた。ほぼ五年だ。
　　　五年前、脳出血で右半身が麻痺するまで、歩くとは、呼吸と同じくおおむね無意識になしえる自然動作であった。原稿を書きあぐねるとよく街にでて何キロも歩きまわった。足はよく飼いならされた馬のように意識につきしたがった。意識はつねに実存に先行し、躰と意識の二元論はありえないのに、意識がそのころは躰の主人公であったのだ。倒れてからはちがう。不具合のある躰が、意識の暴走を制動し、意識の傲岸と虚飾にてきびしい掣肘をくわえるようになった。と、意地をはっていうなら、倒れてからは"よいことずくめ"なのである。
　　　歩く練習を私は「リハビリ」とはいわず「自主トレ」と名づけている。定義の厳密性と

いうより、ことばの趣味の問題だ。自主トレのほうが主体的意思を明示するし重苦しくない。されば、五年間の自主トレで私はついに豹のように軽やかに歩けるようになったか？
　慙愧。豹どころか、自主トレ・コースのスクランブル交差点を時間内にわたりきるのさえ、いまだにごくごくまれなのである。五年間必死で練習したのに、さほどの向上はなかったのだ。だが、自主トレをやめると歩行能力が一気に退歩する。そのことを私はくやしまぎれに「形而上学的責め苦」と呼んで、どのみち不条理を生きざるをえないという意味あいでは健常な他者と大きくことなるところはない、などとむりやり自分を納得させている。

　もし、この文章を同じ片麻痺患者たちが読めば、おそらく誰もが共感するだろう。誰もが一歩一歩、千鳥足で歩き続けた経験がある。その努力はそれほど報われたわけではないが、日々歩くことこそがリハビリテーションという名の回復への挑戦であったのだから。
　一方、この文章をリハビリテーション医療に携わる医師やセラピストが読めば何と言うだろうか。日々歩くことは廃用性症候群の予防として重要だということを物語っていると解釈するのだろうか。それとも、現代の医学ではリハビリテーション治療（運動療法）によって片麻痺の歩行機能を回復させることはできないが、歩行能力の維持は可能だと解釈するだろうか。実際、病院のリハビリテーション訓練室でも、片麻痺患者たちは歩行訓練ばかりさせられているのが現実である。セラピストは、歩くことが人生だと患者に教えているのかもしれない。
　だが、この文章の中で最も重要な点は、自らに課した歩行訓練を「形而上学的責め苦」と記している点である。もちろん、この言葉は比喩（メタファー）である。確かに、苦しい歩行練習をしなければならないということは不条理なことである。しかし、彼は、「哲学的に考えると、人間にとって生きることは不条理な世の中を歩むことであり、その意味では健常な他者と大差はないと考えることができる、そう考えて自分をむりやり納得させているのだ」と言っているのではないだろうか。
　このシニカルな比喩は価値観の転換をしようとしているようにも読める。つまり、歩行訓練を自分に課すことによって自らの思考のあり方を変えようとしているように読める。それは文章で具体的に語られている内容の読解である。しかし、ここにはもっと大切で重要な点が内容の背後に潜んでいる。
　それは、脳卒中をきたした彼の脳が日々の歩行練習を「責め苦」と比喩する認知能力を有している点である。つらい５年間にもわたる歩行練習を「責め苦」と比喩することで、実はそれによって自分が責められているのではなく、自分が自分自身を鍛えているのだという二重の比喩を使っている。これは彼が自己の思考を見つめる能力を有していることの証である。つまり、自己を自己が見つめるという、きわめて高い脳機能である「メタ認知」能力をもっているということである。
　もちろん片麻痺患者たちの願いはあくまでも歩行機能の回復にある。自らを鍛えることで、そこに少しでも近づこうと努力している。単に、歩行能力の維持のみを目的に日々歩いている

わけではない。その患者たちの想いと期待にリハビリテーション治療は応える必要がある。そうでなければ、ただ歩くためだけに歩く練習をしていることになってしまう。
　そのうえで、「たとえ発症から何年経過していようと、自己を見つめる"メタ認知"能力を有している人間には回復の可能性がある」ということを強調しておきたい。
　この"メタ認知"能力こそが「リハビリテーションの核心」である。なぜなら、自己を見つめる視線は"生きる世界の意味を改変する"からである。
　歩くことは人生の比喩（メタファー）であり、その足跡に生きる意味が宿っている。

5

片麻痺に対する運動療法

5.1 運動療法の誕生

> 筋の働きを知ることにより特別な末梢刺激、体操、義肢を麻痺、萎縮、変形の治療に正しく利用することができる。
> ——Duchenne

■ドゥシャンヌの試み

　19世紀の中期、サルペトリエール病院のシャルコーが師と仰いだ神経科医ドゥ・シャンヌは、パリのクリニックで運動麻痺の治療に挑戦していた。彼は進行性筋ジストロフィー症（PMD）の診断で有名だが、「顔面麻痺（facial palsy）」への電気刺激療法を試みている。それによって顔の表情が回復すると考えたのであろう。

　しかし、顔面麻痺は回復しなかったと思われる。なぜなら、顔の表情も手足の動きと同じ随意運動だからである。随意運動と外部からの電気刺激によって引き起こされる筋収縮は違う。電気刺激によって筋収縮が生じても大脳皮質の運動野のニューロンは活性化しない。

　また、顔の表情は意図や感情（情動）の反映であり、複数の筋の協調性によってつくられる。したがって、一つの筋のみを刺激しても顔全体の微妙な表情は生まれない。

　ところが、ドゥ・シャンヌの治療場面の写真では電気刺激によって顔の表情がつくりだされているように見える（図5.1）。そこで、ここではまず顔面麻痺の神経メカニズムと患者の表情との関係について考えてみよう。

　顔面神経は左右12対存在する脳神経（cranial nerves）の一つである。また、顔面神経は顔表面の複数の筋を支配する運動神経で顔面神経核は脳幹にある。

　顔面麻痺は中枢性麻痺（核上麻痺）と末梢性麻痺（核下麻痺＝Bell麻痺）に分類される。中枢性麻痺では前頭筋は麻痺せず前額部（ひたい）に"しわをよせる"ことができ、眼輪筋も侵されず、下顔面筋のみが麻痺する。

　一方、末梢性麻痺では片側の顔面全体が麻痺する。したがって、前頭筋や眼輪筋の麻痺の有無で中枢性麻痺と末梢性麻痺の鑑別ができる。

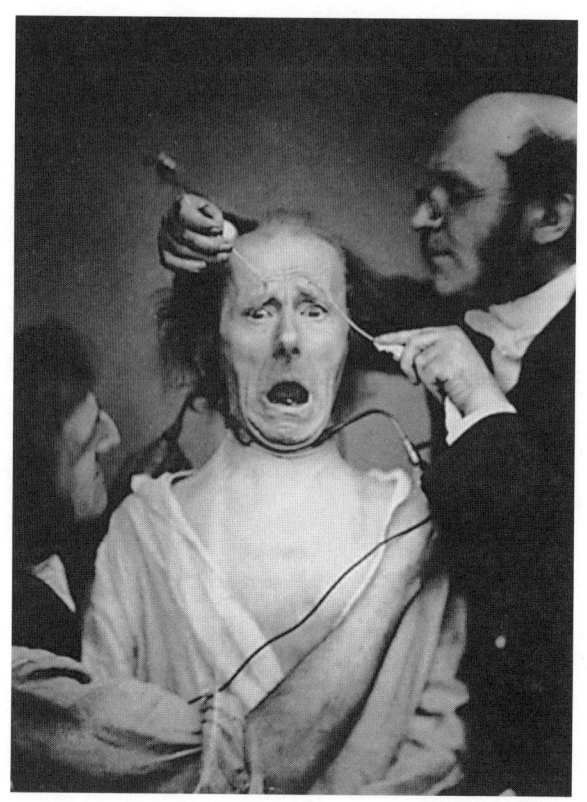

図5.1　ドゥ・シャンヌによる顔面麻痺への電気刺激療法（Duchenne, 1862）

　その神経メカニズムとしては前頭筋や眼輪筋は左右同時に働くため両側性の錐体路支配を受けているのに対し、下顔面筋は口を動かして食事するときや表情をつくるときに左右別々に働く必要があるため片側性の錐体路支配を受けている点が重要である。要するに顔面麻痺では下顔面筋の麻痺は必発だが、中枢性麻痺では前額部（ひたい）に"しわをよせる"ことができる。
　この差異に着目しながらドゥ・シャンヌの治療場面を見ると、彼は前頭筋に通電して前額部に"しわをよせる"筋収縮を誘発しようと試みていることがわかる。つまり、この患者は末梢性麻痺である。
　そして、一見、患者の驚いたような表情がつくられているように見えるが、これは電気刺激の強度に対する健側（右顔面）の驚愕反応に過ぎない。その証拠に左右の顔面は非対称で、右側の下顔面筋は過緊張しているが、左側の下顔面筋は弛緩して口角は垂れ下がったままである。
　したがって、この患者の表情は本人の意図や感情によってつくられた表情ではない。前頭筋や眼輪筋への電気刺激は錐体路を介しておらず、それは右半球の運動野のニューロン活動とはまったく関係のない筋収縮である。つまり、電気刺激によって筋収縮を生じさせても表情はつくれない。この写真を見て電気刺激で表情がつくられていると錯覚してはならない。
　しかしながら、顔面麻痺は自然回復することも多い。そのためドゥ・シャンヌは電気刺激の効果をある程度は信じていたと思われる。

■運動療法の誕生

ドゥ・シャンヌの顔面麻痺への試みは成功しなかった。しかし、彼はもう一つ後世に大きな遺産を残している。

それによって彼は運動麻痺に対するリハビリテーション治療(運動療法)の先駆者として名を留めることになる。

実は、医学史的に近代科学としての運動療法の成立に最も貢献した書物は19世後半にフランスで出版された『運動生理学(Physiology of Motion, 1866)』だとされている。この本を書いたのがドゥ・シャンヌであり、彼は「筋の働きを知ることにより特別な末梢刺激、体操、義肢を麻痺、萎縮、変形の治療に正しく利用することができる」と書き残している。

そして、最も重要なのは運動麻痺に対する「筋再教育訓練(muscular reeducation exercise)」の分類を提案している点である。そこには関節運動と筋作用への深い理解があり、次の4つに分類されている。

1) 他動運動(passive exercise)
2) 自動介助運動(active assistive exercise)
3) 自動運動(active exercise)
4) 抵抗運動(resistive exercise)

こうして運動療法は誕生した。当時、運動麻痺の治療は医師の仕事だった。ドゥ・シャンヌは手足の運動麻痺への治療を筋力低下に応じて段階的に区分し、運動麻痺に対する運動療法の基本概念を構築したと言える。また、彼は運動麻痺の治療に必要な関節運動と筋作用の知識の普及に努めた。

ドゥ・シャンヌの遺産は20世紀のリハビリテーション医学における徒手筋力検査(MMT)の段階づけや運動療法の基本手技を支配し、21世紀の現在でも不滅の金字塔のように輝いている。

■運動療法とは何か

運動療法とは何だろうか。運動療法とはリハビリテーション医療における「治療的訓練(therapeutic exercise)」のことである。

もちろん、セラピストの治療手段であり、ドゥ・シャンヌと同時代にイギリスの整形外科医トーマスが筋の伸張訓練(stretch exercise)の手技を確立しているが(図5.2)、欧米では第一次世界大戦後に一般の臨床に普及した。日本に臨床導入されるのは第二次世界大戦後の1960年代になってからである。戦後、アメリカから日本にリハビリテーション医療の制度と技術が輸入される段階で、当時の医師たちが「治療的訓練」を「運動療法」と訳した。これは理学療法における関節可動域訓練、筋力増強訓練、体操療法などの機能訓練を強調した訳である。

しかし、語源的にはセラピスト(理学療法士、作業療法士、言語聴覚士)の治療を総称する言葉である。したがって、世間や病院で「リハビリ訓練」と呼ばれているのはすべて治療的訓練のことである。だから、セラピストは運動療法とは何かを、その意味の本質をいつも問い続ける必要がある。

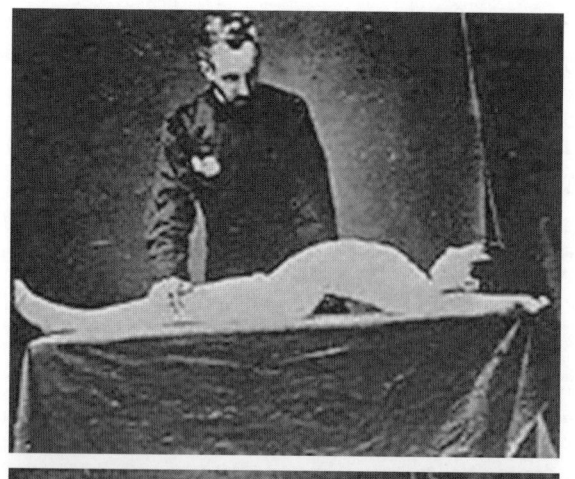

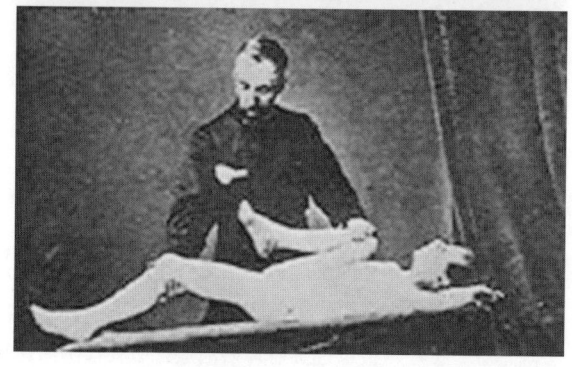

図5.2　トーマスによる股関節屈筋（腸腰筋）の伸張訓練　(Thomas, 1880)

■リヒトの言葉

　20世紀の中期にアメリカで活躍したリハビリテーション医であるリヒトが『運動療法(therapeutic exercise, 1958)』という有名な本に次のように書き残している。

> 　リハビリテーションは20世紀の言葉である。それはまず運動機能回復を意味し、次に優れた臨床医学と同義で用いられる。かつて物療医学と呼ばれた分野では、それはすべての理学療法、とりわけ運動療法を意味するようになった。多くの病院やセンターでは運動療法を適応される患者は常にリハビリテーションだと解釈している。漠然としていることで救われており、意味が広いことでなぐさめになっているが、尊敬に価するほどの厳密さはない。

　リヒトの言葉は決して運動療法を批判しているわけではない。運動療法はまだ科学的には不十分だと言っているに過ぎない。そして、運動療法はある時代を生きるセラピストの「知」を反映する。だとすれば、その「知」のあり方が変われば運動療法は進歩する可能性がある。
　運動麻痺の回復が簡単でないことは歴史が証明しているが、セラピストは運動療法の本質が「治療的訓練」であることを忘れてはならない。

5.2 片麻痺に対する運動療法の誕生

> 足底を頻回に刺激して筋収縮の出現を脳に知らせる。
> ———Hirschberg

■サルペトリエール病院の「脳の訓練室」

近代におけるリハビリテーション治療（運動療法）は、20世紀初頭のアメリカにおけるセラピストの誕生後に始まるとするのが通説である。しかしながら、これは1915年のセラピストの学校教育制度の始まりに基づいた歴史観に過ぎない。

実は、それ以前にパリのサルペトリエール病院において片麻痺の回復を目的とする運動療法が誕生していた。

これには興味深いエピソードがいくつかある。まず、19世紀末に臨床神経学のメッカとなっていたサルペトリエール病院にはシャルコーがいた。彼は片麻痺患者を撮影した写真を遺しており、片麻痺とヒステリーの鑑別診断には興味を持っていたと思われるが、片麻痺の治療には言及していない（図5.3）。そのシャルコーの後継者は、弟子の中で最も優秀だと誰もが認めていたバビンスキーではなかった。この期待を裏切った上層部の人事は後世に禍根を残したことで有名だが、栄誉ある後継者にはレイモンドが選出された。

そして、レイモンドは1896年に「運動再教育（reeducation motrice）」という言葉を作り出す。これは「麻痺した手足に正しい運動を教える」という意味である。すでに当時の臨床神経科医たちは整形外科疾患のみでなく中枢神経疾患の運動麻痺（痙性麻痺、固縮麻痺、失調症、不随意運動など）を診断すると同時に、その治療にも興味を持ち始めていた。

レイモンドは弟子のハルシュバーグにスイスのフレンケルの下に研修に行くことを命じる。当時、フレンケルは「Cure Park（治療公園）」と呼ばれていたハイデンの病院で脊髄失調症に対する「フレンケル体操（1889）」を開発してヨーロッパ中で注目されていた。フレンケル体操は脊髄失調症の深部感覚麻痺による運動異常に対して視覚確認を用いて運動再教育を図ろうとする進歩的な運動療法であった。

片麻痺の運動療法の歴史にとって重要なのは、ハルシュバーグがフレンケルの下で学び、帰国後の1903年に『運動療法の技術（Manuel pratique de kinesitherapie）』という本を書き、サルペトリエール病院内に「機能訓練室（gymnasium）」を作ったことである。そして、そこでは失調症のみならず片麻痺も治療対象となった。そして、パリの人々はこの新しい機能訓練室を「脳の訓練室」と呼んで非常に驚いた。当時、片麻痺を治療する訓練室は存在していなかったからである。

つまり、20世紀初頭のセラピストの誕生以前に、片麻痺に対する運動再教育訓練が誕生していたのである。

■片麻痺に対する運動再教育訓練の誕生

ハルシュバーグは単に「機能訓練室」を作っただけではなかった。彼は片麻痺の回復を目指す運動再教育に挑戦した。その最大の特徴は「反射」によって筋収縮を誘発しようとした点にある。20世紀初頭には神経生理学者のシェリントンが「神経系の統合」でノーベル生理学賞を

第3部——片麻痺と運動療法の時代

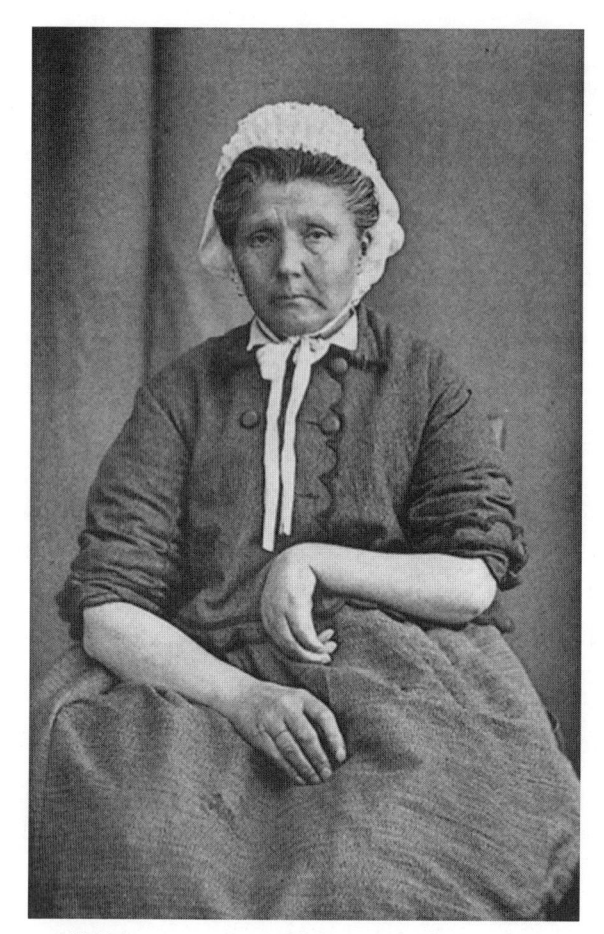

図5.3　19世紀末にシャルコーが撮影した片麻痺上肢の拘縮をもつ患者
(Iconographie photographique de la Salpêtrière)

受けているように、当時の臨床神経科医たちはすでに脊髄における筋の伸張反射の基本メカニズムを理解していた。サルペトリエール病院の「脳の訓練室」で脊髄レベルの反射の強化や操作によって片麻痺の筋収縮を変化させようとする試みが始まったのである。

　さらに、ペルフェッティによれば、ハルシュバーグは反射的な筋収縮の誘発だけでなく、「片麻痺患者の脳に反射的な筋収縮の出現を知らせようとした」という。つまり、その運動再教育訓練は反射による筋収縮の誘発だけではなかった。筋収縮の出現には脊髄よりも大脳皮質レベルにおける運動指令の活性化が必要だと考え、筋収縮を意識させようとしたようだ。

　ハルシュバーグが具体的に運動再教育訓練として用いたのは、足底を頻回に刺激して反射的な筋収縮の出現を脳に知らせることであった。これは筋収縮を意識化することであり、感覚入力と運動出力の区別を求める点では画期的な試みであったと言えるかもしれない。なぜなら、これは痙性による関節拘縮に対する関節可動域訓練とは目的がまったく違う。それは自己の筋収縮に注意を向けることを教えるということであり、彼は足底刺激を予測させることによって下肢の運動性を呼び起こそうとしている。

　麻痺した手足の筋収縮がなければ関節は動かないということは患者にも理解できる。そのう

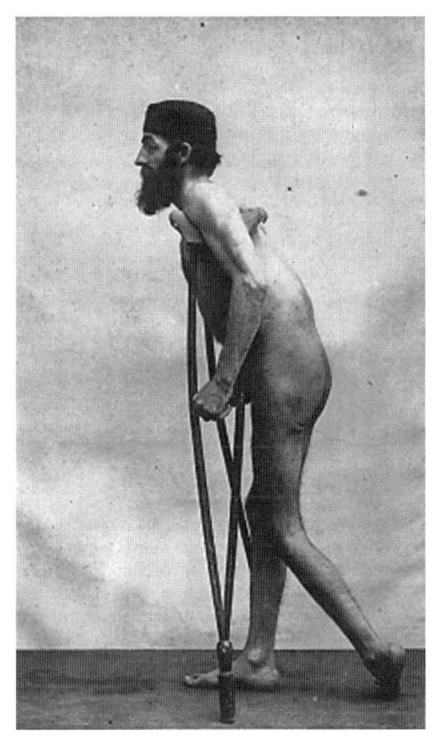

図5.4 サルペトリエール病院の患者の歩行
(Iconographic photographique de la Salpètrière)

えでハルシュバーグは患者の手足が動かないとき、反射的な筋収縮に合わせて言語命令を与えたり、患者自身に随意運動の発現を運動指令させて筋収縮を呼び起こそうとしている。これは単純な反射の誘発ではなく患者の脳に働きかけていると解釈することができる。

さらに、ハルシュバーグは発症後の時期を3つに区分した次のような治療指針を作っている。

第1期：脳卒中直後の絶対安静期(急性期の安静)
第2期：関節拘縮を予防するための他動運動期(第1週の終り頃より)
第3期：自動運動による筋の再教育期

興味深いのは、第3期の自動運動による筋の再教育期の具体的な訓練である。ハルシュバーグはまず片麻痺患者に手足の自動運動をさせ、それに治療者が抵抗を加え、患者には抵抗に抗して運動することを求めた。たとえば、足関節の背屈への抵抗運動などである。また、片麻痺には手指の屈曲共同運動が出現するが、最初にあまり麻痺していない筋の伸展運動を行わせ、次にあまり麻痺していない筋と麻痺している筋を共同運動によって同時に伸展運動させ、最後に麻痺している手指の筋のみの伸展運動を行うべきだと述べている。

また、片麻痺の歩行についての歩行準備運動や歩行訓練を具体化している。「健足はその側に体重をかけて短い歩幅で前進し、次に体重は患側に移り、患側の次には健足にかける。すなわち反復運動である。変わった方法として、健足に体重をかけて後に踏み出して患足の側に戻す、後方への進行は患足から始める。また、登坂歩行は良い運動である」と述べている。

これらの記述から、サルペトリエール病院に「脳の訓練室」を作ったハルシュバーグこそが片麻痺に対する運動再教育訓練の先駆者だと言える。

残念ながら、その治療場面の写真は残っていないが、当時のサルペトリエール病院の患者の写真を紹介しておこう。この遊脚期に足関節が背屈できずに内反尖足で松葉杖歩行する患者はハルシュバーグの治療を受けていた可能性がある（図5.4）。

■片麻痺の運動障害としての関節拘縮

しかしながら、この時代の大多数の臨床神経科医の興味は片麻痺の診断であり、運動療法についての研究は少なかった。つまり、片麻痺の回復をどのように図るかという研究はほぼ皆無であった。また、一部の看護士や助手によって行われていた運動療法は依然として整形外科疾患への治療的な介入に重きを置く傾向にあり、片麻痺の運動障害も痙性による関節拘縮という捉え方が主流であった。痙性による異常な筋緊張ではなく、その結果として発生する関節拘縮が治療上の問題とされたのである。

たとえば、1914年にサルペトリエール病院のデジェリーヌは片麻痺を弛緩期と拘縮期に分類している。彼は急性期には弛緩性麻痺を呈し、完全麻痺例では自動筋よりも随意筋が、体幹筋よりも四肢筋が強く侵されるとした。特に、「上肢では伸筋群の麻痺が高度で、このために患側上肢は体幹に"絡む"傾向があり、麻痺の回復は下肢に比べて遅くかつ困難で、やがて多くの症例は拘縮期に移行する」と述べている。

また、拘縮期は「初期拘縮」と「晩期拘縮」に分けられ、さらに上肢の晩期拘縮は永続拘縮となり、普通は「屈曲型」で稀に「伸展型」になるとした。そして、屈曲拘縮と伸展拘縮には次のような特徴があるとしている。

［屈曲型拘縮］
- 肩は健側よりも挙上し、上肢は強く内転、内旋し、体幹に接着する。
- 肘は中等度に屈曲する。
- 前腕は回内する。
- 手関節は屈曲する。
- 手指は屈曲し、特に中節骨と末節骨に著しいが、基節骨は伸展していることが多い。
- 手関節を屈曲させると手指の屈筋群が弛緩して手指が伸び、逆に手関節を伸展すると手指の屈筋群の緊張が強くなり、手指の屈曲が増強される（機械的拘徴候）
- 手関節も手指も強く屈曲し、拳を握りしめたような形状をとることもある。

［伸展型拘縮］
- 肘は伸展し、手はやや屈曲するが、この型は稀である。

しかし、デジェリーヌの観察はウェルニッケ・マン姿勢と同様であり、彼は「いずれにしても、拘縮期に入ると随意運動は非常に困難となり、運動制限が著しい」とも述べているものの、片麻痺の回復や痙性の治療には言及していない。

つまり、残念ながらフレンケルをルーツとするハルシュバーグの片麻痺に対する運動再教育訓練は普及しなかったようである。20世紀に入って医学は進歩しつつあったが、整形外科疾患に対する運動療法も確立されていなかった。また、片麻痺の運動障害は関節拘縮が問題視され

るのみであった。その関節拘縮に対してマッサージ治療や関節可動域訓練が行われていたかどうかも定かではない。おそらく、世界的には片麻痺に対するリハビリテーション治療や運動療法という概念そのものが存在していなかったと思われる。

■**そして、時代は戦争へと向かった**
　20世紀初頭のアメリカにおけるセラピストの誕生以前に、フランスではサルペトリエール病院のハルシュバーグが「脳の訓練室」を作り、片麻痺の回復に挑戦していた。これは片麻痺に対する運動再教育訓練の誕生を意味するが普及しなかった。当時の臨床神経科医たちは片麻痺の痙性によって生じる関節拘縮の特徴は知っていたが、世界的には片麻痺に対する運動療法は存在していなかった。
　そして、時代は戦争（第一次世界大戦）へと向かい、片麻痺のリハビリテーション治療は消滅してしまうことになる。再び、歴史の舞台に登場してくるのは第二次世界大戦後になってからである。

5.3 ハルシュバーグの片麻痺訓練法

> 片麻痺の回復は困難である。健側を使っての日常生活動作の自立を最優先すべきである。
> ——— Hirschberg

■片麻痺のリハビリテーションの消滅と復活

サルペトリエール病院のハルシュバーグによって誕生した片麻痺の運動再教育訓練は第一次世界大戦(1914-1918)の勃発によって消滅する。戦争が片麻痺の治療を無価値なものにしたと言えるだろう。

ここでは、医学史の表舞台から一度完全に消滅した片麻痺の運動療法が第二次世界大戦(1939-1945)後に復活してくるまでの"空白期間"に、運動療法がどのように変遷したかを記したうえで、戦後、アメリカに登場した片麻痺訓練法を説明する。

■動機づけと機能訓練

サルペトリエール病院のハルシュバーグが1903年に『運動療法の技術(Manuel pratique kinesitherapie)』を書いた約10年後の1915年に、アメリカにおいてセラピストが正式に誕生した。しかし、それ以前にもイギリスやアメリカでは看護士(reconstraction aid＝機能再建助手と呼ばれていた)による運動療法らしきものは行われていた。そして、ヨーロッパが主戦場となった第一次世界大戦後には、病院の機能訓練室で主に戦傷者や整形外科的疾患の手術後の後療法として運動療法が行われるようになった。

当時のセラピストは骨、関節、筋などの解剖学の知識は有していたが、運動制御の神経生理学についての知識は限定的なものであった。そして、心的な「動機づけ(motivation)」、すなわち動こうとする意志の強さが運動麻痺の回復を左右すると考えていた。つまり、すべての訓練において"一生懸命頑張ること"が重要視された。

たとえば、当時、小児のポリオが流行していた。ポリオは脊髄前角の運動ニューロンを侵す末梢性の運動麻痺である。そうした運動麻痺によって手足が動かない場合、手足を動かそうと頑張ることが求められた。立ち上がり動作や歩行ができない場合、立ち上がることや歩くことが強要された。動作が上手くできないのは動機づけの不足であり、たとえ困難であっても動作の反復を試みることが運動療法であった。

そして、こうした初期の動機づけによる訓練は「機能訓練(functional exercise)」と呼ばれた。その最大の特徴は、動作が困難な場合にセラピストが励ますとともに物理的に介助して動作の達成を目指すという点である。

また、この考え方は成人の脊髄損傷を中心とする神経疾患患者の訓練にも応用された。患者の動作を介助するための各種治療機器(車椅子、治療用ベッド、床マット、平行棒、肋木、鉄亜鈴、松葉杖、練習用階段、下肢装具など)が開発された。そして、理学療法では残存している健側の機能を最大限に使う代償的な動作訓練が効果的であるとされた。

こうした動機づけとセラピストの介助によって動作の達成を目指す機能訓練は21世紀の現代の臨床でも行われており、「座位訓練」「立ち上がり訓練」「立位訓練」「歩行訓練」といった名称はそれらの名残である。

また、運動麻痺に対する理学療法としては「マッサージ」「関節可動域訓練」「自転車エルゴメーター」「水治療法」などが適用された。さらに、片麻痺の治療にはドゥ・シャンヌをルーツとする「電気刺激療法」が用いられるようになる。これは電気刺激療法による筋萎縮の予防ではなく、「筋収縮の誘発が随意運動の出現を促す」という考え方に基づいている。

　特に、片麻痺の上肢では手関節や手指の伸展の誘発が、下肢では歩行の遊脚期の足関節背屈の誘発が試みられた（図5.5）。片麻痺歩行で遊脚期に足背屈が出現しないのは前脛骨筋の麻痺であり、その筋収縮が出現すれば分廻し歩行を改善すると考えたのであろう。しかし、歩行時の随意的な足背屈の出現にはつながらなかったはずである。仮に前脛骨筋が収縮しても足部は内反してしまう。足部の外反筋である長・短腓骨筋の収縮を促すのはどのような方法でも難しい。

　作業療法としては各種の道具や器具（サンディングや機織り機など）を使った作業活動的な訓練が展開された（図5.6）。

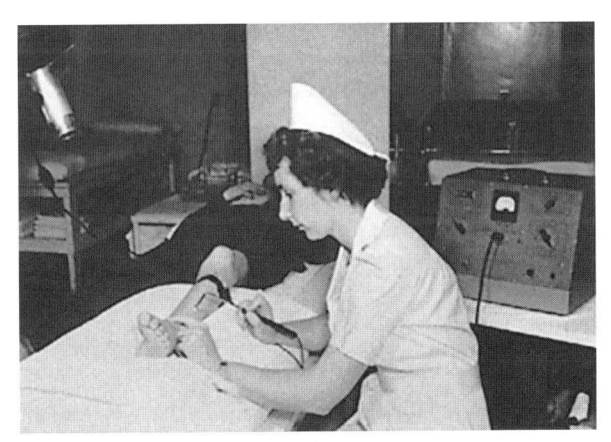

図5.5　初期の理学療法（片麻痺の前脛骨筋への電気刺激療法、1940年代、アメリカ）
（APTA：American Physical Therapy Association）

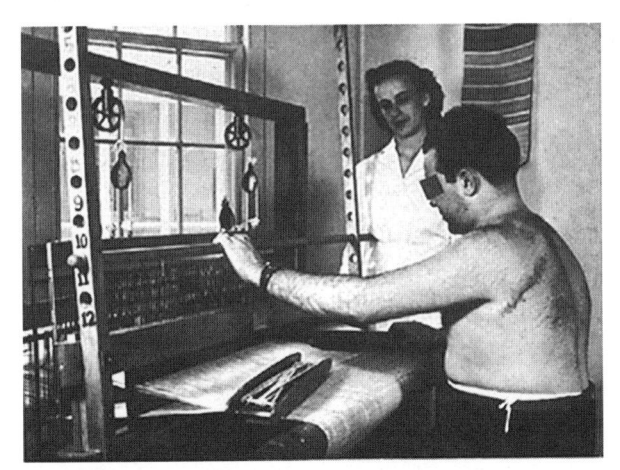

図5.6　初期の作業療法（片麻痺の上肢に対する機織り機の訓練、1940年代、アメリカ）
（APTA：American Physical Therapy Association）

これらの初期の理学療法や作業療法は目的と手段が単純に結ばれており、科学的と呼べるほどの病態解釈や治療方略は存在しないに等しい。しかしながら、機能訓練という名の下に関節拘縮の改善や動作の再獲得に向けての訓練が始まった点で、これらを初期の運動療法と呼ぶことができるだろう。

20世紀前半の第一次世界大戦から第二次世界大戦後までの数十年間、こうした機能訓練がリハビリテーション医学の最先進国であるイギリスやアメリカを中心に広まった。

しかしながら、その治療対象は主に整形外科疾患であり、脳卒中片麻痺や脳性麻痺などの中枢神経疾患に対する機能訓練は確立していなかった。また、日本においては大正から昭和初期のことであり、リハビリテーション治療や運動療法という概念そのものが輸入されておらず、古典的な麻痺筋へのマッサージ治療が存在しているのみであった。病院にセラピストはおらず、片麻痺患者の多くはいわゆる「寝たきり」にされていたと思われる。

■筋力増強訓練の進歩

やがて、時代は平和な戦後を迎え、欧米の戦勝国ではリハビリテーション医療が確立されることになる。特に、初期の機能訓練はポリオの大流行と二度にわたる世界大戦を経て大きく進歩して運動療法と呼ばれるようになる。アメリカにおいては戦傷者のリハビリテーション医療に膨大な予算が投入され、骨折、末梢神経麻痺、脊髄損傷、四肢切断患者など各種疾患別の評価や訓練が体系づけられてゆく。そして、運動療法において「筋力増強訓練(muscle strength exercises)」が重要視されるようになる。

まず、ロヴェットとライト(1928)、ケンダル(1938)、ダニエルとワーシングハム(1946)らが徒手筋力テスト(manual muscle test：MMT)を考案して筋力評価の概念を確立させた。また、戦傷者には数多くの脊髄損傷患者と四肢の切断患者が含まれており、残存する四肢の筋力強化の重要性が認識された。運動療法は動作を再獲得するためにどの筋を選択的に強化すべきかを評価したうえで適応されるようになった。この時代のセラピストはすでに基本的な骨・関節・筋に関する解剖学のみならず、身体の生体力学や運動学についての知識を有していた。

そうして第二次世界大戦後の1940年代後半には、残存している四肢の筋のみならず弱化した筋を効率的に強化しようとする各種の筋力増強訓練法がデローム(1948)、ヘッティンガーとミューラー(1953)らによって提唱される。いわゆる「筋力増強理論(muscle strength theory)」の台頭である。「過負荷の原理(over load principles)」に基づく抵抗運動の反復を原則として、脊髄の「運動単位の活性化(activation of motor unit)」が目的とされた。

等張性筋収縮(isotonic contraction／求心性収縮・遠心性収縮)や等尺性筋収縮(isometric contraction)といった筋収縮様式の分類を強調した訓練方法が提案され脚光を浴びた。特に、ボストンの体育教師であったデロームの重錘を利用する大腿四頭筋に対する「漸増的抵抗訓練(progressive resistance exercise：PRE)」が世界的に広まった(図5.7)。関節運動を伴わない等尺性筋収縮をギプス固定された術後の急性期に適用することも一般化した。

脊髄の運動ニューロンの活性化、これが筋力増強訓練の最大の目的である。筋萎縮(muscle atrophy)を予防するために、他動運動から自動介助運動へ、そして抗重力位での自動運動から抵抗運動へと進める筋力増強訓練により筋肥大が生じ、筋出力が増加することにより日常生活動作能力の回復を図ることができるという仮説は魅力的であった。セラピストは病理の特異性と治療方略とを結びつける理論を初めて得た。整形外科系の運動療法は皮肉にも戦争によって

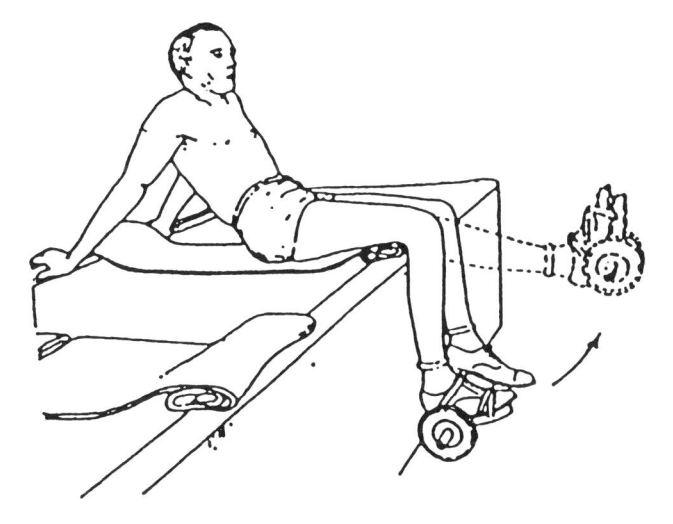

図5.7　デロームの筋力増強訓練法（DeLome, 1948）

大きく進歩したのである。

■ハルシュバーグの片麻痺訓練法の登場

そして、この筋力増強訓練の進歩は片麻痺の運動療法とも無縁ではなかった。1950年代にアメリカのリハビリテーション医のハルシュバーグが健側の筋力強化による片麻痺訓練法を提唱する。これによって消滅していた片麻痺のリハビリテーションが歴史の表舞台に復活してくることになる。実際には復活ではなく登場と言えるだろう。片麻痺の運動療法の時代が到来したのである。

なお、このハルシュバーグは20世紀初頭にサルペトリエール病院に「脳の訓練室」を作ったハルシュバーグとは別人である。片麻痺の運動療法の誕生には"二人のハルシュバーグ"がいる。そして、その片麻痺の運動療法は関節可動域訓練や階段昇降を行う点では親子のように似ているが、一方は患肢の運動再教育訓練を、一方は健肢の筋力訓練を強調する点でまったく違っている。

■片麻痺の回復についての合理主義的な思想

20世紀の中期はアメリカでリハビリテーション医学が確立した黄金時代である。特に、ニューヨーク大学のラスクがリハビリテーション医療を体系化して世界中にインパクトを与えた。また、セラピスト（理学療法士、作業療法士、言語聴覚士）の学術活動や臨床展開も活発化していた。

この時代、すなわち1950年代から1960年代にかけてハルシュバーグは健側の筋力強化による片麻痺訓練法を確立する。また、彼は長期臥床に伴う廃用症候群（disused syndrome）の概念を提唱し、片麻痺患者の早期離床や早期リハビリテーションを強く推奨した。

ハルシュバーグの著書『リハビリテーション医療の実際（1964）』は、「本書をわれわれの教師であった身体障害者の方々に捧げる」と記した感動的なエピグラムから始まっている。

彼は「早期離床」、「廃用性症候群（関節拘縮、筋萎縮、起立性低血圧など）の予防」、「早期起

立訓練」、「早期歩行訓練」といった、片麻痺に対する早期リハビリテーションの概念と治療手段を確立している。また、具体的には次のような運動療法プログラムを適用するとしている。

- 患側肢に対する関節可動域訓練
- 健側肢に対する筋力増強訓練
- 椅子からの立ち上がり訓練
- 階段昇降訓練
- 平地での杖歩行訓練

　健側下肢の筋力強化として推奨されているのが椅子からの立ち上がり訓練(起立訓練)と階段昇降訓練である。椅子からの立ち上がり訓練(起立訓練)は平行棒を利用して行う(図5.8)。その難易度は椅子に敷く座布団の高さで調整する。それによって座位の膝屈曲角度を変えることができるからである。また、階段昇降訓練を平地での杖歩行訓練よりも優先する(図5.9)。その理由は階段昇降歩行のステップ・アップ期に膝伸展筋である大腿四頭筋(外側広筋)が非常に強い筋収縮を起こして強化されるからであり、それを平地歩行と比較した筋電図所見を示している(図5.10、図5.11)。

　そして、その根底には「片麻痺の回復は困難であり、運動療法は健側を使っての日常生活作の自立を最優先すべきである」とする徹底した合理主義的な思想が流れている。片麻痺の回復と運動療法をめぐる論議はここが分岐点となる。彼は次のように述べている。

　　患者は脳卒中発作が完成した後、完全な片麻痺になっていることもあるし、多少機能をもったり回復したりしていることもある(部分的片麻痺)。

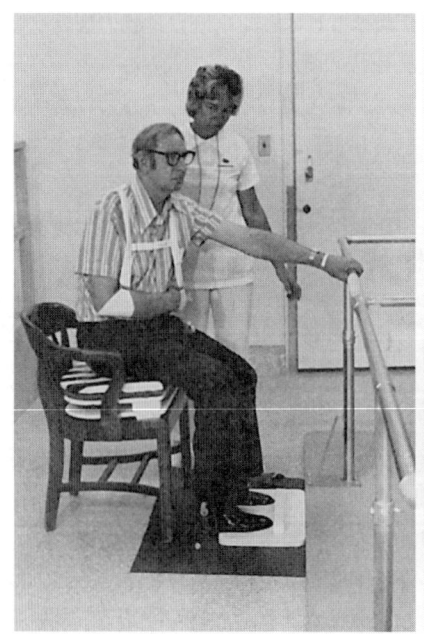

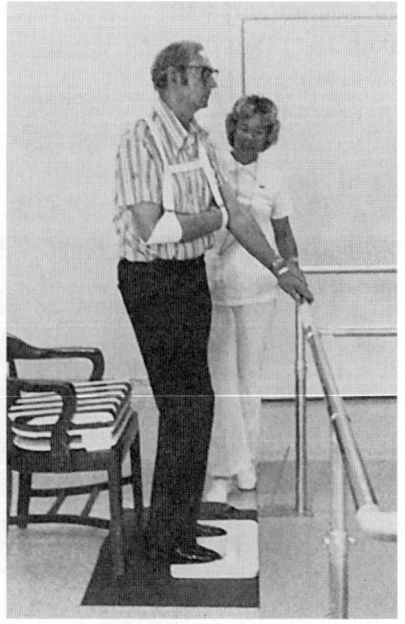

図5.8　ハルシュバーグによる椅子からの立ち上がり訓練(起立訓練)　(Hirshberg, 1964)

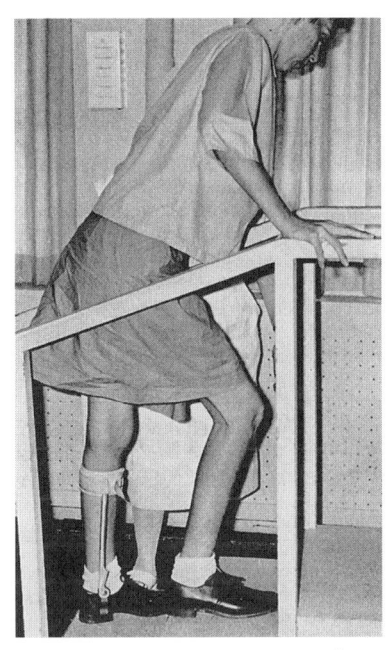

図5.9 階段昇降訓練(ステップ・アップ訓練)(Hirshberg, 1964)

| 遊脚期　立脚期 | 遊脚期　ステップ・アップ期 |

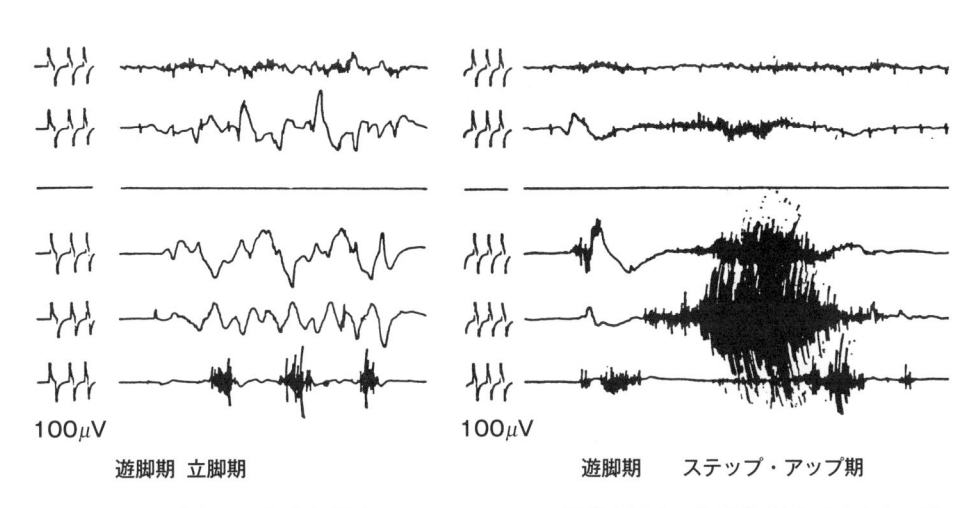

図5.10 平地歩行時の筋活動(筋名は上から；外腹斜筋、傍脊柱筋、大腿二頭筋、大腿四頭筋、腓腹筋)(Hirshberg, 1958)

図5.11 階段歩行時の筋活動(筋名は上から；外腹斜筋、傍脊柱筋、大腿二頭筋、大腿四頭筋、腓腹筋)(Hirshberg, 1958)

　片麻痺患者の運動能力および身のまわり動作の自立が遅れるのは、麻痺した上下肢に随意運動がある程度回復しなければ運動や身のまわり動作の機能を回復できないという誤った概念によることが多い。したがって、残存機能を活用するというリハビリテーションの基本的原理に従うことが最も重要である。片麻痺の場合の残存機能とは非麻痺側を指す。片麻痺患者は、たとえ麻痺側肢に随意的運動機能が回復しなくても、独力でベッドの上で動いたり、ベッドから椅子、車椅子、便器などへ移乗したり、歩いたりする能力は

じゅうぶん持っているのである。

　後遺症として完全麻痺を有する片麻痺患者に対するリハビリテーションは、主に健側に対して治療しなければならないのは明らかである。この原則は、初期から不全麻痺を有する患者にも、または幾分機能を回復している患者にもあてはまるのだろうか？　もし患者が非常に軽度の麻痺を有しているなら、リハビリテーションは必要でないかもしれない。しかし、リハビリテーションの必要性があるのなら、原則的に健側肢の訓練をすべきである。

　中枢性の上位運動ニューロンの麻痺によって弱化した体肢が、訓練によって強化できると思うのは誤りである。通常、この麻痺は筋力の低下ではなく、脳からの随意運動のインパルスの減少や痙性から起こっているのである。麻痺した上肢が役に立つほど機能を回復することは頻繁に起こるものではない。たとえ理想的なリハビリテーションがなされて上肢の随意運動が回復しても、それは必ずしも上肢を機能的に使用できることを意味しない。

　逆説的ではあるが、麻痺側に部分的な機能を残している片麻痺患者のリハビリテーションは、完全麻痺の片麻痺患者のリハビリテーションよりも複雑で困難である。部分的な麻痺を有する患者は完全片麻痺患者と同じような、あるいはそれ以上の歩行や身のまわり動作の回復を持っているが、下肢装具や片手による身のまわり動作訓練を受け入れようとしない。医師やセラピストは患者の準備が不十分でも歩かせるようになりがちである。反張膝がよくみられるのはこういう患者である。

　しばしば、上肢の不完全麻痺の患者に対して無制限に長々と訓練し、時間を無駄にしている。このような不全片麻痺の機能的予後を正しく判断するには専門的知識が必要であり、また患者や家族に予後のことを納得させるためにはかなりの説得力が要求される。

■健側の筋力強化

いつでも、どこでも、誰でもできる…

　ハルシュバーグは片麻痺のリハビリテーション治療の重要性が世間に認識されていない困難な時代に、そんな簡単なリハビリテーション治療が普及すれば、多くの片麻痺患者を社会復帰させることができると考えたはずである。さらに、彼は現代では常識となっている片麻痺患者の「一本杖歩行パターン（常時2点支持歩行と2点一点交互支持歩行）」の基本形を最初に提案したことでも知られている。ここでは、そうした「ハルシュバーグの片麻痺訓練法」のポイントをまとめておこう。

1) 一度損傷を受けた中枢神経系は再生しない。したがって中枢性運動麻痺である片麻痺は回復しない。
2) 片麻痺のリハビリテーション治療では、両下肢の麻痺となった脊髄損傷患者が上肢を鍛

えるように、残された健側肢の筋力強化を行うべきである。
3) 片麻痺患者の身のまわり動作や歩行の再獲得に最も重要なのは、健側肢の筋力強化であって麻痺肢を回復させることではない。
4) 麻痺肢を運動療法によって回復できるという考えは誤りである。
5) 運動療法は筋萎縮などの廃用症候群を予防するために早期に行うべきである。
6) 片麻痺の急性期の臥床期間を短くし、早期に座位をとらせる。
7) 麻痺肢には関節拘縮の予防を目的とした上下肢への他動的な関節可動域訓練を行う。
8) 早期に椅子からの起立訓練を行い、健側肢全体の筋群を強化する。
9) 早期に階段昇降訓練を行い、健側肢全体の筋群を強化する。
10) 早期に平行棒内歩行訓練を行い、一本杖歩行を獲得させる。
11) 肩の亜脱臼にはアームスリングを、足の内反変形には短下肢装具を早期に処方する。
12) 片麻痺患者はできるだけ早期に家庭復帰あるいは社会復帰させるべきである

そして、ハルシュバーグの主張によれば、これを看護師やセラピストが実施すれば、片麻痺患者は歩行能力を再獲得し、早期の社会復帰が図れるというわけである。その健側の筋力強化を重視する考え方は一貫しており、彼はカロリーを計算した食事制限によって減量することで肥満が改善し、相対的な筋力強化につながるとしている。

■ **早期リハビリテーション**

ハルシュバーグの片麻痺訓練法は「残された機能の最大限の活用による代償動作の再獲得」というリハビリテーション思想と強固に連動しており、世界中の医師やセラピストに受け入れられた。これによって数多くの片麻痺患者が運動療法を受けることができるようになった。患者への訓練は、正式な教育を受けたセラピストが行うわけであり、実際はいつでも、どこでも、誰でもできるわけではないが、特殊な手技（テクニック）を必要とするわけではないので、運動療法についての基本的知識と技術を有するセラピストであれば実践できる。

そうしてハルシュバーグ法は効果的な片麻痺訓練法としてアメリカの臨床現場に浸透していった。1960年代や1970年代には日本の先駆的な医師たちがニューヨーク大学のラスクの下で研修したが、彼らが目にしたのはハルシュバーグの片麻痺訓練法である。それは片麻痺の回復よりも、健側を強化し、日常生活動作の再獲得を優先する、能力障害の回復を主眼とする早期リハビリテーション治療であった。あるいは家庭復帰や社会復帰を促進するというリハビリテーション思想に根ざした運動療法だった。

しかし、その背後には「損傷した脳の神経細胞は再生しない」、「中枢性運動麻痺は回復しない」、「片麻痺の回復は極めて困難である」とする思考的断定がある。

■ **ハルシュバーグ法の世界的な普及**

歴史的に、整形外科系の疾患よりも片麻痺のリハビリテーション治療は遅れていた。第二次世界大戦後も四肢切断や脊髄損傷など戦傷者への運動療法が優先されていた。したがって、アメリカの一般病院で片麻痺の運動療法（特に歩行訓練）が展開されるようになったのはハルシュバーグの最大の貢献である（図5.12）。

当時のリハビリテーション医学の教科書として有名なのはラスクの『リハビリテーション医

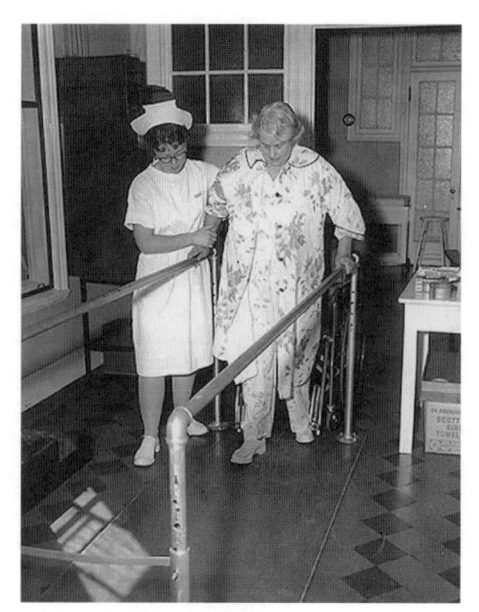

図5.12　片麻痺の歩行訓練（1940年代、アメリカ）
（APTA：American Physical Therapy Association）

学』、クルーゼンの『物理医学・リハビリテーション全書』、リヒトの『運動療法』、ハルシュバーグの『リハビリテーション医療の実際』の4冊である。世界中のリハビリテーション関係者が、この4冊からリハビリテーション治療とは何かを学んだ。

しかし、この4冊のうち、片麻痺の運動療法について詳細かつ具体的に説明しているのは、唯一ハルシュバーグの『リハビリテーション医療の実際』のみである。したがって、彼の本に記された片麻痺のリハビリテーション治療の考え方が、世界に普及したことは間違いない。

■ 2つの道

リハビリテーション医療において片麻痺の運動療法は何を目的としているのだろうか。この命題には2つの道がある。

一つはハルシュバーグが主張しているように「片麻痺の回復は困難である」と捉えて、健側を使って早期に日常生活動作の自立に取り組む運動療法を優先することである。これは脊髄損傷によって両下肢麻痺をきたした場合、残された両上肢を筋力強化し、車椅子での生活に適用させてゆくのと同じ方法であり、代償的な「能力障害への運動療法」だと言える。

もう一つは、たとえ困難でも麻痺肢の運動機能回復に取り組む運動療法を優先することである。患者の期待が「片麻痺の回復」であるなら、それに挑戦するという考え方である。これは「機能障害への運動療法」だが、どの程度の回復がどの程度の期間でできるのかという問題と、どのような方法によって回復させるのかという問題がある。

片麻痺に対する運動療法の歴史は、この命題の選択をめぐって大きく2つの道に分岐してゆくことになる。1950年代にハルシュバーグの片麻痺訓練法が世界に広がりつつあった同じ頃、麻痺肢の回復を目指す新しい運動療法（ファシリテーション・テクニック）が登場してくる。

5.4 ファシリテーション・テクニック

> レイミステ反応は股外転筋の反射的収縮を誘発する。
> ——Brunnstrom

■麻痺肢の回復を図ろうとする運動療法

　第二次世界大戦後の筋力増強訓練は整形外科系の運動療法を大きく進歩させた。一方、20世紀の中期にはそれまでリハビリテーション医療の治療対象とされていなかった脳性麻痺児や脳卒中片麻痺といった中枢神経疾患への運動療法の必要性が徐々に認識されてくる。

　この時代、すでにハルシュバーグが片麻痺の訓練法を提唱していたが、それは健側の筋力強化による代償的な日常生活動作の再獲得を目指すものであった。

　これに対して1950年代に、「麻痺肢の回復を図ろうとする運動療法」が出現してくる。この背景には片麻痺の痙性に対しては筋力増強訓練が適用できないという本質的な疑念があった。ボバースやブルンストロームの病態解釈によって痙性麻痺が筋力低下という量的な麻痺ではなく、運動パターンの異常に基づく質的麻痺であると解釈されるようになりつつあった。

■神経運動学理論

　この中枢性運動麻痺の捉え方は、神経生理学者のシェリントン(1906)やマグヌス(1912)らによるネコやサルを使った中枢神経系の運動制御メカニズムの研究を基盤としていた。特に、当時は脊髄反射や姿勢反射についての知見が集積されつつあった。セラピストは人間の運動を神経生理学に準拠して解釈するようになったのである。また、ジャクソンの中枢神経系の進化と解体を基盤とする階層モデル(hierarchy model)も理解されつつあった。

　そうして複雑な中枢性運動麻痺の臨床症状が詳細に分析されるようになった。つまり、臨床神経学的な意味での神経症候を陽性徴候(positive sign：痙性、共同運動、連合反応、姿勢反射、病的反射など脊髄・延髄・橋レベルの低次な異常反射の出現)と陰性徴候(negative sign：巧緻運動、平衡反応、立ち直り反応、保護伸展反射など大脳皮質と中脳レベルの高次な反応や随意運動の消失)の概念に基づいて区分したうえで、運動機能の回復過程を運動発達過程(四肢の粗大運動から巧緻運動へ、あるいは寝返り、起き上がり、座位、立ち上がり、立位、歩行、応用動作などの獲得)と同義に捉えようとする「神経運動学理論(neuromotor theory)」が登場したのである。

　動機づけ理論や筋力増強理論とは異なる神経運動学理論に基づく運動療法が誕生した。すなわち、複数の先駆者達が「ファシリテーション・テクニック(facilitation technique)」と呼ばれる運動療法を同時発生的に提唱し、世界的な衝撃を巻き起こした。

■反射の活性化による治療

　「ファシリテーション・テクニック」とは「神経生理学的な反射の法則を利用して運動麻痺の回復を図ろうとする特殊な治療的手技」の総称である。脊髄の運動ニューロンの活性化によって筋収縮が生じるが、その脊髄の運動ニューロンを感覚入力刺激(筋の伸張による筋紡錘の刺激や皮膚刺激)によって反射的に活性化させようとする手技である。脊髄の運動ニューロ

ンは末梢からの感覚入力によって促通されたり抑制されたりする。「ファシリテーション」とは「促通」の意味であり、セラピストの末梢からの徒手操作によって動作に必要な麻痺肢の筋収縮を発現させようとする。

その先駆者はフェイ（1942）である。しかし、彼の方法は動物が系統発生と個体発生過程で獲得した運動パターンを何度も他動的に反復させるというものに過ぎず直ぐに否定された。ファシリテーション・テクニックの代表的なものとしてはボバース夫妻（1954）、カバット（1956）、ブルンストローム（1956）、ルード（1962）らによる治療法がある。そして、我が国では「神経生理学的アプローチ（neurophysiological approach）」とも呼ばれ、1960年代後半より現在まで片麻痺患者や脳性麻痺児に適応され続けている。

たとえば、日本のセラピスト（理学療法士・作業療法士）の学校教育による養成は1962年に始まっている。そして、1967年に学術雑誌『理学療法と作業療法』が創刊されている。その第1号の特集は「脳卒中」であり、砂原による「新しい理学療法士と作業療法士の世界」という巻頭言の後に、1）上田敏「脳卒中のリハビリテーション」、2）M. A. リドレイ「片麻痺の理学療法」、3）原武郎「片麻痺の作業療法」という3本の論文が掲載されている。

そして、上田の論文ではカバット、ボバース、ブルンストローム、ルードらのファシリテーション・テクニックを紹介している。また、翌年にはそれらの理論と手技が12回シリーズで論文として紹介されている。したがって、1970年頃にはほとんどすべてのセラピストがファシリテーション・テクニックを論文や講習会で学び実践を試みたはずである。当時、日本のセラピストの学校教育はWHOから派遣された欧米のセラピストが担っており、授業でも教えたはずである。

したがって、1970年代にはファシリテーション・テクニックは世界各国に普及していた。日本に限らず、世界の先進国のセラピストの誰もが「片麻痺を治せるかもしれない」と考え、片麻痺の回復に挑戦したのである。その具体的な理論や手技は膨大な量になるため、ここではその基本的な考え方のみを要約しておく。

■カバット法（固有受容器促通法）

カバットやノット（アメリカ）により提案された固有受容器促通法（proprioceptive neuromuscular facilitation：PNF）の基本理論は、筋を刺激しての集団的な筋収縮による中枢神経系への求心性固有感覚入力を増すことによって脊髄運動ニューロンを活性化させようとするものである。

脊髄前角の運動ニューロンであるα細胞は遠心性に筋線維を支配しており、中枢からの運動指令により活性化するが、筋の固有感覚受容器である筋紡錘が刺激を受けると、グループIa線維を介した筋紡錘からの求心性入力によっても活性化する。そして、この筋紡錘からの刺激が時間的・空間的に加重して脊髄に入力し、α細胞の動員や興奮性を増加させるメカニズムを神経生理学用語で促通（facilitation）という。

PNFでは、この原理に基づいて筋の伸張や筋収縮への抵抗を徒手的に加えて筋紡錘（固有受容器）を刺激し麻痺筋の収縮を促通する。手技としては対角螺旋運動パターンを用いながら筋の伸張や抵抗を加える（図5.13）。したがって、前角細胞の活性化を誘発するために、1）筋の伸張、2）伸張反射、3）最大抵抗、4）運動パターン、5）拮抗筋の転換が強調される。

1. 屈曲―内転―外旋（膝屈曲）

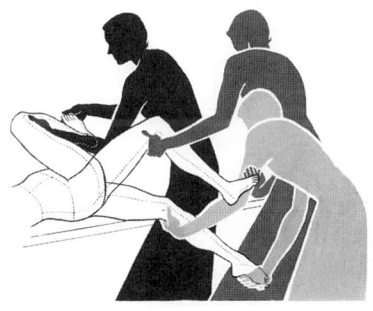

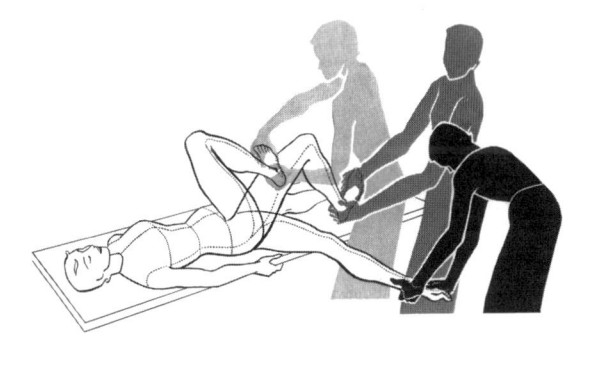

逆の運動パターン

2. 屈曲―外転―外旋（肘伸展）

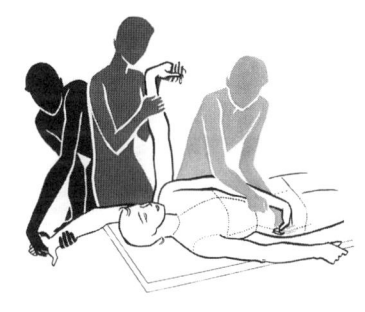

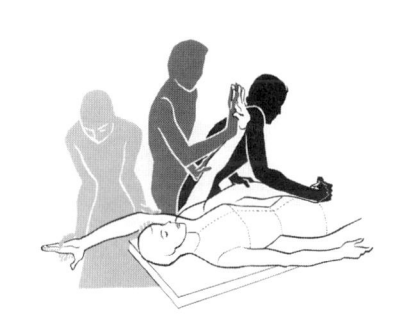

逆の運動パターン

図5.13 PNF（Knott & Voss, 1956）

■ボバース法

　ボバース法（イギリス）は神経発達学的アプローチとも呼ばれ、現在も世界的に普及している。この治療法の特徴は、脊髄レベルの原始反射や脳幹レベルの姿勢反射の抑制と中脳レベルの立ち直り反応や大脳皮質レベルの平衡反応の促通という考え方である。具体的な治療は、痙性麻痺に特有な異常な筋緊張である上肢の屈曲パターンと下肢の伸展パターンの出現をキーポイント・コントロール（肩甲帯や骨盤など主に近位部の徒手操作）によって抑制したり、可能な限り正常な運動パターンやバランス反応をセラピストの熟練した徒手操作（ハンドリング）によって遂行させることにある（図5.14）。ボバース法の理論背景にはシェリントンの反射の統合説やゲゼルやミラニーらをはじめとする小児の運動発達学がある。

■ブルンストローム法

　ブルンストローム法（アメリカ）は、片麻痺患者に出現する連合運動と共同運動を治療に利用する点にある。片麻痺の発症直後の弛緩性麻痺には連合反応を利用して麻痺筋に反射的な筋収縮を促す。たとえば、連合反応としてのレイミステ反応は、股外転筋の反射的収縮を誘発する機会を提供する（図5.14）。部分的な随意運動が出現してくると関節運動に抵抗を加えて共同運動を促通する。もし共同運動が出現している患者であれば分離運動をさせるというものである。ブルンストロームによる運動療法の理論的背景にはジャクソンの神経系の階層説やマグヌスによる動物の姿勢反射の研究などがある。

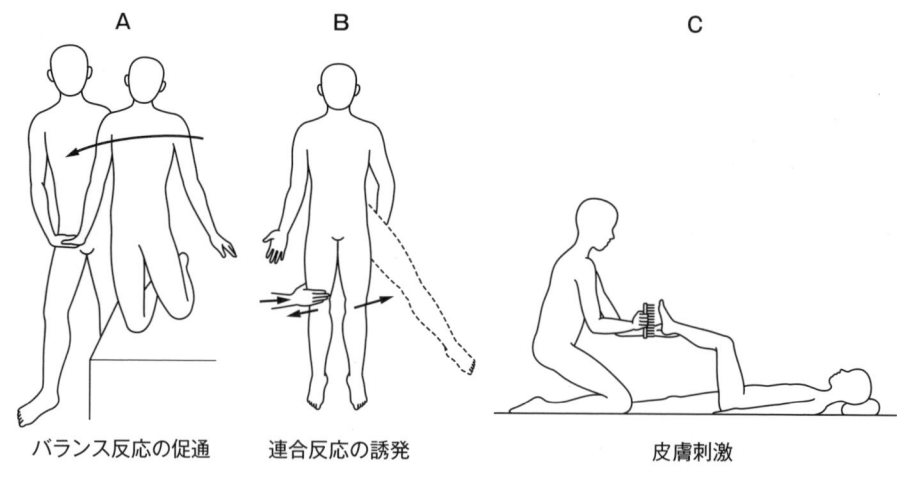

図5.14 (A)ボバース法、(B)ブルンストローム法、(C)ルード法

■ルード法

　ルード法（アメリカ）における特異性は異常な筋緊張を皮膚への感覚入力によって制御しようとする点にある。そのために促通刺激として素早い接触、軽く叩く、ブラシで擦る、振動刺激、氷刺激、関節圧縮などの手段を、また抑制刺激として筋の持続伸張、圧縮、圧迫、柔らかくさする、静かに揺らすなどの手段を用いる（図5.14）。

■ファシリテーション・テクニックの可能性と限界

　これらのファシリテーション・テクニックは異常な筋緊張を変化させるために末梢から物理的な感覚刺激を加えて反射的な筋収縮を誘発するという点で共通している。また、ファシリテーション・テクニックは日常生活動作訓練として現在も広く臨床で行われている寝返り、起き上がり、椅子からの立ち上がり、歩行訓練といった起居移動動作能力の向上を目的とした運動療法とは異なるが、セラピストの徒手的な操作や患者自身の動作遂行を組み合わせる点では共通している。

　神経運動学理論に基づく運動療法であるファシリテーション・テクニックは、関節の解剖学や筋作用の運動学を乗り越え、脊髄の伸張反射や姿勢反射についての神経生理学的な動物実験の知見を取り込んだ。そして、それが20世紀後半の片麻痺に対する運動療法の臨床展開へとつながってゆく。

　ファシリテーション・テクニックに共通するのは、神経生理学や発達心理学の成果を臨床応用することによって、運動療法を関節や筋力の「強固な思考の鎖」から解き放ち、新しい訓練方法を開発した点にある。その功績は不滅であり、数限りない片麻痺患者の運動麻痺の回復の可能性に挑戦してきた点では大きな意義がある。

　しかし、一方で、片麻痺の回復には限界があり、その効果を疑問視する医師やセラピストが多く現れたのも事実であり、今日でもまだ論争や批判が続いている。

5.5　片麻痺の運動療法

> 手さぐりで患者を教師として試行錯誤しつつ
> 一歩一歩と前進していった。
> ———服部一郎

■片麻痺のリハビリテーション

　我が国の片麻痺に対するリハビリテーション治療（運動療法）は1970年代に確立した。その礎を築いたのは九州労災病院と長尾病院で活躍した医師の服部と理学療法士の細川と和才である。3人の共著による『リハビリテーション技術全書』は臨床経験に裏付けされた集大成であり、この労作によって我が国の理学療法と作業療法は欧米に追いつくことができた。

　ここでは片麻痺の運動療法を脳卒中発症直後の数週間の急性期、発症後数週間から3か月後までの亜急性期、そして3か月以後の慢性期に区分したうえで、1970年代から1980年代の我が国における一般的な片麻痺の運動療法を概説する。

■急性期のリハビリテーション

1）医学的管理

　片麻痺に対する運動療法は急性期から始まる。脳卒中を発症した場合、急性期は生命維持が第一義であり、脳卒中の的確な診断と脳神経外科手術の適用や内科的なバイタル・サインの管理が最優先される。運動麻痺の回復や日常生活動作の自立はその後の問題である。しかしながら、たとえある程度の意識障害があっても可能な限り早期離床を目的とするベッドサイドでの早期リハビリテーション治療が開始される。

2）脳出血と脳梗塞

　急性期のリハビリテーション治療に携わるセラピストは脳卒中の診断や脳画像所見についての基本的知識を有しておく必要がある。まず、脳卒中は脳出血と脳梗塞に分類される。脳出血は活動中に発生しやすく、好発部位は中大脳動脈（線条体動脈）である。視床出血（内側型出血）や被殻出血（外側型出血）が多い。視床出血では保存治療となるが、被殻出血で内包より外側に血腫があれば血腫除去手術の適応となる。いずれも錐体路の下行する内包に近いために急速に片麻痺や感覚麻痺などの症状が発生する。

　中大脳動脈の起始部における脳出血の場合は脳浮腫や頭蓋内圧亢進によって脳ヘルニアをきたして死亡する恐れがあり減圧が必要となる。当然、脳幹部に圧迫が加わり意識障害を呈している可能性が高い。その他、くも膜下出血が動脈瘤の破裂で生じる。慢性硬膜下血腫の場合は数日から数週間後に症状が発現することがある。

　脳梗塞には脳血栓と脳塞栓があり、症状は脳内の還流領域のどこで閉塞されるかによってさまざまである。脳血栓は睡眠時に発生しやすい傾向にある。また、ラクナ梗塞も多い。前駆症状としての一過性脳虚血発作（TIA）があり、症状は比較的ゆっくりと進行する。脳塞栓は心臓などからの血栓が脳の動脈を閉塞するものであり、急速に症状が発現する。出血性梗塞も生じやすい。一般的には脳梗塞の場合は数日後、脳出血の場合でも1週間以内に早期リハビリテーションが開始される。

3) 脳血流の自動調節能

急性期には安静に臥床させておくべき時期がある。特に脳浮腫は数日でピークとなり、2～4週間は続くため訓練を行う際にはバイタル・サインのチェックが不可欠である。特にこの時期には脳血流の「自動調節機構(autoregulation)」が混乱している。通常、脳血流は血圧が変動しても一定に保たれているが、自動調節能に混乱をきたすと脳血流は「血圧依存性」となってしまう。したがって、脳出血患者で血圧が上昇すれば損傷領域が拡大する。

また、脳梗塞患者では血圧が低下すれば虚血領域が拡大する。脳梗塞部位の周辺の血行動態は低下している。これを虚血性の「ペナンブラ(penumbra)」と呼ぶ。ペナンブラ部の機能は脳浮腫の消退や側副血行路によって循環動態が改善すれば回復する可能性がある。その意味で脳循環の自動調節能の医学的管理は重要である。

4) 廃用症候群の予防

意識障害による長期臥床が続けば「廃用症候群(disuse syndrome)」が発生する。長期臥床による身体活動の制限あるいは低下によって、身体の各種の組織や器官に不都合な変化が生じることは古くから指摘されている。たとえば、1895年にロウは「身体活動が適度であれば、身体や体力は現状を維持するばかりでなく強大となり、逆に使用の方法を誤ったり過度に使えば、身体や体力は減退するばかりでなく障害を起こす」と述べている。1950年代にクラウスとラブは、身体の不活動性によって身体と精神の両方に種々の変化が起こる点を強調し、「低運動疾患(hypokinetic disease)」という概念を提案した。また、同時期にハルシュバーグが「廃用症候群」の概念を提言している。

長期臥床はいわゆる「寝たきり」であるが、廃用症候群に最も効果的なのは早期離床(early ambulation)である。現在では、整形外科疾患のみならず片麻痺でも早期離床、早期運動療法があたりまえとされている。しかしながら、さまざまな理由でベッド上での安静が長期にわたり関節拘縮や筋萎縮をはじめとして、種々の二次的合併症を惹起することも少なくない。

5) 急性期におけるベッドサイド訓練

急性期の運動療法は可能な限り早期に開始するが、通常は発症後3～4病日であることが多い。セラピストにもリスク管理が必要であり、意識障害をきたしている場合はJCS(Japan Coma Scale)で、訓練の中止基準はアンダーソン・土肥の基準でチェックする。また、脳画像によって損傷部位と広がりを確認しておくべきである。急性期のベッドサイド訓練では次の点を考慮して行う。

a) 良肢位

良肢位保持(ポジショニング)が必要である(図5.15)。背臥位での関節拘縮を予防する。浮腫を予防するために上肢をクッション枕の上に載せ、心臓より高くしておく。

上肢は屈曲拘縮をきたしやすい。手指も屈曲拘縮をきたしやすい。そのため成書では手が機能的肢位(手関節軽度背屈、手指軽度屈曲、母指対立位)となるようにロールを握らせることが推奨されている。しかしながら、これは長期臥床する痙性のきわめて強い症例では必要な場合もあるが、通常は手掌をクッション枕の上に置き、手指全体を伸展し、母指は外転位で接触させておけばよい。

下肢はタオルを巻いた大転子ロールで股関節の外旋を予防する。膝関節を屈曲した股関節屈

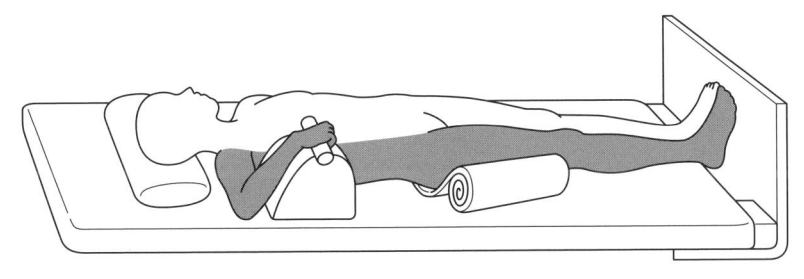

図5.15 背臥位での良肢位

曲、外転、外旋位や股関節の内転位をとらないようにする。成書では足関節は底屈しないように 90 度のフットボードを使用すると記載している。しかしながら、これも長期臥床する痙性のきわめて強い症例の場合である。膝関節の下にタオルを入れて軽度屈曲位にし、下腿三頭筋を緩めて足関節の背屈 0 度を保持する。

側臥位は患側下と健側下の 2 つの方法がある。背中にクッション枕を挿入して半側臥位をとらせる。腹臥位をとらせる必要はない。

b）体位変換

体位変換は看護師が行うことが多いが、褥瘡（bedsore：床ずれ）の予防のために 2 時間ごとに行うのが原則とされている。褥瘡は骨と皮膚との間に加重圧がかかりやすい部位に血行障害（毛細血管の圧迫）が発生して起こる。発赤、潰瘍、壊死などの分類があり、好発部位は仙骨部、坐骨部、踵部、大転子部などである。片麻痺では重篤な意識障害や長期臥床を除いて感覚麻痺の脱失は少なく脊髄損傷に比べると発生頻度は少ないが注意を怠ってはならない。

c）関節拘縮の予防

急性期では意識障害があっても関節可動域訓練を行うことが多い。関節可動域訓練は関節拘縮や変形、筋短縮などの予防のために行われる。他動的な関節可動域訓練は脳血流に影響しないため安全だが、随意運動による筋収縮は血圧を変動させる。

一般的にはウェルニッケ・マン姿勢を生じる痙性の高い筋を伸張することが推奨されている。肩関節については亜脱臼や痛みの誘発を避けるために全可動域の 2/3 程度に留めるとされている。足関節の底屈拘縮や内反尖足が生じると、立位をとるときに床に足底が全面接地できなくなるため、下腿三頭筋の短縮に注意すべきである。

しかしながら、セラピストは関節拘縮の予防を目的とした他動的な関節可動域訓練によって痙性が生じるリスクを考慮しておくべきである。筋を引き伸ばす力は伸張反射の亢進を誘発する。つまり、セラピストの訓練が痙性を出現させる誘因となり得る。したがって、他動的な関節可動域訓練は少なくとも愛護的にゆっくりと実施すべきである。また、痙性筋への持続伸張訓練が推奨されているが、これも痙性を誘発する可能性がある。どのような他動的な関節可動域訓練であっても、患者が自己の身体の関節運動に意識を向けなければ痙性を誘発すると考えるべきである。

6）座位保持による早期離床

座位訓練を開始する日はギャッジベッドを使って段階的にベッド上で座位保持させる。まず、45 度くらいにして血圧の変動をチェックする。問題なければ 70 度の座位までもってゆ

く。顔色、気分、会話状態、姿勢の崩れなどを確認しながら、5～15分程度の耐性を目指す。

　数日でベッド上での座位からダングリング位(dangling position)をとるようにする。ダングリングとはベッドの端に下腿を垂らして座ることである。ベッド上の背臥位からのトランスファー(移動)はセラピストが介助し、健側の手で手すりを持ち、両足部を床に接地した座位をとらせる。セラピストが前方あるいは側方から介助することもよくある。脳損傷が広範な場合、意識障害が残存している場合、運動麻痺や感覚麻痺が重度な場合、半側空間無視を伴っている場合、肥満体質や超高齢者の場合、セラピストとのコミュニケーションが不十分な場合などは、座位保持が遅れることがある。

　座位保持の安定のためには、基底面の数と広さを患者の能力に見合った状態に調整する必要がある。また、患者の意識を基底面の数と広さに向けさせ、座位での体幹の重心移動を学習させる必要がある。患者の多くは健側の殿部に重心移動させるが、急性期はその状態での安定を優先させ、徐々に患側への重心移動を教える。

　セラピストは患側への転倒を防ぐ位置をとる必要がある。基本的には前方あるいは患側から介助する。健側で手すりをひっぱることをさせず、可能な限り頸部の伸展と体幹の直立性を求める。また、両足部が基底面に参加することを促す。

■亜急性期のリハビリテーション

　急性期を過ぎて血圧や意識が安定すれば、早期離床し、ベッドサイドでの座位安定性が得られればリハビリテーション訓練室での運動療法を開始する。その運動療法プログラムは「一本杖歩行の再獲得」を目指すことに主眼が置かれる。脳卒中で倒れた者が再び自立して歩くことは感動を呼び起こすことも多い。その基本的な歩行訓練プログラムは次のごとくである。

　　亜急性期の歩行訓練プログラム
　　①椅子からの立ち上がり訓練(起立訓練)
　　②平行棒内立位バランス訓練
　　③平行棒内立位踏み出し訓練(ステップ訓練)
　　④平行棒内立位での体重移動訓練
　　⑤平行棒内歩行訓練
　　⑥平行棒内一本杖歩行訓練
　　⑦方向転換訓練
　　⑧平行棒外杖歩行訓練
　　⑨溝またぎ訓練
　　⑩階段昇降訓練
　　⑪屋外歩行訓練
　　⑫杖なし歩行訓練

　具体的には、車椅子を平行棒に近づけ、健側手で平行棒を持ち、セラピストの介助で「①椅子からの立ち上がり訓練(起立訓練)」を行う。健側の筋力が要求され、患側には体重負荷できない患者も多いが、可能な限り重心を健側にシフトしないよう指導し、徐々に患側への体重負荷を促してゆく。この時点で練習用の短下肢装具を使用することもある。重症例ではティル

ト・テーブルを用いた起立訓練を適用する場合もある。

平行棒内立位が保持できるようになったら、その状態で「②平行棒内立位バランス訓練」を行う。立位という狭い両足の基底面の中で重心移動を安定させ、微妙な重心移動の制御を反復練習する。患者は頭部や体幹の立ち直り反応や四肢の平衡反応が出現しないことが多い。また、下肢の痙性による伸展パターンが出現したり（陽性支持反応）、下腿三頭筋の過緊張による足部の内反尖足が出現しやすい。したがって、可能な限り体重を踵部に負荷して下腿三頭筋に伸張が加わらないようにすべきである。また、静的立位で健側の手の支持を平行棒から離したり、足部の位置関係を変え、健足に対して患足を前、横、後方に位置させた状態で立位バランス訓練を行う。

次に、立位での「③平行棒内踏み出し（ステップ）訓練」を行う。健側下肢を前、横、後方にステップする方法と、患側下肢を前、横、後方にステップする方法がある。

そして、一側下肢をステップした立位で体重を移動させる「④平行棒内立位での体重移動訓練」を行う。これが歩行の立脚期と遊脚期を区分する体重移動の基礎訓練となる。

この後、「⑤平行棒内歩行訓練」に入る。片麻痺歩行には常時2点支持歩行（3動作）と2点1点交互支持歩行（2動作）があるが、健側の手、患側下肢、健側下肢の順で移動する常時2点支持歩行（3動作）をまず習得させる。また、その際の健側下肢の運びには患側下肢と並べる「揃え型」と、より前方に運ぶ「前型」とがあるが、「揃え型」をまず習得させる。

次に、一本杖を持たせて「⑥平行棒内一本杖歩行訓練」を行う。指導方法は平行棒内歩行訓練と同様である。

平行棒内一本杖歩行が安定したら、「⑦方向転換訓練」を行ったうえで、「⑧平行棒外杖歩行訓練」へと進む。この場合、転倒の危険性があれば四脚杖を使用し、安定してから一本杖に替える。松葉杖は使用しない。平行棒外杖歩行訓練は必ずセラピストは近接監視下で行う。

その後、「⑨溝またぎ訓練」、「⑩階段昇降訓練」、「⑪屋外歩行訓練」などの応用歩行訓練を行い、一本杖歩行の距離と時間の耐久性を向上させてゆく。患者の能力が向上すれば「⑫杖なし歩行訓練」となる。

亜急性期のリハビリテーションは一本杖歩行の再獲得が最優先の目標であり、数か月で達成させる。

■**亜急性期から慢性期のリハビリテーション**

亜急性期から慢性期にかけては、歩行訓練にマット上での起居移動動作訓練を追加してゆく。それによって身のまわり動作や日常生活動作全般の自立を目指す。

1）ブリッジ訓練

寝たきりや長期臥床にならないように、背臥位で両膝を屈曲し、両足をベッドにつけたまま股関節を伸展して、殿部を持ち上げる動作を行う。この動作を「ブリッジ訓練」という。最初は麻痺肢の下肢の支持性をセラピストが介助して行う。ブリッジ訓練によって、ベッド上で腰部（特に仙骨部）にかかる体重圧を分散させることができ、褥瘡（床ずれ）の予防になる。

2) 寝返り訓練

寝返りの練習を行う。将来の座位、起立、立位、歩行への準備でもある。寝返りには体位変換の意味もある（図5.16）。

健側が上、患側が下になるように上肢と体幹を回旋させる寝返りの方が簡単だが、麻痺肢を敷きこむため、健側が下、患側が上になるように上肢と体幹を回旋させる寝返りを練習する必要がある。

正しい寝返りは、目の視線移動、頸部の回旋、肩甲骨の上方回旋、上肢の回旋方向へのリーチング、体幹の分離回旋、骨盤回旋、下肢の動きという順の運動パターンである。片麻痺では麻痺肢の上肢の屈筋群が緊張したり、体幹の分離回旋が困難な場合が多いため、セラピストが上肢と肩甲骨の動きを介助し、肩関節を外旋させつつ体幹の分離回旋を誘導してゆく。

3) 起き上がり訓練

起き上がり動作は自力での座位への条件である。起き上がりには2つの運動パターンがある。一つは寝返り後に、上肢を使って上半身を持ち上げて座位になる方法である。もう一つは寝返りの途中に上半身を持ち上げて座位になる方法である（図5.17）。後者の方が難易度が高く、セラピストが上肢と肩甲骨の動きを誘導しながら介助する。上肢を保持し、肩甲骨の上方回旋を引き出し、上肢の肩関節を内旋しながら、上半身を屈曲させて座位に誘導する。

4) 座位バランス訓練

座位は日常生活動作の基本中の基本である。座位の獲得によってさまざまな上肢の作業が可能になると同時に、起立や立位の準備ができる。

座位保持においては支持基底面の数と広さが重要である。急性期の片麻痺患者では頸と体幹の立ち直り反応、上肢のパラシュート反応、四肢の平衡反応が出現せず、座位保持が不能または不安定なことがある。特に、半側空間無視やプッシャー症候群を有する左片麻痺の場合に不安定性が顕著である。したがって、座位保持が困難な患者の場合ほど、支持基底面の数と広さを増して安楽な座位保持姿勢をとらせるべきである。

支持基底面とは身体と物体との接触面のことであり、通常の正常な座位では基本的に「椅子の座面」と両足底が接する「床」との2箇所が支持基底面となる。しかし、この2箇所のみでは不安定な患者が多く、「椅子の背もたれ」「健側上肢の手による支持」「健側上肢の肘による支

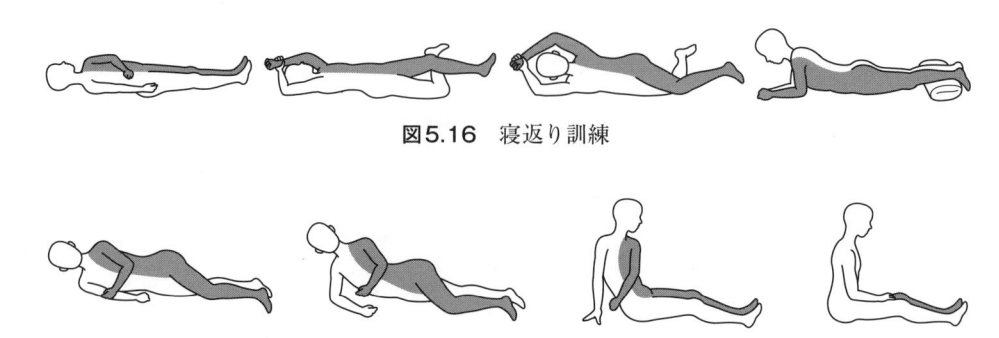

図5.16 寝返り訓練

図5.17 起き上がり訓練

持(椅子の肘当ての利用)」「健側または患側上肢の肩による支持(側面の壁の利用)」など、合計6箇所の支持基底面の数と広さの操作を考慮しておく必要がある。そして、患者の能力に見合った適切な座位を保持させる。

　座位は、殿部の支持基底面の中に重心が落ちることで安定するが、正常な重心点は脊柱の直下であり、支持基底面内の後方である。したがって、後方に傾斜すると重心点が支持基底面から出て不安定となる。そのため患者の多くは体幹(脊柱)の前屈位を取る。セラピストは脊柱を伸展するように指導し、両股関節の上に両肩が位置するよう介助して、直立座位を保持するように指導する。

　直立座位が維持できるようになれば、体幹を前後、左右、斜め、回旋方向に動かす座位バランス訓練を行う。最初はセラピストが受動的に動かして重心移動させた後に直立座位に戻る訓練から始め、後には患者自身が能動的に座位バランスを制御する訓練へと進む。さらに、座位バランスが安定してくれば、支持基底面を狭くしたり、上肢のリーチングを巻き込んだ座位バランス訓練を追加する。また、片麻痺では患側への体重移動が困難であり、段階的に健側殿部から患側殿部へと荷重量を移してゆく訓練も必要である。

5) 椅子からの立ち上がり訓練

　椅子からの立ち上がり訓練(図5.18)は起立訓練とも呼ばれるが、下肢の麻痺が重度な症例では困難な動作である。しかし、立ち上がり動作が上手くできなければ、車椅子からベッド、洋式トイレ、乗用車のシートへの移乗などができなくなり、生活の活動範囲が著しく狭くなる。また、歩行のためには立ち上がり動作の獲得が不可欠である。

　初期の椅子からの立ち上がり訓練においては、まず左右の足部の位置を決定する必要がある。片麻痺では通常の左右の足部を揃える位置よりも健側下肢を後方に引いて行う。足底は床に全面接地させておく。膝関節を90度ではなく、110度の位置に屈曲させ、健側下肢で体重を持ち上げやすい状態に設定する。患側下肢に体重の半分を荷重しての立ち上がり動作は麻痺があれば困難である。

　また、患側下肢への荷重によって下肢の伸展筋群の異常な筋緊張が出現したり、下腿三頭筋が緊張して足部が内反尖足となってしまうことが多いため、踵への荷重を要求する。

　平行棒を健側の手で持ち、上肢の介助を入れて立ち上がることがよく行われるが、上肢は立位バランスの補助程度に留め、基本的には両下肢で立ち上がるように指導する。

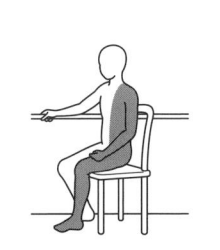

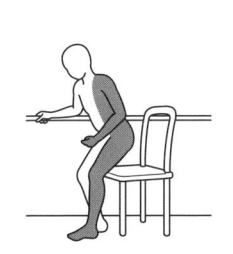

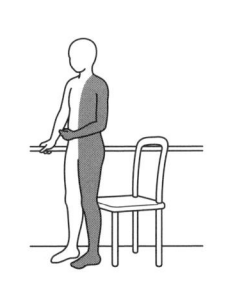

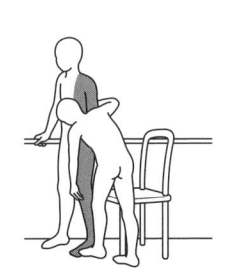

図5.18 椅子からの立ち上がり訓練(起立訓練)

6) 車椅子とベッド間のトランスファー

立ち上がり動作が可能となれば、車椅子とベッド間の移乗（トランスファー）を練習する。健側から近い位置のベッドに対して45度の角度で車椅子を接近させ、体幹を屈曲して移乗するベッドの台に手をつき、車椅子から立ち上がり、体幹と骨盤を回旋させてベッドの台に腰をかける。ベッドからの移乗では車椅子を動かして健側に位置させる必要がある。同じく体幹を屈曲して移乗する車椅子の肘アームに手をつき、ベッドから立ち上がり、体幹と骨盤を回旋させて車椅子に腰をかける。

また、この時期は健側での片手・片足での車椅子駆動を練習して習得させる。前方への推進力や速度はハンドリムを回転させる上肢で、進む方向は下肢で調節するのがコツである。

7) 立位バランス訓練

立ち上がり動作が可能となれば、平行棒内で立位バランス訓練を行う。立位バランスでは支持基底面が狭く重心が高くなるため、体幹の立ち直り反応や四肢の平衡反応が要求される。特に下肢の平衡反応である背屈反応や踏み出し反応は後方転倒を防ぐために必要である。

最初、前後、左右の立位姿勢制御は両足の基底面内の重心移動の範囲で行う。基底面外に重心が出ると平衡反応が必要となり難易度が高い。多くの片麻痺患者では内反尖足が出現して足底が不安定な立位をとる。立位姿勢は左右非対称となり、体重を健側下肢で支持し、患側下肢は全体として屈曲位でつま先接地となりやすい。したがって、立位バランス訓練においては足底の全面接地を維持する必要がある。また、患側への体重移動時には踵に荷重するよう指導しなければならない。なぜなら、前足部に荷重すると陽性支持反応様の下肢の伸展パターンが出現するからである。膝関節の屈伸が重心を上下移動することも教える必要がある。

8) 床からの立ち上がり訓練

立位バランスが維持できるようになれば、床からの立ち上がり動作を指導する。これは片麻痺独特の立ち上がり方である。特に和式生活においては非常に重要となる。床座位から健側手、健側下肢、患側膝の3点で三角形の基底面をつくって半膝立位をとり、健側下肢で体重支持しながら立ち上がる（図5.19）。

まず、座位で健側下肢の股関節を外旋、膝屈曲し、足部を殿部に近づける。患側下肢は股関節を外転、膝伸展させておく。この座位から健側の手で殿部を持ち上げながら体幹を屈曲し、直後に健側の手を前方の床につけ、健側の手、健側の膝、患側の足部の3点支持姿勢をつく

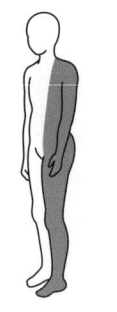

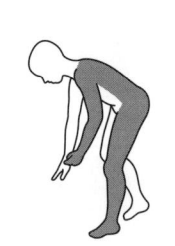

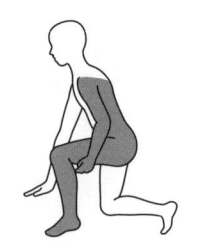

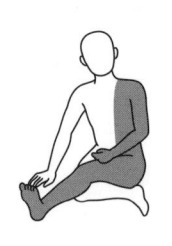

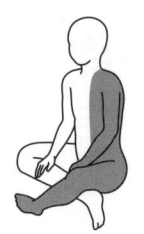

図5.19 床からの立ち上がり訓練

る。その後、健側下肢で体重を支えながら床から立ち上がる。もし、困難であれば、30〜50cm程度の台を利用し、健側の手を台の上に置いて床から立ち上がる。日本の家屋では畳上での生活が多いため重要な基本動作だが、転倒に注意して練習する必要がある。

9)歩行訓練

片麻痺の歩行訓練は平行棒内歩行から開始する。片麻痺の歩行訓練では一本杖を使用するが、まず平行棒内で歩行パターンを習得してから杖歩行へ移行する。また、順次、階段昇降、溝またぎ、屋内歩行、屋外歩行へと段階的に進めてゆく。一本杖をつくのは支持基底面を広げてバランスの安定性を高めるためである。また、必要であれば短下肢装具を装着させるのが一般的である。

片麻痺の杖歩行パターンには「常時2点支持歩行（3動作歩行）」と「2点1点交互支持歩行（2動作歩行）」とがあることは前述した（図5.20）。

常時2点支持歩行は杖－患側下肢－健側下肢の順で歩行する。歩行中、常に2箇所で支持しているために安定性が高いがスピードは遅い歩き方である。

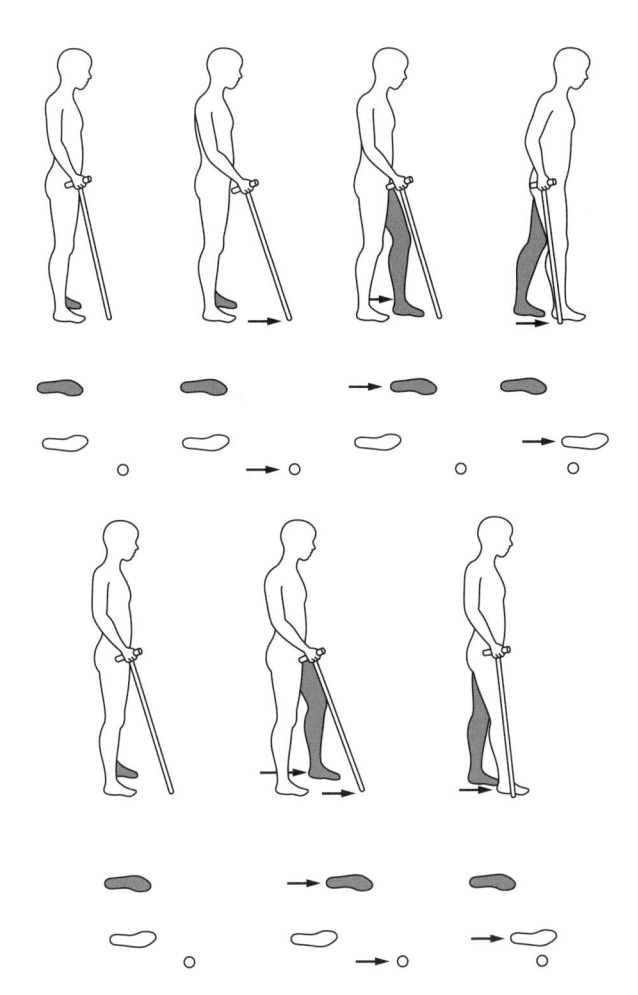

図5.20 一本杖歩行パターン（常時2点支持歩行と2点1点交互支持歩行）（服部, 1974）

2点1点交互支持歩行は杖と患側下肢を同時に出した後に健側下肢を出す。杖と患側下肢の2箇所で支持する時期と健側下肢のみの1箇所で支持する時期が交互に繰り返される。安定性は低いがスピードが速い歩き方である。

また、最初に出した一側の足と同じ位置にもう一側の足を並べるのが「揃え型」、最初に出した一側の足よりも前方にもう一側の足を運ぶのを「前型」という。もちろん、前型の方がより不安定だがスピードが速くなる。

したがって、重度な片麻痺は「常時2点支持歩行(3動作歩行)の揃い型」となり、軽度な片麻痺は「2点1点交互支持歩行(2動作歩行)の前型」となる。

階段昇降においては、昇りが杖―健側下肢―患側下肢の順で、降りが杖―患側下肢―健側下肢となる。溝またぎは杖―患側下肢―健側下肢の順である。屋内歩行や屋外歩行においては、時と場合に応じて歩行パターンを使い分けるように指導する。

10) 異常歩行の分析

この時点でセラピストは片麻痺の異常歩行を動作分析する。セラピストは一歩行周期(立脚期60%・遊脚期40%)の運動学(接地期、立脚中期、離床期、遊脚初期、遊脚中期、遊脚後期)と各種異常歩行との関係性を理解して歩行分析しなければならない(表5.1)。片麻痺の異常歩行には次のようなものがある。

[立脚期]
- トレンデレンブルグ歩行
- 体幹前屈・股関節屈曲歩行
- ウィップ歩行
- 反張膝歩行
- 棒足歩行
- 内反尖足歩行

[遊脚期]
- 分廻し歩行
- 内転位歩行(シザース歩行)
- 外転・外旋歩行
- 引きずり歩行
- 下垂足歩行

片麻痺の異常歩行は痙性や共同運動の影響によりさまざまである。特に、股関節の分廻し歩行とトレンデレンブルグ歩行、踏切り期の股関節外旋による足部の回転を伴うウィップ歩行、膝関節の反張膝歩行、足関節の下垂足様歩行と内反尖足は必発である。立脚初期から立脚中期へと前方に進むとき、下腿三頭筋に伸張反射が出現して反張膝や内反尖足が生じやすい。その結果、前脛骨筋による遊脚期での背屈不全が困難となり足先のクリアランス(通過)ができなくなり、分廻し歩行となりやすい。トレンデレンブルグ歩行の体幹傾斜には一本杖で対応する。異常歩行に対する運動療法の実際はファシリテーション・テクニックや起居移動動作訓練の中に組み入れて行うことが多い。

11) 短下肢装具の処方

また、必要に応じて短下肢装具(AFO)を処方する。短下肢装具には金属支柱付きの靴型のものや各種のプラスチック装具がある。短下肢装具が歩行の再獲得に有効なのは、素足や普通の靴では足関節が内反尖足(底屈曲)となってしまい、下肢を前方に振り出すときに床に引っかかったり足底の床への全面接地が妨げられるのを、ある程度矯正するからである。また、短下

表5.1 片麻痺の歩行分析

XII 歩行分析											
	立脚相						遊脚相				
股関節	トレンデレンブルグ					股関節	分廻し				
	体幹前屈						骨盤挙上				
	体幹側屈						外旋				
	外旋						硬直				
	外転						過度の屈曲				
	伸展欠如										
膝関節	膝折れ					膝関節	屈曲欠如				
	スナッピング						硬直				
	過伸展						過度の屈曲				
	過度の屈曲										
足関節	足指接地					足関節	足尖ひきずり				
	全面接地						内反				
	初期内反						過度の背屈				
	全期内反						ウィップ				
	全期踵接地欠如										
足指	屈曲					足指	屈曲				
	やや屈曲						やや屈曲				
	伸展						伸展				

注)−．±．＋で記載すること。
注)上段はbraceなし、下段はbrace着用で評価すること。

Cane				
装具の有無と種類				
歩行パターン				

注)二点一点歩行…(A)常時二点歩行…(B)前型…(a)揃型…(b)後型…(c)

歩行スピード				
10m				
50m				
連続歩行距離				

注)a:10mまで　b:100mまで　c:500mまで　d:1,000mまで
　e:1,000m以上
備考：

肢装具は足関節の底屈を許さない力学構造となっている。

しかし、底屈筋である下腿三頭筋の痙性は高い。この場合、末端部（筋の停止部）の足関節の動きは止められており、下腿三頭筋の痙性の力は反作用して中枢部（筋の起始部）に及んで膝関節の屈曲力となり、反張膝を予防する力が発生する。同時に、短下肢装具のカフも接床時に下腿部を後方から押して反張膝を予防する。片麻痺の下肢は陽性支持反応の影響も受けて伸展筋の緊張が著しく高まり反張膝を呈しやすいが、短下肢装具の力学的効果は膝屈曲位歩行を促すのである。したがって、反張膝歩行には短下肢装具が有効である。

しかしながら、短下肢装具には足関節を固定するという面もある。特に、足関節での立位姿勢調節は立位バランス（平衡）の大部分を占めている。立位姿勢調節には足関節バランス（背屈反応：dorsiflexion reaction）、股関節バランス（体幹の立ち直り反応）、下肢の踏み出し反応（stepping reaction）の3つがあるが、足関節を固定すればこれらの立位バランス反応が使えなくなる。また、膝関節は屈伸調節により重心の上下移動を制御するが、これも足関節固定によって損なわれる。したがって、短下肢装具は必ずしも動的な姿勢バランスに貢献するとは限らない。さらに、下腿三頭筋の痙性が亢進している場合は短下肢装具を装着したままで内反尖足となっている場合も珍しくないし、足関節中間位（0度）以上の背屈補助とは決してならない。

これらの点より、短下肢装具の処方は非常に重度な片麻痺の場合か反張膝をきたしている症例に限定した方がよいかもしれない。早期の処方は足関節の機能を使用しない異常な代償運動としての片麻痺歩行を固定化する恐れがあることを考慮したうえで、患者の年齢や日常生活動作における歩行能力の必要性に基づいて慎重に処方されるべきである。

12）身のまわり動作（セルフ・ケア）訓練

日常生活動作訓練においては、まず車椅子とベッド間のトランスファーの練習を行う。これは早期離床のために不可欠である。次に、片足での車椅子動作を教えるが、その重要性を強調し過ぎると四肢の痙性が増悪する危険性がある。ゆっくりと必要に応じて獲得すればよいだろう。通常は座位バランスの安定性を十分に確保したうえで身のまわり動作の訓練に入る。

身のまわり動作（セルフ・ケア）は食事動作（健側の上肢を使う）、整容動作（健側の上肢を使う）、着衣動作（着るときは上着もズボンも患側を先に挿入し、脱ぐときは健側を先に脱ぐ／靴は患側の膝を健側の膝の上に組んで脱着する）、トイレ動作（トランスファー）、入浴動作（健側より浴槽に入る）の順で練習してゆく。利き手交換が必要な患者も多いが、最終的には可能な限り患側も行為に参加させるべきである。

しかしながら、最初から行為に患側上肢を参加させる必要はない。患側上肢は異常な筋緊張を制御してウェルニッケ・マン肢位をとらないことを優先すべきである。

患者はそれぞれの生活に必要な基本動作や各種の行為をセラピストの指導を受けながら練習する。それを「ADL訓練」と呼ぶが、片麻痺の場合は患側の麻痺肢を使わずに健側を最大限に利用して日常生活動作の自立を目指すことが多い。しかし、その自立を最優先する練習のために痙性麻痺が増悪して典型的なウェルニッケ・マン肢位となってしまうことは回避すべきである。

上肢での応用動作は携帯電話の操作、書字、パソコンといったコミュニケーション・ツールに関わるものから練習する。調理や掃除などは姿勢制御や歩行が安定した後に必要に応じて行う。

5.6　運動療法のスタンダード

> 片麻痺の特徴は半身の筋緊張と感覚の変化による
> 随意運動の喪失である。
> ——Bryce, Todd, Davies

■1970年代の世界の標準

　1970年代の片麻痺に対する運動療法は、運動麻痺の回復を目指すファシリテーションと起居移動動作や身のまわり動作などの日常生活動作訓練が混在するかたちで臨床展開された。つまり、医師やセラピストの考え方や技術レベルによってさまざまな運動療法が実施されたのが実情である。

　しかしながら、その中でもセラピストの支持はボバース法に集まり、セラピストの養成校や講習会でも教えられるようになった。そして、非常に簡略化した表現だが、特に我が国ではボバース法と基本的な関節可動域訓練や起居移動動作がミックスされた片麻痺の運動療法が一般化した。つまり、言葉は悪いが「ボバース法らしき起居動作訓練」が蔓延した。これはボバース法の実際が単に運動麻痺の回復のみならず起居移動動作の学習を促す方法をも有していたからだと思われる。

　ボバースは片麻痺の正常運動パターンを阻害する因子として、1) 感覚障害の程度とその種類、2) 痙性の強さと分布の程度、3) 正常な姿勢反射機構の障害程度、4) 分離運動パターンの欠如の度合いを挙げているが、セラピストがそれらを制御する技法や手技を習得するのは簡単ではない。

　ここで紹介しておきたいのは、キャッシュの『理学療法士のための神経学（neurology for physiotherapists, 1974）』における片麻痺の運動療法の章である。この章はブライス、トッド、デーヴィスといったボバース・セラピストが執筆している。ブライスは有名なボバースの後継者の一人であり、後年、デーヴィスは『ステップ・トゥ・フォロー』や『ライト・イン・ミドル』といったボバース法を発展させる本を書いている。

　キャッシュの『理学療法士のための神経学』は残念ながら我が国で翻訳出版されていないが、実は1970年代中期から21世紀に至るまでイギリスにおけるセラピストの学校教育の教科書として長く使われた。したがって、ヨーロッパではこの本に書かれた片麻痺の運動療法が標準であり、それはさらに世界のスタンダード（標準）を意味する。

　以下に、その一部を図のみで引用するが、ハルシュバーグの片麻痺訓練法や服部らによる起居移動動作や身のまわり動作訓練と比較すると、患側の上下肢を各種動作に組み込みながら運動療法を実施しているのがわかる（図5.21〜図5.42）。それによって運動麻痺が回復するかどうかは別として、1970年代以後の世界的な片麻痺の運動療法のスタンダードを知ることができる。もちろん、現在のボバース法とは異なるが、その手技は片麻痺患者に基本動作や姿勢バランス制御を教えるためのものであり、正常運動パターンを促通し、異常運動パターンを抑制しようとしている。

ベッド上での座位姿勢

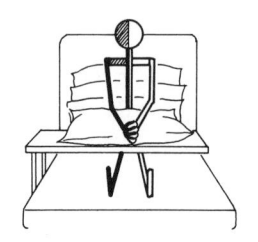

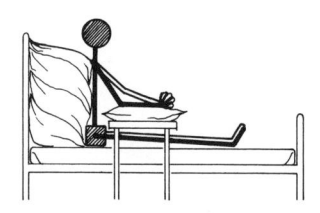

図5.21 　左右対称な姿勢 (Cash, 1974)

背臥位での運動療法

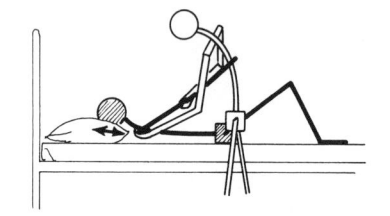

図5.22 　肩甲骨のモビリゼーション

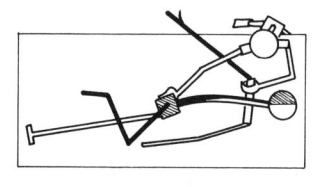

図5.23 　体幹のエロンゲーション

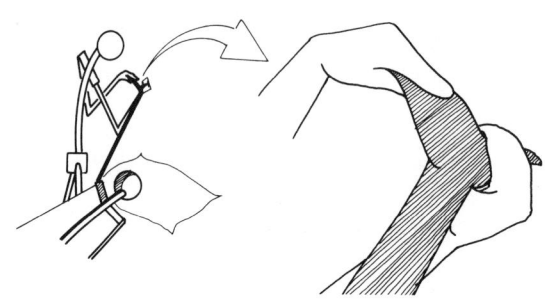

図5.24 　手屈筋群の持続伸張

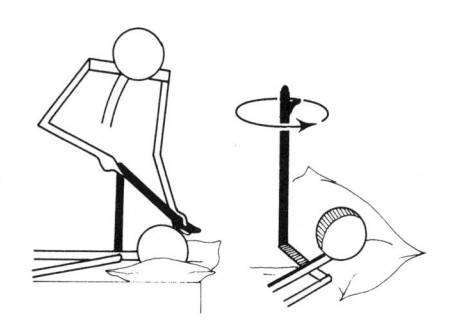

図5.25 　上肢のプレーシング（滞空）

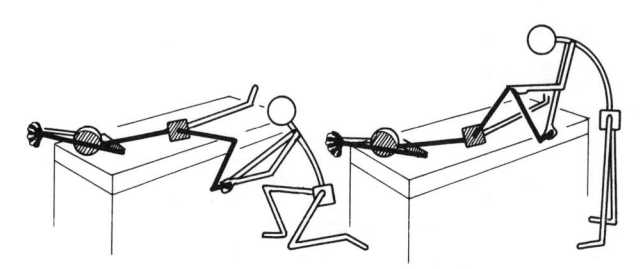

図5.26 　下肢の運動と足部の背屈

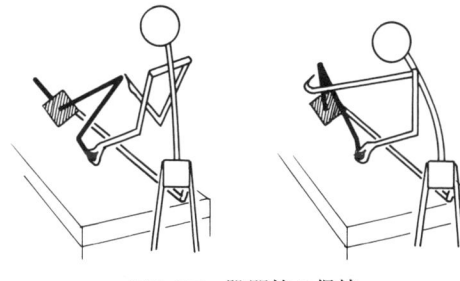

図5.27　股関節の保持

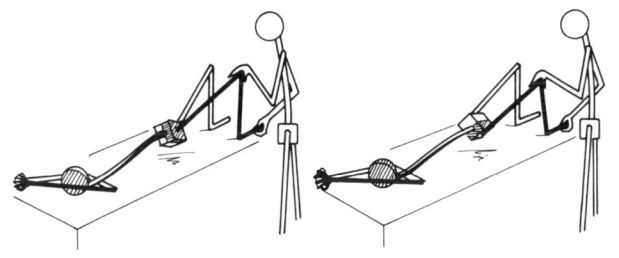

図5.28　ブリッジ動作

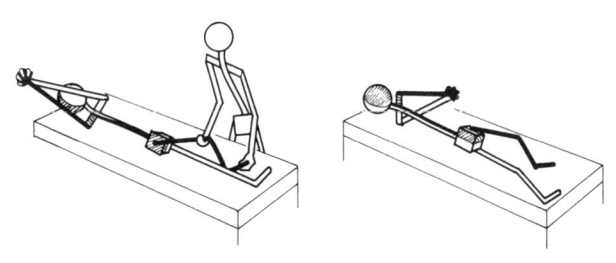

図5.29　寝返り動作

座位での運動療法

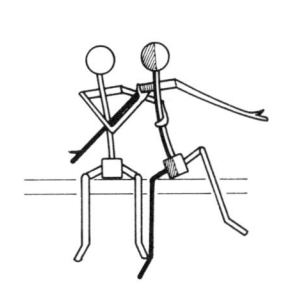

図5.30
側方への座位バランス

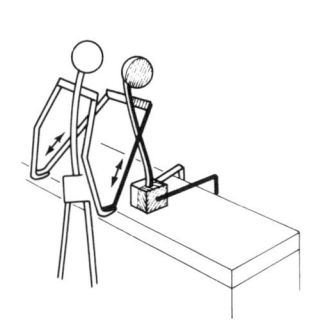

図5.31
後方への座位バランス

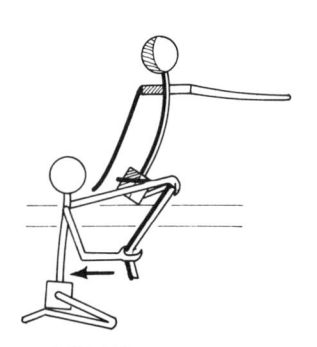

図5.32
座位の立ち直り反応

第5章——片麻痺に対する運動療法

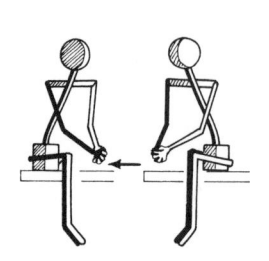

図5.33 座位での体幹回旋

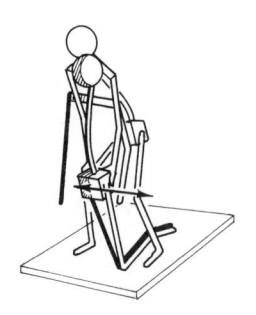

図5.34 膝立ち位でのバランス

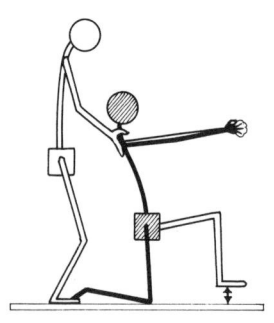

図5.35 片膝立ち位でのバランス

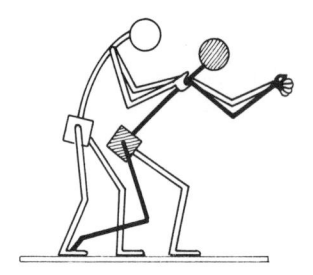

図5.36 片膝立ち位から立位へ

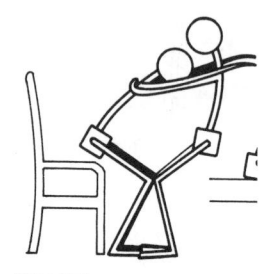

図5.37 椅子からの立ち上がり(介助)

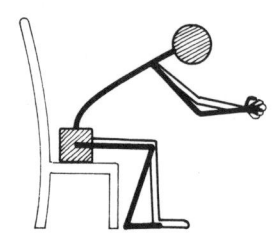

図5.38 椅子からの立ち上がり(自立)

立位での運動療法

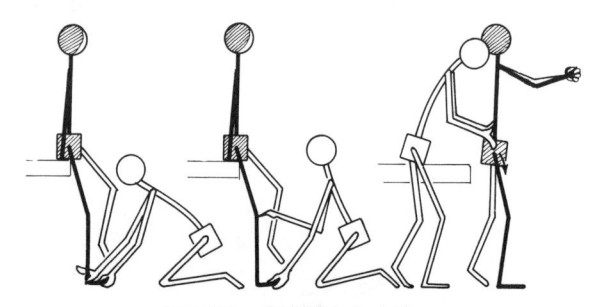

図5.39 半座位から立位へ

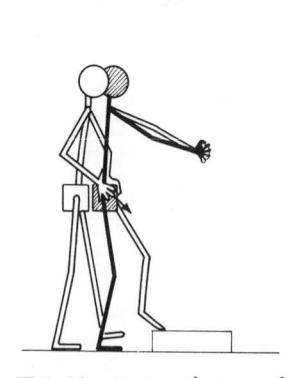

図5.40 ステップ・アップ

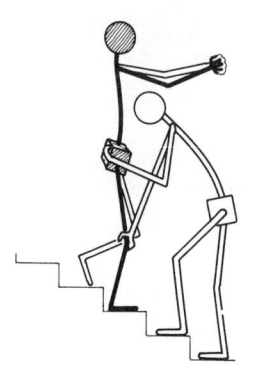

図5.41 階段昇降

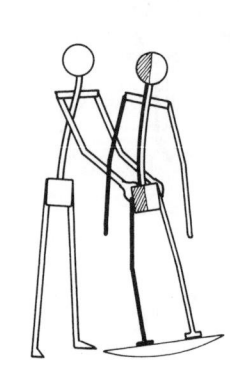

図5.42 不安定板上でのバランス

5.7 認知運動療法の誕生

> 片麻痺は、運動によって回復するのではなく、思考することによって回復する。
> ——Perfetti

■大脳皮質促通法

　片麻痺の運動療法はまだ終わらない。1970年代に片麻痺の運動療法にパラダイム転換が起こる。それはイタリアで誕生した。1971年にピサのカランブローネ病院の医師であったペルフェッティとサルヴィーニは「片麻痺の手のリハビリテーションにおける新しい訓練」という論文を発表する。そして、その訓練を「大脳皮質促通法(cortical facilitation)」と名づけた。

　彼らは当時世界的に流行していたファシリテーション・テクニックが反射の活性化によって筋収縮を誘発する「脊髄促通法(spinal facilitation)」だと異議を唱えた。つまり、大脳皮質促通法は片麻痺の運動療法の進歩へのアンチテーゼとして発表された。

■なぜ片麻痺の手は回復しないのか？

　当初、ペルフェッティとセラピストたちはファシリテーション・テクニックを片麻痺患者に試みていた。彼らは片麻痺患者が歩行を再獲得できるのに比べ、手の運動機能回復が困難な症例が圧倒的に多いという事実に気づいた。

　そして、「ファシリテーション・テクニックを適応しても、片麻痺患者の手の運動機能回復に満足する結果が得られないのはなぜか？」という「問い」を発した。この問いから大脳皮質促通法が誕生したと言える。その出発点は手の回復の限界を直視することによって生まれた疑問にある。

　片麻痺患者が満足する手の訓練効果が得られない理由として、「手の筋が錐体路の強い神経支配を受けているから」というのが、当時の一般的な解答であった。

　たとえば、人間の大脳皮質の運動野(area 4)を電気刺激して脳地図をつくったペンフィールドの「ホムンクルス説(身体部位再現説)」によれば、手の筋に運動指令を出すニューロンは他の身体部位よりも広い領域を占めている。片麻痺は運動野から脊髄に下行してゆく錐体路が内包後脚で損傷されることによって発生する。延髄における錐体交叉率も手の神経線維は100％に近いことが判明していた。その結果、錐体路の損傷の程度と痙性の重症度は相関傾向にあると考えられていた。

　したがって、錐体路が損傷されると手の運動機能障害は下肢に比べてより重篤になるというのが神経学者たちの説明であった。また、手は下肢に比べて日常生活動作においても高い巧緻性がより要求されるため、運動療法によって満足する回復を得ることは困難だと考えられていた。

　事実、片麻痺患者の多くはウェルニッケ・マン姿勢をとり、上肢は屈筋群の緊張が高く、手の手関節は屈曲、手指は集団屈曲(mass-flexion)、母指は屈曲・内転(thumb in palm)してしまい、廃用手となる傾向にあった。

　さらに、ツウィッチェル(1951)の片麻痺後の運動機能回復に関する詳細な経過観察でも、発症直後は随意運動を喪失して弛緩性麻痺となり、数日から数週で痙性麻痺に移行するが、手の

巧緻性の再獲得は最も困難であるとされていた。

　また、カイパー(1968)によるサルの錐体路を延髄レベルで両側切断した後の手の運動機能回復に関する神経生理学的な実験もこの解釈を支持していた。サルは再び座ることも歩くこともでき、数か月後には上腕と手関節を分離して動かすこともできるようになるものの、餌を摑もうとすると手指はすべて同時に屈曲し、数年経過しても母指と示指の2本で餌をつまんで取ることはできなかった。錐体路の損傷では手のグラスプ(grasp)と手指のピンチ(pinch)の回復は明らかに悪かった。

　当時、片麻痺の手が回復しないという臨床的な「事実」は科学的な「常識」であり、それは「真実」だと認識されていた。

■新たな回復への仮説

　しかし、こうした臨床所見や動物実験上の事実や常識に対し、ペルフェッティはそれを了解せず一つの「仮説」を提示する。それは運動野のみでなく感覚野(area 3、1、2)のホムンクルスにおいても手の領域は広い。それは手が「運動器官」であると同時に「触覚器官」でもあることを示している。だとすれば、手の運動機能回復が達成できないのは「手の触覚器官としての役割を無視しているからではないか？」という仮説であった。

　次に、ペルフェッティはこの仮説を検証するための訓練を考案する。手を触覚器官として捉え、手で物体を知覚探索させる訓練である。手の触覚器官としての役割は物体の表面や形を知覚しようとする際に重要となる。そこで、患者に閉眼を求めて視覚を遮断し、片麻痺の手をさまざまな物体に他動的に接触させ、皮膚の触覚や関節の運動覚を介して物体の表面素材や形を識別するという訓練を試みた(図5.43)。

　この手の触覚や運動覚による物体の表面素材や形の識別を行う訓練が「大脳皮質促通法」である。現在では手の運動制御における触覚の重要性は認識されているが、当時は誰も試みていなかった。一つの先駆的な試みとしてルードによるタッピングや冷刺激によって手の皮膚を感

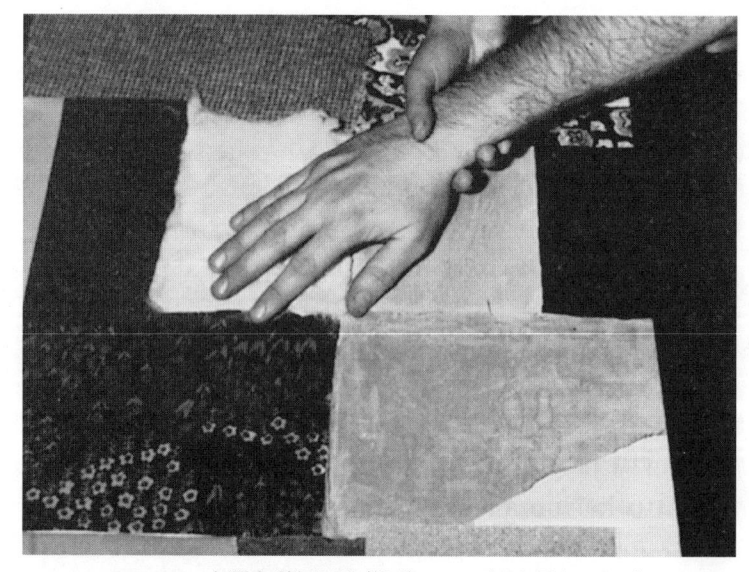

図5.43　大脳皮質促通法(触覚による表面素材の識別)

…日本語で読めるカルロ・ペルフェッティの著作

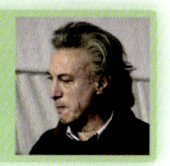

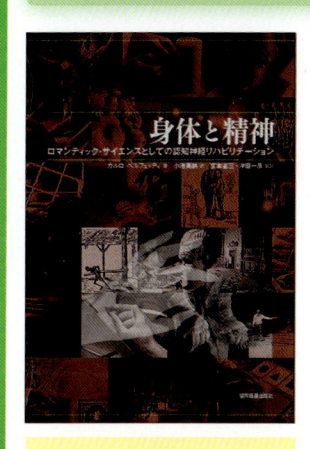

身体と精神 [2012年刊行]
ロマンティック・サイエンスとしての認知神経リハビリテーション

カルロ・ペルフェッティ●著／小池美納●訳／
宮本省三・沖田一彦●監訳

● B5変形・212頁　定価(本体4,000円+税)
ISBN978-4-7639-1067-7

今もまだ，果てしなき旅の途上に…

『認知運動療法〜運動機能再教育の新しいパラダイム』(下記)の刊行から14年，カルロ・ペルフェッティの探求の軌跡が書籍になりました．イタリア認知運動療法の重要な研究プロジェクト「認知を生きる」と「患者と話す」を経て，リハビリテーション"科学"の核心が追究され，その未来への方向が示されています．

本書にはリハビリテーション医学の認識論，行為する主体者(患者)の経験の言語，メタファーの治療的活用，言語記述と行為の回復，訓練の現実への汎化，教育的経験と認知過程の回復，といったリハビリテーションにおける重要なキー概念を理解するための講義がすべて盛り込まれています．

【目次】
リハビリテーションのための認識論／リハビリテーションにおける意識経験／リハビリテーションにおける言語〜メタファーと回復のプロセス／患者と話す〜言語とリハビリテーション／アレッシアの物語：リハビリテーションにおける患者の言語の意識経験の記述／現実の教授法：訓練と現実の行為／身体を語る／素晴らしき車／見失われた身体の歌／ピノッキオ：身体と精神〜『ピノッキオの冒険』の認知神経理論的な視点からの解釈

認知運動療法 [1998年刊行]
運動機能再教育の新しいパラダイム

カルロ・ペルフェッティ・宮本省三・沖田一彦●著／
小池美納●訳

● B5変形・316頁　定価(本体4,500円+税)
ISBN978-4-7639-1019-6

「回復の科学」としてのリハビリテーションを提言した画期的な書籍であり，認知運動療法を学ぶための基本的テキストです．ドイツ語版，フランス語版も同じ時期に刊行されました．

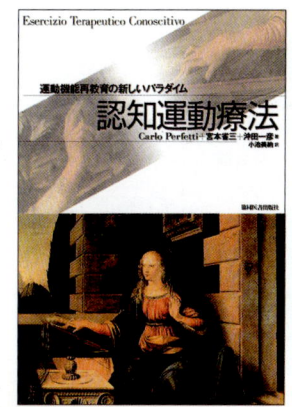

【目次】脳卒中片麻痺に対する認知運動療法（リハビリテーション理論と運動療法／神経生理学における発見と認知運動療法／触覚から空間へ／認知運動療法の基本原則／認知運動療法の実際／治療計画／認知運動療法の応用（整形外科疾患に対する認知運動療法）／巻末用語解説

協同医書出版社　〒113-0033 東京都文京区本郷 3-21-10
Tel. 03-3818-2361／Fax. 03-3818-2368　http://www.kyodo-isho.co.jp/

長い歳月をかけて、僕は心の中で、セラピストになっていった

リハビリテーション・エッセイ●あなたと一緒に遠くまで旅する本

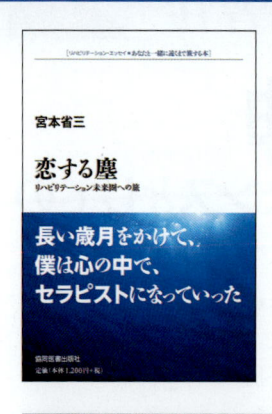

恋する塵 リハビリテーション未来圏への旅

宮本省三●著

本書は，リハビリテーションに直接，あるいは間接に関わるテーマをめぐって執筆されたエッセイを提供するシリーズの最初の一冊です．
本書では，著者がセラピストとしての自分のアイデンティティを問いながら執筆してきたものの中から36編のエッセイが厳選されています．

● B6変形・178頁　定価(本体1,200円+税)　ISBN978-4-7639-1074-5

当社刊行書籍のご購入について

当社の書籍の購入に際しましては，以下の通りご注文賜りますよう，お願い申し上げます．

◆書店で
医書専門店，総合書店の医書売場でご購入下さい．一般書店でもご購入いただけます．直接書店にてご注文いただくか，もしくは注文書に購入をご希望の書店名を明記した上で，注文書をFAX（注文受付FAX番号：03-3818-2847）あるいは郵便にて弊社宛にお送り下さい．

◆郵送・宅配便で
注文書に必要事項をご記入の上，FAX（注文受付FAX番号：03-3818-2847）あるいは郵便にて弊社宛にお送り下さい．本をお送りする方法として，①郵便振替用紙での払込後に郵送にてお届けする方法と，②代金引換の宅配便とがございますので，ご指定下さい．なお，①②とも送料がかかりますので，あらかじめご了承下さい．

◆インターネットで
弊社ホームページ http://www.kyodo-isho.co.jp/ でもご注文いただけます．ご利用下さい．

〈キリトリ線〉

注　文　書（FAX：03-3818-2847）

書　名	定　価	冊 数
身体と精神 ロマンティック・サイエンスとしての認知神経リハビリテーション	定価(本体4,000円+税)	
認知運動療法 運動機能再教育の新しいパラダイム	定価(本体4,500円+税)	
恋する塵 リハビリテーション未来圏への旅	定価(本体1,200円+税)	

フリガナ	
お名前	
お届け先 ご住所 電話番号	〒□□□-□□□□ 電話（　　　）　　　-　　　　，ファックス（　　　）　　　-
Eメールアドレス	＠
購入方法	□ 郵送（代金払込後，郵送） □ 宅配便（代金引換）【配達ご希望日時：平日・土休日，午前中・12〜14時・14〜16時・16〜18時・18〜20時・20〜21時】 □ 書店でのご購入【購入書店名：　　　　都道府県　　　　市区町村　　　　書店】

新刊のご案内および図書目録などの弊社出版物に関するお知らせを，郵送または電子メールにてお送りする場合がございます．記入していただいた住所およびメールアドレスに弊社からのお知らせをお送りしてもよろしいですか？　□ 希望する　□ 希望しない

協同医書出版社　〒113-0033　東京都文京区本郷3-21-10　TEL（03）3818-2361
URL　http://www.kyodo-isho.co.jp/　FAX（03）3818-2368

覚刺激するファシリテーション・テクニックが提案されていたが、それは皮膚へのブラシやアイス（氷）による物理的刺激によって求心性感覚情報を量的に増加させて脊髄の運動ニューロンを活性化させようとするもので、物体の識別を脳に要求する訓練ではなかった。

そして、彼らは手による物体の識別によって触覚や運動覚の回復が認められる症例があること、さらに手指の伸張反射の制御ができるようになる症例があることに気づく。それによって手を受動的かつ能動的に動かして物体を知覚探索することで、大脳皮質の感覚野や運動野を再組織化するというアイデアが生まれた。

こうして感覚野や運動野の神経可塑性に働きかけることが「大脳皮質促通法」の神経生理学的な狙いとなった。

ファシリテーション・テクニックが末梢からの感覚刺激によって脊髄の運動ニューロンを反射的に活性化して手の筋収縮を誘発しようとするのに対して、大脳皮質機能を向上させることによって手の機能を回復させようとする新しい運動療法が提案されたのである。

しかし、当時の神経生理学者たちは、まだ脳損傷後の大脳皮質の神経可塑性については懐疑的であった。一度損傷を受けた中枢神経系の再生や再編成は困難であるというのが科学的な常識だったからである。その後、手の触覚の識別によって感覚野に神経可塑性としてのニューロン・レベルでの再組織化が生じることが、1980年代のカースらのサルの研究によって判明した。

大脳皮質促通法は、セラピストが日々の臨床で目の前の患者の運動麻痺を回復させることができないという事実に直面したとき、その事実を受け入れるのではなく、新しい問い（仮説）を発し、その問いに解答するための新しい訓練方法を提案することによって誕生したと言える。事実や常識は真実ではない。片麻痺の手の回復は訓練方法によっては変化しうる可能性が発見されたと言える。

■認知運動療法の誕生

さらに、1979年にペルフェッティは『片麻痺の運動再教育（La rieducazione motoria dell'emiplegico）』という本を出版し、痙性を従来の運動療法のように一括して治療するのではなく、痙性を構成している特異的な異常要素を4つに区分したうえで、それを段階的かつ連続的に治療するという「運動シークエンス制御訓練」を提案する。

それは痙性を、1)伸張反射の異常→2)放散反応→3)原始的運動スキーマ（共同運動）→4)運動単位の動員異常（筋出力）の順に回復させようとする考え方であった。

また、1980年代に入ると、さまざまな「道具（訓練器具）」を利用した物体の識別訓練が考案されてゆく。それらの道具を用いる訓練は物体の静的な属性と動的な属性を識別するものであった。つまり、目を閉じて手足で物体の接触特性（表面素材や硬さや重さ）や空間特性（方向や距離や形）を識別させるものであった（図5.44）。

単に感覚するのではなく知覚することが強調された。同時に運動（筋収縮）は関節運動のためではなく、物体を知覚するための手段と捉えられた。麻痺した手足で物体を知覚探索するためには、触覚の識別のみならず、圧覚、運動覚、重量覚の識別も必要となる。異常な筋緊張を制御するために大脳皮質をどのように活性化させればよいかが論議された。訓練における知覚の難易度、注意の集中の必要性、記憶や言語の活用、運動イメージの想起などを患者に求める訓練が臨床展開されていった。

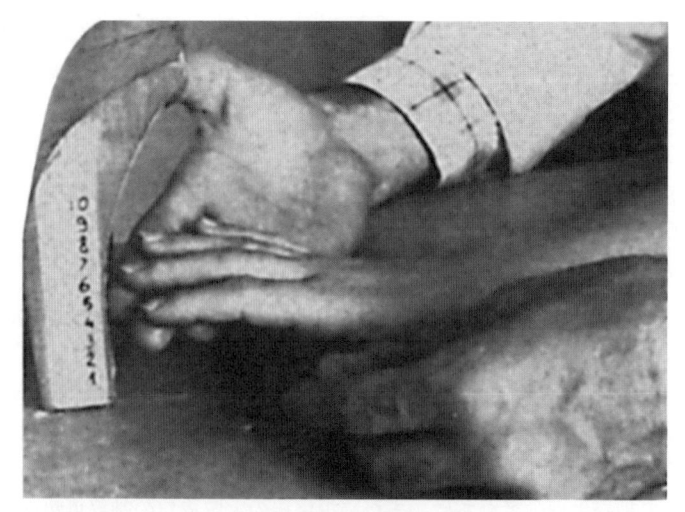

図5.44 Knowing approach（手指屈筋の伸張反射の制御）

　この時点で、イタリアのセラピストは「運動シークエンス制御訓練」を「Knowing approach」と呼んでいた（図5.45）。手足を使って「物体を知るための訓練」という意味である。
　そして、1987年にペルフェッティはピサのカランブローネ病院からヴェネト州のスキオ病院に移るが、彼は当時の学会で次のような決定的なスローガンを発した。

　　　　片麻痺は、運動（筋収縮）によって回復するのではなく、思考することによって回復する。

　この提言は片麻痺の回復のためには「身体を使って物体を知るために思考すること」が重要であるとする主張である。片麻痺の回復を目的とする運動療法は、究極的に人間の思考中枢である前頭葉に働きかけるものだと捉えられた。
　これは、ペルフェッティが「訓練は認知問題である」という解釈に到達したことを意味する。ルリアが「知覚は問題である」と述べているのと共通している。つまり、セラピストが患者に適切な認知問題を与えることが回復の鍵だと考えたのであろう。これはリハビリテーションにおける訓練が、患者にとっては「学習」、セラピストにとっては「教育」であることを意味している。患者とセラピストの関係は学校における「学生と教師の関係」に似ている。セラピストが何を教えるのか、患者がどのように学ぶのかは認知問題によって決まる。
　そして、訓練を認知問題と解釈した1990年前後に「大脳皮質促通法」、「運動シークエンス制御訓練」、「Knowing approach」などと呼ばれてきた訓練は、「認知運動療法（esercizio terapeutico conoscitivo）」へと名称変更された。
　また、わが国への紹介としては、1992年に「Perfetti C：脳卒中片麻痺に対する認知運動療法；学習過程としてのリハビリテーション」がPTジャーナルに翻訳掲載された。

■運動療法のパラダイム転換を求めて
　大脳皮質促通法の誕生は、片麻痺に苦しみ続ける患者たちの回復への期待に応えるための新しい一歩であったと同時に、運動療法のパラダイム転換に向けての挑戦である。しかし、それ

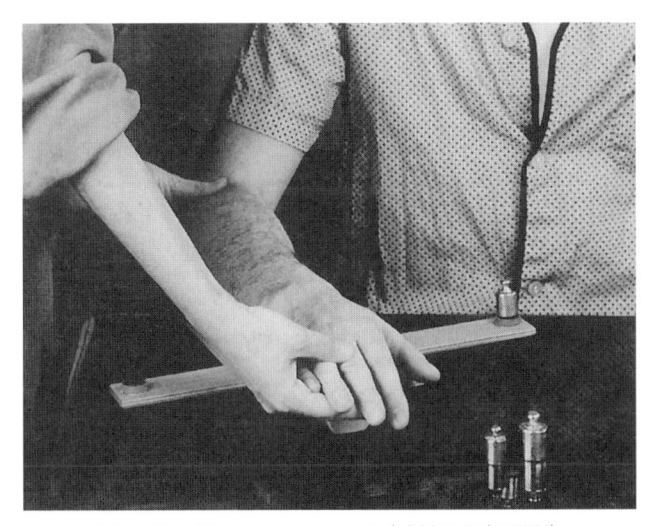

図5.45 Knowing approach（重量の認知問題）

はどのような意味で運動療法の進歩なのだろうか。その解答はセラピストの「知」の内に宿っているはずだ。次のペルフェッティの言葉が、その知のあり方を表現している。

　　運動療法は、リハビリテーションにおける知性の対象、つまり損傷によって変質した行動に対して、どのような改善をもたらすことができるかということについての正確な認識を得るための、厳格な歩みである必要がある。

　この言葉は1997年に日本で翻訳出版された『認知運動療法』に記されている。バビンスキー反射の発見から100年が過ぎていた。

第4部 片麻痺の謎を探究する

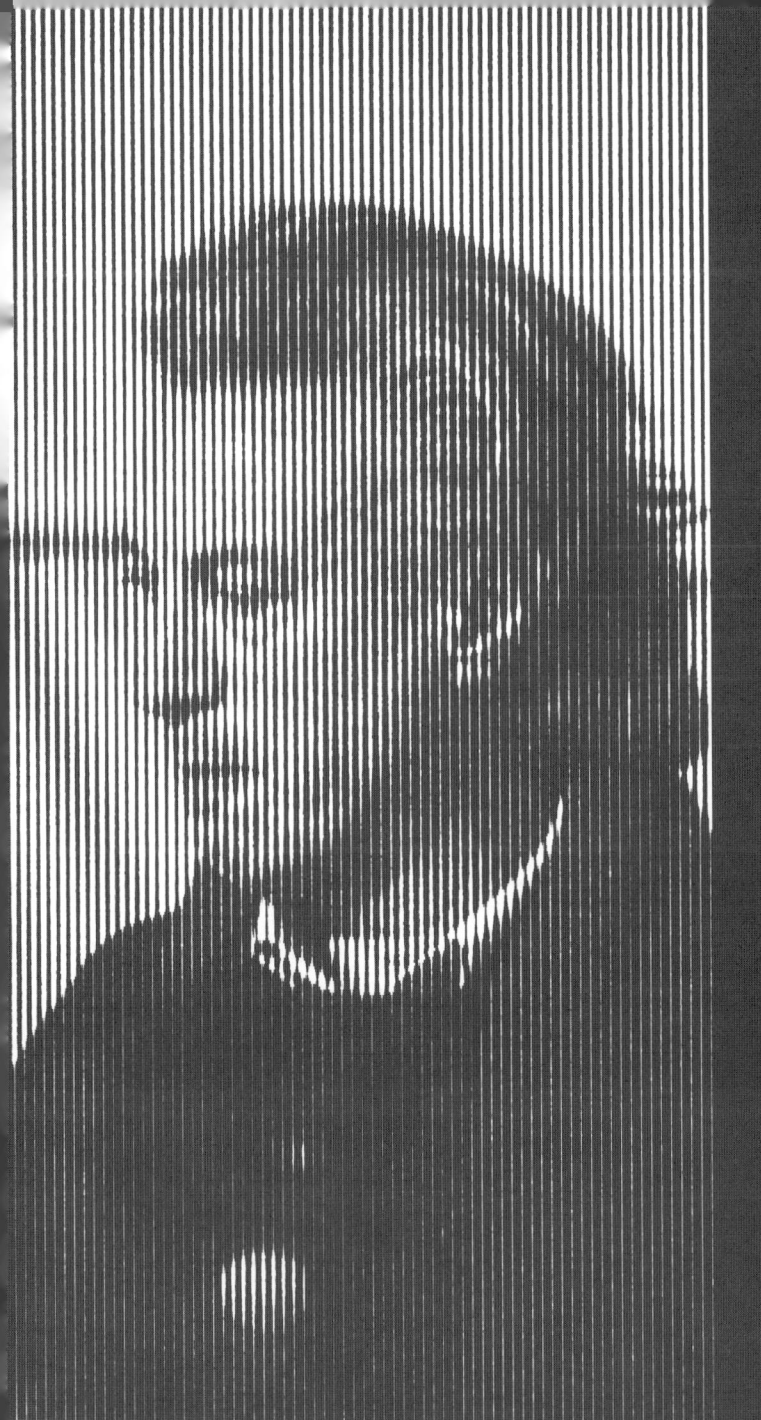

身体の存在がわからない

> 私は、「何か」を忘れてしまったらしい。ばかばかしいほど明確な何かを、どういうわけか忘れてしまっていた。
> ──Sacks

　神経科医で作家でもあるオリバー・サックスの著書『左足をとりもどすまで』は、彼自身のリハビリテーション治療（運動療法）の体験を綴った物語である。彼は病院のベッドの上で「身体意識の変容」が生じていることに気づく。左足が動かないという現実の背後に、「身体の存在がわからない」という驚きが潜んでいた。
　サックスは登山中の怪我によって左足の「大腿四頭筋腱」を断裂してしまう。病院に運ばれて整形外科手術（腱縫合）と理学療法士によるリハビリテーション治療を受ける。そして、彼は手術後のギプス固定された左足に、何か大変なことが起こっていると訴え始める。しかし、医師と理学療法士は彼の不安に満ちた言葉に耳を傾けようとはしない。彼は左足の身体意識の変容について次のように記している。

　　私が何かを失ってしまったことはたしかだ。「左足」をなくしたらしい。そんなばかな。足はそこにあるではないか。ギプスに保護されて、ちゃんと「存在」している。それは「事実」だ。疑問の余地などないはずだ。いや、そうとばかりは言えまい。足を「所有する」という問題にかんしては、どうにも不安で確信をもつことができなかった。

　　目を閉じると、最初は足が存在するという感覚がまったくなかった。「そこ」ではなく「ここ」にあるという感覚、どこかに「存在」するという感じがまるでしなかったのだ。「そこにない」ものについて、何を感じ何を断言できるというのか。きわめて深刻な固有感覚障害があるらしい。

　　手術を受けた筋肉にかんしては、すでに深刻な問題が持ちあがっていた。筋肉が大きく萎縮し、弛緩している。そのうえ、あきらかにマヒしている。眠る前に、すでにより高次元の問題があったのだ。筋肉を動かす「ノウハウ」と筋肉についての「概念」、その両方がだめになっていた。それで、筋肉をつかってどうやって動作をするのか「考え」たり、やり方を「思い出す」ことができなかった。

　　私は足についての内なるイメージ、概念を失ってしまっていたのだ。脳のなかにおける左足のイメージが破壊されたのである。神経学のことばで言えば、足についてのボディ・イメージに障害がおきたのだ、自分のからだについての「内なる像」のある部分が欠けて

しまったのである。

　こうしたサックスの記述には神経科医としての卓越した洞察が散りばめられている。彼は「左足をなくした」と感じ、自分の身体イメージが消失したと考えた。消失したのは局所的な足部ではなく左下肢の全体である。左足は目で見ると存在しているのだが、目を閉じると存在を認識できない。
　目で見ると左足は「そこ」にあるのだが、目を閉じると「ここ」にあるとは感じとれない。そんな状態で関節可動域訓練や筋力増強訓練といった運動療法を受けるのだが、どのようにして左足を動かせばよいのかまったくわからない。
　本書第5章の「ふたたび一歩をふみだすまで」には、その時のリハビリテーション訓練室での体験が綴られている。それはリハビリテーション訓練室に来て、はじめて車椅子から立ち上がって歩行訓練をする場面である。

　　私は立ち上がった、というより立たされた。体格のよい二人の理学療法士にかかえあげられ、立たされたのである。もちろん自分でも、与えられた二本の頑丈な松葉杖をたよりに、懸命に立とうとはした。松葉杖をつかって立つのは奇妙な感じで恐ろしかった。まっすぐ前を見ていると、左足がどこにあるのかさっぱりわからない、だいいち、左足がたしかにあるという気がしなかった。下を見ずにはいられない。視覚が重要だったからだ。見おろすと、一瞬、右足のとなりにある「物体」が自分の左足とは思えなかった。どうしても自分のからだの一部とは思えない。体重をかけたり、使ったりすることなど思いもよらなかった。私は、両足でというより、松葉杖と理学療法士に支えられてじっと立って、いや立たされていたのである。奇妙でかなり恐ろしい静止状態。重大なことがまさにおきようとする息詰まるような静止状態だった。
　　身動きがとれず立ちすくんでいると、元気に声が聞こえてきた。
　　「さあ、サックス先生。そんなふうに立ったままではだめです。片足で立っているコウノトリみたいですよ。もう片方もつかわなくてはいけません。左足にも体重をかけて」
　　「もう片方？　そんなものがあっただろうか」私はそう聞きたいくらいだった。いったいどうやって歩けというのだ。腰からだらりとぶらさがっている幽霊のようなぶよぶよのかたまり、「無」を支えにして、いったいどうやって立てというのだ。動くどころの話ではない。チョークでてきた殻のようなギブスで守られている、奇妙な付属物。たとえそれがからだを支えることができるとしても、歩き方を忘れてしまっているのにどうやって歩いたらいいのだろう？
　　「さあ、先生！」理学療法士たちはせきたてる。「はじめなくてはだめです」。はじめるだって！　どうやって？　できるものか。だが、やらなければならない。
　　左足にじかに体重をかけることはできなかった。——何と恐ろしい。考えることすらできない。できることといえば、右足を上げることだ。そうすれば、左足とよばれている物

体は、いやおうなく体重を支えなくてはならないだろう。でなければ、倒れてしまうかどちらかだ。私は右足を上げた。
　突然、なんの前ぶれもなく、私は奇妙なめまいに襲われた。床がはるか遠くにあるかと思うと十センチほどまで迫ってくる。部屋が急に傾き、中心線を軸に回転する。なんということだ。わけがわからず恐ろしかった。倒れそうな気がして、私は理学療法士にむかって叫んだ。
　「支えてください。支えて！　倒れそうだ」
　「さあ落ち着いて。下を見ないで正面を見て」、理学療法士たちはそう言った。

　この患者の記述を単なる主観的な意識経験として片づけてはならない。セラピストの運動療法は身体意識が変容してしまった患者自身の現実と大きくかけ離れている。運動療法は人間の身体を物体として扱っている可能性がある。それは今日の臨床でもまだ続いている。人間機械論的な運動療法の時代が続いているのだ。
　セラピストは、もっと患者の「身体の声を聴く」べきである。「脳のなかの身体」を動かすことができなければ、現実の身体は動かせない。運動療法は「身体を動かす」治療ではなく、「どのように動かすか」を教える治療であるべきだ。

片麻痺の特異的病理

6.1 機能解離

> Von Monakow と Jackson の洞察は驚くべき現代性を持っている。
> ———Perfetti

■片麻痺の病態を探求する

　1970年代の臨床神経学は片麻痺を痙性麻痺、腱反射の亢進、バビンスキー反射の出現などの錐体路徴候によって診断していたが、CT スキャンの登場により脳卒中は脳画像診断の時代に突入してゆく。また、1970年代のリハビリテーション医学では片麻痺は筋力の量的麻痺ではなく運動パターンの異常を生じる質的麻痺であると解釈された。特に、片麻痺の運動異常を低次姿勢反射の出現や高次姿勢反応の消失から分析するボバースの視点と連合反応や共同運動から分析するブルンストロームの視点が、欧米や我が国のセラピストの知識として一般常識化していた。

　そうした1970年代の後半にイタリアの神経科医であるペルフェッティが『片麻痺の運動再教育訓練』(1979)という本を出版する。それは片麻痺の新しい病態解釈であると同時に、痙性麻痺の回復を目指す運動療法に大きな可能性をもたらすものであった。

　ここではまず、脳卒中後の「機能解離(diaschisis：ディアスキシス)」の影響について説明したうえで、ペルフェッティが提案した「片麻痺の特異的病理」という病態の捉え方について説明する。

■片麻痺の自然回復

　まず、片麻痺は自然回復することがある。自然回復は急性期や亜急性期に認められる。もちろん、自然回復といっても限界はあり、その回復程度はさまざまである。もちろん、すべての片麻痺が完全回復にまで自然に至るわけではないが、まったく動かなかった手足を少しは随意的に動かすことができるようにはなる。

　だが、なぜ多くの症例にある程度の運動麻痺の自然回復が認められるのだろうか？　また、

片麻痺は、なぜ急性期には弛緩麻痺となり、その後に痙性麻痺へと移行してゆくのだろうか？あるいは、痙性麻痺はどうして発生するのだろうか？

こうした片麻痺の病態生理学的なメカニズムを理解しておくことはきわめて重要である。

■ 機能解離とは何か？

ペルフェッティによれば、脳損傷後の急性期の自然回復は「機能解離」からの回復によるものである。

この機能解離は1914年にフォン・モナコウが提案したものであり、特に発症直後の脳機能の自然回復を説明する理論として古くから有力視されてきた。そして、現在でもその価値は揺らいでいない。

機能解離のメカニズムは脳（中枢神経系）に突然生じた損傷のため、その病巣と連結している離れた部位が一過性に機能障害を起こすが（機能抑制）、一定期間（約2週間から6か月程度、あるいは数年）経過すると再び活動を開始し、それが自然回復となって出現するというものである。

もちろん、脳卒中による機能障害の原因は脳梗塞などによる損傷部位のニューロン死である。このとき、その損傷部周辺にも虚血（ペナンブラ：ischemic penumbra）が生じる（図6.1）。この周辺の血流低下は機能障害の拡大を招くが、血流が再開すれば機能が回復してくる可能性がある。このペナンブラからの回復は自然回復の説明としては最も有力であるが、機能解離はペナンブラからの回復とは異なり「遠隔部位の機能障害」を発現させるのが特徴である。すなわち、「遠く離れてはいるが損傷部位と神経線維連絡のある部位に可逆性の機能抑制が及ぶ」ことを言う。

仮に、大脳皮質の運動野が損傷されると、機能解離は運動野と連絡するすべての部位（同側大脳半球の頭頂葉・視床・小脳・脊髄など）に起こる。それは脳梁（交連線維）を介して反対側半球に及ぶこともある（transhemispheric diaschisis）（図6.2）。

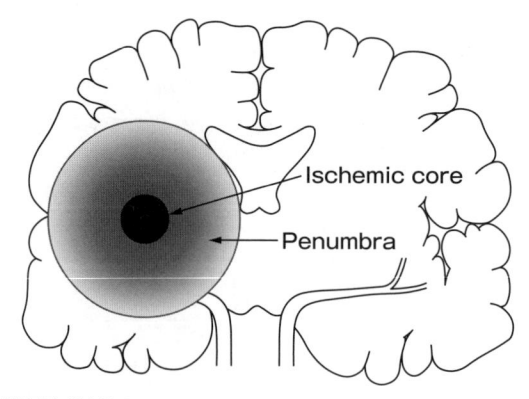

図6.1 脳梗塞巣周辺のペナンブラ (Coultrap, 2014)
脳梗塞巣（ischemic core）では虚血によって神経細胞は不可逆な損傷を受ける（ニューロン死）。一方、虚血周辺部（penumbra）は血流低下状態で機能障害を生じているが、まだ可逆的な状態であり、側副血行路によって循環動態が改善すれば機能回復する。

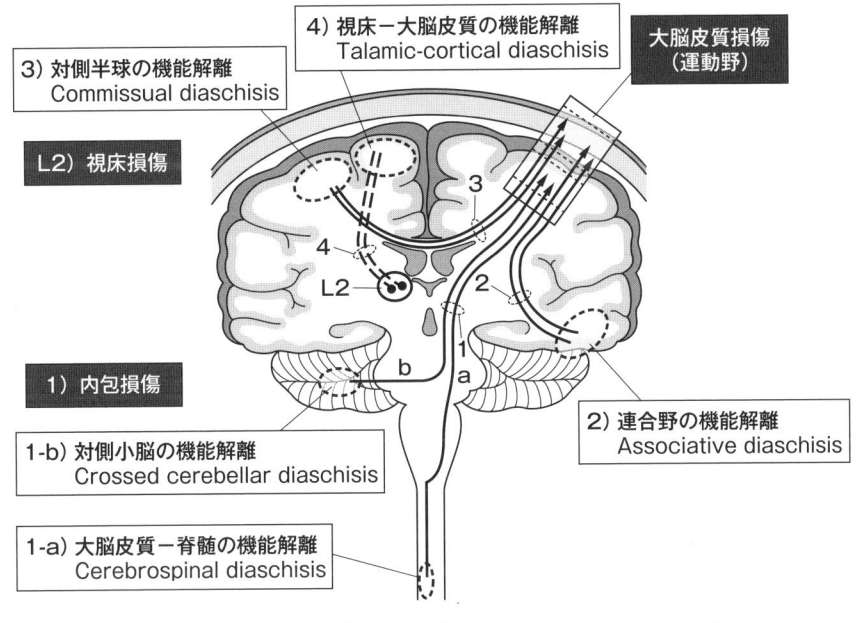

図6.2 機能解離（遠隔性機能障害）の分類 （Engelhardt, 2012）

- 対側小脳の機能解離（crossed cerebellar diaschisis）
- 大脳皮質ー脊髄の機能解離（cerebrospinal diaschisis）
- 連合野の機能解離（associative diaschisis）
- 視床ー大脳皮質の機能解離（thalamic-cortical diaschisis）
- 対側半球の機能解離（commissual diaschisis）

　たとえば、急性期の失語症や半側空間無視の急激な回復は、ペナンブラの改善か本来損傷されていなかった頭頂葉の機能解離が解除された結果と解釈できる。また、急性期に麻痺していた手指の分離運動が急速に回復してくることも機能解離の解除だと言える。機能解離の解除は自然回復であり、その回復はリハビリテーション治療の効果ではない。そして、機能解離は中枢神経疾患のみならず整形外科的疾患においても生じる。

■急性期になぜ弛緩麻痺はなぜ生じるのか？

　片麻痺の急性期には弛緩性麻痺が生じる。もちろん、片麻痺では末梢神経が損傷を受けているわけではない。それにもかかわらず、なぜ脳卒中の急性期には弛緩性の片麻痺が生じるのだろうか。その理由は、仮に内包で錐体路が損傷されると、機能解離は他の大脳皮質領域だけでなく、運動野と連結していた脊髄の前角細胞にも発生するからである。前角細胞は一時的に機能を停止し、筋緊張は弛緩し、腱反射も消失する。これを脊髄損傷の場合は「脊髄ショック」と呼んでいる。機能解離による前角細胞の機能停止、これが急性期における弛緩麻痺の理由である。通常、この弛緩麻痺は数日から数週間程度続くが、やがて痙性麻痺へと移行する。

　フォン・モナコウによれば、この現象は錐体路に沿った運動野と前角細胞（α運動ニューロン）との「大脳皮質 - 脊髄間の機能解離（diaschisis cortico-spinalis）」であるが、1970年代のリ

ハビリテーション医学においては脊髄ショックの説明としては使われていたが、片麻痺の弛緩麻痺の説明にはなぜか使われていなかった。いずれにせよ、ペルフェッティは急性期の弛緩麻痺からの回復を機能停止あるいは機能抑制の解除の始まりと病態解釈したのである。

なお、ときに弛緩麻痺が長期に続く場合がある。それを「遷延性弛緩麻痺」と言う。遷延性弛緩麻痺は脳卒中が最も発生する頻度の高い中大脳動脈の出血や梗塞による内包損傷では生じない。比較的に稀な前大脳動脈の梗塞で生じる。その理由は前大脳動脈が大脳皮質の運動野の下肢領域を支配しているからであり、この遷延性弛緩麻痺は機能解離によるものではない。

■ 機能解離からの回復

機能解離は遠隔部位が機能抑制に陥っている状態であるが、アスラティアンによれば、機能解離後の回復には次の3つの段階がある。

- 抑制期
- 過興奮期
- 安定期

［抑制期］

機能解離の抑制期は損傷部位を守るために遠隔地からの情報のやりとりを一時的に停止している状態と考えることができ、筋は弛緩麻痺となっている。また、一般的には機能解離を起こしている遠隔地は「組織学的変化を伴わない」正常な状態だとされているが、複雑な神経ネットワークを形成している中枢神経系が機能解離を起こすと遠隔地にも「器質的変化」が発生している可能性もある。抑制期はある人に何か重大な問題が発生したとき、友人がしばらく連絡をとらないことに似ている。だが、問題が解決した頃を見計らって友人はまた連絡を徐々にとり始めるだろう。それが機能解離の解除であり、脊髄前角のα運動ニューロンは引き続いて過興奮期に入る。

［過興奮期］

過興奮期は痙性麻痺の発現時期である。抑制期の後、大脳皮質から脊髄への錐体路支配がなくなるため、脊髄前角のα運動ニューロンは感覚入力に対して過興奮を起こして急速に痙性麻痺へと移行してゆく。この点を考慮すると、急性期の抑制期や過興奮期において脳に複雑な情報処理を求めたり、動作を強要して強い感覚刺激を入れることには慎重でなければならない。リハビリテーション治療が機能解離の解除を遅らせる可能性があるということである。たとえば、片麻痺の急性期における立ち上がり訓練や早期歩行訓練は「強い刺激」であり、機能解離の解除を遅らせるか、あるいは脳に「過興奮（overactivation）」をもたらす危険性がある。ペルフェッティは急性期には「弱い刺激」による「単純な情報処理」を求める訓練を適用すべきだとしている。なお、機能解離の解除には個人差もある。たとえば小脳の機能解離は発症後数年にも及ぶという研究もある。

[安定期]

　機能解離の解除後の過興奮期は痙性を生じさせる。そして、痙性状態が続く。したがって、機能解離の安定期とは痙性麻痺として安定してしまうことを意味する。こうした安定状態となってしまうと痙性麻痺からの回復は困難となる。また、代償運動による動作の獲得は回復とは異なる機能の安定化の結果を意味する。

■機能解離の解釈

　リハビリテーションの視点から機能解離の意味を捉えてゆく必要があるだろう。ペルフェッティは、次のように機能解離を解釈している。なお、以下の文章は最近の彼の機能解離についての論文からの引用である。

　　人間の各機能は中枢神経系レベルで広範的に組織化されている。つまり、ある一つの機能がある限定された一つの脳領域に局在しているのではなく、複数の領域が同時的に活性化することで一つの機能が遂行される(Lurija, 1968)。このように捉えれば、機能解離が複数領域に分散して生ずること(例えば、感覚運動野の損傷の場合には、対側の小脳と同側の視床に常に機能解離が見られること)の説明がつく。機能解離が生ずる神経機構は、病変部位の担う機能に結びついた神経機構なのである。たとえば、視床に機能解離が生ずるのは、末梢から大脳皮質の感覚運動野に入ってくる情報が視床核を介しているからである。また、小脳に機能解離が生ずるのは小脳が問題の解決を目的とする運動の組織化を担う中枢だからである(Blackwood 他 2004、Perfetti と Pieroni 2001)。

　　バレーラ(1988)など複数の研究者によれば、ある機能を遂行するために貢献する複数の脳領域の活性化は、時間的シークエンスに従って生じるのではなく、同時的に生じる。たとえば、「A」という機能を活性化するたびに、その機能に貢献する諸領域が同時的に活性化されるのである。こうした同時的な活性化を行うためには各領域間の相互連絡(双方向的なネットワーク)が不可欠である。つまり領域「A」が領域「B」に連絡を送っているのであれば、領域「B」もまた領域「A」に連絡を送っており、中枢神経系に分散した複数の領域間の相互連絡が、一つの機能に対するいわば「分散型超中枢」の役割を果たしていることになる。機能解離は、こうした連結の反対の意味になるわけで、直接に解剖学的な損傷を受けていない領域が抑制されることになる。こうした仕組みは、機能解離の研究が進むにつれ部分的に確認されてきている。たとえば、大脳皮質の運動感覚野への損傷が小脳の機能解離につながるように、小脳半球に損傷を負った場合には、大脳皮質に機能解離の状況が確認されている(Tecco 他, 1998)。

　　機能解離の問題(回復の初期段階の問題)を解決していくためには、病変領域の生理学的課題だけを対象としてリハビリテーションを行うのでは十分ではないということである。リハビリテーション専門家に最も馴染みのある運動感覚野に損傷を負ったケースで考えてみよう。この場合筋収縮を遂行する能力を回復しようと試みるだけでは十分ではないということである。機能解離の状態になっている「分散型超中枢」全体の役割は何であるかを理解しようと試みることが必要になる。つまり、機能解離により「分散型超中枢」のどこかが活性化せず、患者の機能はジャクソンの主張するいわゆる中枢神経系の下位レベルに機能を移していくという結果をもたらすことになる(Greenblatt, 1999)

ここで、もう一度ジャクソンが提言した回復についての仮説を考察してみることも面白いのではないだろうか。彼の仮説は周期的に現代の研究者達から再提言されている(York, 1995)。ジャクソンによると、すべての機能は中枢神経系の複数のレベル(ジャクソンは高次・中位・下位の3つのレベルを想定していた)に表象(representation)されており、同じ機能であってもそれぞれのレベルでの表象のされ方は異なっている。最高位のレベルが他のレベルを支配しているというのが彼の考え方としてしばしば紹介されるが、実はそのようなことは主張していない。ジャクソンが言っているのは、最高位のレベルにおいては機能の表象が最も複雑であり、その表象の回数も多いということである。これがどういうことを意味するかというと、ある一つの機能を考えたとき、その機能は最高位レベルでより多くの選択性を持ち、最も大きな適応性を持っているということである。
　ある一つのレベルに主病変がある場合、ここで展開されていた機能は、急性期が過ぎると下位のレベルに渡される。つまり下位レベルの神経機構によって遂行されるようになる。そこでの機能の表象はより簡略なものになるので、選択の数も少なくなれば、適応性も低下することになる。
　ジャクソンによると、損傷以前の機能の状態に復帰できるという意味での回復はありえないことになる。病変部から機能を引き渡されたレベルで、どれだけその機能を遂行できるかにより大小の劣化を経た機能が回復されることになる。
　もしもこの視点を受け入れるのであれば、機能解離と呼ばれる現象は、病変により損傷したレベルでの機能の表象を抹消しようとする企てとしての意味を持つことになる。抹消することによって、他のレベルへの機能の移行がスムーズに干渉無く行われるようにするためのものだということになるからである。
　リハビリテーションにおいてこうした概念を研究していくことは、リハビリテーション治療の複雑さを自覚することになるし、また機能回復を目指して行う訓練の意味をもう一度考えてみる良い機会になるに違いない。

■"機能解離"と脳の複数の活性化領域

　上肢をリーチングすること、手で物体を掴むこと、座ること、立ち上がること、歩行することはすべて"行為"である。この行為は中枢神経系の相互連絡している複数の領域が同時的に活性化することによって遂行されている。
　また、ある行為に働く一つの脳の領域(たとえば大脳皮質の領域Aとか領域B)が複数の行為に関連している。これは行為に応じてそのつど異なる領域の組み合わせが活性化されることを意味する。
　したがって、片麻痺の急性期の機能解離の状態は、その領域のどこかが機能停止している状態と考えられる。それによって弛緩性麻痺が出現したり、ある機能が遂行できなくなる(抑制期)。次に、急性期を過ぎると、その機能は下位レベル神経機構によって遂行される(興奮期)。それが片麻痺の錐体路徴候であり、連合反応や共同運動である。そして、その状態で回復が終了し、慢性期には典型的なウェルニッケ・マン姿勢のような痙性麻痺となってしまうのであろう(安定期)。
　片麻痺の新しい病態解釈は、医師やセラピストが急性期の機能解離をどのように解釈するかということが出発点である。

6.2 痙性の4つの特異的病理

> 痙性麻痺は、1) 伸張反応の異常、2) 放散反応、3) 原始的運動スキーマ、4) 運動単位の動員異常の4つに区分できる。
> ——Perfetti

■ なぜ痙性麻痺が生じるのか？

　脳卒中片麻痺が発生した場合、急性期の弛緩麻痺から痙性麻痺へと移行する。上肢屈筋優位、下肢伸筋優位のウェルニッケ・マン拘縮がその典型である。異常な筋緊張が出現し、腱反射（伸張反射）も亢進し、筋の伸張時に折りたたみナイフ現象が出現し、随意運動は強く阻害される。

　なぜ、こうした痙性麻痺が発現するのだろうか？　実は、痙性麻痺は機能解離による機能抑制が解かれたものであると解釈できる。

　脊髄の前角細胞（α運動ニューロン）には上位中枢からの遠心性線維（錐体路・錐体外路）が接続している。また末梢の筋（筋紡錘）からの求心性線維（グループⅠa線維）や逃避反射に関わる皮膚からの求心性線維も接続している。

　内包損傷では上位中枢からの連絡が断たれるため、脊髄前角細胞には末梢の筋や皮膚からの求心性インパルスのみが入力されていることになる。したがって、機能解離の抑制期の後、脊髄前角細胞は脳からの制御機構を失い、末梢感覚入力依存型の状態に陥り過興奮する（図6.3）。

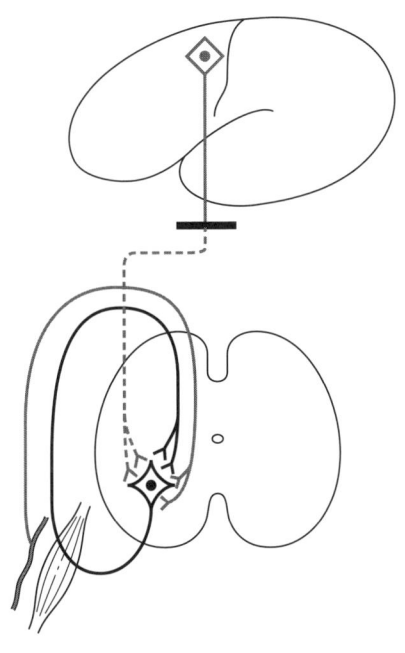

図6.3　機能解離と脊髄前角細胞
　　　　錐体路支配を失うと脊髄前角細胞は機能解離によって弛緩麻痺となり、その後は末梢からの感覚刺激のみに反応して痙性麻痺へと移行してゆく。

この時期、脊髄では新たなシナプス形成の再編成が生じている。1958年にリューとチェンバースは、ネコの一側の錐体路を切断し、その数か月後に、脊髄後根性神経線維からおびただしい「発芽 (collateral sprout：側芽)」が形成されることを実験 (神経染色法) によって証明している。

また、脊髄前角細胞でも発芽現象が生じる。この発芽形成は上位中枢からの連絡が絶たれたシナプスの可塑性であり、それは過興奮期に脊髄前角細胞が新たな情報とのシナプス結合を求めていることを示している。そして、この状態に対して末梢の外部刺激 (運動療法) によって筋や皮膚からの体性感覚情報を過度に増加させると、発芽線維は筋や皮膚からの求心性インパルスと強く結びつくと仮定することができる。

■上位中枢からの解放による伸張反射の亢進

その結果、脊髄前角細胞は伸張反射や逃避反射に関わる筋や皮膚からの求心性入力のみに反応し、上位中枢からの遠心性制御が完全に断たれてしまうことになる。

ペルフェッティは、こうして脊髄前角細胞が末梢入力に依存して反射的な筋収縮のみしか発生できなくなった状態、この伸張反射や逃避反射の亢進状態こそが痙性麻痺の本態だと解釈した。

つまり、運動療法によって筋を伸張刺激したり皮膚刺激を加えることは末梢からの感覚入力と脊髄前角の運動ニューロンとの結びつきを強め、痙性を出現させることになる。

■痙性麻痺の4つの特異的病理

さらに、ペルフェッティは痙性麻痺の新しい病態の捉え方を提案する。彼が最大の問題としたのは、従来の臨床神経学やリハビリテーション医学では片麻痺を痙性麻痺として一括して捉えている点であった。そうした病態の捉え方は診断としての価値はあるものの、リハビリテーション治療という点では有用ではない。片麻痺を痙性麻痺として一括して捉えてしまうと痙性麻痺の回復は困難と判断されてしまう。

これに対してペルフェッティは片麻痺の特異的病理という観点から、痙性麻痺を、1) 伸張反応の異常、2) 放散反応、3) 原始的運動スキーマ、4) 運動単位の動員異常の4つに区分することを提案した (図6.4)。

この捉え方からすれば、片麻痺の回復は伸張反応の制御→放散反応の制御→原始的運動パターンの制御→運動単位の適切な動員の順に生じることになる。

脳卒中直後には機能解離が生じるため、その脳活動には沈黙期、過興奮期、安定期があるが、ここでは発症から数週間経過した過興奮期を想定して4つの特異的病理を説明する。

[伸張反応の異常]

患者には沈黙期の弛緩麻痺を過ぎて「伸張反応の異常 (筋緊張の亢進)」が出現しているはずである。伸張反応の異常は脊髄の運動ニューロンに対する上位中枢からの制御が解放され、末梢の皮膚や筋からの感覚入力による伸張反射の回路が優位になって出現する。この「末梢の優位性」は表在感覚や深部感覚の知覚異常と上位中枢から脊髄反射を予測的に制御する能力の欠如の結果である。なお、ここでは伸張反射は制御可能だとする観点から「伸張反応」と表現している。

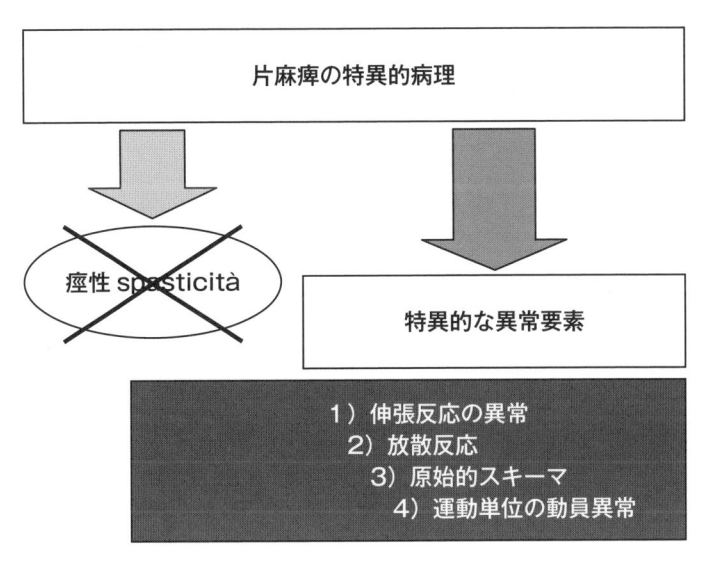

図6.4 片麻痺の特異的病理 (Perfetti, 1979)

［放散反応］
　患者には「放散反応(ある筋の収縮が他の筋の収縮を反射的に引き起こす現象)」も出現しているはずである。機能解離後の過興奮は損傷半球の求心性情報の統合や運動プログラムの異常をもたらすはずである。このため放散反応は同側四肢の他動的な運動時にも出現する。また、上位中枢からの制御不全による脊髄レベルでのシナプス抵抗の欠如か損傷とは反対側の半球の運動野や感覚野の過興奮によって対側の連合反応としても出現する。このように放散反応は両側に出現する。また、放散反応は制御しなければならない運動負荷が大きいほど出現する。つまり、筋収縮への抵抗が強ければ強いほど、運動単位の動員の総数と発射頻度が多いほど顕在化する。さらに、いつも同じ筋に出現するという特徴がある。その点で放散反応は次の原始的運動スキーマに類似しているが、放散反応は運動時に注意を活性化させることで制御できる場合がある。原始的スキーマは一度発現すると途中で制御できない。また、放散反応を制御するためには伸張反射の制御が前提となる。

［原始的運動スキーマ］
　患者には原始的運動スキーマ(共同運動、上下肢の集団的な運動パターン)も出現しているはずである。これは機能解離の解除が単純な運動パターンから先に生じることを示している。片麻痺患者の随意運動の異常は痙性が強いほど反射によって呼び起こされる共同運動パターンとなりやすい。そして、その運動パターンは運動課題に対していかなる機能特性ももたない。また、原始的運動パターンとしての共同運動の分離が困難なのは、脳のさまざまな領域を活性化できないからであろう。そして、この原始的運動パターンは単純な知覚情報処理で出現する。たとえば、上肢の「重量」のみをトリガーとして出現させることができる。共同運動においては視覚の情報処理も触覚や運動覚の情報処理も必要としない。また、患者は運動麻痺を筋力弱化と捉える傾向があり、四肢の重さを持ち上げたり押し出したりするには筋力が必要であると考え、より上肢や下肢を一挙に力を入れるように努力して動かそうと

することでより固定化する。

［運動単位の動員異常］

患者は痙性筋の運動単位の動員(筋出力の調整)ができないはずである。特に速い運動、遠心性筋収縮、左右同時の運動時に筋の量的調節が困難である。また、手内筋や足外反筋など、いくつか筋の収縮がまったくできないはずである。これは人間の錐体路に特有な巧緻運動に関わっている可能性がある。なぜなら、たとえば手の骨間筋や足外反筋である長・短腓骨筋は共同運動に組み込まれず筋収縮が発現しないという現象は片麻痺患者のすべてに共通して認められるからである。これらの筋の運動単位の動員は回復の最終段階でしか出現しない。あるいは筋収縮不全のままで終わることも多い。この事実は、これらの筋が人間の進化に特有な最高次な運動制御に働いていることを示しているように思われる。たとえば、それは片足立位における骨盤の水平保持状態での重心の左右微調整といった立脚中期時の中殿筋と足外反筋の活動である。そうした人間の直立二足歩行にのみ特有なきわめて難易度の高い運動課題は片麻痺では制御できない動的な巧緻運動である可能性がある。

■痙性はつくられているのかもしれない

そして、ペルフェッティは運動療法により痙性麻痺を増強させてしまう危険性(リスク)を指摘している。これは痙性とリハビリテーション治療との憂慮すべき関係性である。特にセラピストが注意すべきは、運動療法における外部刺激(関節可動域訓練、筋の伸張訓練、筋収縮への抵抗、強い皮膚刺激、無理な動作の強要など)が、痙性の誘因となる点である。

たとえば、当時も、そして現在でも、廃用性症候群の予防という視点から、片麻痺の急性期から関節可動域訓練や筋の伸張訓練が行われている。また、血圧が安定すれば片麻痺患者に動作や行為の遂行を求める早期の起立、歩行、日常生活動作が推奨されている。それが最も適切なリハビリテーション治療だとされている。

しかし、それらは痙性麻痺を助長する可能性がある。異常な筋緊張があっても、運動麻痺が回復しなくとも、とにかく日常生活における代償的な動作や行為を再獲得できればよいと考えるのならそれでよいかもしれないが、片麻痺の回復を導こうとするのであれば、急性期における難易度の高い動作や行為の要求は弊害となるかもしれない。

特に、患者の身体意識や麻痺した手足の感覚麻痺を無視して困難な動作を要求すると痙性麻痺を増強させ、ウェルニッケ・マン拘縮を誘発し、歩行や日常生活動作が困難となる。

しかしながら、痙性の有益性を指摘する研究者もいる。たとえば、1)下肢の痙性は立位や歩行の助けとなる、2)亢進した伸張反射を利用すると強い筋力を発生することができる、3)筋萎縮を予防する、4)骨萎縮を予防する、5)浮腫の予防になる、6)深部静脈血栓の予防となる、といった考え方である。

また、リハビリテーション訓練室の臨床では、下肢の随意運動がまったくできなくとも、陽性支持反応のような下肢の伸展パターンを伴う痙性が出現すれば、立位や歩行訓練ができると考えるセラピストもいる。彼らは弛緩性麻痺より痙性麻痺のほうが有益だと主張する。

セラピストは運動療法という名の下に、痙性を"つくりだしている"のかもしれない。

6.3　片麻痺では伸張反応が制御できない

> 伸張反射の亢進ではなく、「伸張反応の亢進」と解釈すべきである。
> ——Perfetti

■伸張反射のメカニズム

　片麻痺は痙性麻痺であり、痙性麻痺では腱反射の亢進、クローヌス、折りたたみナイフ現象などが出現する。たとえば、片麻痺患者の上肢や下肢の関節をセラピストが他動的に動かして筋を伸張するとき、ゆっくりと伸張すると抵抗は生じないが、急速に伸張するとガクンと強い抵抗が生じ、その後は急速に抵抗が減衰する。これが折りたたみナイフ現象である。

　だが、こうした痙性麻痺の背後には複数の病態が潜んでいる。その第一は筋の伸張反射の異常である。したがって、セラピストは、まず筋の伸張反射の神経生理学的なメカニズムを理解しておく必要がある。

　筋の伸張反射は脊髄レベルの反射弓によって形成されている。脊髄の前角には「α運動ニューロン」がある。α運動ニューロンは長い遠心性神経線維を伸ばして筋線維に接続している。このためα運動ニューロンが活性化すると筋収縮が生じる。

　この一個のα運動ニューロンと、一本の遠心性神経線維と、複数の筋線維群を「運動単位(motor unit)」と言う。運動単位は筋収縮の「最終共通路(final common path)」であり、α運動ニューロンには上位中枢(錐体路・錐体外路)からの神経線維や皮膚、関節、筋などからの求心性神経線維が数多く接続しているが、いずれの入力であってもα運動ニューロンが活性化しない限り筋収縮は生じない。反射的なものであっても、随意的なものであっても、最終的には「α運動ニューロン⇒遠心性神経線維⇒筋線維」という経路を通って筋収縮が生じる。

　このうち、特に重要なのが筋線維の伸張から始まる伸張反射(stretch reflex)である。他者が筋を引き伸ばしても、動作中の関節運動によって筋が引っ張られても、筋線維は物理的な伸張力を受ける。そして、すべての筋線維には筋紡錘(muscle spindle)と呼ばれる筋の伸張または張力を感受する固有感覚受容器が存在する。この筋紡錘からはグループⅠa線維と呼ばれる求心性神経線維が出ており、筋線維に発生した伸張を脊髄のα運動ニューロンに「単シナプス接続」によって伝える。したがって、筋が伸張されると筋紡錘からのグループⅠa発射によりα運動ニューロンが活性化し、伸張された筋が反射的に収縮するのである。これが筋の伸張反射の神経生理学的なメカニズムである。

　さらに、筋の伸張反射は「相動性伸張反射(phasic stretch reflex)」と「緊張性伸張反射(tonic stretch reflex)」とに区別される。相動性伸張反射は「速度依存性収縮」であり、筋は伸張される速度に比例して反射的に収縮する。一方、緊張性伸張反射は「長さ依存性収縮」であり、筋は伸張された長さに比例して反射的に収縮する。この差異は痙性と固縮の違いであり、片麻痺の痙性筋は素早い筋の伸張に対する過剰な筋収縮反応として出現する。

　また、片麻痺の痙性に特徴的な折りたたみナイフ現象は、この速さ依存性収縮としての伸張反射の出現直後に認められるα運動ニューロンの抑制現象であり、筋の伸張時に同時に腱の伸張受容器であるゴルジ腱器官からの求心性線維(GⅠb線維)がα運動ニューロンの活動を抑制するために生じる。これをグループⅠb抑制あるいは自己抑制(autogenetic inhibition)という。

■伸張反射の観察

このように、痙性には「伸張反射の異常」という現象が認められる。片麻痺となった上下肢の筋のすべてに伸張反射の異常が生じている。また、伸張反射の異常は筋の伸張によっても、皮膚刺激によっても誘発される。特に、患者が筋の伸張や皮膚刺激に意識を向けていなかったり予期していなければ必発であり、その際にはクローヌスが出現しやすくなる。

伸張反射の観察は背臥位または座位で行う。セラピストは、自らの手の感覚で伸張反射による筋の抵抗感を感じとる必要がある。また、他動運動としての遅い伸張と速い伸張を比較する。そして、最初は言語指示などの援助なしで観察し、その後、注意の集中や運動イメージの想起によって改変するかを観察する。伸張反射が亢進しているのは次の筋である（図6.5）。

[上肢]
大胸筋・僧帽筋・菱形筋・広背筋・上腕二頭筋・回内筋・手関節屈筋・手指の屈筋・母指の屈筋

[下肢]
股関節内転筋・大腿四頭筋・ハムストリングス・下腿三頭筋・後脛骨筋・長母指屈筋

また、二関節筋である上腕二頭筋、手関節屈筋群・手指屈筋群、股関節内転筋（薄筋）、大腿四頭筋、ハムストリングス、下腿三頭筋、長母指屈筋の伸張反射は亢進しやすくかつ変動しやすい。これは起始と停止部の間に2つの関節が存在するために、運動の空間的な位置の変化を知覚できないことが大きく関与していると考えられる。つまり二関節筋の痙性は高い。

さらに重要なのは、セラピストの伸張反射の観察方法である。たとえば、座位でウェルニッケ・マン姿勢をとっている患者の肘関節は屈曲している。これは上腕二頭筋の伸張反射が亢進した状態である。このとき、患者を閉眼させ、セラピストがゆっくりと肘を他動的に伸展し、

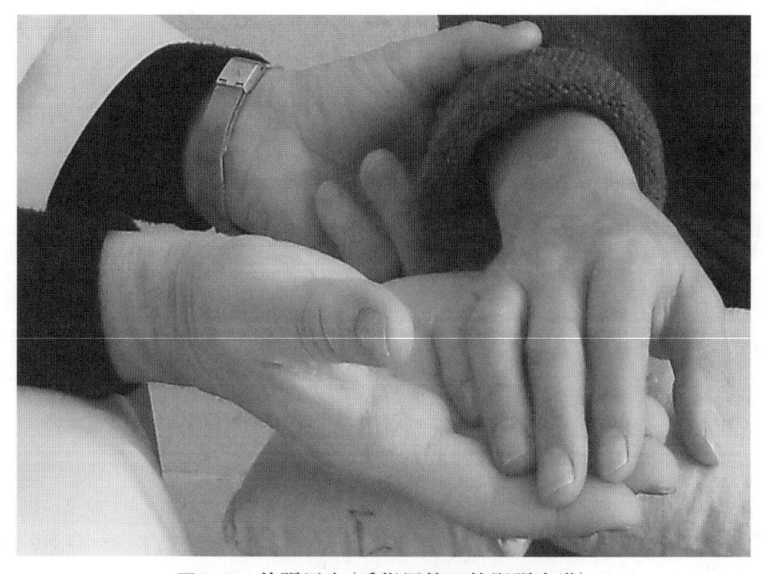

図6.5 伸張反応（手指屈筋の筋緊張亢進）

その動きを感じとるように要求する。そして、肘関節の角度がどの程度変化するのかを視覚的に確認する。次に、肘関節が「屈曲90度位」なのか、「屈曲45度位」なのか、「ほぼ伸展位」なのかを識別するように要求する。

　これを数回繰り返すと、患者は肘関節の動きの差異が少しわかるようになる場合が多い。そして、上手くいく場合は、肘関節を他動的に伸展位にして、同側の大腿部の上に手を置くことができる。このとき、上腕二頭筋の伸張反射の閾値が変動し、筋緊張の低下が認められる。患者が他動的な肘関節の運動に注意を向けることで伸張反射の閾値が変動する。

　もちろん、これだけで上腕二頭筋の伸張反射の亢進がなくなるわけではない。患者が注意を肘関節の運動覚に向けなかったり、セラピストが急速に筋を伸張すれば、直ぐに伸張反射は亢進してしまう。しかしながら、重要なのは伸張反射をある状況では制御できるという点である。

■**伸張反応の亢進と解釈すべきである**

　また、肘関節を屈曲位から伸展する際に、どれくらいの位置で伸張反射の抵抗感が生じているかを知ることも大切である。さらに、その位置での伸張反射の出現を患者が自覚しているかどうかを質問して確認する。そして、これらの詳細な観察を上肢、手指、下肢の筋に対して他動的な検査として行う。

　それによって「片麻痺の伸張反射の亢進は絶対的ではない」ことがわかるはずである。伸張反射の出現状況は患者の姿勢、他動的な運動の速度、意識状態、知覚、注意の集中、運動イメージの想起、意図、意識の志向性、求められる行為の難易度などによって変動する。つまり、セラピストは、伸張反射(stretch reflex)の亢進を確認するのではなく、伸張反応(stretch reaction)を制御する能力を観察する必要がある。

　観察において重要なのは、単に筋緊張の亢進状態をチェックするだけでは不十分だという点である。それよりも伸張反射の出現状況が患者の意識の志向性や意図などによってどの程度変動するのか。その出現状況を患者が制御する能力を評価することが訓練のためには大切である。

　したがって、それは伸張反射の亢進というよりも「伸張反応の亢進」と解釈すべきである。伸張反射は絶対的に出現するから反射であると解釈するのではなく、脳の活性化によって変動する点で反応と解釈すべきである。

　たとえば、健常者でも下腿三頭筋の腱反射(tendon reflex)を調べると伸張反射が出現する。しかし、歩行時に足部を支点にして下腿が前方に移動する際、下腿三頭筋は伸張されるが伸張反射は抑制されている。これは、健常者では伸張反射が抑制されて歩行していることを示している。一方、片麻痺では下腿三頭筋の伸張反射が制御されておらず、それによって足部の内反尖足や反張膝歩行が出現する。

　「伸張反応」の異常、これが片麻痺における運動の第一の特異的病理である。患者に伸張反応を制御することを教えなければ、セラピストは片麻痺を回復させることはできない。

6.4 片麻痺では放散反応が制御できない

> 放散反応は随意運動時のみでなく他動的な運動時にも発生する。
> ——Perfetti

■放散反応のメカニズム

　片麻痺の第2の特異的病理である「放散反応(irradiation)」は連合反応と類似している。「連合反応(associated movement)」とは「身体の一部が、随意的な努力、または反射による刺激によって、動作を行おうとすると、身体の他の部分の肢位が変化する自動的な動作」である(Riddoch and Buzzard, 1921)。特に、一側の手の運動時に反対側の手の運動が発現する現象は「鏡運動(mirror movement)」とも呼ばれる。そして、放散反応のメカニズムについては神経解剖学的な解釈が必要である。

　錐体路、すなわち大脳皮質から脊髄に運動指令を伝える下行性の神経線維である皮質脊髄路は、ある一つの髄節レベルの脊髄運動細胞に直接連結していると古い神経生理学の教科書にはそう記載されている。しかし、実際には皮質脊髄路は複数の上下の髄節レベルの脊髄運動細胞に分枝している。また、脊髄内の介在ニューロンを介して反対側にも多数の連結をしている。

　もし、シェリントンの言う脊髄レベルにおける「シナプス抑制」の働きがなければ、錐体路からの下行性伝達は異なる複数の筋の脊髄運動細胞を同時に活性化し、複数の筋の収縮が発生するはずである。しかし、健常者においては、活性化すべき脊髄運動細胞は目的に応じて適切に選択されている。運動は複数の筋収縮から少数の選択された筋収縮へと発達する。

　つまり、健常者の場合、目的とする運動課題に応じてAという筋の活性化がEという筋の活性化を引き起こすこともあれば、Mという筋の活性化を引き起こすこともある。これに対して片麻痺の場合は運動課題が変わってもAという筋の活性化はEという筋の活性化しか起こさないという特徴がある。

　この特徴が放散反応であり、活性化される筋の組み合わせは健常者の場合と異なっている。また、健常者の場合はある運動課題によってAという筋のみの活性化が出現し、Eという筋の活性化が生じない場合もあるが、片麻痺ではEという筋の活性化が反射的に出現してしまう。

　また、シェリントンは、大脳皮質からの連結を遮断した脊髄動物に対して、末梢からの足底刺激を加えて後肢の屈曲反射を誘発し、その後に刺激の強度を段階的に上げていくと、最後に反対側の前肢の屈曲が現れることを確認している(反射の逆転現象)。これは脊髄レベルの屈筋収引や交叉性伸展反射のメカニズムを解明する研究であったが、大脳皮質からの運動指令のみならず、末梢からの感覚入力に対応する反射的な筋収縮も画一的に定められたものではなく、反射に参加する筋は脊髄内での「シナプス抑制」によって変わること示唆している。

　そして、こうしたある刺激に対する反射が他の筋の反射にも影響を及ぼすことを神経生理学では「放散反応」と総称する。

　一方、シェリントンの研究から数十年後にカバット(1953)が、随意運動においても類似した現象が出現することを観察し、「ある筋群に随意的に呼び起こされた収縮は、それに機能的に結びついた他の筋群の収縮を引き起こし、それは筋収縮が強ければ強いほど、つまり活性化された脊髄運動細胞の動員と発射頻度が多ければ多いほど顕在化する」と述べている。そして、

彼はある筋収縮が他の筋収縮を誘発する現象を「波及現象（over flow）」と呼んだ。その語源は、台風や津波のときに荒れた海の波が次々と重なり合ってゆくという意味である。腕相撲のときに手首のみでなく肩や体幹に力が入ったり、反対側の手首に力が入るのも波及現象である。

このように、片麻痺における運動の第2の特異的病理として、片麻痺の上下肢に「放散反応（連合反応・鏡運動・波及現象）」が出現する。

そしてペルフェッティは、放散反応を「ある文脈においてシステムが必要とする運動を正しく遂行するのに関係のない筋にも、ステレオタイプ化された形で筋収縮が起きる現象」と定義している。

■他動運動時に出現する同側の放散反応

ペルフェッティが着目したのは、こうしたある筋の収縮が他の筋の収縮を誘発する放散反応が、随意運動時のみでなく他動的な運動時にも発生するし、それが対側のみでなく同側の遠位部の筋にも生じる点である。

また、「緊張が亢進している筋」、「筋伸張の最終可動域で伸張されたとき」、「2関節筋（2つの関節の空間的な位置関係が知覚できないとき）」、「巧緻運動を行うとき」、「関節運動の速度が速いとき」ほど出現しやすい傾向にある。その典型的な現象の例をいくつか示しておく。

［上肢］
- 肩関節を他動的に屈曲すると、手関節、手指、母指などの屈筋の筋緊張が出現する。肩関節の他動的な外転によっても同様の現象が出現する。
- 肘関節を他動的に伸展すると、手関節、手指、母指などの屈筋の筋緊張が出現する。
- 手関節を他動的に伸展すると、手指や母指の屈筋の筋緊張が出現する。
- 手指を他動的に伸展すると、他の手指の屈筋や母指の内転筋の筋緊張が出現する。
- 手の示指を他動的に伸展すると、屈曲運動が中指、環指、小指に起こるが、それだけではなく伸張されている筋（深・浅指屈筋）とは異なる母指にも屈曲運動が認められる。
- 肩関節を他動的に伸展・内旋して手を背中に持ってゆくと、手指伸筋の筋緊張が出現する。これはフェイが「ときほぐし反射（unlocking reflex）」と記載した現象である。
- 肩関節を他動的に頭上に挙上すると、手指の伸筋の筋緊張が出現することがある。これはスーク指現象と呼ばれる。

［下肢］
- 股関節を他動的に屈曲すると、足関節の底屈筋や内反筋の筋緊張が出現する。
- 股関節を他動的に外転すると、足関節の底屈筋や内反筋の筋緊張が出現する。
- 膝関節を他動的に伸展すると、足関節の底屈筋や内反筋の筋緊張が出現する。
- 膝関節を他動的に伸展すると、前脛骨筋や母指の伸筋の筋緊張が出現する。
- 膝関節を他動的に伸展すると、体幹の伸筋の筋緊張が出現する（座位）。
- 足関節を他動的に背屈すると、足関節の内反筋の筋緊張が出現する。
- 足関節を他動的に背屈すると、母指の屈筋の筋緊張が出現する。
- 母指を他動的に屈曲すると、足関節の背屈・内反筋の筋緊張が出現する。
- 母指を他動的に伸展すると、足指の屈筋の筋緊張が出現する（図6.6）。

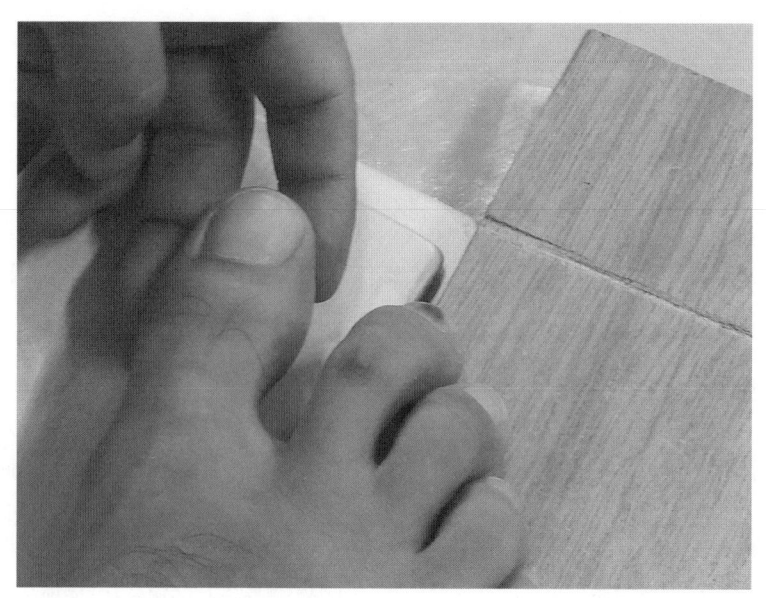

図6.6 放散反応（母指を伸展すると足指の屈筋の筋緊張が出現する）

- 足指を他動的に屈曲すると、股関節、膝関節、足関節の屈筋の筋緊張が出現する。これはマリー・フォア反射として記載されている。
- 下肢に体重が負荷されると膝関節の伸筋と足関節の底屈・内反筋の筋緊張が出現する。

■放散反応は随意運動時にも出現する

　放散反応は、常に同じ筋群に出現し、共同運動（原始的運動スキーマ）に含まれる筋には限定されない。また、他動運動時のみでなく随意運動時にも出現する。片麻痺患者の随意的な股関節屈曲運動に抵抗を加えると、不随意的な足関節の背屈が出現するスツゥルンペル反射は放散反応の典型であろう。ペルフェッティは、随意運動時の放散反応の例を次のように記している。

　　たとえば、健常者の場合、手指に重力に抗した最大努力の伸展を要求すると、母指も不随意的に伸展する。しかし、片麻痺の場合は母指が屈曲する。

　放散反応は錐体路損傷に特有な病的現象と捉えるべきである。ペルフェッティは、機能解離後の過興奮期に放散反応の出現が対応しており、その理由は反対側の運動野、同側の補足運動野、頭頂葉、小脳など多領域が活性化するためであり、それは健常者が遂行困難な課題に直面したときに生じる状態と類似していると指摘している。

　リハビリテーションにおいて放散反応を改善する糸口を見つけるうえで重要なのは、この放散反応は知覚、注意、運動イメージといった脳の活性化によって、意識的に出現を止めることができるという点である。これに対して次に述べる原始的運動スキーマは、いったん運動パターンが発動すると意識的に止めることができないという違いがある。

6.5 片麻痺では原始的運動スキーマが制御できない

> 身体の細分化とは「2つ以上の関節を異なる空間方向に動かす能力」である。
> ————Perfetti

■原始的運動スキーマとは何か？

片麻痺の随意運動は単に巧緻運動の低下に留まらない。片麻痺では第3の特異的病理である「原始的運動スキーマ」が発現する。ペルフェッティはそれを次のように説明している。

> 片麻痺患者の運動を観察すると、随意的な運動性が非常に貧弱であることがわかる。四肢を身体から遠ざける運動と身体に近づける運動を介して外部環境との粗大な関係しか構築できていない。患者の運動レパートリーは原始的運動スキーマで構成されていることが多い。つまり、粗大な運動スキーマ、空間的、時間的要素があらかじめ固定されている。それ以外の運動を遂行する可能性があっても原始的運動スキーマが優勢となる。患者が一つの要素からなる単純な運動を遂行しようとするときも、抑制されている高度に発達した運動スキーマを呼び起こそうと努力したときにも、最も簡単に出現するのが原始的運動スキーマである。

そして、原始的運動スキーマは「共同運動」と類似している。

■共同運動との類似性

20世紀の前半から、多くの臨床神経学者が片麻痺の随意運動において集団的な筋収縮パターンが出現することを指摘している。特徴的なのはステレオタイプ化された関節運動の組み合わせであり、それがどの片麻痺患者にも共通して出現することを見出した。

たとえば、マリーとフォア（1916）は「運動はお互いに分離できないよう連結しており、いかに分離しようと努めてもだめである」とし、「共同運動（synergy）」と呼んだ。

ただし、この「シナジー」という用語には臨床神経学において3つの異なる使い方がなされるので注意しておく必要がある。

第一はベルンシュタインやナシュナーなどの運動研究者が使用する「適切な立位姿勢反応時の下肢筋の筋収縮パターン」という意味でのシナジーである。これは課題遂行における協応反応パターンであり、正常な運動パターンを意味する。

第二は、マグヌス、福田、森らの姿勢反射の研究者たちが使用する「主として脳幹レベルの姿勢反射活動（ATNRなど）によって生じる四肢の筋収縮パターン」としてのシナジーである。この姿勢反射活動は正常でも認められるが、脳性麻痺や片麻痺ではシェリントンの除脳硬直や緊張性頸反射の異常が出現するため病的現象と捉えることが多い。

第三は、バビンスキーによる失調症患者の「共同運動不能（asynergia）」という表現である。これはある運動を行う際に他の身体部位の関節運動が共同して姿勢調節に参加しないという現象を指している。

片麻痺の共同運動はこれらとは違い、マリーとフォア（1916）が脊髄レベルの逃避反射や屈曲

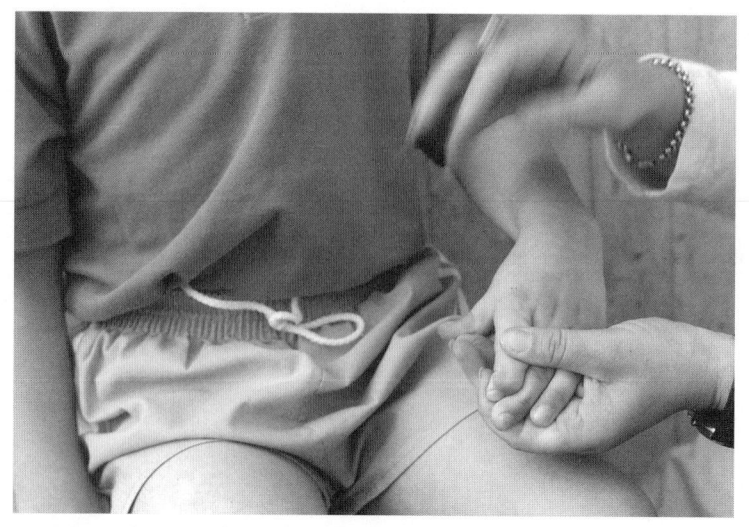

図6.7　共同運動（肘屈曲、手関節屈曲、手指屈曲の集団パターン）

反射に類似する原始的な運動パターンを共同運動と呼んだことに由来する。ブルンストロームが、この病的な共同運動を上下肢の屈曲共同運動と伸展共同運動に区分し、共同運動の分離という考え方に基づく片麻痺の回復段階の評価に利用したことは有名である。

■共同運動と痙性の関係性

そして、こうした共同運動の発現時期は、急性期後の痙性の出現時期とほぼ一致している。また、ブルンストロームは共同運動が完成する時期に痙性が最も増強するとしている。一方、この点についてペルフェッティは次のように考察している。

> 脳卒中後には機能解離という現象が起き、その機能抑制はやがて解除されていくが、自然回復に任せると統合度の高い運動スキーマの抑制が解除される前に、まず原始的な運動スキーマの抑制が解除される。患者はこのような原始的運動スキーマをすぐに実行し身体全体の移動を簡略化して行おうとすることが多い。このような原始的運動スキーマが早期に活性化することで中枢神経系にもたらされる情報は、運動空間の再構築にとって大きな意味をもつことになる。これらの運動は最も遂行しやすい運動である。

つまり、自然回復に任せると機能解離の解除は下位レベルの運動スキーマから解除されるわけであり、そうした原始的運動スキーマのみから得られる体性感覚情報は運動空間の再構築を妨げる。共同運動は複雑な運動の認知的制御を必要としないということである。

■共同運動は四肢の遠位部よりも近位部に出現しやすい？

片麻痺患者に随意運動を要求すると、最重度な痙性麻痺では四肢の随意運動がまったく不可能なこともあるが、通常の痙性麻痺ではほぼ全例に共同運動が出現する。そして、錐体路損傷に特有な手の巧緻運動の障害が目立つ。したがって、一般的に片麻痺では四肢の近位部よりも遠位部の随意的な運動能力が低下している。つまり、痙性麻痺では主に四肢の遠位部ほど巧緻

運動が困難である。

　しかし、絶対的ではないが、逆に「共同運動は四肢の遠位部よりも近位部に出現する」傾向がある。また、遠位部の手指や足指は共同運動に巻き込まれず、共同運動がまったく出現しない症例も少なからず存在する。この点については、これまでの研究者は誰も指摘していないが共同運動の神経メカニズムを病態解釈するうえで非常に重要な観察ポイントであり、ペルフェッティが共同運動の本質に迫る次のような考察をしている。

　　共同運動のスキーマでは四肢の遠位部よりも近位部が頻繁かつ強度に活性化され、手足には有意味な運動が欠けていることが多い。このような共同運動のダイナミクスにより、患者は外部の環境から有意味な情報を十分に獲得することができない。たとえば、手指が認知(知覚探索)に活用されていない。遠隔受容器である視覚情報は届けられるが、自己の空間に関わる触覚情報はほとんどない。共同運動のスキーマはこのような情報の獲得には不適当である。

　つまり、共同運動では身体を空間的に細分化して動かすことができず、そのために手足は外部世界と接触的な相互作用をすることができない。また、それによって物体への身体の適応性や物体を操作するための身体の変容性に必要な体性感覚情報を獲得できない。したがって、共同運動は随意的ではあるものの、行為のための運動性としては非常に貧弱な運動であると言える。

■原始的運動スキーマの神経メカニズム

　そして、この原始的運動スキーマ(共同運動)が四肢の遠位部よりも近位部が頻繁かつ強度に活性化される点については、運動制御における大脳皮質から脊髄へと投射する「皮質脊髄路(錐体路)」による上位中枢からの巧緻運動の制御が抑制され、大脳辺縁系や脳幹から脊髄へと投射する「網様体脊髄路」による中位中枢からの運動の制御が促通した状態と病態解釈できる。近年の研究者は、皮質脊髄路(錐体路)を補足運動野などからの投射も含めて「外側運動制御系」、網様体脊髄路を前庭脊髄路などからの投射も含めて「内側運動制御系」と大別しているが、共同運動の発現は後者の内側運動制御系が活性化した状態と仮説づけることができるのではないだろうか。

　網様体脊髄路は情動(emotion)に強く関与している。そして、補食や逃避などの情動回路(パペッツの神経回路)によってステレオタイプな運動パターンを活性化する。その運動パターンを生み出す基本的な神経メカニズムは帯状回や脳幹に存在し、緊張性頸反射、陽性支持反応、連合反応といった姿勢反射の運動パターンを脊髄に伝達すると考えられている。脳幹や脊髄レベルの異常な姿勢反射の四肢の運動パターンが近位部に出現する共同運動と同様の運動パターンであるのは、それらが同じ神経メカニズムの活性化に準拠しているからかもしれない。事実、「あくび」という現象が連合反応を誘発し、その四肢の動きは共同運動パターンと類似することは古くから指摘されている。

　つまり、これまで共同運動の神経メカニズムには2つの説があった。一つは不随意的に単純な運動パターンが出現する点で「脊髄レベルの運動パターン」と解釈するものである。もう一つは随意的に運動パターンを出現させることができる点で「運動野レベルの運動パターン」と

解釈するものである。前者を「下位レベル説」、後者を「上位レベル説」とすると、新たな網様体脊髄路を介した「中位レベル説」を提案できるのではないだろうか。最近の痙性の神経生理学的研究では、中脳の赤核脊髄路ニューロンが脊髄のγ運動ニューロン（筋紡錘の遠心性支配）を亢進させているとの報告がある。これは筋紡錘からの求心性情報（GⅠa）が筋伸張時に過度に増大し、結果的にα運動ニューロンを亢進させることを意味する。

そして、この中位中枢である帯状回や中脳からの脊髄の運動パターンの誘発は無意識的であり、自動的に遂行され、一度出現すると随意的な制御は困難である。また、その運動パターンにおける筋緊張の制御は促通系と抑制系に大別されるのみで、巧緻運動のような協調的な手足の遠位部の微調節には関わらない。

したがって、リハビリテーション治療においては、共同運動の活性化や分離という視点だけでは不十分である。共同運動からの回復を図るためには、手足が外部環境の情報を収集することを要求し、皮質脊髄路（錐体路）系である「外側運動制御系」を活性化すべきであろう。ジャクソンが強調しているように、この随意運動の上位中枢においては行為の表象の自由度が多い。その表象を一つ一つ活性化させることによってのみ網様体脊髄路系である「内側運動制御系」の支配から脱却できるのではないだろうか。

人間の随意運動において、背臥位では背中が、座位では殿部が、立位では足底が、手指は物体と接触している。この接触状況に対応して身体の使い方を学習してゆくのが皮質脊髄路（錐体路）の機能であり、その大脳皮質の機能を無視して共同運動の活性化や分離を強調して末梢から操作しても、片麻痺の随意運動は回復しないと考えるべきである。

■原始的運動スキーマの観察

原始的運動スキーマはさまざまな肢位で観察できるが、患者の検査時期の変化や他の患者との比較のために、常に一定の肢位で評価すべきである。パンテは、その肢位を背臥位とし、次のように観察すべきとしている。

［上肢］（背臥位）
1. 腹部の上に手を運ぶ動作
2. 上肢を伸展したままベッドから持ち上げる動作
3. 上肢を伸展したまま肩を外転する動作

［下肢］（背臥位）
1. ベッドに踵をつけたまま下肢を曲げる動作
2. 下肢を外転し、元の位置まで戻す動作
3. ベッドから持ち上げる動作

これらの随意運動が患者一人で可能か、それは正しい運動で遂行することができるか、あるいはどのような原始的運動スキーマが出現するかを評価する。また、上肢のリーチング動作や歩行における共同運動の出現状況も観察する。片麻痺では、各種の行為において原始的運動スキーマを制御することができない。

6.6　片麻痺では運動単位の動員が制御できない

> 片麻痺には運動単位の動員が認められない筋が存在する。
> ——Albert

■片麻痺の筋力不全

　中枢神経系は脊髄運動ニューロン（運動単位）の活性化を制御することで筋出力調整を行っている。そして、筋出力は、1)運動単位の総数の動員（リクルートメント）、2)運動単位の発射頻度（レート・コーディング）、3)運動単位の同期化（シンクロナイゼーション）の3つの要因で調節される。特に、リクルートメントとレート・コーディングが筋力に関与し、シンクロナイゼーションは協調性を生み出す学習に関与する。

　片麻痺は質的麻痺であり、末梢神経麻痺のような量的麻痺ではないとする考え方は一般常識化されている。そのため臨床では片麻痺には徒手筋力テストは適用しない。たとえば、共同運動に徒手抵抗を加えると、十分な筋出力が発揮されていることが簡単に確認できる。

　しかしながら、片麻痺の筋出力が正常だということにはならない。共同運動に支配された筋も筋出力が正常だとは限らない。共同運動からの分離運動では筋出力が発揮できないからである。たとえば、膝伸展位と屈曲位では、足背屈筋の筋出力は大きく異なる。

　片麻痺における運動単位の動員異常とは筋出力の調節が困難な状況であり、それは痙性麻痺となった筋では全体として筋出力調節が困難であることを意味している。特に素早い運動における調節や遠心性収縮とよばれる筋が伸張しながら筋力を発揮する関節運動の力量調節ができない。また、目的とする運動課題を達成するために必要な時間的タイミングに対応した瞬発的な筋出力の協調性も著しく低下している。上肢で物体の重さを知覚したり、下肢で体重を支持したりするときの筋の重量覚も著しく低下している。

■運動麻痺状態（麻痺性コンポーネント）

　それに加えて、片麻痺の四肢には慢性期になってもまったく筋収縮を生じない筋もしばしば認められる。そして、その筋は数種類の筋に限られている。それをアルバートは「運動麻痺状態（麻痺性コンポーネント）」と定義している。

　その筋は屈曲共同運動にも伸展共同運動にも参加しない筋である。これらの「運動単位の動員が認められない筋」は筋の伸張刺激や皮膚刺激による反射の誘発によっても筋収縮が認められない場合が多い。

　つまり、片麻痺の運動単位の動員には質的のみならず量的な問題も発生しているのである。また、これらの筋は姿勢反射活動にも参加しないし、屈曲共同運動や伸展共同運動パターンにも組み込まれない。

　ペルフェッティによれば、こうした運動単位における質的・量的異常を唱えることは、ボバースが危惧したような「片麻痺の運動異常を筋力の観点から分析するという旧来の考え方へ逆戻りする」状況にはならない。それは「代償困難な特定の筋に目立って現れる」と解釈すればよい。つまり、それらの筋は人間に固有に最高度に進化した錐体路系に特化した行為の制御に関与している可能性が高い。そして、それは次のような筋に認められる（表6.1）。

片麻痺の随意運動が回復してくるに従って、複数の筋群を収縮させる能力は再獲得されるが、かなり回復した場合にもこれらの筋の運動単位の動員不全が残存してしまうことが多い。おそらく、これらの筋は、患者が遂行している行為よりもさらに高度な人間の行為にのみ特有な筋収縮であり、代償的な動作や行為では活性化されないのであろう。

　その典型が手内筋（イントリンシック・マッスル）に相当する虫様筋、骨間筋、母指内転筋の完全麻痺である。これらの筋は随意的に筋収縮することは困難で弛緩性麻痺状態となっており、筋萎縮（muscle atrophy）をきたすことが多い（図6.8）。また、大腿筋膜張筋は歩行時（遊脚期）の下肢の振り出し方向の微調節を行っている。片麻痺歩行ではそうした股関節の内外旋の微調節はなされていない（股外旋歩行やシザース歩行が多い）。長短腓骨筋も弛緩性麻痺状態であり、足関節の外反運動ができない。

　これらの筋の運動単位の動員を図るには、正常な運動課題の遂行を段階的に設定すると共に、その運動課題の遂行に不可欠な物体との接触状態での知覚探索や空間認知のための筋収縮を要求する必要があると考えられる。

表6.1 運動単位の動員異常が出現する筋（Albert, 1969）

上肢	肩甲骨	… 前鋸筋
	肩	… 棘下筋、小円筋
	手指	… 指伸筋、虫様筋、骨間筋、母指内転筋
下肢	股関節	… 大腿筋膜張筋
	足関節	… 長短腓骨筋
	足指	… 指伸筋

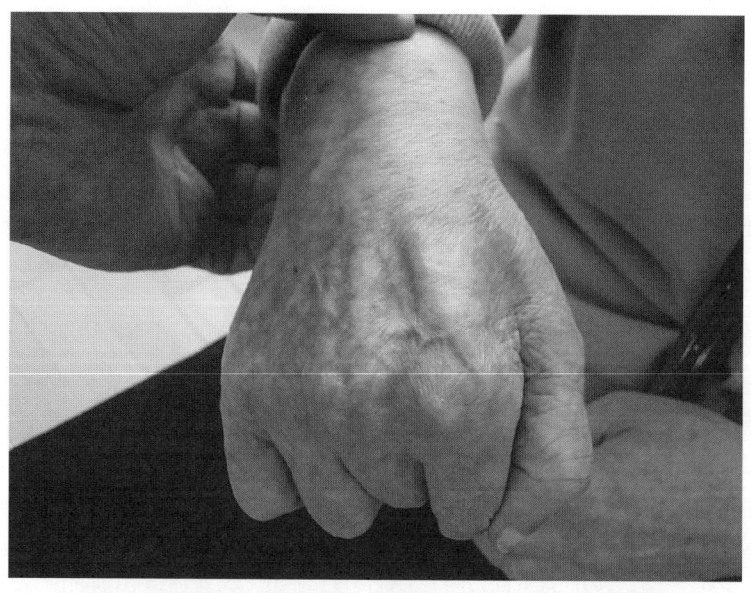

図6.8 運動単位の動員異常（骨間筋や母指内転筋の筋萎縮）

6.7　運動学習とは反射の制御である

> 錐体路は脊髄の介在ニューロンを予測的に制御する。
> ――Perfetti

■片麻痺の病態分析の停滞

　片麻痺の病態分析のルーツは、バビンスキー反射に代表される錐体路徴候の捉え方であった。その後、リハビリテーション医学の領域では痙性麻痺の各種症状（共同運動、連合反応、姿勢反射、巧緻運動の障害など）を中枢神経系の階層説に基づいて陽性徴候と陰性徴候に区分するようになる。これは臨床神経学的な視点から神経運動学的な視点への重要な移行であるが、その"まなざし"は大きく変わるものではない。なぜなら、バビンスキー以来、片麻痺に外部から何らかの感覚刺激を加え、その運動反応によって異常な病態を観察する点では共通しているからである。また、それらは基本的に他のさまざまな神経疾患（パーキンソン病、小脳失調症、末梢神経麻痺など）との鑑別が目的とされている。

　つまり、片麻痺の病態分析は診断を目的とするものであり、それは20世紀初頭から100年を経過した現代でも変わっていない。19世紀末から20世紀初頭にかけて活躍した臨床神経学者たちの視線の確かさは時代を越えて今も生き続けている。しかしながら、そこには片麻痺から回復する能力を観察しようとする視点が決定的に欠落しているように思われる。

　もちろん、20世紀後半にはCTやMRIといった脳の画像診断が驚異的に進歩した。また、神経生理学や神経運動学の進歩的な知見もリハビリテーション医学に導入された。しかし、片麻痺を痙性麻痺と病態分析する点では何ら変わっていない。そして、21世紀の現在でも相変わらず痙性麻痺は出現し、患者に苦悩を与え続けている。これは片麻痺の病態分析の停滞であると同時に、病態解釈の不十分さを意味している。

■病態分析から病態解釈へ

　痙性麻痺の病態は下位レベル（脳幹や脊髄）の「反射の亢進」と解釈されてきた。確かに、錐体路損傷によって伸張反射の亢進が生じる。しかし、なぜ生じるのだろうか。それは「上位中枢（大脳皮質）からの制御が断たれるためだ」とするのが臨床神経学の病態解釈であった。その解釈は誤っていないが、なぜ上位レベルからの制御が断たれれば反射が亢進するのだろうか。その病態解釈が謎であることは医学における片麻痺の病態解釈の長い停滞を反映しているのではないだろうか。

　20世紀の長い間、片麻痺は「上位中枢から脊髄運動ニューロンへの制御が断たれた状態であり、それによって脊髄運動ニューロンが活性化して異常な筋緊張が出現する」と病態解釈されてきた。しかし、痙性麻痺を治療することが困難な状況が続いている。病態分析が停滞し、病態解釈が不変であることが、新しい治療を生み出すことを妨げている可能性がある。

■痙性麻痺の原因

　片麻痺の病態分析の歴史を振り返ると、1979年に提案されたペルフェッティの、片麻痺を1)伸張反応の異常、2)放散反応、3)原始的運動スキーマ、4)運動単位の動員異常に区分すると

いう「痙性の特異的病理」は、痙性を一括して捉えないという点で新しい視点を有している。だが、このペルフェッティによって提案された片麻痺の病態分析の背後にある病態解釈の核心は何だろうか。

それは痙性麻痺の原因を「反射が制御できない」とみなしている点である。これは意味的にはシャルコー、バビンスキー、ジャクソンらの臨床神経学的な病態解釈と同様であると思われるかもしれない。しかし、ペルフェッティは筋の伸張反応、放散反応、原始的運動スキーマもすべて反射が制御できないから生じると解釈している。そして、上位中枢からの制御が断たれて反射が亢進するという概念に留まっていたのを、その反射の異常を制御できない理由を病態解釈として提案したのである。それは次の言葉に集約されている。

『片麻痺では反射の予測的制御ができない』

これは神経生理学や臨床神経学の常識からすると、かなり不自然な病態解釈である。なぜなら、反射はある感覚入力に対して必ずある運動出力（筋収縮）が出現するがゆえに「反射（reflex）」と呼ばれるからである。たとえば、正常人では腱反射が出現する。これは筋の伸張反射である。また、痙性筋では腱反射が亢進する。これは筋の伸張反射の亢進を意味する。こうした筋の伸張反射は「筋伸張－筋紡錘（筋の感覚受容器）－求心性Ｇ Ｉ a 線維－脊髄前角の運動細胞（αニューロン）の活性化－遠心性α線維－筋収縮」という脊髄レベルの反射弓が障害されない限り必ず出現する。

したがって、反射は制御できないゆえに反射であることが神経生理学や臨床神経学の常識であり、反射は制御されると反射とは言えない。

■反射は予測的に制御されている

ところが、子どもの発達においては、反射、反応、運動ストラテジーの順で随意運動を獲得するに至る。成人の場合は自由意志による随意運動ができるが、腱反射を調べると筋の伸張反射は出現する。要するに随意運動を学習するということは、動作や行為において筋が物理的に伸張されても伸張反射が出現しないように制御することなのである。

たとえば、歩行の立脚期で足が地面に接地後、身体が前方に進むために脛骨が足部に対して前方に傾斜する。この脛骨の動きによって下腿三頭筋は物理的に急速に伸張される。それによって伸張反射が生じるはずであるが実際には抑制されている。これは正常歩行において反射は制御されていることを示している。

一方、片麻痺ではこの下腿三頭筋の抑制はできず、伸張反射の亢進によって脛骨は前方傾斜せず反張膝となってしまう。片麻痺の回復のためには、この下腿三頭筋の伸張反射を制御しなければならない。そうしなければ反張膝歩行は改善しない。

この下腿三頭筋の伸張反射が正常人で制御できることは実験的にも証明されている。ナシュナーは、前後に傾斜する水平な板の上に立った状態で、不意に水平な板を傾斜する刺激を与えた。それによって下腿三頭筋の伸張反射を示す筋収縮を筋電図で確認した。しかし、それを同じ条件で数回繰り返すと筋収縮は出現しなくなる。一方、痙性麻痺患者では伸張反射の筋収縮は出現する。つまり、正常では伸張反射は感覚刺激を「予測」することで制御できるようになる（図6.9）。

ルリアによれば、「脳は予測する器官」である。予測とは「未来の予期」である。予期は「結

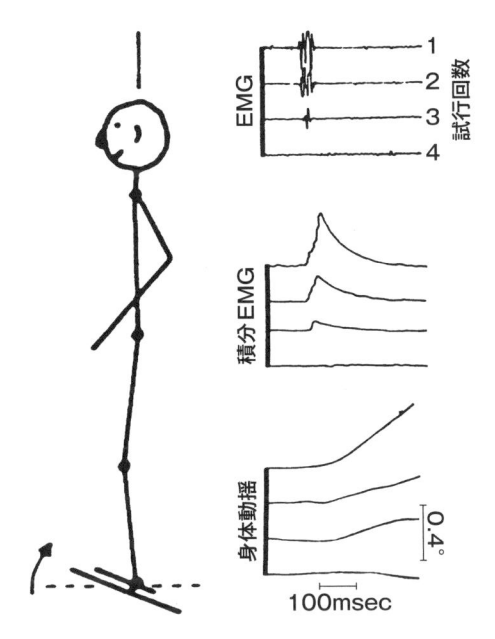

図6.9 立位で床面を足関節が背屈する方向に急激に傾けたときの腓腹筋の筋電図（EMG）。潜時の短い（120msec以下）伸張反射の振幅は、試行回数が増すに従って減少していった。また、試行回数が増すにつれ身体動揺幅は減少し、姿勢調整が学習されていった（Nashner, 1977）

果の先取り」であり、これから発生するであろうことを事前にイメージ想起する前頭葉の機能である。

そして、これは日常的な出来事でも観察できる。たとえば、隣りに座っている友人が急に大声を出したら誰もが驚くだろう。その瞬間に全身の筋肉が緊張する。これは驚愕反射（びっくり反射）である。しかし、その友人が「もう一度大声を出すから」と言って数秒後に再び大声を出しても驚愕反射（びっくり反射）は生じない。それを予測していると全身の筋肉は緊張しない。このように反射は感覚入力を事前に予期していれば生じない。反射は未来の予期によって、同じ感覚刺激が入力されても必ず出現するとは限らなくなる。

したがって、筋の伸張反射も絶対的な反射ではない。それゆえペルフェッティは「伸張反応」の異常と呼んでいるのである。

■錐体路損傷では反射を予測的に制御できない

つまり、脊髄レベルの筋の伸張反射は予測的に制御されている。そして、ペルフェッティによれば、これが錐体路の機能である。運動野に起始する錐体路は脊髄前角の運動ニューロンに下行性に直接投射するばかりでなく、末梢の皮膚、関節、筋紡錘からの感覚入力を受ける脊髄後角の感覚ニューロンにも下行性に投射している。それは脊髄内の介在ニューロンを介した伸張反射の予測制御であり（たとえばシナプス前抑制やレンショウの反回抑制）、末梢からの感覚入力による伸張反射の発生を後角の感覚ニューロンの閾値を制御することで調整している。

この錐体路の機能によって、正常人は物理的な筋の伸張刺激や皮膚刺激が生じても伸張反射が出現しないように制御することできる。錐体路は大脳皮質の運動野のみならず補足運動野や

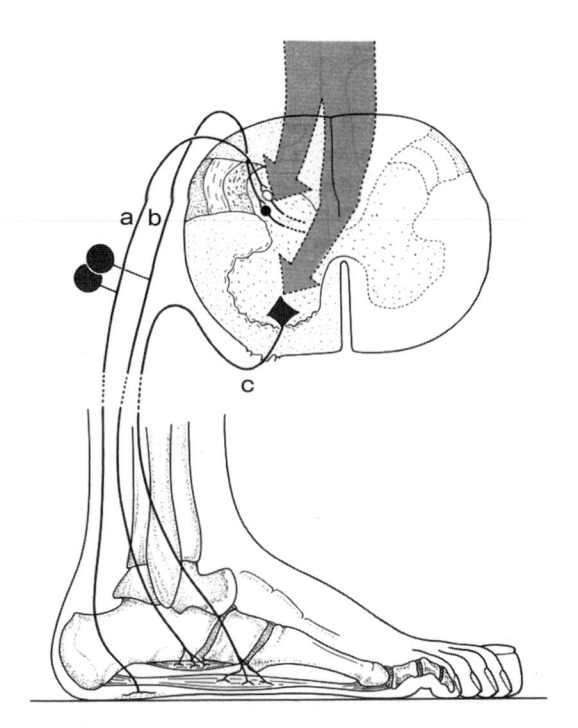

図6.10 錐体路による反射の制御 (Perfetti, 1987)
錐体路は前角の運動ニューロンだけでなく、同時に脊髄介在
ニューロンを支配して感覚入力を予測的に制御する

感覚野などからも起始しており、その脊髄への遠心性制御は筋収縮を発現する脊髄前角の運動ニューロンだけでなく、末梢からの感覚入力を制御する脊髄介在ニューロンにも及んでいる。

ルントベルクは、「錐体路は脊髄のさまざまな反射経路の興奮性を調節する機能があり、運動開始前あるいは運動中の末梢からの体性感覚入力が運動ニューロンへ的確に調節されて伝えられるよう働いている」と述べている。また、その感覚ニューロンへの錐体路の脊髄側枝の分布は、篠田らの研究によって神経解剖学的に実証されている。

このような視点で錐体路の機能を捉えると、錐体路が損傷された片麻痺の病態は「伸張反射を制御するための予測的な指令が困難な状態」と解釈することができる。そして、錐体路の予測機構を活性化させて脊髄レベルの伸張反射を制御することが、片麻痺を回復に導く核心だとも解釈できる。つまり、次のように定義できるのではないだろうか。

『錐体路は脊髄の介在ニューロンを予測的に制御する』

子どもの運動発達において伸張反射を制御することは必要条件である。それは運動学習過程とみなすことができる。だとすれば、反射の制御は学習過程であり、片麻痺の回復も反射を制御する学習過程とみなすことができる。片麻痺の回復を目指す運動療法は反射を制御する段階的な学習過程でなければならないということである。したがって、次のようにも定義できるだろう。

『運動学習とは反射の制御である』

これが、痙性麻痺からの回復を目指したペルフェッティの命題であり、その制御すべき反射には伸張反応、放散反応、原始的運動スキーマ、運動単位の動員異常が含まれる。

■痙性麻痺との闘い

運動療法は痙性麻痺との闘いであると言えるが、最後に強調しておきたいのは運動療法により痙性麻痺を増強させてしまうリスク（危険性）の可能性である。これは痙性と運動療法との憂慮すべき関係性である。特にセラピストが注意すべきは、運動療法における外部刺激（関節可動域訓練、筋の伸張訓練、筋収縮への抵抗、強い皮膚刺激、無理な動作の強要など）は、すべて機能解離の解除を遅らせると共に痙性の誘因となる点である。痙性を出現させない、あるいは増悪させないためには、脳の認知過程を活性化し、上位中枢からの適切な遠心性情報を脊髄前角細胞に入力する以外に方法はない。

そのためには、ペルフェッティが提言しているように、体性感覚を使って外部世界を知覚探索させ、運動イメージを想起するような、異常な筋緊張を患者自身が意識的に制御するような物理的に弱い刺激による治療が求められるだろう。さらに、中枢神経系に対して強い刺激や高い情報処理を要求することによって、さまざまな代償運動や代償動作が生じる点にも注意しておく必要がある。

我が国では廃用性症候群の予防という画一的な視点のみから、脳卒中片麻痺に対する早期リハビリテーションが提唱され、急性期に動作や行為の遂行を求めることが一般化している。早期関節可動域訓練、早期起立、早期歩行、早期日常生活動作こそが、最も有効なリハビリテーション治療だとされている。しかし、それらは痙性麻痺を助長し代償動作を発生させる可能性がある。異常な筋緊張があっても、運動麻痺が回復しなくとも、とにかく日常生活における動作や行為が代償的に再獲得できればよいと考えるのならそれでよいかもしれないが、片麻痺の回復を導こうとするのであれば、急性期における難易度の高い動作や行為の要求は弊害となる。特に、麻痺した手足の身体感覚や身体意識を無視した困難な動作を要求する運動療法では、痙性麻痺は増強し、ウェルニッケ・マン拘縮をきたし、日常生活動作が不自由なまま生きてゆかなければならなくなる。

セラピストは、こうした片麻痺患者における痙性を伴う身体の動きは"つくられている"と考えるべきかもしれない。現在の片麻痺に対する運動療法の基本は、1950年前後にアメリカのハルシュバーグ法やラスクが提唱した日常生活動作訓練に準じている。麻痺肢に対する関節可動域訓練や起居移動動作、歩行訓練、日常生活動作の再獲得などを優先する運動療法である。こうした運動療法で伸張反射や放散反応を制御することはできない。これらの運動療法が痙性麻痺との闘いに勝利していないことは明らかである。

■反射の制御とファシリテーション・テクニック

一方、運動療法の歴史を振り返ると、こうした反射の制御についてはファシリテーション・テクニックで論議されていた事実を忘れてはならない。

たとえば、当時、カバット法は末梢からの筋の伸張刺激による脊髄運動ニューロンの活性化を主張していた。また、ブルンストローム法は連合反応や各種の病的反射（マリーフォア反射

やストルンペル反射など）を利用した脊髄前角の運動ニューロンの活性化を主張していた。ボバースは徒手操作によるATNR（非対称性緊張性頸反射）などの姿勢反射の制御を提案し、ルードは皮膚刺激による異常な筋緊張の制御を提案していた。

しかしながら、これらの手技は痙性という伸張反射が亢進している状態をさらに増加させる可能性がある。特に、片麻痺の原因を脊髄前角の運動ニューロンへの感覚入力不足と解釈している点に問題がある。逆に、痙性筋の脊髄前角の運動ニューロンは末梢からの感覚入力に対して過活動していると病態解釈すべきである。

その中で、ボバース法だけは脊髄の伸張反射や脳幹の姿勢反射の抑制、中脳の立ち直り反応や大脳皮質レベルの平衡反応の促通という捉え方をしていた。その意味では反射の抑制を目指している。ただし、ボバース法では痙性筋を「持続伸張」する。一方、ペルフェッティは筋の持続伸張による伸張反射の抑制には賛同していない。ボバース法は末梢操作によって筋紡錘からの感覚入力を調節して運動ニューロンの活動状態を制御しようとするものである。これに対して、ペルフェッティは大脳皮質（錐体路）の予測機能を活性化して脊髄前角の運動ニューロンの制御を目指すべきだとしている。

また、運動学習という点では、セラピストの徒手操作（ハンドリング）を動作中に加える点に問題があるかもしれない。なぜなら、行為の意図や運動プログラムを発動した後に姿勢調整することは片麻痺患者の運動学習としては難易度が高過ぎる可能性もある。

■痙性を一括りにしては治療しない

いずれにせよ、痙性の特異的病理の考え方によって片麻痺の病態分析が一歩前進した。それは「痙性を一括りにしては治療しない」というきわめて重要な提言であったと言える。また、「錐体路損傷では反射を予測的に制御できない」とする病態解釈は、片麻痺の回復を段階的に図るという点で運動療法に新たな可能性をもたらした。この視点からすれば、伸張反応の異常、放散反応、原始的運動スキーマ、運動単位の動員異常が段階的にコントロールできない限り、片麻痺が回復したとは言えない。

痙性麻痺は運動療法によっても変化する。そして、片麻痺＝痙性麻痺と一括して捉えて治療するのではなく、ペルフェッティが主張しているように痙性の特異的病理を4つに区分して、一つ一つの病態を改善してゆくべきである。

1979年に、片麻痺の回復には脳の認知過程を活性化させて痙性の特異的病理を制御する必要があるという考え方が確立された。そして、1980年代にはそれを実現するために各種の道具を用いた具体的な訓練課題が考案されてゆくことになる。

ペルフェッティは、片麻痺の回復を痙性麻痺という病的状態からの学習と捉え、その痙性麻痺を4つの特異的病理に区分し、反射の制御を目指して治療しようとする「運動再教育訓練（認知運動療法）」を誕生させた。

認知運動療法は単に考案されたのではなく、臨床での片麻痺の病態分析によって誕生したのである。

7

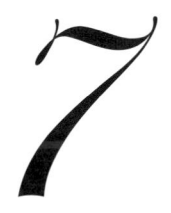

片麻痺の新しい病態解釈

7.1 身体と精神の"つながり"を求めて

私の脳は指令を出しているのに、身体が言うことを聞かない。
――ある片麻痺患者の言葉

■片麻痺への"まなざし"の転換

　1980年代にペルフェッティは片麻痺への"まなざし"の転換に挑戦する。"まなざし"の転換とは「視点をラディカル(根本的)に変える」ことに他ならない。それはバビンスキーをルーツとする臨床神経学やリハビリテーション医学における片麻痺の病態分析や病態解釈を凌駕しようとするものであった。それは片麻痺患者の「脳への"まなざし"」の誕生を意味していた。
　当時の医師やセラピストの片麻痺への"まなざし"は運動麻痺に限定されていた。片麻痺は感覚麻痺や姿勢反射などの影響を受けるが、あくまでも運動の異常が出現するというのが常識であった。
　これに対してペルフェッティは片麻痺が運動麻痺であることは自明であっても、運動の異常は認知の異常と関連していると考えた。それまで運動の異常と認知の異常はまったく別のものとして捉える傾向にあったが、彼は両者の関連性がなおざりにされたまま片麻痺の観察や運動療法が行われている点に疑問をもった。
　つまり、「身体(運動の異常)」と「精神(認知の異常)」は病態分析から病態解釈に至るまで明確に区別されていた。運動麻痺の診断や治療から精神は除外され、高次脳機能障害の診断や治療から身体は除外されていた。また、これは人間の機能や行動を研究する基礎科学である神経生理学と運動心理学の対立を生じさせていた。さらに、それは世間の人々の共通認識や患者自身の片麻痺の捉え方にまで及んでいた。たとえば、ある片麻痺患者は次のように語る。

　　　『私の脳は指令を出しているのに、身体が言うことを聞かない』

　これは「故障した機械」のメタファー(隠喩)であるが、医師やセラピストは何と返答すればよいか困惑するはずである。ここには人間の随意運動について共有する一つの強固な認識があ

る。それは「精神の発する指令に従って身体は"操り人形"のように動く」というものである。確かに随意運動はそのように見える。片麻痺になると自己の意志に従って身体は動かなくなる。だから、そのことを疑う医師やセラピストは誰もいない。しかしながら、これは「身体と精神を分離する思想」である。

■「脳の運動を使う能力」への"まなざし"

　一方、ペルフェッティは身体と精神の"つながり"を求めた。おそらく、その背景にはデカルトの心身二元論からの脱却を主張するフランスの哲学者メルロ＝ポンティの『行動の構造』や『知覚の現象学』からの思想的影響があったものと思われる。そして、彼は「脳の運動を使う能力」に視点を向けた。損傷を受けた脳機能の病態解釈に基づいて治療するという「認知をめぐる長い旅路」が始まった。

　すでにペルフェッティは片麻痺を「4つの痙性の特異的病理（伸張反応の異常、放散反応、原始的運動スキーマ、運動単位の動員異常）」に区分することを提案していたが、それは痙性麻痺の病態である。病態は診断に必要な患者に出現している異常な症状である。これに対して病態解釈はそれを出現させる理由であり治療指針となる。また、病態の観察は「何を治療すべきか」を決定し、病態解釈は病態を「どのようにして治療すべきか」を決定する。

　つまり、錐体路徴候は片麻痺の病態だが、その病態を中枢神経系の階層性の視点から分析するジャクソニズムは片麻痺の病態解釈に相当する。

　しかしながら、そうした病態や病態解釈は片麻痺の運動麻痺に向ける"まなざし"であり、「脳の運動を使う能力」への"まなざし"ではない。だとすれば、片麻痺の特異的病理は病態であり、その病態が出現する理由とそれを制御して回復へと向かう「脳の運動を使う能力」を探求することが病態解釈の本質だと言える。新しい病態には新しい病態解釈が必要なのである。

　こうして「なぜ、片麻痺には運動の特異的病理という病態が出現するのだろうか？」、あるいは「なぜ、片麻痺患者は運動の特異的病理の出現を制御できないのだろうか？」という「問い」が生まれた。この問いに解答することが片麻痺の病態解釈の出発点である。そして、ペルフェッティによれば、その解答には次の2つが考えられる。

　A）片麻痺の病態の重症度は錐体路損傷の程度によって決まる。
　B）脳のある領域に損傷を受けると、環境世界を認知するために「運動を使う」のが以前に比べて困難になる。そうした複雑過ぎる課題に直面したときに片麻痺の病態（痙性の特異的病理）が出現することになる。

　A）を選択すると麻痺肢への治療仮説を立案することは困難となり、健側を使っての代償動作による日常生活動作の再獲得を目指すことになる。

　一方、B)を選択すると問題を解決するための知見を求め、運動麻痺（運動の特異的病理）の回復を目指す治療仮説をつくりだすことになる。

　たとえば、痙性麻痺は錐体路損傷後の代償ではないかという仮説を立案することができる。伸張反応の異常、放散反応、原始的運動スキーマなどは、脳が適切に脊髄の運動ニューロンを活性化できないことに対する代償として出現している可能性がある。この代償により片麻痺の運動の異常が類似したものになる。通常、片麻痺患者は起居移動動作や歩行などの複雑過ぎる

課題に直面するため、患者によって異なるはずの錐体路損傷の程度の差は痙性の背景に追いやられ、誰でも同じような運動の特異的病理が出現してしまう。しかし、患者に要求する課題を簡略化して難易度を下げると、運動の特異的病理に対する「脳の運動を使う能力」にはかなりの差異を観察することができる。

　仮に、2人の片麻痺患者の運動麻痺の程度は同じであると仮定してみよう。その2人に対して要求する課題を簡略化すると、その「運動を使う」能力には違いが出現する。

　たとえば、2人は麻痺肢の手を使って物体を上手く操作することはできない。しかし、一方はセラピストが麻痺肢の手を他動的に動かして介助すると物体の「形」を認識することはできる。もう一方はセラピストが麻痺肢の手を他動的に動かして介助しても物体の「形」はまったく認識できないという差異が観察できる。

　あるいは、一方は立位において患側下肢を使って自己の「体重（重量）」を認識しながら体重支持することができる。もう一方は立位において患側下肢を使って自己の「体重（重量）」を認識することができずに体重支持しようとしないという差異が観察できる。この差異は何に由来するのであろうか。2人の運動麻痺の程度は同じである。同じように痙性麻痺は出現している。だとすれば、その差異は2人の脳の精神・認知機能の違いに由来する「脳の運動を使う能力」の差異と考えられる。当時の医師やセラピストはこうした片麻痺患者間の差異をなおざりにしていた。

　問題のありかは、身体と精神を分離する思想が1980年代の臨床神経学やリハビリテーション医学に深く浸透していた点にある。それによって「身体機能障害（運動の異常）」と「精神機能障害（認知の異常）」は診断において明確に区別されていた。その結果、片麻痺の運動麻痺に対しては関節可動域訓練、筋力増強訓練、伸張反射による筋収縮の促通、感覚刺激による運動反応の誘発などの人間機械論的な運動療法が臨床展開されていた。

　ペルフェッティはこうした片麻痺への"まなざし"を疑問視した。そして、身体と精神を分離する思想は大脳皮質の機能局在論を確立しつつあった「脳科学（brain science）」の研究史に由来していると考えた。

■運動野の「鍵盤型運動支配モデル」

　脳科学の目的は「人間の機能がどのように生み出されているか」という謎を解明することにある。そして、その最も単純だが真理に近い解答が、人間の脳（特に大脳皮質）が「身体機能（運動機能・感覚機能）」や「精神機能（認知機能）」を生み出しているとするものである。この点については当時のほぼすべての脳科学者たちが同意していた。

　しかしながら、人間の機能が「脳の産物」だとしても、脳の全体が機能を生み出しているのか、あるいは脳の部分が機能を生み出しているのかという謎については、19世紀後半のブローカによる「人は左半球で語る」という運動性失語症例の報告以後、「全体論」と「局在論」との間で長い論争があった。

　特に、運動機能の大脳皮質における局在という考え方に決定的な影響を与えたのは、神経生理学の父と呼ばれるシェリントンの20世紀初頭の研究である。彼は1903年にサルの前頭葉の中心前回が「運動野」であることを科学的に実証した。イヌの運動野（中心前回）の各領域を弱い電流で刺激すると身体の反対側の一定の筋群が収縮することはすでに知られていたが、人間に最も近いサルでも運動野の錐体細胞は反対側の上下肢に行く錐体路の始まりであり、それら

が局所的に身体部位別に集まって配列されていることを示した。これを人間の脳でも同様であることを確認したのが20世紀中期のペンフィールドによる研究である。彼は人間の運動野や感覚野を電気刺激して「ホムンクルス（脳の中の小人）」と呼ばれるニューロンの「身体部位再現（body representation）」の脳地図を作成した。

これによって大脳皮質における運動機能の局在が科学的に実証され、機能局在論は圧倒的に優勢になってゆく。また、それに伴い、運動機能や感覚機能だけでなく、精神・認知機能についても局在が存在することは当然と考えられるようになる。神経心理学における各種の高次脳機能障害も次々と発見され、その症状は大脳皮質の局所損傷に由来して生じることが正当化された。

エカアンは、こうした大脳皮質の機能局在論が花開く19世紀後半から20世紀中期を脳研究の「黄金時代」と呼んでいる。脳の機能と皮質領域との間に一対一対応があることは合理的で当然のことと考えられた。脳の機能とは運動機能、体性感覚機能、視覚機能、聴覚機能、嗅覚機能、味覚機能、そして言語や記憶や思考といった精神機能をも含んでいた。

片麻痺の病態や病態解釈の歴史において重要なのは、こうした機能局在論の確立によって「運動の鍵盤型支配モデル」と呼ばれる運動の概念がつくられたことである。

すなわち、「大脳皮質の運動野に配列されたピアノの鍵盤をホムンクルスが叩いて運動指令を発し、それが錐体路を介して反対側の脊髄に伝達され、脊髄前角の運動ニューロンが活性化することによって筋収縮や関節運動の自由な組み合わせが生まれる」と解釈する「運動機能の遠心性制御」の概念である。

つまり、脳科学の研究史における大脳皮質の機能局在論は、「運動の鍵盤型支配モデル」を生み出し、その運動の概念に準拠して臨床神経学やリハビリテーション医学でも片麻痺は運動麻痺と捉えられていたのである。だが、これは誤りではないが、単純化した運動の概念に過ぎない。決して人間の随意運動をめぐる謎が解明されたわけではなかった。

■身体は運動野によって動かされる操り人形ではない

たとえば、1963年にルリアは『人間の脳と心理過程』という本で「遠心性インパルスだけでは運動を制御することは不可能である」とし、次のように問題提起している。

> 80年前まではまだ随意運動は比較的単純なものであると思われていた。ベッツの解剖学上の発見に形態学的裏付けを得たフリッチュとヒッツィヒの古典的実験の後では、随意運動は運動野（中心前回）、あるいは大脳皮質の運動野の第五層に位置する巨大錐体細胞の機能であるという見解が神経学において成立した。だがすでに数十年たった現在、随意運動の発生器という神秘的な役割を運動野に付与する単純化された見解は、この運動機能の現実の複雑さにふさわしいものではない、ということが最終的に明白になった。
>
> 今は古典となったベルンシュタインの研究（1935）によって示されたように、関節の複雑なシステムによって実現される随意運動は、どれも多くの（実際には無限の）自由度をもった生物機構システムである。この上、更に四肢の最初の位置のわずかな変化も、必要な運動実現にとって不可欠な神経支配の根本的変化を起こし、また、運動のそれぞれの瞬間に筋肉の収縮性が変化するということを付け加えるならば、どんな綿密な数学的分析によってさえ、一つの決まった公式（その公式に基づけば、遠心性インパルスは運動を制御

し、この間断なく変化する運動系の正確な終末効果をもたらすことができる)を発見することは不可能であることが明らかになろう。すなわち、「ただ遠心性インパルスだけでは、運動を制御することは原則的に不可能である」というこの命題こそ、ベルンシュタインをして、運動行為の生理学に対する当初の見解を根本的に変化させ、一面からは、随意運動のメカニズムにおける求心系の決定的役割に関する見解へ、他面からは、運動機構のいろいろな水準に関する見解へと到達させたのである。

多くの生理学のデータ(アノーキン)や心理学のデータ(リープマン)と完全に一致しているベルンシュタインの観察は、安定した運動制御が求心性インパルスの間断ない利用によってはじめて可能になることを示した。すなわち、それらの求心性インパルスは統合されて、一定の感覚野(それは運動図式を保証し、また運動インパルスが必要な結果を確保するために必要不可欠な神経の可塑的な修正をも保証する)を作り出すということを示したのである。

ベルンシュタインによって示されたように、これらの感覚野は、運動の構成とか、運動が解決しなければならない運動課題の性格に応じて、いろいろ異なった動作(水泳、ダンス、自由飛躍の運動の場合など)においては、運動覚のインパルスが求心性総合において主要な役割を果たす。運動がある一定の空間的正確さの確保を必要とする場合(目標への移動・命中)は、一定の外部座標における定位を保証する「空間的統合」が主要な位置を占める。もし運動が対象的性格をもつ場合では、運動は対応する物体の総合的形態によって決定される。この形態は主体が操作しなければならない対象のパラメータに類似した筋肉神経支配の必要な複合を準備するのである。最後に、より複雑な「象徴的」運動(書字や絵画など)においては、運動行為の新しい可塑性に富んだ運動調節を出現させるために、更に複雑な種類の求心性総合が決定的な役割を果たすようになる。

容易に理解されるように、複雑さの異なるいろいろな随意運動の構築において中心的役割を果たすこれらすべてのメカニズムは、複雑な「機能系(アノーキン)」としての随意運動に関する新しい見解を作り出す。この機能系が作動する際には、中心前回の運動野(運動行為の「出口」にすぎない)と同時に、中心前回の範囲を越え、また必要な種類の求心性総合を保証する多くの大脳皮質諸領域が関与する。運動行為の構築に緊密に関与しているこのような大脳皮質領域としては、頭頂葉の中心後回の感覚野(運動覚総合を保証する)、頭頂葉の頭頂－後頭部(視空間総合を保証する)、前頭葉の運動前野(連続したインパルスを一つの運動メロディーに総合することを保証するのに本質的役割を果たしている)、最後に前頭葉の前頭前野部(それは運動を最初の意図に従わせたり、最初の意図と得られる行為の効果とを比較照合したりするのに重要な機能を担っている)を挙げることができる。

したがって、当然、上述したそれぞれの領域の損傷は随意運動の障害をもたらす。しかしながら、かくしてまた当然、これらの領域のそれぞれの損傷に際して起こる随意運動の障害は、それぞれ他と異なる、独特の性格を帯びているであろう。

この文章の冒頭に出てくるフリッチュとヒッツィヒの古典的実験とは、1870年の「イヌの大脳皮質の中心前回に電気刺激を加えると四肢の筋肉が収縮する」という有名な実験のことである。これによって大脳皮質の中心前回が運動野と呼ばれるようになった。それ以来、運動野

は随意運動を発生させる最高中枢とされ、随意運動は運動野 - 脊髄運動細胞 - 筋収縮の順に遠心性に運動指令が伝わって四肢が動くと一般的に解釈されていた。しかし、ルリアはそうした随意運動の理解は 80 年後の 1960 年代でも信じられているが、すでにベルンシュタインとアノーキンの研究によって大脳皮質の複数の領域が関与して運動制御されていることは明白だと主張しているのである。

　ルリアの随意運動の捉え方の背後にはベルンシュタインとアノーキンの学説があった。さらに、この 2 人の背後にはセチェーノフ、パブロフ、ウルナーゼらがいたことも記しておく必要があるだろう。セチェーノフは脳を反射器官と捉えて大脳皮質反射を提言したが、「感覚は常に運動の調整者としての意義をもっており、別の言葉で言えば、感覚は運動を引き起こし、その力と方向を変える」と述べている。パブロフも条件反射における感覚の求心性部分の決定的役割について「求心性部分だけが、能動的な、いわば創造的部分であり、遠心性部門は受動的な遂行部門に過ぎない」と述べている。また、ウルナーゼは随意運動の発現には彼が「構え」と呼ぶ予測的な運動の受け入れ準備のイメージ想起が必要であると述べている。

　つまり、「遠心性インパルスだけでは運動を制御することは不可能である」とする命題は、ロシア学派に由来する運動制御理論である。ペルフェッティの「身体は運動野によって動かされる操り人形ではない」という捉え方は、その影響下で提言されたものである。

■脳の神経ネットワーク損傷という捉え方への転換

　しかしながら、こうしたロシア学派の運動制御理論は言葉の壁もあって直ぐには普及しなかった。20 世紀中期の欧米や我が国では、ペンフィールドのデフォルメされた「ホムンクルス」の印象深い絵の姿が研究者の脳に刻み込まれ、大脳皮質の機能局在論が一応の勝利をおさめていた。

　しかし、一応の勝利という点が微妙である。そこには疑問の余地があったということである。つまり、運動機能や精神機能の中枢が大脳皮質のある領域に局在しているとしても、その領域だけが運動機能や精神機能を生み出すのかという疑問である。

　なぜなら、すでに脳のある領域が他の領域と神経線維でつながっていることは神経解剖学的に判明していたからである。それは運動機能や精神機能を脳が「生み出す」には、大脳皮質の複数の領域の働きが必要であることを強く示唆していた。

　20 世紀の中期には脳の神経ネットワークがさまざまな領域を無数に結んでおり（中枢神経系の階層性、大脳皮質間の連結、皮質下との連結、脳梁を介した左右半球の連結など）、関連領域の損傷や神経線維の損傷によっても運動機能や精神機能の障害が引き起こされることはすでに知られていたということである。

　また、臨床的にも錐体路や錐体外路損傷といった神経路損傷による症状はシャルコーやブラウン・セカールらを始めとする多くの臨床神経学者がすでに研究していたし、失語症や失行症についてもウェルニッケやリープマンらは後にゲシュビントが大脳皮質線維間の「離断症候群」と命名する考え方をすでに提案していた。

　つまり、脳が産出する機能には複数の領域が関わっており、運動機能と精神機能の間には相互作用的な神経ネットワークの網が複雑に張り巡らされていることは当時の常識だったのである。

■「症状」という概念の再検討

　この常識は脳損傷後の「症状」という概念の再検討につながってゆく。確かに、運動野の損傷が運動麻痺を、感覚野の損傷が体性感覚麻痺を、同様に後頭葉の視覚野の損傷が視覚障害を引き起こすことは一定の事実であっても、言語(発語、理解、書字、読み)、注意、空間、記憶、行為といった高次な精神・認知的な症状は複雑で機能局在論では説明できなかった。脳科学が進歩してもまだ脳の精神・認知機能の局在は「ブラックボックス」のままであった。この点をルリアは次のように語っている。

　　　脳損傷患者に認められる多彩な症状が詳細に分析されるようになればなるほど、症状(いろいろな機能の障害または脱落)はその局在について何も語らない。

　また、これは運動機能の症状についても同様であった。たとえば、片麻痺への"まなざし"を運動麻痺でなく行為のレベルの運動の異常に移せば、臨床では失行症という症状にしばしば出会う。

　ルリアは、この失行症の症状が「複雑な行為の中枢」とされる頭頂葉下部領域に局在するとする古典的な臨床神経学に満足しなかった。彼は、失行症には「運動感覚性失行」、「視覚空間性失行」、「象徴性ジェスチャー失行」、「動的運動失行」の４つがあるとした。

　「運動感覚性失行」は微妙な巧緻運動ができないという特徴をもち、そのために手で物体を操作するのに必要な手指の空間的な形(ポーズ)をとることができなくなる。これは運動感覚性の求心機構である触覚、四肢の関節の位置、筋収縮の程度を脳に伝える運動感覚インパルスが不可欠である。感覚野が損傷されると運動は求心性インパルスを失い、運動野から筋への遠心性インパルスは制御されなくなってしまう。だが、これは行為レベルにおける運動の異常として表出される。

　「視覚空間性失行」は頭頂‐後頭葉損傷で発生する。四肢の運動は、それが空間内の移動であれ、目標物に手を伸ばす運動であれ、道具を操作する運動であれ、３次元の空間座標の中で遂行されるため視覚的な求心性機構を必要とする。しかし、その空間統合には聴覚、前庭覚、触覚、運動覚などの「運動感覚分析器」も関与する。

　その空間統合が崩壊すると「何よりもまず、動かしている手に空間内で必要な位置を与えることが不可能になるという型で現れる。たとえば、患者はベッドをつくるときに困難を感じ始める。しばしば毛布をベッドに沿って置く代わりに、横に置いたりする。また、食事中に手で握っているスプーンを正しい向きに保つことができず、しばしば水平ではなく、垂直の位置にしたりする(ルリア)」。これも行為レベルにおける運動の異常の表出である。

　「象徴性ジェスチャー失行」では通常の目的志向的な行為は保持されるが、「自己の運動を言葉によって形成された企図に従わせることが不可能になり、複雑に構成された運動プログラムは崩壊し、行為は運動の反響的反復や意味的性格を失った惰性的なステレオタイプにとって代わられる(ルリア)」。これには前頭葉損傷が関与しているが、他の失行とは運動の異常の表出が著しく異なっている。

　「動的運動失行」は「運動メロディ」の障害であり、行為の遂行が遅延したり、ある運動から別の運動への移行が困難になる。随意運動における運動プログラム自体が変容し、「運動の連鎖」や「行為の調節」にエラーが発生する。これは運動野よりも高次な前頭葉の運動前野や補

足運動野の損傷によって出現する失行であるが、これもまた行為レベルの著しい運動の異常を表出する。

　そして、ルリアはこれらの諸事実から重要な結論に達している。つまり、失行症の症状は脳の局所病変の症状である。しかしながら、その症状それ自体はその症状を表出する局在部の機能については何も語っていないということである。

　随意運動や行為は非常に複雑な運動制御であり、脳の多領域、すなわち大脳皮質や皮質下構造（たとえば大脳基底核、小脳、視床など）の諸領域の機能複合体の協調的な働きによって生み出されている。それゆえ、行為と同様に運動機能もさまざまな脳病変（中枢神経系損傷）によって障害される。

　このように「症状の局在」と「機能の局在」は完全に一致するわけではない。失行という症状が脳の多領域の病変によって出現するように、運動機能の障害もそれぞれの場合でそれぞれに異なった形で障害される。

　したがって、確かに片麻痺は錐体路損傷によって出現し、錐体外路損傷によっても不随意運動や失調症など異なる形の運動機能の障害が出現するが、さらに片麻痺の運動麻痺自体も画一化したものではなく、脳の多領域の損傷や機能不全を巻き込んで出現していると考えるべきであろう。

　事実、脳卒中（脳出血や脳梗塞）は錐体路のみを限局的に損傷するのではなく、周辺の大脳皮質や皮質下の広範囲な損傷をもたらすことが多い。それによって片麻痺の運動の異常には次の３つの可能性を考慮する必要性が生まれる。

①運動制御に関連する大脳皮質の精神・認知機能も同時に障害を受ける可能性がある。
②体性感覚麻痺の存在は求心性インパルスの脳への入力を低下または消失させる可能性がある。
③痙性が出現することによって末梢の皮膚、関節、筋などからの大脳皮質への求心性インパルスは変質する可能性がある。

　片麻痺の運動麻痺はこうした随意運動や行為をつくる脳の機能複合体の障害の結果として出現している。ペルフェッティの「脳の運動を使う能力」への"まなざし"とは、この３つの可能性が片麻痺という運動麻痺をつくりだしている点に着目したものだと言えるだろう。

　だとすれば、片麻痺の病態を「運動野から脊髄に至る錐体路の損傷」とみなす運動野の「鍵盤支配型モデル」の"まなざし"は、まだ片麻痺の運動麻痺の本質を捉えていない可能性がある。運動の異常と認知の異常とが複合して片麻痺という病態をつくりだしているからこそ、同じ片麻痺でも患者一人一人においてその運動麻痺の程度や回復の度合いが異なる可能性が高い。

　だからペルフェッティは「片麻痺の病態の重症度は錐体路損傷の程度によって決まる」のではなく、「脳のある領域に損傷を受けると、環境世界を認知するために"運動を使う"のが以前に比べて困難になる。そうした複雑過ぎる課題に直面したときに片麻痺の運動麻痺（運動の特異的病理）が出現することになる」と解釈したのである。この「運動を使う」能力とは脳の精神・認知機能であり、随意運動を制御して行為を生み出す能力のことであった。

　当時、脳科学は発展しつつあったが、まだ脳の神経ネットワークが行為を生み出す能力については不明な部分が多かった。その運動の認知的制御能力については未知の「ブラックボック

ス」のままであった。運動は反射や反応の統合と捉えられる傾向にあった。

　ただし、1974年にはアレンと塚原が「随意運動における脳の情報の流れ」をモデル化し、基礎神経科学の領域では随意運動の「認知過程」と「運動実行過程」についての知見が集積されつつあった。しかし、臨床との関係づけは論議されていなかった。

　したがって、当時の脳科学者たちには運動機能と精神機能のつながりは認識されつつあったが、その神経ネットワークがきわめて複雑であるために各種疾患の診断では無視されたものと考えられる。医師の診断では大脳皮質の機能局在論は明確であるために信望された。運動機能障害と精神機能障害の区別は各種疾患の鑑別においては有用だったのである。

　一方、ペルフェッティは"身体と精神のつながり"を前提とする脳の理論を求めていた。彼はロシアの神経生理学者アノーキンと神経心理学者ルリアによる「人間の機能は身体と精神の産物である」とする捉え方に大きな影響を受けていた。そして、片麻痺の運動の異常と認知の異常を関連づけた片麻痺の新しい病態解釈に挑戦してゆく。

■身体は動かなくても、感じることができる

　片麻痺は単なる身体の機能障害（運動麻痺）と病態解釈すべきでなく、身体と精神・認知に関わる「複数の脳機能の障害」の結果と理解すべきであろう。

　これが身体の皮膚、関節、靭帯、筋は"運動器官"であると同時に"感覚器官"でもあるとする"まなざし"を誕生させることになる。そして、その複数の体性感覚を精神が知覚情報処理して随意運動や行為が発現する。また、随意運動や行為は視覚機能、聴覚機能、言語機能、注意機能、記憶機能、イメージ機能、思考機能などとも深くつながっている。

　かつて、ジャクソンは「心の器官が随意運動を制御する」と言っていた。ルリアは「運動は認知過程の最後の鎖である」と言っている。ペルフェッティは片麻痺の回復とは身体と精神の"つながり"を取り戻すことであると考えたはずである。

　片麻痺患者が「私の脳は指令を出しているのに、身体が言うことを聞かない」と言ったとき、医師やセラピストは「身体は動かなくても、感じることができる」と患者に返答すべきだったのではないだろうか。あるいは「身体は動かなくても、脳は運動イメージを活性化できる」と教えるべきだったのではないだろうか。

　自己の身体の存在に意識を向けたり、自己の身体の空間性に注意を集中したり、運動を言語によって理解したり、運動イメージを想起したり、物体を知覚することが、"身体と精神のつながり"を求めるということである。

　片麻痺の新しい病態解釈は動かない理由だけでなく、動く可能性を発見するためのものでなければならない。この一点に片麻痺の謎を探求する可能性が潜んでいた。

7.2 片麻痺では脳の機能システムに問題が発生している

脳は行為のための器官である。
———パブロフ

■アノーキンの脳の機能システム

　片麻痺の新しい病態解釈のためには身体と精神の"つながり"を前提とした「行為のモデル」が必要であった。

　ペルフェッティは片麻痺の運動の異常と認知の異常を関連づけ、その回復や学習過程に沿った運動療法を展開することが可能な基本モデルとして、神経生理学者のアノーキンによる「脳の機能システム（functional systems, 1961）」と神経心理学者のルリアによる「機能システムの再編成（reorganization of functional systems, 1973）」を選択した。

　まず、アノーキンは身体機能（運動機能）について次のように定義している。

　　『身体機能は、ある一つの組織の産物ではなく、多くの器官間の相互作用の産物である』

　これは生体の機能を「機能システム（functional systems）」の産物とみなす捉え方である。アノーキンによれば、生体の「機能」は大きく2つに分けられる。一つは一定の組織の作用としての要素的な機能である。

　たとえば、運動インパルスの発生は運動野のベッツ細胞の機能である。インシュリンの分泌は膵臓の機能である。しかし、もう一つより高次で複雑な機能もある。たとえば、呼吸機能を考えてみよう。呼吸機能の目的は肺へ酸素を供給し、肺胞壁を通して血液中へ酸素を拡散させることである。この目的を果たしているのは単一の組織や臓器ではない。脳幹と高次神経構造からなる複雑な神経機構の制御下で、胸郭の拡張と収縮を可能ならしめている横隔膜や肋間筋を「構成要素」として含む「機能複合体」の関与が必要である。これが「機能システム」としてのより高次で複雑な機能である。

　こうした機能システムの視点に立脚すれば、運動機能も運動野のニューロン活動のみで実現することはできないことがわかる。運動機能を生み出しているのは運動野という単一の組織ではない。運動機能は皮膚、骨、関節、筋などの末梢の複数の器官や脳幹、大脳基底核、小脳、大脳皮質といった中枢の複数の器官など、さまざまな「構成要素」を含む「機能複合体」の産物なのである。

　また、アノーキンは機能システムの特徴として構成要素間の可変性をあげている。たとえば、呼吸機能において横隔膜が活動しなくなれば肋間筋が呼吸作用で重要な役割を果たすようになるし、肋間筋が働かなくなれば咽頭筋も動員されて呼吸を助けるようになる。このように呼吸機能は可変的な手段により遂行されるが、あらゆる場合において一定不変の目的が達成されるということが機能システムの特徴である。

　これは片麻痺などの随意運動の病的状態における代償運動にも機能システムが関与することを示している。つまり、ある筋の運動麻痺があっても、感覚麻痺があっても、大脳皮質の損

傷があっても、行動の目的を代償的に達成できる場合がある。片麻痺患者の「分廻し歩行」による歩行能力の再獲得は機能システムにおける構成要素間の可変性の典型例であろう。

また、ベルンシュタインも「行動の目的を達成するための手段は数多く存在する」と述べている。空間内で身体移動するとか、目的ある行為を達成するための運動機能は、運動野という一つの組織の産物ではなく、多くの器官間の相互作用の産物なのである。

したがって、運動機能は複数の構成要素間の関係性が組織化された結果として「創発される（生み出される）」ものであり、脳の機能システムとは「中枢構造と末梢構造を含めた行動の目的を達成するための統合ユニット」と解釈すべきである。一つの構成要素（たとえば関節、筋、反射、運動野など）は、他の構成要素（たとえば、知覚、注意、記憶、意図など）と関係づけられない限り意味をもたない。機能複合体の各構成要素間の組織化なくしては、ある瞬間に、ある一定のシステムに要求される適応的な随意運動を実現することはできない。アノーキンは、人間の機能を要素還元的ではなくシステムの産物とみなしている。

■行為の器官としての脳

アノーキンの脳の機能システムの本質を理解するためには条件反射で有名なパブロフにまで遡る必要があるだろう。アノーキンはパブロフの弟子である。

パブロフによれば「脳は行為のための器官」である。肺が呼吸器官で、胃や腸が消化器官であるように、脳は行為の産出のために存在する器官だと言えるだろう。特に、外部環境に適応して生きてゆくためには、大脳皮質の機能は欠かせない。

そして、単に運動（筋収縮）することが行為ではない。行為には目的がある。この目的は主体の欲求や意図によって決まる。つまり、行為は欲求や意図に始まる。次に主体は意図を実現するために外部世界や自己の状況を把握する必要がある。そのうえでどのようにすれば意図が実現できるかという運動ストラテジーを想起する。そして、運動を実行する。しかし、行為はそれでは終わらない。最後に行為が意図と一致したかどうかを結果と比較照合する。

したがって、行為は主体の意図に始まり、その意図が達成されたかどうかの結果の確認で終わる。この一連の心的操作のプロセスが行為であり、そうした行為は脳の機能システムが生み出している。

片麻痺が単なる運動麻痺に留まらずさまざまな認知過程の異常を引き起こすのは、片麻痺によってこうした心的操作のプロセスが変容するからである。したがって、片麻痺の新しい病態解釈は、行為する主体の脳の機能システムの異常に"まなざし"を向けるべきである。

だが、この行為を生み出す脳の機能システムとは何のことだろうか？　機能とはある「働き」のことである。システムとは複数の要素間の関係性のことである。人間の脳は複雑な神経ネットワークの階層性と可塑性を有する機能システムとして作動しているとは言えるが、その随意運動の学習過程を説明する脳内メカニズムはまだ完全には解明されていない。

■行為の学習モデルとしての機能システム

ペルフェッティがアノーキンの「脳の機能システム」を特別に重要視したのは、どのような脳の機能の作動によって人間が行為を学習するかという謎をモデルにしているからである。その「条件反射の構築理論」は現代の脳科学の進歩から見ても妥当性があり、学習モデルの基本メカニズムは書き換えられていない。アノーキンのモデルでは、次の4つの機能システムの関

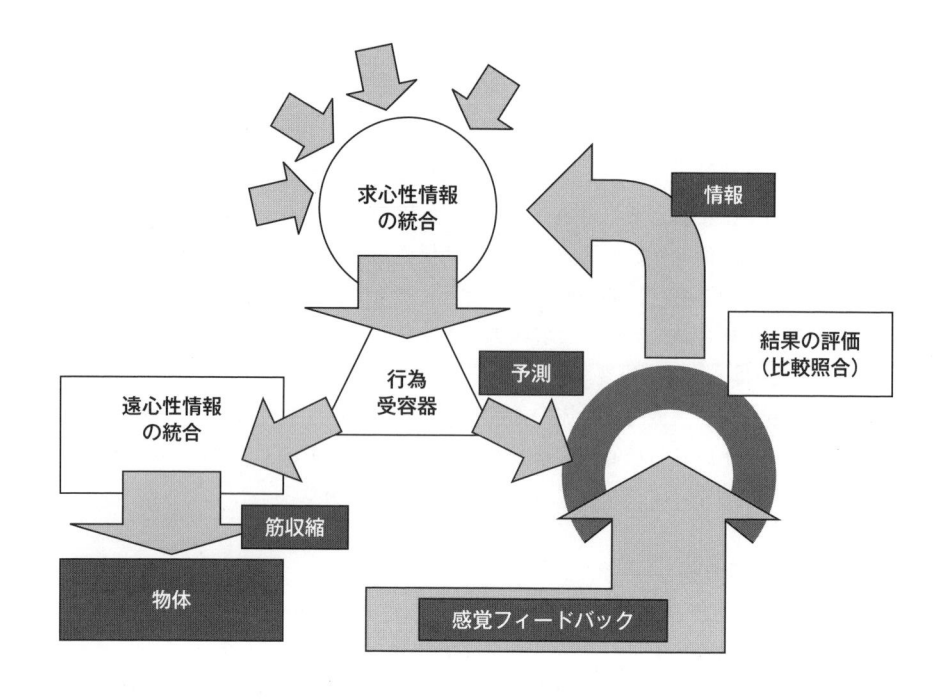

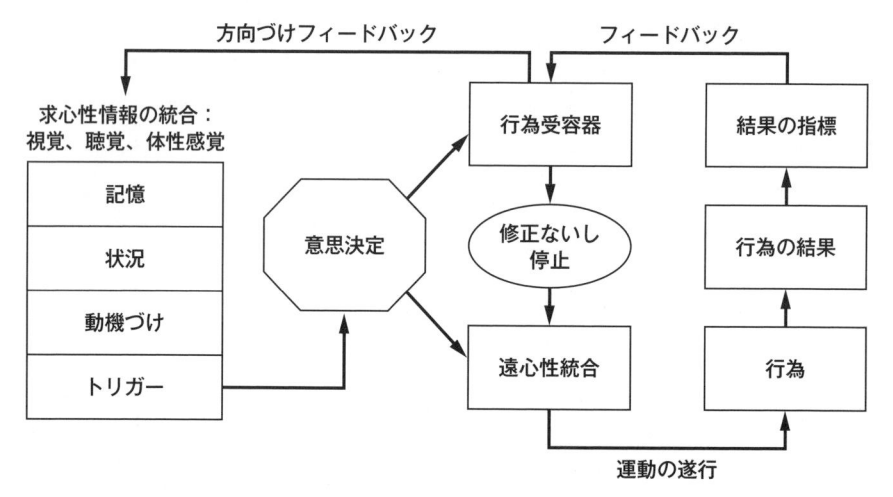

図7.1　アノーキンの機能システム（Anokhin, 1974）

係性によって行為が生み出されるとされている。

1. 求心性情報（afferent synthesis）
   - 意志決定（decision making）
2. 行為受容器（acceptor of action results）
   - 随伴発射（corollary discharge）
3. 遠心性情報（efferent synthesis）
   - 体性感覚機能の適応的反応（adaptive response of somatic functions）

4. 結果の評価（result of the system's activity）
  -比較照合（feedback and matching）

1) 求心性情報の統合－知覚機能

第1段階の「求心性情報の統合（afferent synthesis）」とは「知覚機能」であり、行為に先だって主体が求心性情報を処理する段階である。1)視覚、聴覚、体性感覚（知覚情報）、2)環境状況（文脈性）、3)記憶（過去の経験）、4)動機づけ（欲求）、5)トリガー（引き金）よりなる。

動物や人間は、外部世界の情報を収集し、感覚刺激の意味などを知覚情報として解釈し、自分の置かれている環境状況を把握し、過去の記憶を想起し、自己の欲求を確認して行動する。それらは外的あるいは内的なものの総合であるが、実際には何かの刺激や合図がトリガー（引き金）となることもある。脳の領域としては頭頂葉、後頭葉、側頭葉である。

そして、この求心性情報の統合によって意志決定（decision making）がなされる。意志決定とは求心性情報の統合に基づいて意図を形成することである。どのように行為をするかは何らかの問題に始まる。求心性情報の総合から意志決定がなされる。それは意図の発現の条件であり、大まかな問題解決のための目標が定められることになる。脳の領域としては前頭葉の前頭前野が関与する。人間には欲求と自由意志があり、ある目的に対応して前頭葉の思考中枢が意図をつくり、行為の準備がなされる。

2) 行為受容器－予測機能

第2段階の「行為受容器／行為受納器（acceptor of action results）」は「予測機能」であり、意志決定した行為を運動プログラムする段階である。意図は運動プログラムとして具体化される必要がある。身体をどのように動かすかの局面である。

行為受容器は随意運動の最高中枢である運動前野や補足運動野の働きであり、運動によって得られる知覚表象（representation）であり、行為の準備状態としての役割を有している。そして、その機能は単なる筋への運動指令ではない。それは脳の運動プログラムの表象であると同時に、「行為結果のアクセプター（受け入れ）」でもある。

それは運動野に先行して活動する行為の「予期」や「予測」であり、運動後の感覚情報を受け取る準備指令である。つまり、予測した体性感覚と回帰的な体性感覚とを比較するための事前の予測である。行為受容器は運動によって生じる知覚の期待、すなわち「未来の予測（Luria）」であり、ウルナーゼが「構え」と呼ぶ予測的な運動の受け入れ準備のイメージ想起に他ならない。人間の随意運動は受動的ではなく、主体の能動的な「予期」に導かれて発現する。

ペルフェッティは、これを「知覚仮説」と呼び、いわゆる「運動イメージ」と類似している点を強調している。脳科学では補足運動野や運動前野の機能を「運動プログラム（ストラテジー）」に位置づけているが、そのメカニズムを運動プログラム⇒運動野⇒脊髄⇒運動（筋収縮）と解釈するのは短絡的である。随意運動には運動プログラム（予測的な知覚仮説）と回帰的な求心情報（結果）との一致が必要である。その学習は「行為前に意図した知覚の受け入れ準備（予期）と、行為後の知覚との差異の比較」である。

行為受納器と表現する場合は、行為の運動プログラムの発動を意味している。行為受容器と表現する場合は、行為によって主体がどのような知覚情報を得たいのかという表象であり、これから行う運動を感覚系に事前通知する機能を含んでいる。行為受納器（未来の予測、知覚仮

説、運動イメージ)の活性化は頭頂葉に出力する点で、この出力は知覚の受け入れ指令であり、いわゆる脊髄への運動指令のみではない。

つまり、行為受容器は運動野への運動指令と感覚野への知覚の受け取り準備という指令の両方の機能を有している。前者の機能は遠心性情報の発射の準備で、後者の機能は「随伴発射（corollary discharge）」と呼ばれている。

3）遠心性情報の統合－実行機能

第3段階の「遠心性情報の統合（efferent synthesis）」とは「実行機能」であり、行為受容器の運動プログラムによって運動野が実際に運動指令を発し、脊髄の運動ニューロンを活性化して筋収縮を生じさせるまでの遂行過程である。従来の運動の「鍵盤型運動支配モデル」は、この遠心性情報の総合に相当する。

4）結果の評価－比較機能

第4段階の「結果の評価（result of the system's activity）」は「比較機能」であり、その前提として遠心性情報の統合後の体性感覚フィードバックの適応的反応（adaptive response of somatic functions）が必要である。遠心性情報後の筋収縮や関節運動によって皮膚感覚の変化、関節運動、筋感覚などの体性感覚が生じる。その体性感覚が正しく入力されると同時に、どの感覚フィードバックが適切であるかの価値づけがなされる必要がある。

この運動前の予測とその感覚フィードバック（feedback）との比較照合が「結果の評価」である。しかし、その結果の評価は運動前に何の感覚を予期したか、それが触覚、圧覚、運動覚、重量覚なのか、あるいはどのような知覚情報を予測したのか、それが物体の空間情報なのか接触情報なのかにより変わってくる。

結果の評価は行為の意図の多様性が決めるのであり、意識下レベルでの情報の整合化が重要となる。外部から観察すると動きの結果は成功であっても、本人にとっては失敗と解釈することもある。また、体性感覚麻痺があれば感覚フィードバックが生じず予期との不一致を起こすこともある。さらに、結果の評価が片麻痺における伸張反射の異常、放散反応、原始的運動スキーマなどの異常な筋緊張によって混乱する可能性もある。

そして、結果の評価は意図した運動に伴う結果の照合である点で、「比較する」という特性を有している。ベルンシュタインは脳を運動の自由度を制御するための「比較器」だとしているが、これは行為受容器の随伴発射による期待（予期や予測）と求心性フィードバック情報とを比較し、その一致で行為が終了することを示している。もし、不一致が生じれば、パブロフの言う「定位反射（おやなんだ反射）」が生じ、再学習のための意図や行為受容器の改変が必要となる。予測的な行為受容器の興奮と運動後の求心性信号の回帰の流れが合致することが、意図と結果とが一致する必要条件である。この2つの流れが合致したときだけ、行為受容器の興奮が運動野へ到達されなくなり、運動連鎖としての一つの行為が完結する。

また、結果の評価は、何を「指標」とするかによって判断は大きく異なる。外的なパフォーマンスの達成を指標とすれば代償運動であっても達成したことになる。内的な運動感覚や身体意識を指標にすれば外的にはパフォーマンスは成功しているように見えても、一致するまで学習が続けられるであろう。

アノーキンの機能システムで最も重要なのは、行為の学習は行為前に意図した知覚情報の受

け入れ準備(期待・予期・予測)と、行為後にフィードバックされる知覚情報との差異を比較し、それを修正する認知的な学習過程だという点である。行為は意図に始まり、結果の確認(一致)で終わる。したがって、行為の結果の評価は単にパフォーマンスの結果ではない。行為の結果の評価は比較する差異の指標(パラメーター)が何かによって変わるのである。

ペルフェッティは、アノーキンの機能システムの行為受容器における運動によって得られるであろう知覚の「期待・予期・予測」を「知覚仮説(＝運動イメージ)」と呼び、その知覚仮説と感覚フィードバック情報との比較照合が学習や運動の特異的病理の制御にとって決定的に重要であると解釈した。

まとめると、アノーキンの脳の機能システムは次の4つの機能の関係性によって行為が形成されることを学習過程と解釈しているといえる。

・知覚機能
・予測機能
・実行機能
・比較機能

■片麻痺では脳の機能システムに問題が発生する

片麻痺では行為の遂行が困難となる。それは「機能システム」が正しく作動していないことを示している。したがって、片麻痺は次のように捉えるべきであろう。

『片麻痺では脳の機能システムに問題が発生している』

機能システムの障害が行為することができないという現実を生み出している。ただし、機能システムのどれか一つに問題が発生しても完全に行為できなくなるわけではない。機能システムは問題が発生したままでも全体としては作動する。もちろん、それは正常時の作動とは異なるが、何とか行為を遂行しようとする。片麻痺患者の「共同運動」や「分廻し歩行」も機能システムのどこかに問題が発生した状態で遂行している行為である。

機能システムの視点から見ると、片麻痺では上肢、体幹、下肢のすべての行為において、1)求心性統合、2)行為受納器、3)遠心性統合、4)結果の評価のいずれか、あるいは複数に問題が発生している。片麻痺の新しい病態解釈では、こうした機能システムの異常が痙性の特異的病理(伸張反応の異常、放散反応、原始的運動スキーマ、運動単位の動員異常)を引き起こすと解釈された。また、片麻痺の行為は機能システムのどこかに問題が発生したままで遂行している行為とみなすことができる。したがって、行為の回復のためには機能システムの改善を目指すべきである。

■ルリアの「機能システムの再編成」という考え方

そして、ルリアはアノーキンの機能システムの再学習を患者の回復と解釈し、「機能システムの再編成」という考え方を提案していた。

1966年にルリアは『人間の高次脳皮質機能(Higher cortical function in man)』という本を出版する。その中で問題としたのは古典的な脳の局在論と全体論との論争である。前述したように20世紀中頃には脳の異なる領域が個別な機能をもつという大脳皮質の「機能局在論」が勝利をおさめていた。たとえば、前頭葉には運動性言語野、運動野、頭頂葉には体性感覚野、

側頭葉には聴覚野、後頭葉には視覚野が存在することは確実だとされていた。

だとすれば、ブローカ野やウェルニッケ野が言語という精神機能を、運動野は運動機能を、視覚野は視覚機能を「生み出している」ということになるが、失語、失行、失認などの高次脳機能障害の症状は局在論では説明できなかった。たとえば、失行症は運動野が損傷されていないにもかかわらず出現するし、半側空間無視は視覚野が損傷されていないにもかかわらず出現する。知覚、注意、記憶、言語、思考といった高次レベルの認知の異常は機能局在論では説明できなかった。

そこでルリアは、一定の機能局在的な中枢領域の存在は認めた上で、「力動的局在化（dynamic localization）」という概念を提案する。この力動的局在論はアノーキンの「機能システム」に準拠している。彼は身体機能や精神機能は複数の領域（構成要素）間の相互作用によって「生み出される」と主張していた。

特に、高次の精神機能は大脳皮質レベルでの階層性をもつ複数の「構成環」からなる複雑な機能システムであり、それぞれの構成環を保証している協調的に働く皮質および皮質下の諸脳領域の複合体により実現されると考えた。したがって、機能システムとしての精神・認知能力は異なったさまざまな構成環において、つまりさまざまな局所的脳損傷に際して異なった形で障害されることになる。同じ一つの精神・認知機能の障害がさまざまな脳領域の損傷で発生するが、その症状の様態はそれぞれ異なるわけである。

そして、この主張は高次脳機能障害からの回復を「機能システムの再編成（reorganization of functional systems）」とみなす「神経心理学的な認知リハビリテーション治療」の理論構築へと結実してゆく。

ルリアは「運動は認知過程が繋がったいくつもの鎖の輪の最後の輪である」と述べている。運動機能や精神・認知機能は複合的なシステムの産物であり、それを生み出す神経解剖学的な唯一の「中枢」は存在しない。ある運動機能や精神・認知機能の発現には、脳構造全体の神経ネットワークが配置されているし、末梢の関節や筋といった構成要素も発現に関わっている。ある機能を生み出すためには知覚、注意、記憶、言語、情動、イメージといった心的な構成要素も複合的に関わっている。それらが機能システム全体のダイナミクスの可変性に寄与している。そして、これらの一つの構成要素（構成環）の障害は、機能システム全体の機能不全を引き起こす。また、どの構成要素が損傷されるかによってさまざまな症状が引き起こされるとした。つまり、患者に発生している運動の異常や認知の異常の症状は、各構成要素の構造に局在しているのではなく、構成要素の関係性という「システム」の破綻として出現する。

したがって、高次脳機能障害のリハビリテーション治療においては障害されている構成要素と障害されていない構成要素を詳細な神経心理学的な検査によって見出し、その関係性の再編成や代償を促すのが原則となる。

たとえば、「空間認知」という機能は視覚、聴覚、体性感覚という複数の「構成環（構成要素）」によってつくりだされている。ルリアのいう「機能システムの再編成」とは、視覚の空間的な認知障害を見出したうえで、それを聴覚や体性感覚の空間機能により代償してゆく方法である。そうした訓練によって脳の機能システムは新しい構成要素を取り組み、その内的構造（シナプス連絡）を変えながら再編成してゆく。特に、高次皮質機能（失語、失行、失認）は長期にわたる回復の可能性があり、その冗長性が大きいとした。

また、ルリアは機能システムの再編成を子どもが発達過程においてある精神機能を獲得する

過程と基本的には同様にみなした。それは共同研究者でもあった発達心理学者ヴィゴツキーの理論的影響である。

　ヴィゴツキーによれば子どもの発達は他者との「精神間」から自己の「精神内」へと発達する。たとえば、言語の獲得は初期には大人との外言語の模倣による対話的なコミュニケーション発話であったものが、内言語による自己中心的発話が出現し、それが言語的思考へと発達する。精神活動は外的な手がかりによって始まるが、それが内的な心的行為へと転換する。また、その学習は「発達の最近接領域（大人の介助があってできることと子どもが一人でできることの差の領域）」で生じる。ゆえに、高次脳機能障害のリハビリテーション治療も子どもの発達過程における精神機能の獲得過程に準じた機能回復を目指すプログラムでなければならない。そして、高次脳機能障害のリハビリテーション治療において最も重要なのは患者自身の「自己制御」であり、それは課題目標と課題遂行の結果を照合することだとした。

　これが20世紀後半の脳損傷に対する神経心理学研究を牽引したルリアの「力動的局在論」に基づく「機能システムの再編成」の捉え方である。

　ペルフェッティはアノーキンの「機能システム」とルリアの「機能システムの再編成」に学び、片麻痺の新しい病態解釈に挑戦してゆく。それは、片麻痺患者の「脳への"まなざし"」の誕生を意味していた。片麻痺は単なる運動麻痺ではなく、「システム」の異常によって引き起こされると解釈された。

7.3 片麻痺によって認知過程の異常が引き起こされる

> いつの間にか足指と踵が消えた、足が完全になくなった。
> ———ある片麻痺患者の言葉

■片麻痺の新しい病態解釈へ

1980年代から1990年代にかけて、ペルフェッティは片麻痺の新しい病態解釈と認知運動療法の探求へと向かった。彼は次のように述べている。

> リハビリテーションの世界は、いまだに、筋の伸張、筋力強化、反射の地点に留まっている。運動機能異常に対応する認知異常の治療を怠ったり、先送りしたりしている。しかし、この認知異常も、片麻痺を引き起こしたのと同じ損傷の結果として生じたものなのである。

この意味は片麻痺を「運動異常」と解釈している者には理解できないかもしれない。なぜなら、ここで強調している「認知異常」という言葉の意味を、おそらく高次脳機能障害のことだと読み取ってしまうからである。

しかしながら、この認知異常は「運動機能異常に対応する認知異常」であり、「片麻痺を引き起こしたのと同じ損傷の結果として生じたものだ」と述べている。つまり、この認知異常という言葉は、いわゆる高次脳機能障害としての失行症や半側空間無視のことを指しているわけではない。

では、一体何を指しているのだろうか？　実は、ここが片麻痺の新しい病態解釈に向かう出発点である。この認知異常という言葉のもつ意味は特別である。それは次のように読み取るべきである。

> 『片麻痺では脳の認知過程の異常が生じる』

この提言はバビンスキーをルーツとする痙性麻痺の病態解釈とは異なっている。また、片麻痺の特異的病理の捉え方とも異なっている。

さらに、次のようにも読み取ることができるだろう。

> 『片麻痺の運動異常が認知過程の異常を引き起こす』

片麻痺は運動異常に留まらず、その運動異常によって脳の認知過程の異常という病態が発生するとしている。また、その認知過程の異常によってさらに運動異常が引き起こされる可能性がある。

■認知過程の異常とは何か

運動の認知過程の異常とは何だろうか。ペルフェッティは「認知過程(cognitive process)」という言葉を、知覚、注意、記憶、判断、言語、イメージなど、脳の心的あるいは精神的な「認知機能(cognitive function)」の意味合いで使っている。知覚とは主に体性感覚による知覚のこ

とであり、判断には視覚による確認という意味も含まれている。

一般的に認知（cognition）とは「knowing」、すなわち何かを「知ること」である。したがって、身体（運動）と精神（認知）との関係性は、精神が外部世界を認知することによって身体の運動が生じるというのが一般的な考え方である。

しかしながら、ペルフェッティの認知過程という言葉にはもう一つ重要な異なる考え方が含まれている。それは認知過程を「運動を使う」能力とみなすことである。運動（筋収縮）は認知過程をつくりだしたり改変するための最も重要な構成要素（原因）でもある。これは人間が運動を介して外部世界を「知ること」であり、「身体（運動）を介して世界に意味を与える」ことに他ならない。

つまり、認知過程は運動を変化させるが、運動もまた認知過程を変化させるということである。これによって運動異常という変化は認知過程の異常を引き起こし、認知過程の異常という変化は運動異常を引き起こすという考え方が生まれる。あるいは、片麻痺の回復という点では、運動異常の回復には認知過程の回復が必要であり、認知過程の回復には運動異常の回復が必要であるという"まなざし"が誕生する。

この身体の両義性、あるいは運動を結節点とする"身体と精神のつながり"が片麻痺の新しい病態解釈の鍵である。なぜなら、これによって心身二元論である身体と精神を分離する思想が克服され、身体と精神の関係性は「外部世界の身体（物理的な身体）」と「内部世界の身体（精神的な身体）」、いわば自己の身体の二元論的な関係性へと変化するからである。

要するに、身体の運動を制御している精神（認知過程）は"魂"のような実体を持たない"何か"ではなく、自己の身体に由来する「運動経験」によってつくられたり改変される知覚、注意、記憶、判断、言語、イメージなどのことである。

したがって、「片麻痺では脳の認知過程の異常が生じる」のは、一般的な視覚や聴覚を含めた認知機能の障害という意味ではなく、運動の知覚、運動の注意、運動の判断、運動の言語、運動のイメージなどに異常が引き起こされるという意味である。

そして、その結果が、片麻痺に出現する伸張反射の異常、放散反応、原始的運動スキーマ、運動単位の動員不全といった痙性の特異的病理であり、さまざまな行為や日常生活動作能力の低下ということになる。

■ "脳のなかの身体" の変質

なぜ、片麻痺の運動異常が認知過程の異常を引き起こすのだろうか？　その理由をさらに探求してみよう。まず、"身体と精神のつながり"の本質が「外部世界の身体（物理的な身体）と内部世界の身体（精神的な身体）の関係性」である点をもっと考察する必要があるだろう。

外部世界の身体とは「脳のそとの身体」であり、目に見える身体、物理的に動く身体、客観的な身体のことである。一方、内部世界の身体とは「脳のなかの身体」であり、目に見えない身体、心的に表象される身体、主観的な身体のことである。

言い換えると、「脳のそとの身体」は「脳のなかの身体」として「脳内表象（brain representation）」されている。つまり、精神は身体を動かすが、その精神の源は「身体図式（body schema）」や「身体イメージ（body image）」と呼ばれる身体意識であり、そうした精神的な「身体表象（body representation）」が身体を動かして行為を創発していると仮定することができる。

こうした身体図式や身体イメージの存在はヘッドやシルダーといった20世紀初頭の臨床神経学者たちが、さまざまな身体疾患や精神疾患を有する患者の症例研究から導いた結論であったが、それが主観的であるという理由で臨床神経学の診断からは除外されてきた。しかしながら、四肢切断後の「幻肢（phantom limb）」の存在は、それがたとえ患者の主観的な訴えであっても臨床神経学者は認めないわけにはいかず、身体図式や身体イメージの病態の存在を完全には否定しなかった。

　身体図式と身体イメージの差異は、身体図式が姿勢や運動の空間認識に焦点を当てているのに対して、身体イメージは運動イメージから社会的な美意識まで含む広い概念として使われる。ただし、身体図式や身体イメージは運動野や感覚野の「身体部位再現」とは異なる。

　20世紀の中頃にペンフィールドが人間の運動野や感覚野にホムンクルスとして「身体部位再現（body representation）」があることを実証し、「脳のなかの身体」の存在は科学的に証明される。その後の脳科学は、前頭葉の補足運動野や運動前野、頭頂葉の第二次感覚野、小脳、視床など、脳内のさまざまな部位においても身体部位再現が存在することを明らかにした。

　また、1970年代には運動野や感覚野の再現も1回だけでなく、「多重身体部位再現」されていることが判明してくる。その結果、身体図式や身体イメージは頭頂葉連合野の体性感覚、視覚、聴覚などの異種感覚情報が統合されたものとみなされるようになってくる。

　19世紀の後半にジャクソンは「心の器官が運動を制御している」と述べたが、その心の器官は大脳皮質連合野の複数の「脳のなかの身体」を行為の必要性に応じて意識的に身体表象することで、さまざまな身体の動きを制御していると考えるべきだろう。その意味で常に身体表象は機能システムの作動に組み込まれている。

　したがって、常に"身体と精神はつながっている"のであり、精神とはバレーラの言う「身体化された心」のことである。運動は「身体化された精神」によって認知的に制御されている。また、運動の認知過程の異常とは「精神化された身体」の異常のことだとも言える。

　そして、これはリハビリテーション医学と決して無縁ではない。仮に、内包部で下行性の錐体路が損傷されて片麻痺が発生すると、多くの患者では上行性の感覚神経路も損傷されて表在感覚麻痺や深部感覚麻痺を伴う。こうした体性感覚の求心性情報の欠如は「運動の認知過程」を変質させる。また、痙性による異常な筋緊張は筋紡錘からの求心性情報の混乱をもたらし「脳のなかの身体」を変質させる。そうした求心性情報の欠如や痙性による筋緊張の異常によって、「身体部位再現」、「身体図式」、「身体イメージ」などの意識の神経基盤が変容し、脳の機能システムの作動が変質する。

　これがペルフェッティの主張する「片麻痺では運動の認知過程の異常が生じる」理由であり、「運動異常によって認知過程の異常が引き起こされる」可能性である。片麻痺では、行為を創発するための運動の知覚、注意、記憶、判断、言語、イメージなどに問題が生じてしまうのである。

■なぜ、片麻痺患者は行為を簡略化して代償運動するのか？

　ここでは、こうした認知過程の異常と行為の異常との関係性を考えてみよう。臨床で片麻痺患者を治療するセラピストなら誰でも知っていることだが、片麻痺患者は全員が同じような異常な動作や行為をするわけではない。要求する課題によっては異常やエラーをかなり意識的に制御できる患者も大勢いる。この点を治療において見逃してはならないと同時に、訓練は患者

に求める課題の難易度が調整できるものでなければならない。

　たとえば、片麻痺患者が分廻し歩行している写真を見てみよう（図7.2）。なぜ、分廻し歩行するのだろうか？　それを運動麻痺のために分廻し歩行すると考えると治療的介入は困難になる。また、それを運動学的に分析して足関節の背屈ができず相対的に患側下肢が長くなっていると捉えても短下肢装具の適用ぐらいしか治療的介入はできない。神経学的に分析して陽性支持反応による下肢の伸展パターンが出現していると捉えても患者はそれを制御できず治療的介入はできない。実際には下肢の筋の伸張反応の亢進、放散反応、原始的運動スキーマ、運動単位の動員異常などが出現している。それを制御しなければ分廻し歩行は改善しない。

　この患者の分廻し歩行は遊脚期の下肢の振り出し機能の異常として出現している。下肢の正常な振り出し機能は骨盤回旋、股関節の伸展位からの屈曲、膝関節の屈曲位からの伸展、足関節の底屈位からの背屈の協調的な組み合わせによって行われる。一方、この患者の場合、股関節は屈曲位をとり、内転位から外旋したままで外側かつ前方に投げ出されている。また、膝関節は伸展位に固定され、足関節が底屈位の内反尖足のままで、下肢全体が一挙に振り出されている。つまり、明らかに下肢の振り出しは股関節の屈曲のみで行っている。

　ここで考えるべきは、求められている平行棒内歩行という課題が患者にとって複雑過ぎるためにこうした分廻し歩行が出現していると同時に、患者が運動の特異的病理（大腿四頭筋や下腿三頭筋の伸張反射や放散反応）を制御する能力にとって複雑過ぎるという可能性である。つまり、患者は歩行のために「運動を使う」のが以前に比べて困難になっている。そうした複雑過ぎる課題に直面しているために運動障害（運動の特異的病理）が出現し、その結果として分廻し歩行していると考えられる。

　また、この分廻し歩行は正常歩行とは異なる簡略化された行為である。足関節は内反尖足で踵接地しないし、歩行周期における二重膝作用はなく膝は伸展しているし、股関節は外旋・外転位で振り出しており、骨盤の回旋も認められない。その歩行パターンは単純であり、下肢を足部で踏み切るのではなく床から持ち上げ、股関節の分廻し運動で前方に運び、体重支持や体重移動は上肢の平行棒による支持で何とか可能となっている程度である。正常歩行と比べると明らかに簡略化された代償動作となっている。

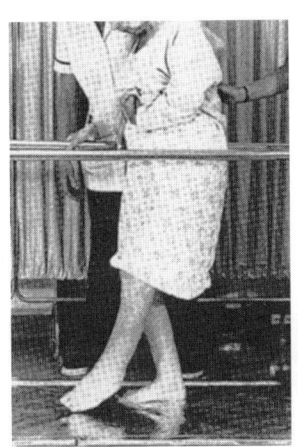

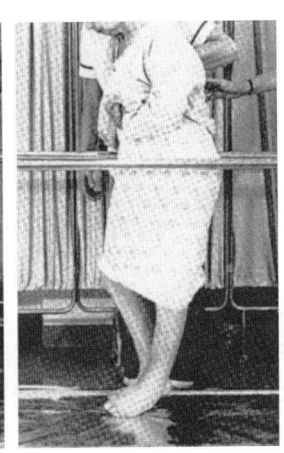

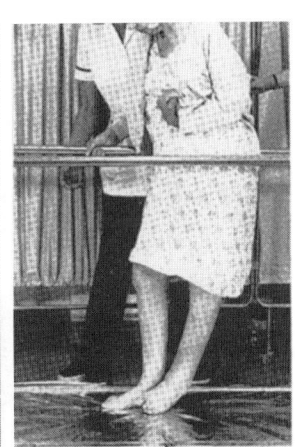

図7.2　片麻痺の分廻し歩行

なぜ、片麻痺患者はこのように行為を簡略化した代償動作を行うのだろうか？　それは歩行に限らずすべての起居移動動作において認められる特徴である。そして、それらの行為中には必ず筋の伸張反射の亢進、放散反応、原始的運動スキーマなどが出現している。したがって、そうした運動の特異的病理の出現が行為の簡略化の原因であると考えたくなるが、それ自体は病態であって病態解釈ではない。問題はそれが出現する理由としての病態解釈である。
　すなわち、片麻痺患者が常に簡略化した行為を行うのは、正常な連続動作に必要な認知過程の中間過程を欠落させることで脳の運動制御レベルの難易度を軽減させているからに他ならない。床の上を歩行しなければならないという直面する課題の遂行が脳の運動制御能力レベルにとって困難な場合、患者は課題の遂行を簡略化して結果のみを成功に導こうとする。これがいわゆる代償動作としての分廻し歩行であるが、この代償動作は正常な動作に必要な脳の認知過程のレベルを軽減させている点に理由を求めるべきである。
　つまり、代償動作としての分廻し歩行は正常歩行に必要な運動制御を簡略化することで成功している低レベルの歩行であると同時に、脳の認知過程（知覚、注意、記憶、判断、言語）を適切に活性化せずに移動のみを成功させているのである。あるいは逆に、脳の認知過程を活性化できないために、運動制御を簡略化しているとも言えるだろう。
　したがって、片麻痺患者が常に簡略化した行為を行うとき、セラピストから見れば運動学的な異常歩行だが、一方の患者自身は運動制御における認知過程の難易度を軽減させて代償動作を成功させているのである。ゴールドシュタインが「代償動作には学習は必要ない」と言っているように、正常歩行に比べて分廻し歩行は明らかに難易度が低く、その運動制御のための求められる認知過程の活性化は量と質ともに簡略化されている。

■「脳の運動を使う能力」としての認知過程の変容や変質
　運動制御能力とは「脳の運動を使う能力」であり、それは目に見えない認知過程を介した「運動の認知的制御」に相当する。だとすれば、片麻痺の運動の異常としての運動の特異的病理も、分廻し歩行などの動作の簡略化も、それを制御する認知過程を改変しない限り回復しないと仮説づけることができる。また、片麻痺の病態解釈は「運動を使う」能力である認知過程の異常に"まなざし"を向けない限り解明することはできないということになる。
　言い換えると、片麻痺患者は行為の遂行の成功と失敗に意識を向けているのであり、行為を修正したり改変したりするために必要な自己の「脳のなかの身体」に"まなざし"を向けてはいない。
　つまり、ここに病態が出現する理由がある。ペルフェッティは片麻痺の特異的病理や行為の外部観察的な異常という病態の観察に留まらず、その背後に運動の認知過程の変容や脳のなかの身体の変質が生じていると仮説づけたのである。

■大きな壁が存在していた
　こうした運動の認知過程は、何も片麻痺の回復のみでなく一般の正常者における運動学習でも不可欠なものである。あらゆる運動学習には認知過程の組織化や再編成が求められる。誰でも何か新しい行為を学習するときには脳のなかの身体を動かし、何を知覚し、どこに注意を向け、どのように記憶し、どう判断し、それを言語で理解し、運動イメージを想起しようと試みる。そうした認知過程にエラーが発生すると行為は不能となってしまう。運動学習には認知過

程の再編成が伴う。

　これと同じことが片麻痺の回復でも言える。片麻痺患者は正常な行為を遂行しようとしても、どのようにして認知過程を活性化すればよいかわからない。回復とは関係のないところに意識を向けても運動麻痺は回復しないし、正常な行為を再獲得することができない。まず取り戻すべきは行為の創発の前提である自己の身体表象であろう。

　また、特に片麻痺においては行為時に必ず運動の特異的病理が出現する。その状態で動作を反復練習しても病態は改善せず、代償動作が固定化するだけである。したがって、伸張反応の異常、放散反応、原始的運動スキーマといった病態を改善するためには、そうした異常な反射を制御するための適切な認知過程の活性化が必要となる。

　しかしながら、ここには大きな壁が存在していた。なぜなら、その「運動を使う」能力としての認知過程は目で見ることができないからである。知覚、注意、記憶、判断、言語、イメージなどは私秘的な意識世界における「脳の表象」である。また、それらは脳（大脳皮質）の高次な心の器官としての精神・認知機能であるが、主観的であるがゆえに片麻痺を客観的な運動麻痺と捉えている限り浮上してこない病態解釈上の問題でもある。バビンスキーに由来する片麻痺の臨床神経学はあくまでも片麻痺を運動麻痺と捉えており、片麻痺となった手足の「運動を使う」能力としての精神・認知機能を病態解釈するという"まなざし"はない。それは片麻痺の臨床神経学の歴史上において誰も指摘しなかった視点である。その大きな壁を乗り越えるのは決して簡単なことではない。

　また、それは目に見えないがゆえに内部観察しなければならないが、半側空間無視や失行といったいわゆる高次脳機能障害とも関係しているが違う。1980年代には脳の機能局在についての知見はより詳細に得られつつあったが、運動の認知過程の局在やその神経メカニズムの解明はされていなかった。この「運動を使う」能力である精神・認知機能をどのように内部観察し、その活性化をどのようにして片麻痺の回復に結びつけるかということが大きな壁の正体であった。

■知覚状況の複雑性を指標にした訓練を試みる

　片麻痺の新しい病態解釈のためには、病態の背後に潜む運動の認知過程の変容や変質を捉える必要があった。そのためにはバビンスキーをルーツとする片麻痺の臨床神経学の常識を越える必要があった。診断を重視する臨床神経学では片麻痺の回復を阻害する認知過程の変容や変質という病態解釈はできない。行為を生み出すためにはどのような認知過程を活性化すべきかを明らかにしなければならない。片麻痺も認知過程の変容や変質も同じ脳卒中によって生じているが、認知過程の活性化は患者の意識や思考のレベルで生じている。患者の意識や思考のレベルに治療的に介入することによって回復の可能性が生まれるとする仮説は魅力的であっても、その具体的な病態解釈は謎に満ちていた。

　しかしながら、その解答は認知運動療法を実践する臨床の中に存在していた。ペルフェッティはセラピストとともに前述した「脳のある領域に損傷を受けると、環境世界を認知するために「運動を使う」のが以前に比べて困難になる。そうした複雑過ぎる課題に直面したときに片麻痺の運動障害（運動の特異的病理）が出現することになる」という仮説を臨床で検証しようと試みる。運動を「物体を知覚するための手段」と捉えた訓練の臨床展開である。

　具体的には、複数の道具（訓練器具）を使って複数の課題をつくり、患者に求める課題の難易

度を下げて訓練を適用したのである。そして、その課題は片麻痺患者が「運動を使う（他動運動、自動介助運動、自動運動）」ことによって解答しなければならない「問い」として呈示された。認知問題の難易度は発達心理学者のヴィゴツキーの「発達の最近接領域」と呼ばれる「患者が一人で問題解決できる領域とセラピストの介助があって問題解決できる領域の間」に設定された。

患者は目を閉じ、自己の麻痺した身体を使って、セラピストが呈示した問いに解答しなければならないという状況下に置かれる。そして、その問いとは「麻痺肢で物体を知覚探索させる」というものであった。「運動を使う」能力の回復のために「知覚状況の複雑性を指標にした訓練」が行われた。それは従来の運動療法における起居動作や歩行の遂行を一挙に求める訓練ではなかった。

この「知覚状況の複雑性を指標にした訓練」は２つに分類することができる。

一つは固定した物体（道具）を麻痺肢で知覚探索させる方法である。たとえば、固定した物体の形（輪郭）、表面素材、高さ、硬さなどを他動運動、自動介助運動、自動運動によって知覚探索させる（図7.3）。

もう一つは動く物体（道具）を麻痺肢で知覚探索させる方法である。たとえば、バネ付きの不安定板の傾斜や単軸の不安定板の傾斜などを他動運動、自動介助運動、自動運動によって知覚探索させる（図7.4）。これらの訓練はどちらも患者の中枢神経系に物体に触れたときの体性感覚を情報化させるものであった。

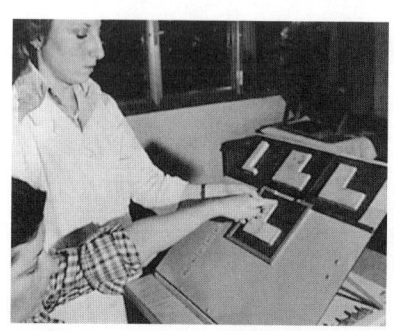

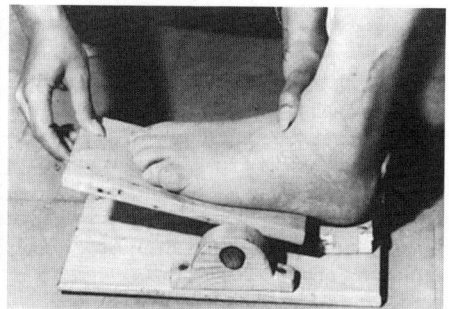

図7.3　固定した物体の知覚探索訓練

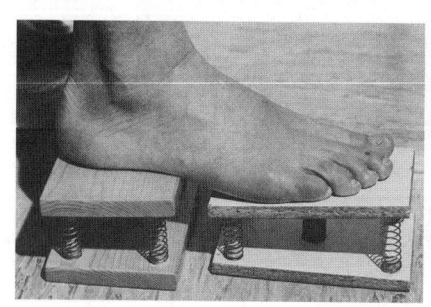

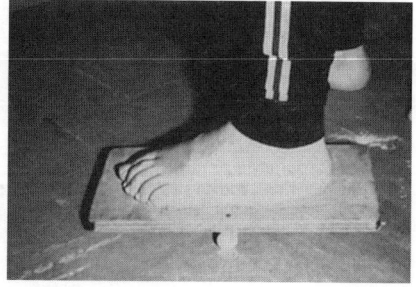

図7.4　動く物体の知覚探索訓練

■認知過程の異常を訓練によって発見する

　こうした「知覚状況の複雑性を指標にした訓練」は患者に日常生活動作の遂行を強要する訓練ではなかった。より難易度の低い物体を知覚探索する訓練であった。そして、そうした訓練が臨床展開された結果、3つの重要な知見が得られた。

　第1は、訓練課題の難易度を下げることで、片麻痺患者一人一人の「運動を使う」能力に差異が認められた。これは運動麻痺が同程度な症例でも、知覚探索を要求すると認知過程の組織化能力に差異があることを意味していた。

　第2は、訓練課題に正しく解答するために、患者は運動の特異的病理を制御しなければならなかった。これは知覚探索の差異を調整することによって伸張反応の異常、放散反応、原始的運動スキーマに個別に対応した訓練が段階化できることを意味していた。

　第3は、訓練課題に正しく解答できなかった患者には、自己の身体の動きについての認知過程に変容や変質が認められたことである。これは知覚、注意、記憶、判断、言語、イメージなどが、知覚探索のために正しく活性化されていないことを意味していた。

　たとえば、固定した物体の属性（形、表面素材、硬さ）や動く物体の属性（傾斜、重さ）を知覚しなければならない場合、その知覚情報を収集するために「運動を使う」能力は患者によって大きな違いがあることがわかった。また、そのときに出現する伸張反応の異常や放散反応の出現状況も患者によって違うし、それを意識的に制御する能力も違う。

　さらに、情報を正しく収集できない理由も、ある患者では体性感覚麻痺に起因する知覚の困難さであったり、別の患者では自己の身体のどこに注意を向けるかがわからないという問題であったり、短期記憶能力の低下であったり、判断のエラーであったり、言語による論理的な誤りであったり、運動イメージを想起できないためであったりした。

　こうした課題の難易度を下げた訓練を行うことで、片麻痺という運動麻痺の背後に潜む脳の認知過程の異常が徐々に明らかになっていった。つまり、一人一人異なる認知過程の変容や変質を理解できるようになった。損傷を受けた脳の世界の病態解釈という未知の扉が開いた。

　ペルフェッティは、片麻痺によって生じるさまざまな認知過程の異常を訓練によって発見したのである。

■教育的な手続きとしての訓練の構築へ

　同時に、認知運動療法は物体の知覚探索課題を通じて、患者が運動の特異的病理を意識的に制御するという意味での回復を目指している。つまり、訓練は中枢神経系が情報を収集するための知覚探索課題であるが、それは脳の認知過程の活性化によって異常な反射を制御するために行われる。したがって、患者が知覚探索課題中に異常な反射を制御できないのは脳の認知過程が適切に活性化できないからである。

　そして、この認知過程は訓練が目を閉じて行われる点で「身体（体性感覚）についての認知過程」のことである。また、知覚探索課題に対して認知過程を適切に活性化できないということが片麻痺の病態をつくりだす理由だと言える。

　このように考えると、片麻痺の新しい病態解釈とは患者一人一人異なる脳の認知過程の異常ということになる。認知過程の異常は片麻痺の回復や学習を妨げる。訓練が教育的な手続きであるためには、患者の知覚、注意、記憶、判断、言語、イメージなどの異常（意識的な運動制御の不適切さやエラー）という病態解釈が必要となる。

再び強調しておきたいのは、これが片麻痺へのラディカル(根本的)な"まなざし"の転換を意味する点である。なぜなら、この認知過程の異常を発見することによって、従来の片麻痺の捉え方や見方とまったく異なる、損傷を受けた脳への"まなざし"が誕生するからである。

それによって片麻痺に対する運動療法が麻痺肢に物理的に働きかけるものではなく(関節可動域、筋力、反射など)、脳に働きかけるもの(認知過程の改変)へとパラダイム転換することになる。片麻痺の運動麻痺の原因が脳の中で発生していることは自明であり、その回復もまた脳の中で生じる。ペルフェッティは「運動の認知的制御」の病態解釈への挑戦を始めたと言えるだろう。

しかしながら、運動における認知過程の変容や変質は私秘的な精神・認知機能に根ざしている点で多様であり、その病態解釈は簡単ではない。当時、認知運動療法の臨床実践に取り組むセラピストたちは「認知過程の異常を訓練のなかで発見」しながら、次のような教育的な手続きとしての訓練を試みた。

まず、片麻痺患者における運動の特異的病理の出現を観察する。この伸張反応の異常、放散反応、原始的運動スキーマ、運動単位の動員異常が片麻痺の病態である。

次に、その病態が出現する理由を考える。この理由こそが片麻痺の病態解釈である。それは患者が知覚できないからかもしれないし、注意を向けていないからかもしれないし、運動イメージが想起できていないからかもしれない。セラピストは、そうした認知過程の異常を患者に質問したり、課題の解答へのエラーから発見する。

そして、認知過程の異常を発見したり、推察した後に、回復に向かう仮説を構築する。すなわち、知覚を活性化したり、注意を活性化したり、運動イメージを活性化したり、言語指示を与えたら、患者が運動の特異的病理(異常な反射の出現)を意識的に制御できるかもしれないという仮説をつくる。

この仮説をつくったら、その仮説を検証するための訓練(課題)を選択する。その訓練は知覚、注意、運動イメージといった認知過程の活性化を呼び起こす知覚探索課題でなければならない。

もし、仮説に基づいた訓練が適切なものであるなら、少なくとも患者には運動の特異的病理の改善が認められるはずである。つまり、異常な反射の出現を部分的には制御できるという結果が得られる。

したがって、訓練を段階的に患者に適用して、患者が「運動を使う」能力を学習してゆくことが回復であり、それを実現するための仮説としての複数の訓練課題をセラピストが設定してゆくことが教育的な手続きとしての訓練ということになる。

ペルフェッティは、片麻痺の病態(運動の特異的病理の観察)-病態解釈(認知過程の異常)-訓練計画(適切に認知過程を活性化するための訓練課題の選択＝回復仮説)-訓練の実際(仮説の検証)という教育的な手続きに沿った訓練を構築したのである。

■認知過程の奇妙な出来事

リハビリテーションの臨床では、片麻痺患者の認知過程に奇妙な出来事が生じることがある。自験例だが、重度な片麻痺となり、足の先端のみが幻影のように残っていた患者がいる。

その患者の足関節の運動覚は脱失していたが、足指の触覚は部分的に遊離して残存していた。彼はそれを絵に身体イメージとして描いた(図7.5)。その絵に足全体の輪郭線はなかった

が、「足指と踵の部分の触覚はある」と言った。平行棒内で立位をとらせると、下肢の伸展筋群の痙性は高く、足部には異常な筋緊張が出現して強い内反尖足変形を呈していた。

特に、足部の知覚（触覚、圧覚、運動覚）が困難であるため、彼は平行棒内で健側下肢のみの支持で立っていたが麻痺肢への体重負荷はできなかった。麻痺肢の足関節や足底の状態には注意を向けず、足底のどこが床と接触しているかを尋ねてもわからなかった。自分の足部の存在自体に気づいていないかのようだった。彼の意識はすべて健側下肢で自分の体重を一生懸命に支えることに向けられていた。

数週後のある日、彼は座っていて「いつの間にか足指と踵が消えた、足が完全になくなった」と訴えた。「脳のなかの身体」が消えてしまったのである。事実、奇妙なことに足指に手で触れても彼は何も感じなくなっていた。しかし、以前の足指と踵の触覚は部分的に遊離して存在していたはずである。彼の認知過程は足部について何も活性化できなくなっていた。何も存在しなければ認知過程を活性化することはできない。足先は"無"の状態になってしまった。

エーデルマンは「脳は整合性のない情報を消去する」と言っている。リハビリテーションの臨床でも"情報"という言葉の意味が重要性を帯びてくる。

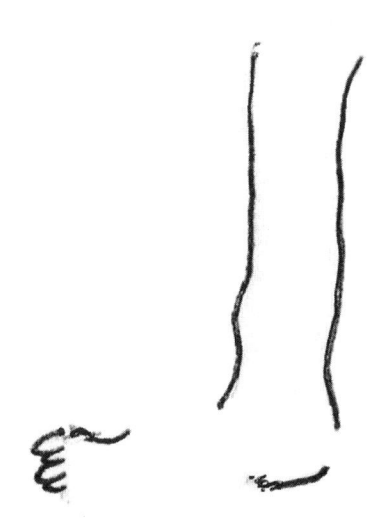

図7.5　片麻痺患者がイメージして描いた自分の足部
　　　　（数週後、足指と踵の部分が消失したと言った）

7.4 片麻痺では情報が構築できなくなる

> 足底は一枚板のようだ。
> ──ある片麻痺患者の言葉

■身体と環境との相互作用（インタラクション）

「片麻痺では情報が構築できなくなる」という新しい病態解釈を理解するためには、「身体と環境との相互作用」という視点をもつ必要がある(図7.6)。ペルフェッティは『認知運動療法：運動機能再教育の新しいパラダイム』の冒頭で次のように述べている。

> 環境世界との関係性を作り出すために、中枢神経系は情報を収集しなければならない。そのためには物体（対象物）との段階的な相互作用に準じた運動シークエンス（筋収縮の組み合わせ）の組織化が要求される。中枢神経系が必要とする情報は物体との相互作用を通して入手される。

身体と環境との相互作用（interaction）とは何だろうか。それは身体と環境との接触から始まる。身体は皮膚、関節、筋、神経系を介して常に環境（世界）と接触している。環境には物体が溢れている。運動することによって身体と物体とが接触し、何らかの知覚が生起する。また、その知覚によって次の運動が生起する。運動と知覚はどちらが原因でどちらが結果なのかわからない。したがって、身体と環境との相互作用は「知覚運動連鎖」の循環回路とみなすことができる(図7.6)。

そして、身体と環境との相互作用は環境への適応という目的をもっている。これをユクスキュルは生物の知覚 - 運動システムの「機能円環」と、運動と知覚の一元論を主張するヴァイ

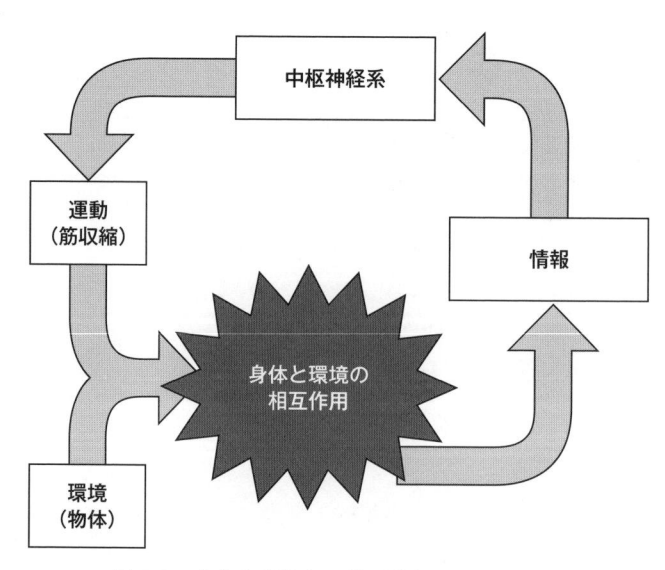

図7.6　身体と環境との相互作用(Perfetti, 1998)

ツェッカーは知覚運動連鎖の結合関係を「コヘレンツ（即応）」と、ナイサーは運動の探索による「知覚循環」と呼んでいる。

このように身体と環境との相互作用という視点は、運動を「知覚するという行為」とみなしている。それは人間が身体を使って環境（対象や物体）の存在を「認知（cognition）」するための基本メカニズムなのである。

■運動とは知覚探索である

人間が物体の存在を知覚するためには「運動」が必要である。この運動の本質についてペルフェッティは次のように述べている。

> 運動は世界を認知し環境世界と相互作用を築くためのストラテジーである。このストラテジーがどれだけ洗練されたものであるかは、運動を行う主体の中枢神経系のもつ組織化能力に関わってくる。

この視点は運動（筋収縮）を単なる関節運動を生じさせる作用とはみなしていない。運動を「知覚探索」と解釈している。この物体を知ることの基本が「知覚（perception）」である。

「知覚（perception）」は感覚ではない。感覚は知覚の源に過ぎない。たとえば、手でリンゴを持ってみる。意識を向ければ複数の知覚が想起できるはずである。リンゴの大きさや形が知覚できる。また、リンゴの表面素材、硬さ、重さなども知覚できる。こうした客観的に物体を捉えることが知覚である。身体（運動）と物体（リンゴ）との相互作用が複数の知覚を生み出している。もし運動異常があればリンゴの物体としての属性は知覚できない。手の運動は知覚探索の連続だと言える。

また、認知という言葉も使っているが、それは知覚に何らかの意味的な解釈を与えることである。目の前のリンゴとの「距離」は知覚だが、それが「リンゴは手を伸ばすと取れる場所にある」といったふうに、自分の行為の可能性と関係づけるのが認知である。

これを足部と地面（床）との相互作用の観点から考えてみよう。歩行もまた知覚探索の連続である。歩行するとき、足は地面の水平性、地面の素材や硬さ、体重移動に伴う足底圧の移動などを連続的に知覚している。したがって、足の運動も知覚探索の連続だと言える。運動異常があれば、足部が床のどこにあるか知覚できなくなる。床の硬さも下肢の筋収縮力がなければ知覚できない。片麻痺のように異常な筋緊張が下肢筋に発生していれば、歩行時に体重を知覚することもできなくなる。そうした状況で片麻痺患者の歩行訓練を行っても効果はない。歩行には運動を介した自己の身体の空間的な知覚と地面との接触的な知覚が不可欠である。そうした知覚ができなければ、「私は地面の上や階段を一人で歩ける」という認知は生まれないだろう。

こうした身体と物体との相互作用において重要なのは、複数の知覚が運動によって生み出されているということである。つまり、運動によって物体を知覚するためには筋収縮のストラテジーが必要なのである。片麻痺のように異常な筋収縮が発生している状態では身体と物体との相互作用は限定的となり、物体を正確かつ多様に知覚することができない。

また、知覚は能動的な身体と環境との相互作用であると同時に、その知覚は脳が「運動イメージ」を活性化させて生み出したものである。知覚は物体の属性を単に脳が受動的に受け取ったものではない。そのように感じられるのは視覚のメタファーとして身体を介した知覚を

理解するときの錯誤に過ぎない。知覚が能動的な性質をもつのは、運動イメージの想起の時点で物体の属性の中の何の知覚を得たいかを選択しているからである。こうした「予測」の想起によって運動の知覚探索はなされている。また、運動による知覚探索は自由ではない。人間の知覚は社会文化的な人間の知性によってつくられる空間性（方向、距離、形）や接触性（表面の肌理、硬さ、重さ）という客観的な指標（パラメーター）に準拠して物体の属性を知るということだからである。

■片麻痺では身体と環境との相互作用が変質して情報が構築できない

そして、こうした運動による知覚探索が可能なのは脳（中枢神経系）が「情報（information）」を構築しているからに他ならない。これは知覚が単なる感覚の集合体ではなく情報の構築であることを示唆している。

ベイトソンは「情報とは、差異によってつくられる差異である」と定義している。脳は体性感覚を源とする外部世界の差異に基づいて空間や物体の知覚情報をつくりだしている。

だとすれば、こうした身体と環境の相互作用という視点が片麻痺の病態解釈に新しい視点をもたらすことは明らかであろう。

片麻痺では手足の運動麻痺や感覚麻痺を生じるが、損傷を受けているのは脳である。脳が身体と環境との相互作用を介して情報を構築する器官であるなら、異常な筋緊張が出現する痙性麻痺状態では外部世界の差異を知覚することは困難となる。したがって、新しい片麻痺の病態解釈は次のように定義できる。

『片麻痺では身体と環境との相互作用が変質し、情報を構築することができなくなる』

運動による知覚探索の循環的な神経回路に病変が生じ、脳が情報を構築できないということが片麻痺患者に生じている。脳が情報として構築できない世界で人間は動けないということである。

片麻痺患者には身体と環境の相互作用を介して情報を構築することを求める必要がある。患者の脳は情報を構築することができない。そこでは何らかの認知過程の異常が発生している。その認知過程の異常を適切に組織化するのがリハビリテーション治療でなければならない。そして、その核心を理解するためには、次のペルフェッティの言葉が重要となる。

『脳は"物理的な差異"を"認知的な差異"に変換する』

身体は環境と相互作用する。これは正常でも片麻痺でも同様である。この相互作用は外部世界における物理的な差異である。一方、それを情報として構築することは認知的な差異を脳がつくりだすということである（図7.7）。

片麻痺患者が適切な行為ができないということは、患者の脳が「外部世界での物理的な差異を内部世界での認知的な差異に変換できない」ということを示している。片麻痺によって引き起こされる認知過程の異常の本質は、情報を認知的な差異として構築できないという点にあると言えるだろう。

なお、認知的な差異とは知覚的な差異のことだが、現実には感覚的な差異や情動的な差異なども生まれるために、ここでは認知的な差異と広義に表現している。

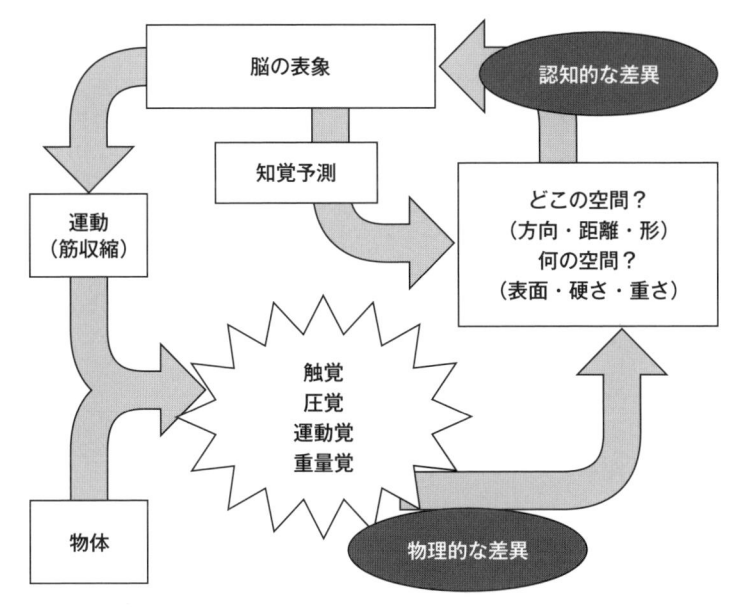

図7.7 情報の構築とは、物理的な差異から認知的な差異をつくりだすこと

■運動とは行為である

また、ペルフェッティはオースティンの言語行為論を参考に、言語と運動の類似性に着目している。運動も他者(外部環境)との対話のようなものであり、文脈的な観点から異常を解釈すべきである。

- 発語行為…………運動(筋収縮)を遂行する
- 発語内行為………環境世界の一部と一定の相互作用をつくる
- 発語媒介行為……その相互関係から明確な結果を得る

つまり、言語も運動も行為とみなすべきであり、行為を筋収縮の異常のみで病態解釈してはならないということである。運動(筋収縮)を環境世界との対話とみなすことは、単に筋収縮を起こすことではない。ある意図や期待や予測に基づいて筋収縮し、それが実現したかどうかの結果までを含む行為なのである。運動(筋収縮)は感覚刺激でも起こるが、行為の真のトリガーは情報であり、行為は物理的な差異を認知的な差異に変換することによって制御される。つまり、主体がどのような認知的な差異に変換するかは、外部環境との対話の文脈においてどのような結果を得たいのかによって決定される。

ベイトソンは、「情報なくして無から有は生じない」、そして「精神とは相互作用する部分(構成要素)の集まり」であり、「精神の各部分の相互作用の引き金は差異によって引かれる」と述べている。

■情報の「共時性」と「通時性」

さらに、脳が情報を構築できないという病態は、「身体と環境との相互作用が変質して世界が知覚できない」という点のみではないことを考慮しておくべきである。ペルフェッティはソ

シュールの言語論における「共時性(synchronic)」と「通時性(diachronic)」の概念を片麻痺の病態解釈に導入することを提案している。

　これを脳の情報の構築に当てはめると、脳はある身体と環境との相互作用から意味ある情報をある瞬間につくりだす必要があるが(共時性)、その情報の行為の遂行における必要性は時間的に有用度が異なっている(通時性)。ある知覚情報はある瞬間に必要なのであって、すべての知覚情報が行為の遂行中のすべての瞬間に必要なわけではない。つまり、脳は行為に必要な情報を次のように構築する必要がある。

- 何を……………何の感覚を
- いつ……………どの瞬間に
- どこで…………どこの相互作用から
- どのように……どのような情報に構築するのか

　たとえば、歩行における遊脚期の足部を前方に振り出す機能を考えてみよう。このとき、次のような情報の構築が必要となる。

- 何を……………骨盤と股関節と膝関節の運動覚を
- いつ……………遊脚期に
- どこで…………骨盤回旋と股屈曲と膝伸展の空間的な動きの相互作用から
- どのように……足部が前方に移動する「距離」という知覚情報に構築する

　片麻痺患者の分廻し歩行では、遊脚期の足部を前方に振り出す距離の調節は骨盤を引き上げるか股関節の屈曲運動のみで行われている。膝関節の屈伸運動による距離の調節は欠如している。つまり、骨盤、股関節、膝関節運動による距離の調節に必要な知覚情報は構築されていない。そして、その距離の調節は遊脚期の間の通時的な知覚情報の変化である。

　したがって、行為のための情報は「共時性」にも「通時性」にも構築されなければならない。こうした「共時性」と「通時性」に基づく情報の構築は、異常という点ではすべての片麻痺患者に発生しているが、その異常さの内実は一人一人違っている。

■情報は一人一人の患者についてのものだ

　多くの片麻痺患者は情報を構築することができない。あるいは運動異常のために身体と環境との相互作用は単純なものとなり、複雑な情報は構築できない。共同運動による筋収縮では物体を知ることはできない。しかし、これは同時に片麻痺患者の脳が情報を構築すれば回復するという逆説的な仮説を導く。

　自験例だが、軽い片麻痺にもかかわらず分廻し歩行をする患者がいた。その患者が「足底は一枚板のようだ」と言った。足が一枚板であれば、下肢を骨盤から持ち上げないと下肢を前方に振り出せないであろう。その患者に下肢を前方に振り出す前の踏切期の足の動きを視覚的に見せた。患者の目の前で実際に歩行をして、足底がどのように動いているかを見るように求めた。そして、踏切期にはまず足底が全面接地している状態から、踵、前足部、母指の順で足底が床から離れてから、下肢を前方に運ぶのだと説明した。患者は「なるほど」と言った。

次に、平行棒内立位で健側下肢を前に踏み出し、麻痺肢の足部の踏切り期を設定し、体重を健側下肢に負荷してゆきながら、他動的に足部の踏切り期の動きを誘導した。そのとき、足は一枚板ではなく、足の前1/3のところには関節があり、そこは踵が浮くときに動く、その関節の動きに注意を集中して感じとるようにと教えた。足の中足指節関節（MPJ）の運動覚情報と足圧の変化に意識を向けさせるために、何度か繰り返した（図7.8）。

その直後、患者は平行棒内で分廻し歩行せずに歩いた。骨盤を持ち上げたり、股関節を外側に分廻しすることはほとんどせずに、膝関節を屈曲した後に伸展して足を前方に運んだ。平行棒をUターンして戻って来た患者に「どうですか？」と聞くと、「できた！」と答えた。患者は「足底が一枚板でないこと」を知った。患者の脳は、足の中足指節関節（MPJ）の運動覚を、「歩行時の踏切り期に必要な文脈的な情報」として構築したのである。

ただし、この情報の構築の仕方はすべての患者に有効だとは限らない。この患者固有の情報の構築の仕方だと言える。多くの片麻痺患者は簡単には情報を構築することができない。セラピストは回復のために必要な「情報を構築する訓練」を、患者一人一人の病態に応じて提供しなければならないということである。

ルリアは「神経心理学は脳の損傷のせいで対処が難しくなったり、ときには困惑するほど奇妙に見える世の中で歩んでいこうと奮闘している一人一人の患者についてのものだ」と述べている。

ペルフェッティはリハビリテーション医学における片麻痺の病態解釈に、患者一人一人異なる身体と環境との相互作用の変質に起因する「情報の構築の異常」と「適切な情報の再構築による回復」という視点を持ち込んだのである。

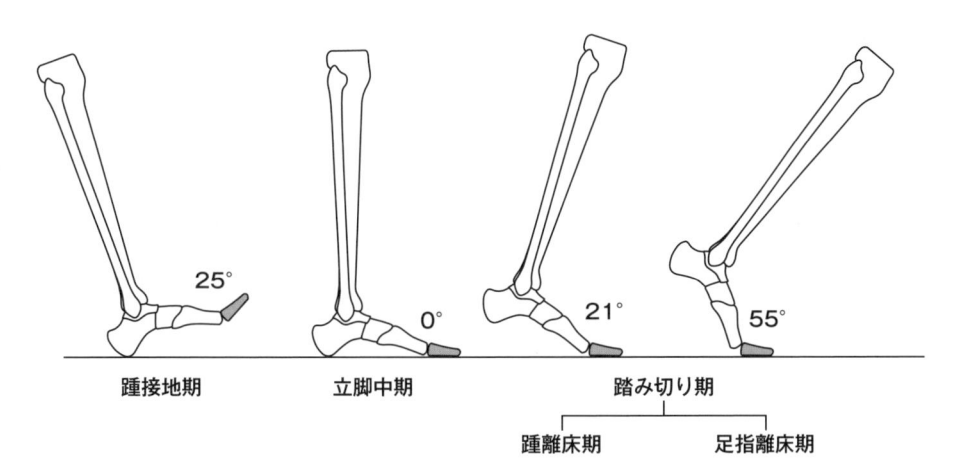

図7.8　歩行の立脚期における中足指節関節（MPJ）の運動　(Perry, 1992)

7.5 片麻痺では自分の身体を知ることができなくなる

> 引っ張られている感じがする。
> ――ある患者の言葉

■行為的表象

　片麻痺によって情報を構築できなくなるということは、「運動(筋収縮)によって世界を知ることができない」という意味である。だが、何を知ることができないのかという点については深く考えてみる必要がある。なぜなら、「片麻痺では自分の身体を知ることができない」ということが起きるからである。

　発達心理学者のブルーナーは人間が何かを知るための手段として次の3つの表象を挙げている(図7.9)。

- 行為的表象(enactive representation)……運動
- 映像的表象(iconic representation)………視覚
- 象徴的表象(symbolic representation)……言語

　「表象(representation)」とは外部世界に存在する物体や記号や意味を心的に想起することである。

　それは「再現(representation)」「心的表象(mental representation)」「脳内表象(brain representation)」などとも呼ばれる。そして、現実に外部世界に存在する物体を心的表象することを「知覚」、現実に外部世界に物体が存在していない状況においてその物体を心的表象するこ

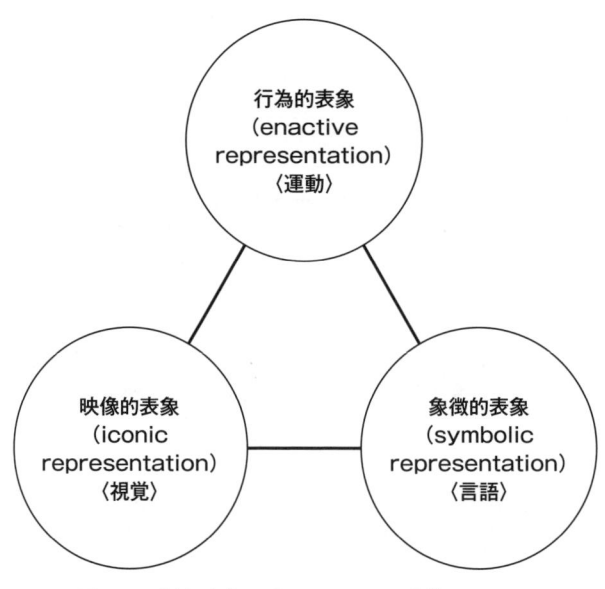

図7.9　何かを知るための3つの手段 (Bruner)

とを「イメージ」と言う。
　片麻痺では高次脳機能障害を合併していない限り、基本的に視覚的表象や言語的表象は障害されておらず、行為的表象に問題が発生する。また、そうした行為的表象が視覚的表象や言語的表象と一致しないと仮定できる。そして、この不一致を異種感覚情報変換不全と言う。

■ 身体の知覚と身体イメージの異常
　しかしながら、外部世界に存在する自分の身体もまた物体だという点に注意すべきである。この自己の身体を心的表象することは体性感覚による知覚やイメージである。つまり、体性感覚による行為的表象には、「"身体の知覚"と"身体イメージ"」の両方が含まれる。また、それが身体図式や運動イメージの基礎になると考えられる。

　行為的表象
　　● "身体の知覚" → 身体図式（body schema）
　　● "身体イメージ" → 運動イメージ（motor imagery）

　人間は外部世界で行為するが、その行為する外部世界を知るための前提として「自分の身体を知っておく」必要がある。それがなければどのように外部世界の物体を知るための運動（筋収縮）を起こせばよいかわからない。
　身体の知覚と身体イメージによって自己の身体の存在が認識できる。片麻痺では身体の知覚と身体イメージの異常が出現する。片麻痺が生じるということは単に動かないということだけでなく、「自己の身体を知ることができない」という重大な問題を発生させるのである。
　そこで、ここではまず片麻痺の行為的表象における「身体の知覚と身体イメージ」の異常を取り上げる。それは体性感覚の世界の異常であり、神経生理学で「運動感覚の異常」と呼ばれるものである。

■ 運動感覚の異常
　たとえば、片麻痺では痙性による異常な筋緊張が出現して随意運動が困難となる。それは運動異常である。しかし、異常な筋収縮の出現は単なる運動異常に留まらない。筋には筋紡錘と呼ばれる固有感覚受容器が存在し求心性情報を感覚野に届けている。筋は運動を実行する運動器であると同時に四肢の「運動感覚（kinesthesia）」を発生させる感覚器でもある。
　シェリントンは筋、腱、関節などの感覚器に起源をもつ「運動感覚」を「自己固有受容感覚（proprioception）」と名づけた。これは身体が自己であることを知るための感覚であり、「筋感覚（muscle sense）」と呼ばれることもある。この運動感覚、自己固有感覚、筋感覚は、四肢の位置覚（関節角度）や運動覚（関節の運動方向）、筋収縮による運動印象、張力感、重量感などが複合された「深部感覚（deep sensation）」であり、皮膚の触覚などの表在感覚とは区別される。この運動感覚に異常が発生すると、自己の姿勢の空間性がわからなくなり、自由に動くことはできなくなる。
　一般的に、関節包の感覚器に由来する運動感覚は意識に上るが、筋の感覚器に由来する運動感覚は意識に上らないとされている。しかしながら、筋の運動感覚は関節運動の運動イメージを発生させている。たとえば、内藤によれば肘関節の屈曲筋である上腕二頭筋に振動刺激を加

えると、肘関節が伸展しているかのような「運動錯覚(illusory kinesthesia)」が引き起こされる。実際に肘関節は動いていないにもかかわらず、筋紡錘が振動刺激されると求心性のⅠa情報が大脳皮質の感覚野に入力して肘関節が動いているように感じるのである。さらに、このときに手で自分の鼻をつまんでいると「あたかも鼻が伸びるように感じる」という「ピノキオ錯覚」が発生することも知られている。したがって、筋の運動感覚は「脳のなかの身体」としての「身体イメージ(body image)」をつくりだしており、それは目には見えないが脳内現象として主観的には意識できる知覚である。

　また、ベルトーズは歩行について「どこかを見て歩くのであり、どこに歩くかを見るのではない」と言っている。これは歩行における運動感覚の重要性を強調した言葉である。人間は前方のどこかを見て歩いている。その到達すべき目標を見ているのは視覚である。一方、歩くときに足元は見ていない。だが、足を床のどこに運ぶかは何によって制御されているのだろうか。それは体性感覚としての運動感覚の働きである。運動感覚はまるで床を見ているかのように正確に足を運んでいる。そして、この運動感覚に異常が発生すれば歩くことができなくなる。

■関節の位置覚や運動覚の異常

　このように片麻痺の痙性による異常な筋緊張の出現は運動感覚の異常を引き起こす。もちろん、求心性の表在感覚や深部感覚の神経路に損傷があれば運動感覚の異常が引き起こされる。しかし、ここで強調しているのは、そうした体性感覚の神経路に損傷がなくても痙性では運動感覚の異常が生じる点である。

　仮に、内包部で運動野からの遠心性(下行性)に脊髄の運動ニューロンを制御する錐体路のみが損傷され、求心性(上行性)の脊髄から感覚野に向かう体性感覚神経路が損傷を受けていないと仮定してみよう。臨床神経学的には運動麻痺が生じ、表在感覚麻痺や深部感覚麻痺は生じていないと診断される。

　しかし、実際には痙性による異常な筋緊張によって筋紡錘から異常な運動感覚が感覚野に入力されている。それによって片麻痺患者は自己の身体の動きを空間的に知覚できなくなってしまう。この自己の身体知覚の混乱こそが、運動異常によって引き起こされる認知過程の異常の一例である。四肢の深部感覚麻痺は神経解剖学的に発生していないはずなのに、実際には運動感覚の異常が引き起こされる。もちろん、深部感覚麻痺があれば運動感覚の異常はより強く出現するが、たとえ深部感覚麻痺がなくとも痙性によって運動感覚が混乱する。

　そして、これは簡単に臨床で観察することができる。片麻痺患者に閉眼した座位をとらせ、股関節、膝関節、足関節を90度に位置させる。セラピストは麻痺側の膝関節がどのような位置にあるかを質問する。深部感覚障害がない患者であれば「膝関節は90度屈曲している」と答えるはずである。患者は静的な状態では膝関節の角度を認識できている。この状態からセラピストは膝関節の深部感覚検査を行ってみる。セラピストがまず他動的に麻痺側の膝関節を足底が床に接触した状態で動かし、ある位置で止める。その麻痺側の膝関節の角度に対して健側の膝関節の角度が一致するような自動運動を健側下肢に要求する。

　このとき、膝の大腿四頭筋とハムストリングス、足の下腿三頭筋と前脛骨筋に痙性による異常な筋緊張が出現している患者であれば、ほぼ全症例に左右の膝関節の角度に誤差が生じる。異常な筋緊張が膝関節や足関節の運動感覚を混乱させるのである。患側の膝関節の運動に伴って足関節も同時に動いている。患者は、この膝関節と足関節の位置関係を知覚するのが難し

い。特に、筋を伸張して抵抗があると、その筋は引き伸ばされているにもかかわらず、筋収縮している逆方向に動いているような運動感覚が生じる。

つまり、膝関節を屈曲させると大腿四頭筋と下腿三頭筋に異常な伸張反射が生じ、屈曲角度を少なく認識するような誤差が生じやすい。膝関節を伸展させるとハムストリングスと前脛骨筋に異常な伸張反射が生じ、逆に認識する。その誤差は5度以内なら正常範囲内だが、深部感覚障害がない片麻痺患者でも10度から20度程度は生じる。もし、患者が深部感覚障害を合併していれば、膝関節がどちらに動いたかどうかがわからない場合もある。これは患者を腹臥位にして検査するとより顕著な誤差が発生する。また、膝関節の運動感覚に限らず、上下肢のすべてに生じる。それは自分自身の複数の関節の位置関係を知覚できなくなるということである。

このように痙性による運動感覚の異常は身体各部の空間性の知覚障害として重大な問題を引き起こす。痙性の影響は関節の「位置覚(sense of joint position)」や「運動覚(sense of movement)」を混乱させて片麻痺患者の動作を阻害する。たとえば、座位で膝関節と足関節の位置関係がわからない患者は椅子から上手く立ち上がることができない。足底と床とが接触している場所がはっきりしない状態ではどこで体重を支えればよいのかわからない。

■重量覚や抵抗覚の異常

さらに、運動感覚の異常は筋出力の「力量感覚(sense of force)」や「努力感覚(sence of effort)」にも及ぶ。それによって「重量覚(sense of weight)」や「抵抗覚(sense of resistance)」といった知覚障害が発生する。

この点についてはマックロスキーの「重量覚」についての研究が興味深い。重量覚には自分の体重の知覚と物体を持ったときの重さの知覚とがあり、彼は物体を持ったときの重さの知覚を研究している。それによれば人間がある重量を支えているときに主動筋に振動刺激を加えると緊張性振動反射(tonic vibration reflex)のために主観的な重さが減少する。一方、拮抗筋を振動刺激すれば逆に重さの感覚の増強が起こる。これは振動刺激が筋紡錘のGIa情報を相反神経支配によって変調させているからである。GIa情報は動筋の運動ニューロンを促通すると同時に拮抗筋の運動ニューロンを抑制する。

また、日常的に上肢で重い荷物を持ち続けていると、筋疲労が生じて荷物が徐々に重く感じられるようになる。だが、荷物の重量が変化しているわけではない。この理由をマックロスキーは「疲労筋に対して負荷に抵抗する力を発揮させ続けるためには、随伴発射と呼ばれる運動野からの筋収縮指令が時間経過とともに増加し、そのために同じ荷物の重量を重く感じる」と説明している。

この随伴発射(corollary discharge)とは、運動野から脊髄前角のα運動ニューロンに直接至る経路と同時に運動野から脊髄前角のγ運動ニューロンに直接至る経路が活性化するが、このγ経路は途中で頭頂葉にその筋出力情報を送り、その運動野からの遠心性情報と筋紡錘からのGIa求心性情報との比較によって「重量覚」を発生させる神経メカニズムである。つまり、重さは筋出力と抵抗との差異を頭頂葉で比較することで知覚されている。

したがって、痙性による異常な筋緊張が発生すると、筋紡錘からの求心性のGIa情報は混乱した誤った情報を頭頂葉に送り続けることになり、上肢での適切な重量の知覚は困難となるし、下肢による床反力からの抵抗の知覚も困難となる。この「身体の知覚異常」によって、片麻痺患者が上肢で物体を持ったり、下肢で自分の体重を支えて歩行することができなくなって

しまう。また、左右の下肢の荷重量の差異もわからなくなるだろう。そのために片麻痺患者は患側下肢に体重をかけようとしない。

■自分の身体を知ることができない
　片麻痺患者が「自分の身体を知ることができない」のは体性感覚麻痺のみが原因ではない。痙性の特異的病理も知ることを妨げている。ペルフェッティとともに認知運動療法を研究しているセラピストのパンテは、患者が伸張反応の異常、放散反応、原始的運動スキーマ、運動単位の動員異常について発した言葉を、次のように分類している。

伸張反応の異常
- 腕が固い
- 引っ張られている感じがする
- 硬いゴムのようだ
- 嫌な感じ

放散反応
- まるでギプスをはめたようだ
- 厚紙で巻かれている
- 包帯で縛られている
- どうしようもない

原始的運動スキーマ
- 腕が勝手に動くのです
- 私の命令に足が従わない
- だめ…できない、これだけしかできない
- これならいい感じ…、ほら、できるでしょう（共同運動の出現）

運動単位の動員異常
- 重い
- 力が入らない
- やるべきことはわかっているのに、できないのです
- 脚を弱々しく感じて、自分を支え切れません

　片麻痺患者は痙性の特異的病理によって情報が構築できないため、自己の身体意識が変容してしまう。こうした一人称言語記述は、苦悩する患者一人一人の心の発露である。セラピストは、その患者の身体の知覚と身体イメージに寄り添って病態解釈に努めなければならない。訓練によって意識経験を変化させることができる。訓練は身体意識の改善をもたらしうる唯一の手段なのである。

7.6 片麻痺では外部世界を知ることができない

> 世界は身体という生地で仕立てられている。
> ——Merleau-Ponty

■認知とは世界の表象ではなく、世界を生み出すことである

　片麻痺の病態を「自己の身体を知ることができない」と解釈することは、身体を介して自己の存在を知覚したりイメージすることができないということを意味していた。ここではその病態解釈の本質をさらに考察してみよう。そのためには「身体によって世界を知ることの意味」をさらに探求しなければならない。

　認知とは何だろうか？　一般的に認知とは「知ること」を意味する。しかし、マトゥラーナとバレーラは「認知とは行為であり、行為とは認知である」と述べている。これは知覚と運動の関係性を人間の精神と身体の関係性に拡張しようとする斬新な視点である。運動と知覚、あるいは認知と行為はカップリングしており、常に「二重作動」していると解釈されている。それは知覚の内部で運動が作動し、運動の内部で知覚が作動しているという意味である。

　また、さらにバレーラは「認知とは世界の表象ではなく、世界を生み出すことである」と主張している。そして、行為によって次々と異なる認知が生み出される創発プロセスを、「行為からの産出（enaction）」と呼び、それを次のように説明している。

>　知覚とは、知覚によって導かれる行為である。
>　認知は、行為が知覚に導かれることを可能にする反復性の感覚運動パターンから創発される。

　この説明が興味深いのは、人間の脳が外部世界を認知しているとする常識を否定しているからである。確かに、何かを見たり何かの物体に触れると、それを脳が認知しているように思える。こうした認知が脳による外部世界の「表象（representation）」だとする表象主義は現在でも根強い。しかし、そこには「認知が行為から産出されている」ことへの視点が欠落している。

　実は、外部世界としての環境はすでに行為にあらかじめ内包されている。行為は身体と環境との相互作用であり、それによって生み出される認知には身体と環境は事前に含まれている。だとすれば、認知としての一つの世界の生起は身体と環境との「共‐創発」であり、それによって生み出されるのは、行為によって産出された環境である。つまり、生きている世界は、主体が行為するためにつくった環境世界なのである（図7.10）。

　したがって、行為によって産出される一つの世界は外部世界や環境そのものではない。それは主体の脳が表象した生きている世界であり、その意味は個人によって異なる。

　バレーラはこうした行為の創発プロセスによって産出される認知を「身体化された心（embodied mind）」と呼んでいる。身体化された心は身体と環境の両方に根ざしており、身体‐脳‐環境は一体化して「自己を含む世界のすべて」を創発している。心は身体なくして生じないのと同様に、心は環境なくして生じない。心は内在化していると同時に外在化している。

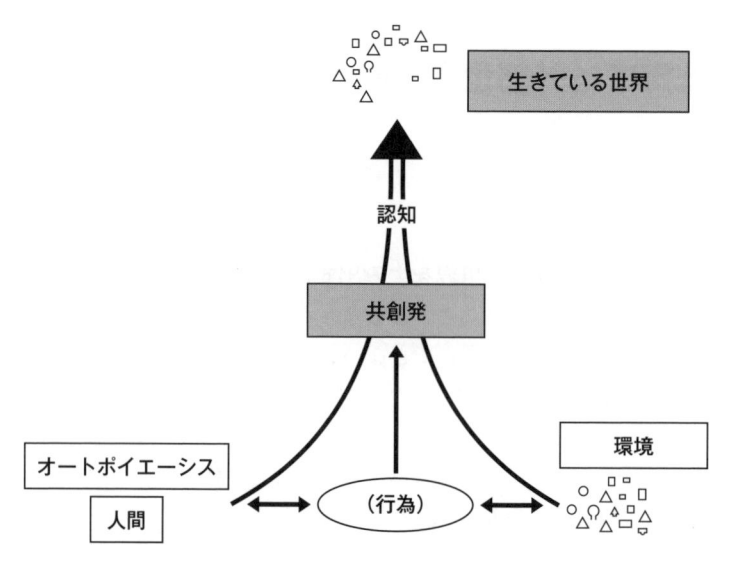

図7.10 人間(身体)と環境との共創発プロセスとしての認知 (Varela, Lewontin, 1993)

「身体化された心」には「身体と環境との相互作用」とが内在化されており、それによって主体にとっての「生きている世界」が外在化するのである。

■人間が世界に住みつくということ

「身体化された心」とはメルロ=ポンティの「私の生きる身体(現象的な身体)」のことでもある。それは「私が話したり行為したりする際にいつも黙って立ち合っている見張番のようなこの身体」のことである。彼は、『目と精神』という本の中で「私の生きる身体」について次のように述べている。

> 私の見るすべてのものは、眼なざしの射程内にあって、「私がなしうる」ことの地図の上に定位されている。見える世界と私の運動投企の世界とは、それぞれに同一の存在の全体を覆っているのだ。

> 誰も十分には考えたことのないこの異様な重なり合いが、視覚を内在的な観念の世界をしつらえる思考の働きだと解することを禁ずる。謎は、私の身体が〈見るもの〉であると同時に〈見えるもの〉だという点にある。

> 私の身体は見ている自分を見、触っている自分に触わる。私の身体は自身にとっても見えるものであり、感じうるものなのだ。それは一個の自己である。

> したがって、世界は、ほかならぬ身体という生地で仕立てられている。

ここでメルロ=ポンティが言わんとしているのは、「私の身体は物に住みついている」ということである。

それは「私は一個の生きる身体として世界に住みついている」ということである。ただし、人間は世界に住んでいるがその世界はすべての環境ではない。自己の身体を介して環境の一部である物体と相互作用することによってつくられた世界に住みついている。つまり、私の身体を介して抽出された「私が生きる世界」に住みつく。そして、それは「身体が物に住みつくこと(物体が身体の延長として存在すること)」である。

この意味を日常の行為の中で発見してみよう。たとえば、目の前の机の上に一つの「リンゴ」が置かれている。リンゴという物体の存在は空間的な位置、形、大きさ、傾き、色彩などとして視覚的に表象されている。また、リンゴに触れるとどのような感じがするかは、表面素材、硬さ、重さ、形、大きさなども身体の体性感覚によって表象(認識)されており、手を伸ばし、触れ、握って、それを口にもってくるという行為を運動イメージとして想起することもできる。リンゴの存在は、視覚的にも体性感覚的にも認識されている。この重なり合った認識があれば、行為を実行するとき、リンゴの空間的な位置を見ることもできるし、身体で感じとることもできる。さらに、リンゴを食べようとするときの香りや食べたときの味も想像できる。

つまり、視覚、体性感覚、嗅覚、味覚の絡み合いによって「リンゴという物体の存在」が生まれている。リンゴという物体の存在は、単に見えているのでなく、行為することができるものとして、すなわち身体の延長として見えている。外部世界に存在する物体は、フッサールが強調しているように、すべて「私は○○することができる／できない」という「運動感覚(キネステーゼ)」を内包して「見えている」のである。

したがって、すべての行為の前提には、行為する空間や物体の存在の創発が必要である。創発とは何かと何かの関係性によって生み出される機能システムの産物である。したがって、運動機能も精神機能も構成要素間の関係性によって創発されるものであり、空間や物体の存在もまた身体と環境との関係性によって創発されるものである。特に、空間や物体の存在の創発には「行為の可能性(運動感覚)」についての認知が内包されている点が重要である。物体の存在に働きかけることが行為である限り、行為においては物体が存在しているという認知が常に二重作動していると考えるべきだろう。この行為と認知の二重の重なり合いが「私が世界に住みつくということ」の本質である。

■片麻痺では運動によって空間や物体の存在を創発できない

人間は世界に住みついている。それは自己の運動空間をつくり、運動によって物体の存在を生み出しているからに他ならない。

ペルフェッティによれば、人間が世界に空間的な意味を与えるのは身体が動くからである。彼は空間の創発を万華鏡のようなモザイクと捉えて次のように説明している。

> テーブルの上に置かれたコップが、どちらの方向にどれくらいの距離にあるのかを言い当てる場合を考えてみよう。もちろん、それは視覚によって可能である。しかし、世界に空間的な意味を与えるという作業、言い換えれば、ある物体がどの方向にどのくらいの距離の所にあるかを判断する作業は、閉眼して身体のみでおこなうこともできる。コップを取り上げてそれを打ち鳴らせば、聴覚によってどの方向にどれくらいの距離にコップがあるか言い当てることもできる。コップの中にバラの花を差して質問すれば、香りの場所を嗅覚によって知ることもできるだろう。これはつまり唯一無二の空間が存在するのではな

く、たくさんの空間が存在しているということである。毎日の生活の中で、中枢神経系はこれらのすべての空間をいろいろに組み合わせて使っている。パッチワークやモザイクよりも、万華鏡に似ていると言えるかも知れない。色つきのガラスの小片がいろいろに組み合わせを変え、その都度新しい模様を作り出すあの万華鏡である。しかし、ガラスの小片自体はいつも同じなのである。これと同様のことが空間についても言えよう。モザイクはモザイクでも、動的なモザイクである。

こうした万華鏡のような空間のモザイクが脳のなかで形成されなければ人間は行為することができない。したがって、運動麻痺や感覚麻痺を有する片麻痺患者の場合、「体性感覚空間」を再組織化する必要がある。身体を使って自らが生きる空間を形成することが行為の前提条件となる。

このように考えると「片麻痺では自己の身体を知ることができなくなる」のに加えて、次のような病態解釈が提案できる。

『片麻痺では運動によって空間や物体の存在を知ることできない』

片麻痺では視覚障害はないため、目で見れば空間や物体が存在していることはわかる。しかし、目を閉じると、身体を使ってまわりの空間や接触している物体の存在がわからなくなる。単にわからないというより、空間や物体そのものが存在していないと認識してしまうのである。

■空間や物体に意識の志向的を向ける

さらに、身体を介した空間の認識には考慮しておくべき点がある。それは自己の身体を知ることができないことと運動によって外部世界の空間や物体を知ることは同じではないという点である。それは確かに表裏一体であるように思われる。しかし、自己の身体を知ることは外部世界の空間や物体を知るための前提条件に過ぎない。特に、外部世界を知ることによって行為ができるようになるために外部世界の物体の空間化が必要である。単に自己の身体を知れば自由に行為できるわけではない。

たとえば、サルの手の運動空間は発達しており、物体である"箸"を握らせればその存在も知覚できるだろう。しかし、サルは手で"箸"を使用して食事という行為はしない。つまり、ここで強調している「行為」という言葉には、物体使用目的に「意識の志向性」を向けるという意味を含んでいる。

「意識の志向性」とは哲学者のブレンターノが提唱した概念で、ある目的、欲求、意図をもって外部世界に意識を向けることである。あるいは外部世界と何らかの「志向的な関係性」を結ぼうとする主体的なものである。単に外部刺激に意識を向けたり、知覚したり、注意を向けたり、記憶したりすることではない。自己が対象や物体に対して何をしたいかという行為の意図や運動イメージの想起のことである。

行為において意識の志向性や志向的な関係性が重要なのは、それが身体の行為における"構え"を形成するからである。これは姿勢(体位)の形成であると同時に、予測される多様な空間性や接触性の情報の変化の"受け入れ準備"でもある。この情報の変化の予期が意図や運動イメージであり、予測や予期がなければ行為のゴール(到達点)を定めることができない。こうした意図や運動イメージと結果が一致することが運動学習であるが、この結果とは運動前に想起

した知覚と運動後の知覚との比較照合なのである。その意味で意識の志向性や志向的な関係性は行為の本質に寄与している。特に、運動イメージは行為によって生じる多重感覚入力の変化に対応して大脳皮質の体性感覚野を受け入れ準備状態にする「随伴発射(preafference)」の機能を含んでいる点で、反射の制御に深く関わっている。感覚刺激によって筋が反射的に収縮するのを、行為の予測機構を介して知覚の制御下におくことが運動学習の鍵なのである。

■自己組織化とアフォーダンス

この行為‐知覚サイクル(action-perception cycle)の予想に関わる部分、すなわち、「志向性の弧(arc),1945」とメルロ＝ポンティが呼ぶ部分が随意運動の「自己組織化プロセス」において重要である。

つまり、脳は、意図や運動イメージに根ざした「能動的な知性(active intellect)」によって、身体を世界へと向かわせ、それから期待される結果を感覚によって検証し、新しく得られた結果が示す差異に身体の動きを適合させ、外部世界に存在する物体が何であるかを知るのである。

それは予測的な意図や運動イメージの想起によって結果を推測し、その予測と結果の照合を繰り返して知識を保存することによって随意運動を組織化してゆく「知覚探索プロセス」の組織化とも言える。したがって、外部世界を知るということは、環境から受動的に情報を得ることではなく、能動的に情報を構築するということである。

ギブソンはそれを「アフォーダンス(affordance)」と呼んでいる。アフォードには「…を与える」という意味がある。そして、アフォーダンスとは外部世界の物体が「行為の可能性を与える」情報の特性を有しているということである。つまり、椅子は「座ることをアフォード」し、「地面は立つことをアフォード」し、「箸は食べ物を摘むことをアフォード」する。

サルの手に"箸"を持たせても、それを使って食べ物を掴まないのは、サルには箸を使って食べるという意図や運動イメージがないからである。これが人間との「志向性的な関係性」の有無やアフォーダンスの差異である。

したがって、片麻痺では自己の身体を知ることができないということと、片麻痺では運動によって外部世界の空間や物体を知ることができないということの違いは、それが行為の可能性を有しているか否かという差異である。運動によって外部世界を知るのは行為であり、主体が物体と「志向的な関係性」を結ぶということなのである。

■アクティブ・タッチ

片麻痺患者が運動によって空間や物体と「志向的な関係性」を結べないことは明らかである。なぜなら、片麻痺では上肢、体幹、下肢を使っての能動的な知覚探索がまったくできないからである。ここでは錐体路損傷で顕著に出現する手の運動麻痺を例にその障害を考えてみよう。

手の運動によって物体を知覚することは「能動的触覚(active touch)」や「ハプティックタッチ(haptic touch＝触覚力覚)」と呼ばれている。触覚が強調されているが、「タッチ」には圧覚、関節の運動覚、筋感覚なども関与する。

レダーマンとクラッキーは「物体の性状を知覚するときの手の運動パターン」について研究している。彼らは「手の運動による知覚探索(exploratory procedures)」の基本型を6つのタイプに区分して、それぞれの手の運動によって物体の性状の何をどのような運動によって知覚

するかを明らかにした。その6つとは、1)面擦り(lateral motion)、2)指押し(pressure)、3)静的接触(static contact)、4)非支持的保持(unsupported holding)、5)輪郭たどり(contour following)、6)包み込み(enclosure)である。

その中の一つに手指の「面擦り運動(lateral motion)」によって物体表面の「肌理(きめ)」を知覚するというのがある。手指の指腹で物体表面の特性を知覚することは、手指と物体との相互作用であり、それは手の運動による知覚探索とみなすことができる。あるいは、非支持的保持(unsupported holding)とは手で物体の重量を認識することである。このように手の知覚探索は物体のどのような属性に意識の志向性を向けるかによって区分されている。

また、こうしたアクティブ・タッチは前頭葉がモニターする「能動的な注意」能力や小脳の認知機能と深く関わっている。パーソンズらは同じアクティブ・タッチであっても物体を単に掴んで離す手の運動と物体の属性を知覚探索する運動では、知覚探索する運動の方が小脳がより活性化することを明らかにしている(図7.11)。

一方、臨床神経学やリハビリテーション医学では運動と感覚、運動と知覚は完全に区別されている。医師やセラピストには、患者の行為の観察において「運動を知覚探索の連続と捉える視点への転換」が求められる。この視点の転換によって片麻痺が運動によって外部世界を知ることができないと病態解釈される理由がわかるだろう。

また、体幹の運動も知覚探索の連続である。ベッドで寝返ると体幹で接触感の変化を知覚できる。柔らかさの連続が生じる。椅子に座ると、座面や背もたれの硬さも感じとれる。また、背もたれの角度が垂直なのかやや傾斜しているのかも感じとれる。座面の硬さや水平性も感じとれる。これらすべては体幹の運動によって外部世界を知ることである。

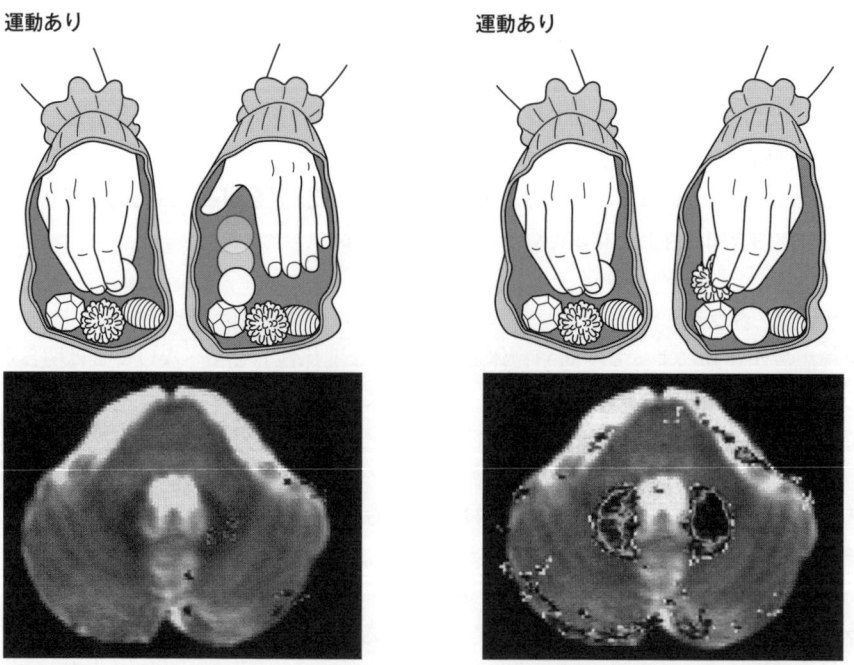

図7.11　小脳は同じアクティブ・タッチであっても、単に物体を掴んだり離す運動よりも物体の属性を知覚探索する運動で活性化する (Bower & Parsons, 2003)

もちろん、足の運動も知覚探索の連続である。ここでは歩行時に足が地面をどのように知覚探索しているかを考えてみよう。足の知覚探索は「地面の水平性(傾き)」「地面の性質(表面素材、硬さ、滑り具合)」「体重移動(足底圧としての重心移動)」の変化である。この知覚情報は足だけ、あるいは地面だけでは生じない。足と地面との相互作用によって知覚の連続が発生している。それは歩行という運動に対応した知覚の空間的、時間的、強度的な変化である。もし、地面がデコボコであれば知覚は大きく変化する。歩くときにこの変化を知覚できなければ不安定な歩行となり転倒する恐れが生じる。足と地面との2つが接触することによって人間の歩行に特有な知覚の連続が生じている。

■片麻痺では外部世界を知るために運動を使えない
　このように、手で物体に触れる運動も、体幹で背もたれの傾斜を感じ取る運動も、床の上を歩くという運動も、いずれも知覚探索の連続だと言える。そして、片麻痺が生じると、異常な筋緊張や感覚麻痺のためにそれらは困難となる。したがって、次のような片麻痺の病態解釈ができる。

　　『片麻痺では外部世界を知るための身体の使い方ができない』

　認知運動療法は「自分の身体を知るための訓練」であると同時に、「運動によって外部世界の空間や物体を知るための訓練」でなければならないだろう。そして、知ることは創発である。
　そこでペルフェッティは、患者は閉眼させ、たとえばセラピストの介助を受けながら手関節の動きを知覚して、手指の先端がどのような運動軌道を描いたかを識別する訓練を提案している。これは手で「空間」を知るための訓練である(図7.12)。また、患者を閉眼させ、セラピストの介助を受けながら足関節を動かし、踵でスポンジの硬さを識別する訓練を提案している。これは足で「物体」を知るための訓練である(図7.13)。
　片麻痺を単に運動麻痺が発生していると解釈するだけでは不十分である。反射の異常が出現

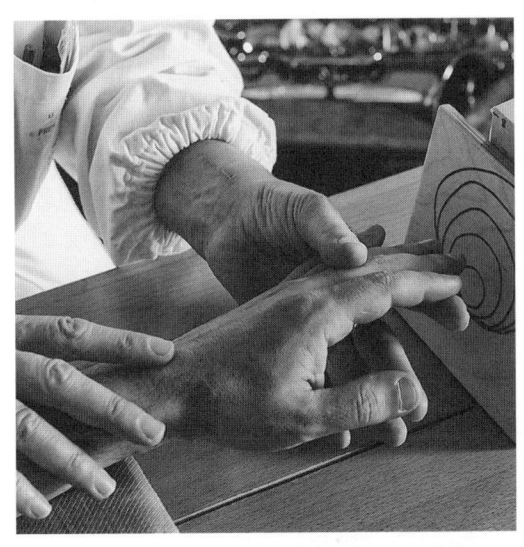

図7.12　手で「空間」を知るための訓練

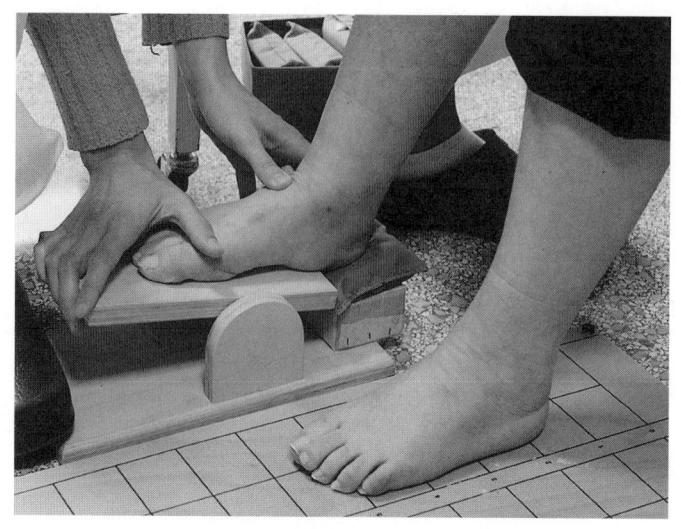

図7.13　足で「物体」を知るための訓練

していると解釈してもまだ不十分である。身体を介して空間や物体の存在を創発することができなくなっていると解釈すべきである。身体を介して空間や物体を創発しなければ、人間は「生きている世界」に意味を与えることができない。

■ある患者の外部世界の知り方

　ある片麻痺患者に「歩くときに下肢の重さを感じることができるか？」と聞くと、「下肢の重さは一つの塊のようだ」と答えた。尋ねた理由は、歩行の遊脚期に麻痺側の骨盤を挙上して下肢全体を持ち上げるように振り出す傾向にあったからだ。また、患者の歩行は遊脚期の最後に膝が完全に伸展せず、どうしても膝屈曲位で足部を床に接地して立脚期に入ってしまうという問題を抱えていた。原因は膝関節伸筋である大腿四頭筋の筋力低下ではなく、膝関節屈筋であるハムストリングスの伸張反射の出現であった。遊脚期の膝関節の最終伸展域で生じてしまうハムストリングスの異常な筋緊張を制御できずに歩行していた。患者が歩行スピードを速くしようとすれば、遊脚期の膝関節屈曲傾向が増した。

　ところが、ある日の訓練中にスムーズに膝関節を完全伸展して歩くことができた。膝関節の伸展による「距離」の微調節が可能となり、足部を適切に前方に運ぶ正常歩行に近い運動が出現した。なぜ回復したのか理由がわからなかったので尋ねると、患者は「靴の重さを感じるようにしたら上手く歩けた」と言った。臨床では患者から教えられることがよくある。靴の重量は物理的な差異である。それを患者の脳は遊脚期の膝伸展運動時の認知的な差異として解釈したのだろう。

　普段、靴の存在は身体の延長であり意識することはないが、その微妙な重さへの注意が歩行の回復をもたらすことがある。

　身体を使って世界を知るということには両義性がある。それは自分の身体を感じとることであると同時に、それによって外部世界を知ることができることを意味している。この両義性は片麻痺患者が自己の身体と外部世界の両方を知ることに困難さを抱えていることを反映している。

7.7 片麻痺では身体の細分化、適応性、可変性が制御できない

> 私の手は何も感じられない、だから自分の行きたいところに行くのだ。
> ———ある片麻痺患者の言葉

■運動麻痺の回復への期待

片麻痺患者がリハビリテーション訓練室にやって来る。そして、リハビリテーション治療を受ける。しかし、患者の期待は裏切られる。リハビリテーション治療によって片麻痺は回復しないことが圧倒的に多いからである。これをペルフェッティは「裏切られた期待」と呼んでいる。それは「自由に動いていた手足を取り戻したい」という患者の願いが叶えられないことを意味している。

随意的な共同運動が出現しても運動麻痺が回復したとは言えない。セラピストは、片麻痺の随意運動を回復させることができるのだろうか。そのためにはもっと片麻痺の病態解釈の本質に迫る必要がある。

■片麻痺における随意運動の障害

ペルフェッティによれば、片麻痺患者における随意運動の障害には次の3つの異常が認められる。

- 身体の細分化： 2つ以上の関節を異なる空間方向に動かす能力
- 身体の適応性： 物体の属性(形、表面、硬さ、重さなど)を運動によって知覚する能力
- 身体の可変性： 1つの物体の属性を知覚する際に関節運動と筋収縮の自由度を選択する能力

ここではまず、その基本となる「情報の受容表面としての身体」「頭頂葉における知覚情報処理の階層性」「運動野の自由度」についての脳科学の知見を提示したうえで、「片麻痺では身体の細分化、身体の適応性、身体の可変性が制御できない」という病態解釈について説明する。

■身体は情報の受容表面である

随意運動は運動野のニューロン活動の自由度によって実現されている。しかし、それを可能にしているのは感覚野のニューロン活動の自由度によってである。したがって、随意運動は根源的に体性感覚に由来する情報に依存して制御されていると考えるべきである。

身体(皮膚、関節、靭帯、筋)は運動器官であると同時に感覚器官でもある。そして、ペルフェッティによれば「身体は情報の受容表面」である。

情報の受容表面とは視覚の場合は網膜、聴覚の場合は蝸牛、体性感覚の場合は皮膚、関節、筋である。特に、身体の情報の受容表面は必ずどこかの空間(場所)で何かの物体(対象物)と接触している。寝ているときは背中とベッドが、座っているときは椅子と尻が、立っているときは地面と足底が接触している。そして、人間が自己の身体の空間的な位置や物体との接触状態

を知っているのは、その受容表面が情報を脳の頭頂葉に伝えているからである。

また、パイヤールは「人間は情報の受容表面を介して外部世界と対話する」と述べている。片麻痺患者では身体を介して外部世界と対話することができなくなっていると言える。

■頭頂葉における知覚情報処理の階層性

体性感覚を知覚情報処理する頭頂葉には大脳皮質レベルでの階層性がある。まず、ペンフィールドが感覚野のホムンクルスを描いているように、体性感覚は身体末梢の皮膚、関節、靭帯、筋などの感覚受容器から感覚野に届けられる。そして、頭頂葉の第一次感覚野（area 3・1・2）と呼ばれる領域には「身体部位再現（body representation）」が存在するとされている。

第一次感覚野（area 3・1・2）には3a野には関節や筋からの運動覚が、3b野には触覚が入力する。3b野の触覚再現の特徴は、手指、口、足底といった外部世界と接触する身体部位の領域が著しく広いことである。また、同じ手指でも物体との相互作用が複雑な母指や示指の領域が広い。感覚野のホムンクルスのプロポーション（身体各部の解剖学的比率）が、マニエリスムの画家たちが描いた絵のように「歪んでいる」のはそのためである。

レダーマンらは、それらが触覚の「2点識別覚（2-point discrimination／皮膚上への2点刺激を判断できる最小の距離）」の閾値と相関することを示している。つまり、手指、口、足底の触覚はわずかな差異を捉えるのであり、そのために他の身体部位よりも細分化している。しかし、興味深いことに、触覚の「空間定位（point location）」は全身でそれほど違わない。触覚の空間定位とは、触れられた場所が身体のどこかを識別することである。たとえば、身体のどこかに蚊が止まるとすぐにわかる。蚊が身体のどこに触れたのかがわかるということは、身体の触覚的な空間定位が感覚野にあるということである。この触覚の空間定位は身体全体においてほぼ均一化している（図7.11）。

触覚の空間定位は身体と物体とが接触している面積（広さ）を知らせる点で「触覚空間」だとも言える。たとえば、手を机の上に置くとき、手掌全体が接触するのか、5本の指すべての手腹が接触するのか、示指の手腹だけが接触するのかは接触空間の差異である。

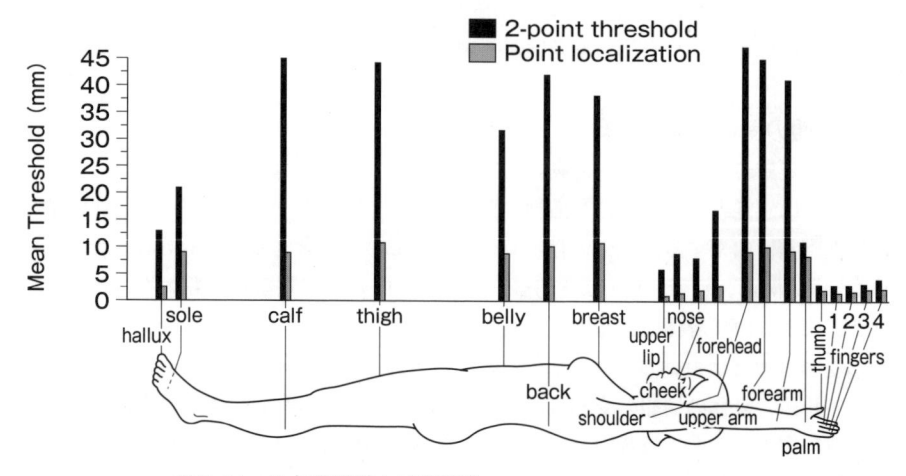

図7.11 2点識別覚と空間定位 （Lederman & Klatzky, 1993）

この接触空間は物体の表面性状ではなく、身体と物体との「接触面」であり、身体が物体とどのような相互作用を行うかによって常に変化する。たとえば、手による各種の道具使用における接触面の変化を考えれば、その多様性は明らかだろう。

　岩村によれば、第一次感覚野にはこうしたさまざまな手の動きに対応した触覚空間の「機能面(functional surface)」が再現されている。そして、その「機能面」の多様性は手の機能的な多様性(握る、摘む、押す、引っ張る、さする、撫でる、引っかく、叩く…など)と強く結びついている。接触面と機能面は同じ意味だが、岩村はそれが行為(手の運動機能)と結びついている点を強調して機能面と名づけた。

　これは第一次感覚野の触覚の身体部位再現が運動機能とどのように関係しているかを示す非常に重要な知見である。

　たとえば、手を机の上に置く運動をするときには運動野が働くが、その運動の結果として手のどの「機能面」が接触するのか、つまり接触空間を事前にイメージしていることが重要である。それは第一次感覚野の運動を予測した脳活動として事前に表象されているのである。この運動と触覚の機能面との一致が運動学習におけるポイントであり、その不一致が片麻痺の伸張反射の異常を引き起こしていると考えられる。

　また、第一次感覚野には圧覚、関節覚、筋感覚も届けられる。それによって物体の硬さがわかるし、四肢の空間的な位置もわかるし、物体の重さもわかる。それらもまた運動と体性感覚の一致が必要条件となる。

　このように第一次感覚野には外部世界を知覚すると同時に、自己の身体の動きと体性感覚空間を組織化する機能がある。おそらく、第一次感覚野のレベルで、物体が「どこ」に存在するのか、その物体が「何」なのかが知覚されている。また、体性感覚空間としての自己の身体に関する「どこの空間」と「何の空間」が形成されている。また、カースが示したように、体性感覚の「身体部位再現」は経験によって変化する「可塑性」を有している(図7.12)。

　次に、第二次感覚野(上頭頂小葉：area 5・7)では体性感覚の情報処理を階層化(複雑性)さ

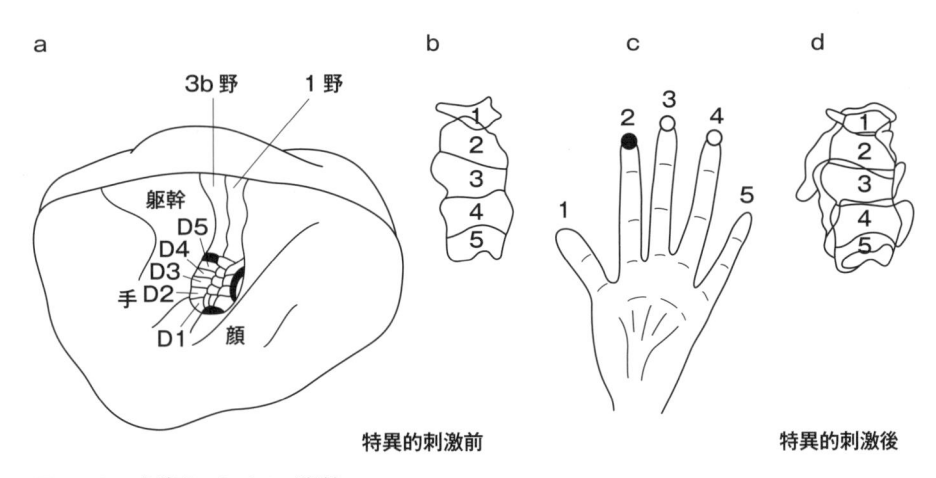

図7.12　感覚野における可塑性（Merzenich & Kaas, 1979）
　ヨザルの手指はaのように体性感覚野の3b野と1野に再現されている。その領域における訓練前(b)と訓練後(c)の結果が示されている。ヨザルは1日に1時間、第2指、第3指、ときどき第4指を用いて円盤を回転するように訓練する。3か月後、刺激された指を再現する領域が拡大した。

せていることが判明している。たとえば、ボデガードは手指による物体知覚を詳細に研究し、1)物体の長さ、2)ブラシの回転速度、3)物体表面の素材などの識別では3野と1野が、4)物体の形状曲率の識別には2野が、5)物体の形状の認識では第二次感覚野5野が活性化するとしている。物体の形状の認識には触覚、圧覚、運動覚などの複合が必要である。また、酒田によれば5野には触覚と運動覚の組み合わせに反応するバイモーダル・ニューロンが多数存在している。田岡らによって身体の左右比較に関わる両側性の触覚に反応するニューロンも発見されている。おそらく、第二次感覚野（上頭頂小葉：area 5・7）では、自己の身体表象や身体イメージが動的に統合され、物体への上肢のリーチングや手の道具使用に対応するニューロン配位が組織化されていると考えられる。

さらに、第三次感覚野（下頭頂葉小葉：area 39の角回とarea 40の縁上回)では体性感覚、視覚、聴覚が統合されているようである。統合とは異種感覚情報変換や同種感覚情報変換のことである。この感覚情報変換は人間に特有な意味的な概念レベルに及ぶ最高次の統合である。

たとえば、「空間」という概念を考えてみよう。空間とはある物体が「どこ」に存在するかということである。机の上に一個のリンゴが置かれていれば、それを視覚空間のある場所に定位することができる。目を閉じて手を伸ばして触れてもリンゴの位置はわかる。これは体性感覚空間の定位である。また、目を閉じていて、他者が「リンゴを叩いて音を出した」としよう。その音によってもリンゴの位置はわかる。これは聴覚空間の定位である。

この3つの空間が一致しているのは異種感覚情報変換ができるということである。また、目を閉じて、右手でも左手でもリンゴの位置を知ることができる。これは同種感覚情報変換ができるということである。

また、さまざまな概念は社会文化的なものであり、他者と共有するものである。第三次感覚野（下頭頂葉小葉：area 39の角回とarea 40の縁上回）は、言語理解や社会文化を含めたすべての情報を統合して概念化し、その情報を前頭葉に送って社会的に意味ある行為を発現させると考えられている。

■運動野の自由度

頭頂葉にこうした体性感覚の情報処理の階層性が存在する理由は、「運動の自由度」を生み出すためだと考えられる。ベルンシュタインによれば、運動の自由度とは「関節の数と筋の数の無数の組み合わせの可能性」のことである。人間の身体骨格構造による限界はあるが、脳が無限に近い運動の自由度を生み出していることは事実である。そして、そうした運動の自由度を生み出しているのは頭頂葉の階層性であり、それが「運動野の自由度（運動野のニューロン活動の自由度）」に反映されている。

運動野の自由度については長い脳科学の歴史がある。特に運動野の「身体部位再現」が筋を再現しているのか運動パターンを再現しているのかについては古くから論議されていた。

たとえば、ジャクソンはてんかん発作の臨床観察から「脳は筋肉のことなど何も知らない、運動を知るだけである。仮に手に30個の筋肉があるとすると、これらの筋肉が数千の異なる組み合わせで、つまり多数の運動が運動野に再現されている。それはまるでわずかの音符から多数の和音、音調、旋律を奏でることができるように…」と述べ、運動野の運動パターン再現説の立場をとっていた。これは古典的な「鍵盤支配型の中枢運動制御モデル」であり、運動野をピアノの鍵盤とするメタファーである。鍵盤一つ一つが関節の運動パターンであり、それが

複数の筋と結びついているとする考え方である。

しかし、動物実験では筋肉再現が次々と明らかにされ、ペンフィールドの人間の運動野のホムンクルスの身体部位再現でほぼ筋再現説が優勢となった。これも運動野をピアノの鍵盤とするメタファーだが、運動野の鍵盤一つ一つは一つ一つの筋と結びついていることになる。これは、1970年代に篠田が運動野からの一本の錐体路が複数の髄節の複数の筋の運動ニューロンを支配している神経解剖学的な事実を明らかにしたことで、長い論争が決着したかに思えた。誰が運動野のピアノの鍵盤を弾くのかというホムンクルスの正体は別として、神経解剖学的には錐体路が脊髄レベルで複数の筋を支配して基本的な運動パターンがつくられるという解釈上の決着である。

しかし、その後の脳科学の進歩は「筋の多重身体部位再現」や「筋と運動との二重再現」などを実証し、単一の筋再現は完全に誤っている点でホムンクルス説は凌駕された。つまり、運動野のニューロンは古い組織化に新しい組織化が重ねられるように多重化したり、視覚、触覚、運動覚といった感覚入力に対応してある一つの筋は複数の分散した領域に複数回再現されていたり、筋の再現もあれば運動パターンの再現もあるというように機能的に再現されている。そして、現在ではシーバーが「運動のニューロン活動の組み合わせは無限である」と述べているように、運動野のニューロン活動による運動の自由度は無限の可能性があるという結論に達している。運動野の「身体部位再現」は経験によって変化する「可塑性」も有している。

また、現在では前頭葉の高次運動関連領域である運動前野や補足運動野が随意運動の最高中枢であり、運動野がその出口に過ぎないことも常識となっているが、いずれにせよ脳が運動メロディを奏でるとき、運動野がどのように制御されているかはまだよくわかっておらず、「ベルンシュタイン問題」はまだ解かれていないのが実情である。

したがって、運動野の直接損傷ではなく内包部での錐体路損傷に起因する片麻痺の随意運動の異常を、どのように解釈するかという点についても不明なまま推移している。それが機能回復を促すリハビリテーション治療の進歩を遅らせているとも言えるだろう。片麻痺の随意運動の異常は「痙性麻痺による病的な共同運動の出現」という観察に留まっているのである。

しかしながら、片麻痺に特有な病的な共同運動がパーキンソン病、アテトーゼ、失調症といった錐体外路系の疾患においては出現しないことから考えても、そこに何らかの錐体路損傷による随意運動の異常の特異性があるはずであり、それは片麻痺の新しい病態解釈につながるはずである。

以下、「身体は情報の受容表面である」「頭頂葉における情報処理の階層性」「運動野の自由度」についての知見を参考にしながら、「片麻痺では身体の細分化、適応性、可変性が制御できない」という病態解釈を説明してゆく。

1）身体の細分化の異常とは何か？

身体の細分化とは「行為の目的に応じて複数の身体部位を空間的に異なる位置に配置させる能力」のことである。端的に言うと「複数の関節を異なる方向に分離して動かす能力」のことである。もちろん、関節の解剖学的構造と筋の付着部位という限界はあるにせよ、人間は上肢、体幹、下肢の各関節を異なる方向に動かすことができる。これは単関節運動のみができるという意味での分離運動とは違う。常に2つ以上の関節の運動方向が違うという意味での分離運動である。また、その条件は行為の目的に対応していることが重要で、単に2つ以上の関節

の運動方向が異なるだけでは分離運動ではない。たとえば、片麻痺の上肢の共同運動では肩関節と肘関節は異なる運動方向に動くがそれはある行為の目的に対応していない点で身体の細分化ではない。

この身体の細分化の例として上肢をリーチングして机の上のリンゴを手で取る動きを考えてみよう。手でリンゴを掴むために手関節は伸展し、手指のMP関節は屈曲する（もちろん母指のCMC関節は対立する）。これは手の把握時の"構え"であり、手関節と手指を共に伸展してもリンゴを掴むことはできない。リンゴを掴むという行為の目的を達成するためには、手関節と手指のMP関節を異なる方向に動かして構える必要がある。この分離した動き、つまり一つの行為の目的を達成するために、手関節と手指のMP関節が協同して、異なる方向に動くということが「身体の細分化」である。これは単に手関節が伸展することとも、手のMP関節が屈曲することとも違う。2つの異なる関節運動を関係づける（組織化する）ことで、手でリンゴをどのように把持するかの運動空間がつくられている点が重要である。

しかしながら、これにはリンゴを把持する際の運動空間の形成のみに留まらないもう一つの重要な点がある。なぜなら、この2つの関節の運動空間のあり方により、リンゴを把持するときの手掌や手指の指腹における接触の機能面が決まるからである。つまり、行為において身体と物体が相互作用するときの自己の身体の接触面を決定するのである。リンゴに手が近づくまでは運動空間の形成だが、リンゴに触れて把持するためには接触空間を形成する必要がある。これは物体の属性であるリンゴの表面の材質、硬さ、重さなどの触感とは違う。自己の身体のどこの部位が（手掌全体なのか手指のDIPより末梢の指腹なのか）、どの程度の領域（その接触面の面積）で接触するのかという局面である。

随意運動において身体の細分化が重要なのは、複数の関節間の分離した関係性として構築される運動空間が、物体との接触における自己の身体の「機能面」と表裏一体である点である。それは運動によって生じる触覚、圧覚、重量覚といった接触情報の発生場所と完全に結びついている。接触情報には「投射」という特性があり、感じているのは脳の感覚野だが、それは末梢の身体部位での接触感として感じる。座っていれば殿部に、立っていれば足底に、物体に触れれば手掌や手指に感じる。

そして、随意運動においては、この接触感が運動イメージとして想起される。運動イメージは「予測」であり、ある運動によってどこにどのような接触感が生じるかを予測的に先取りすることである。いわば運動によって発生する「知覚仮説（Perfetti）」である。このどこにどのような接触感が生じるかを事前に運動イメージとして想起することで実際に生じた接触感との照合が可能となり、運動が予測したものであったかどうかの評価ができる。しかし、もし接触感の運動イメージが想起できなければ、"驚いてしまい"、伸張反射が活性化してしまう。

したがって、片麻痺の伸張反射を制御するためには、このどこにどのような接触感が生じるのかという「機能面」の運動イメージが不可欠である。しかし、片麻痺では、たとえ触覚麻痺がなくとも、身体の細分化による運動空間の構築が困難であり、機能面の運動イメージの想起は困難となる。

人間の随意運動の発達は身体の細分化の発達であり、それは錐体路の機能の発達と深く関わっている。錐体路の機能は物体や道具の使用目的に応じて身体各部を空間的に分割して使用することである。それは身体と物体や道具と複数の異なる接触関係を維持することができる運動空間を構築することである。つまり、この錐体路の発達と連動する身体の細分化によって外

部世界との複雑な対話が可能となるのであり、それを可能にしているのが身体と物体との相互作用における「機能面」の多様性である。

　そして、身体の細分化は手で最も発達している。これが感覚野のホムンクルスの手の領域が広い理由であろう。人間は手を介して物体や道具と複雑な相互作用を営んでいる。たとえば、机の上にエンピツ、消しゴム、ハサミなどの物体がある状態で、閉眼し、手をそれらの物体の上に置いて知覚探索してみよう。手で物体のさまざまな属性や性状を感じ取ることができるはずである。それは手の細分化が発達しているからである。そして、確かにそこには手の触覚や圧覚の精緻さがあり、手の多くの関節の運動覚が物体の形状知覚に寄与している。しかし、物体や道具の使用目的に応じて自らの手の形を変えて操作することを可能にしているは、多様な「機能面」を生み出すことができるからである。

　したがって、外部世界の物体を精密に感じとり、そこから知覚情報を取捨選択し、行為する世界に複数の意味を与えるという頭頂葉の階層性は、単に触覚や運動覚を精密化したり、物体や道具を巧緻的に操作するときの感覚制御という意味での身体の細分化ではない。それは行為の目的を実現するための身体の細分化であり、機能面の多様性や自由度を増すための身体の細分化なのである。ここに頭頂葉における知覚の情報処理の階層性が運動の自由度と結びつく理由があると解釈すべきだろう。

　要するに、身体の細分化は頭頂葉における知覚の情報処理の複雑化を反映しているが、それは運動によってどこにどのような接触感が発生するかという運動イメージの想起と強く結びついている。なぜなら、この頭頂葉で構築された予測的な身体の接触感（知覚仮説）の情報が前頭葉の補足運動野や運動前野の運動プログラム中枢に送られ、それによって運動野からの運動指令が発せられ、脊髄の運動ニューロンを活性化し、行為が生まれるからである。行為を生み出すための前提条件が身体の細分化なのである。

　身体の細分化が頭頂葉の階層性として構築され、それが前頭葉の運動関連領域に送られ、運動野が活性化して筋収縮が出現する。これこそが随意運動における運動野の自由度を生み出す鍵なのである。

　ただし、ここで強調している「運動野の自由度（degree of freedom）」とは、ベルンシュタインが強調している「運動の自由度」、すなわち関節の数と筋の数の組み合わせにおける無数の自由度とは若干違う点に注意する必要がある。運動野の自由度とは単に関節運動と筋作用の無数の組み合わせのことではなく、あくまでも身体と物体との相互作用における「機能面」の多様性と自由度の数のことである。あるいは運動によってどこにどのような接触感が発生するかという運動イメージの数でもある。

　したがって、身体の細分化の程度が「運動野の自由度」と相関していると考えるべきである。身体は上肢、体幹、下肢に数多くの関節と筋が存在し、それぞれ同時に異なる運動が可能である。また、手だけに限定しても、手関節と5本の手指の手根中手関節、中手指節関節、近位指節間関節、遠位指節間関節を別々に運動させることできる。そうした運動野の自由度は「知覚の自由度の反映」なのである。

　これは人間の進化の過程において運動野の自由度が感覚野の自由度と相関しながら獲得されたことを示している。つまり、身体の細分化とは上肢、体幹、下肢、あるいは手や足といった身体各部の運動の分離性のことであるが、それは知覚の分離性を伴わない限り行為の創発につながらないことを意味している。これが身体の細分化の本質であり、ベルンシュタイン問題

の解答だと言えるのではないだろうか。
　この身体の細分化能力は明らかに他の動物よりも人間において高度に発達している点で錐体路の機能を反映している。片麻痺ではこの錐体路が損傷を受けるために身体を細分化して行為することができなくなる。
　しかしながら、この身体の細分化は感覚野や運動野のニューロン活動だけで実現されているわけではない。他の領域との神経ネットワークによる「機能システム」の産物である。
　そして、これは人間がシステムであり、人間が自己組織化というシステムを構成する各要素間の関係性を変化させる能力を有していることを物語っている。
　したがって、片麻痺では身体を細分化できないという病態の背後には、各構成要素間の関係性が固定したままで変化しなくなっているという問題が発生している。
　ここで言う各構成要素とは、身体の細分化を実現するために必要な他の領域との神経ネットワークのことであり、随意運動に関わる中枢と末梢の統合ユニットからなる視覚システム、言語システム、体性感覚システム系のすべての構成要素を指す。特に、体性感覚の神経ネットワークとして形成されている触覚、圧覚、運動覚、重量覚などの感覚を源とする知覚は、身体の細分化を生み出す「機能システム」の構成要素としてきわめて重要な役割を担っている。
　つまり、人間というシステムは、まず行為の目的（意図）を定め、次に情報の受容表面としての身体を運動空間として細分化し（2つ以上の関節の運動方向を違えて）、その細分化した運動空間で生じる頭頂葉の機能面の知覚（感覚ニューロン活動の組み合わせ）が筋収縮によって得られるように運動野の自由度（運動ニューロン活動の組み合わせ）を組織化するのである。言い換えると、その身体を細分化した知覚を運動ニューロンの活動によって意図的に知覚できるようにすることで、意図と結果を一致させて、認知と行為の一体化を実現しているのである。
　したがって、次のように言うことができるだろう。

　　『片麻痺では、行為のための身体の細分化が認知できない』

　セラピストが片麻痺の随意運動の回復を目指すなら、何よりもまず身体の細分化を目的としたリハビリテーション治療を行うべきであろう。それは自己の身体の各関節が異なる運動方向に動くことを知覚し、それによって身体と物体との相互作用時にどこにどのような機能面の変化が生じるかを運動イメージし、伸張反射を制御するための訓練でなければならない。

2）身体の適応性の異常とは何か？

　身体の適応性の異常とは、「運動によって物体に意味を与えることができない」ということである。言い換えると、運動によって物体の属性を知覚探索するときに、物体と「志向的な関係性」を結べないということである。志向性とは「意識の志向性」のことであり、意識が何に向けられているか、その意識の内容に相当する。
　人間は運動によって物体との関係を構築するとき、自己にとって最も興味ある情報を選択し、その意味を解釈している。それは物体のすべての属性を一挙に把握するわけではないことを示している。この点について、ペルフェッティは次のように述べている。

　　脳は物体の物理的特性と関係を結ぶのではなく、物体の概念と関係を結ぶ。

つまり、自らが意識として想起した概念と関係を結ぶということである。これを「志向的な関係性」と言う。

たとえば、手でリンゴを持つときの「志向的な関係性」について考えてみよう。手でリンゴを持つという行為は同一であっても、そのときの意識の志向性には多様性がある。リンゴの大きさ、形、方向、距離などの知覚に意識を向けることができる。あるいはリンゴの色、表面の肌理、硬さ、重さなどの知覚にも意識を向けることができる。それは自分がどのような知覚情報を得たいのかによって変わる。それを可能にしているのは、意識が一つのリンゴに複数の意味を与えることができるからに他ならない。したがって、人間の目的や意図に応じて、物体はさまざまな意味をもつ可能性がある。過去の経験や知識によっても意味が変わってくる。したがって、身体は一つの物体に複数の意味を与えていると解釈できる。

重要なのは、このときに物体は変化していないという点である。リンゴを手で持つときにリンゴは変化していない。ところが、意識はそれを丸いと知覚したり、重いと知覚したりすることができる。運動としては同一であっても、「志向的な関係性」には多様性がある。

これはいわゆる「運動の自由度」とは違う。外部観察では同じ運動であっても、その意識の内実である「知覚の自由度」という多様性がある。そして、この知覚の自由度は、行為において連続的に選択されている。自由に知覚するだけでは行為は成立しない。行為の遂行の必要性に応じて知覚は選択されている。行為のさなかで知覚が適切に選択されていることが「身体の適応性」という言葉の意味である。

これを片麻痺患者の随意運動に当てはめると、2つの異常が認められる。第1は物体と身体が接触している状態において、患者は物体と複数の「志向的な関係性」を結べないという点である。それは物体の属性を多様に知覚できないということである。それは行為のある一瞬に生じる異常である点で「運動時の共時的な知覚探索の異常」だと言える。たとえば、歩行の立脚期には多様な股、膝、足関節の空間関係や足底の触感、圧、体重移動といった接触関係を制御する必要があるが、患者はその一つに注意を向けることがやっとで、複数の知覚を同時に情報処理して運動制御することができない。

第2も物体と身体が接触している状態において、患者は物体と複数の「志向的な関係性」を結べないという点では同様であるが、行為の次の一瞬に必要となる知覚を予測的に想起できない異常である点で「運動時の通時的な知覚探索の異常」だと言える。

たとえば、片麻痺の歩行異常において遊脚期の足関節背屈の欠如はほとんどの患者で出現する。これは遊脚期つま先が床に引っかからないようにするための足のクリアランス（通過）機能である。しかし、この足関節の背屈は立脚期に移行する踵接地への準備でもある。このとき、患者は遊脚期の異常ばかりに注意を向け、踵接地期に足底のどこが機能面となって床と接触するかについて予測的な運動制御はしない。この接触の機能面は足関節の角度のみでなく膝関節を伸展位に保持した股関節の屈曲角度により調整される。また、そのとき、正常歩行では骨盤の側方傾斜が生じて下肢の相対的な長さを調整する。こうした複数の知覚を連続的に情報処理して運動制御することができない。

片麻痺の随意運動には、こうした正しい行為に適応するように多様な知覚を共時的かつ通時的に探索できないという異常が潜んでいる。それは運動の自由度の減少であると同時に、運動による知覚の自由度の減少なのである。

3) 身体の可変性の異常とは何か？

　身体の可変性の異常とは、「自己変容能力の低下」であり「行為の目的を達成するために、自己の運動の空間的、時間的、強度的な組織化を簡略化する」という現象である。これはいわゆる代償運動や代償動作の出現に相当すると考えてよい。共同運動のような運動の自由度の著しい低下現象も含まれる。

　たとえば、ある物体を上肢をリーチングして手で掴むための運動軌道は無数に存在する。正常な随意運動においては異なる運動軌道によって自由にリーチングすることができる。そして、通常は最短の運動軌道によってリーチングする。

　片麻痺では、それを画一的な運動パターンでしか遂行できない。これは上肢のリーチングのみならず、トランスファーや歩行、日常生活動作全般に認められる。

　これは自己の身体を一つの運動パターンでしか動かせないということだが、それは自己変容能力をもたないということである。自らの身体の使い方に自由度がなく、動作は最も難易度が低いものが選択されている。

　こうした身体の可変性の異常が生じるのは、身体の細分化や身体の適応性の欠如が原因であり、そのために患者の動作は代償的なものになっている。

　そして、代償動作の最大の特徴は、動作中の認知過程の簡略化である。行為に必要な認知過程の活性化の中間を省き、単純な動きが出現している。つまり、次のように言えるだろう。

『片麻痺の代償動作は認知過程を簡略化した結果である』

　問題は、こうした単純な動きから得られる知覚の情報処理で動作を成功させてしまうと、それが固定化してしまうことである。どのような動きであっても行為の目的が達成できればそれでよいとするなら、患者は異常な定性的な運動パターンのみを繰り返すことになる。

　現実の臨床では日常生活動作の自立を早期に求めるため、多くの片麻痺患者が代償動作の獲得を要求されている。

　運動学習のためには、あるいは正しい運動シークエンスや動作を生み出すためには、行為における複雑な認知過程の活性化と多様な運動軌道の遂行が必要である。異常な運動パターンをいくら反復練習しても、正常な運動パターンは決して生じない。運動学習は患者の自己変容能力の産物だからである。

　パンテによれば、ある片麻痺患者は「私の手は何も感じられない、だから自分の行きたいところに行くのだ」と述べている。手は共同運動で動くかもしれないが、この患者には身体の細分化、適応性、可変性が制御できないという問題がある。そして、それによって「身体としての自己」に変容や変質が発生することがある。

　以上、ペルフェッティが、片麻痺患者における随意運動の障害を「身体の細分化」「身体の適応性」「身体の可変性」という3つの視点から病態解釈した点を説明した。そして、最後に、その結果として片麻痺では身体意識が変容して運動イメージの想起不全が生じることと、ときに自己疎外が生じる恐れがあることを記しておく。

■片麻痺患者の肉声

　ある片麻痺患者が「私の身体には空白の部分がある」と言っている。そして、「踵が、穴が開いたように欠けている」とも言う。

これは「脳のなかの身体」の知覚異常を意味する言葉である。しかし、それは単に皮膚の触覚麻痺を表現した言葉ではない。触覚麻痺だけではそうした知覚異常は生じない。たとえば、下肢の存在をまったく感じられなくなるのは表在感覚と深部感覚の両方が脱失したときである。したがって、身体に空白の欠けた部分があるのは運動感覚が脱失しているからである。確かに、患者には踵部の触覚麻痺がある。問題はそれだけではない。踵で床の硬さを知覚できないし、下肢の重さを感じとることができない。また、足関節の運動覚が鈍麻である。さらに、患者は踵がどこにあるかがわからないし、踵というものが何を意味するのかがわからない。つまり、脳の中で踵の丸みを帯びた形をイメージできない。踵の「肉の質感」のような"何か"がない。

　だから、患者は「踵の中が肉づけされていない、踵の中が詰まっていない」とも言う。踵の空間性と接触性のイメージの消失。これが私の身体には空白の部分があり、踵が欠けていることの理由である。

　そして、この患者は発症直後に自己の麻痺した半身を「死んだ肉のようだ」と表現していた。患者は「肉感」にずっとこだわっている。この患者には「身体化された心」の肉感に問題が生じている。一体、どのようにして患者の身体の空白の部分の適切な肉感を取り戻せばよいのだろうか。

　こうした患者には、自己の「身体の声」に耳を澄ますことを教える必要がある。足関節の運動覚と踵の触覚や圧覚との関係性を教える必要がある。意識や注意を踵に集中し、わずかに残る運動感覚を発見し、身体イメージを想起することで踵の空白を埋める必要がある。歩行の回復においては、そのわずかな踵の存在感が大きな価値をもってくる。足部と地面（床）との相互作用が誕生する契機となるからである。ゼロのままでは回復は生じない。

■身体意識や運動イメージが変容する

　このように片麻痺では自己の身体意識が変容する患者が大勢いる。なかには自分の身体ではない印象をもつ者も多い。この片麻痺の病態解釈は一人称による私秘的な言語表現であるために非常に難しいが、ときには自己の身体の所有感覚や主体感覚まで変容することもある。

　ここでは手のイメージの変容についての言語記述を紹介しておく。手は麻痺しているが、主観的な手のイメージについてのメタファー（隠喩）は患者によって異なる。しかし、その多くは現象学的には「嫌いな手」であり、自己の身体への親和性が失われている。

「セメントのような手」
「ギプスをはめられたような手」
「霧につつまれた手」
「紙に包まれたような手」
「包帯を巻かれたような手」
「混乱した手」
「バラバラに捻れたような手」
「鎖につながれたような重い手」
「死んだ肉のような手」
「ネコが乗っている手」

さらに、片麻痺では「運動イメージ(motor imagery)の想起不全」も生じる。ペルフェッティは「あらゆる行為には運動イメージが先行する」と述べ、その運動イメージがアノーキンの機能システムにおける「行為受容器」の働きである「知覚仮説」と類似している点を重要視している。片麻痺ではある課題を解決するための「知覚仮説」が想起できないが、それは運動イメージの想起ができないことを示唆している。片麻痺では行為を生み出すための運動イメージの想起が困難なのである。
　運動イメージは「行為の脳内シミュレーション」であり、ジャンヌローは「実際に運動することなく、主観的に脳内で運動をシミュレーションする機能」と定義している。つまり、運動イメージは精神的な心的制御の一つであり、それが運動によって生じる知覚を予期する点で認知過程の中の知覚の異常に含まれる。
　この運動イメージの異常は片麻痺の運動麻痺そのものではない。たとえば、片麻痺患者の目の前の机の上にコーヒーカップを置き、それを上肢でリーチングして手で取ることを要求したとする。多くの患者は上肢の共同運動で腕を持ち上げて取ろうとするが上手く取れない。そこで今度は実際に腕を動かさずに運動イメージしてみることを要求する。そして、その後にどのような運動イメージを想起したかを言語で説明するよう求める。
　このとき、ある患者は「まったく何も頭に浮かばない」「コーヒーカップしかイメージできない」「腕が言うことをきかない」「腕が重いような気がする」「肘から先が霧に包まれているようで見えない」「肘が伸びる感じがした」「手がまったく開かない」「頭の中でグッと力を入れた」など、さまざまな一人一人違う表現をする。多くは視覚イメージの断片だが、中には体性感覚イメージの断片もある。しかし、各関節間の空間的な位置関係を想起したり、関節運動の方向や距離といった知覚を想起したり、コーヒーカップと手のどの部分が接触するかとか、その接触感を想起することは困難である。
　片麻痺患者の運動イメージの想起不全は片麻痺によって引き起こされた認知過程の異常の一つの典型例である。痙性や感覚麻痺によって運動イメージの想起不全が発生している。適切な運動イメージの想起ができない状態では伸張反射や放散反応は制御できず、共同運動に支配された限定的な運動パターンしか発現できない。つまり、片麻痺患者は「脳のなかの身体」も動かせなくなっている。

■"自己疎外"を生じる恐れ

　このように片麻痺の痙性による異常な筋緊張は関節覚や運動覚の異常といった身体の知覚を混乱させ、さらに、上肢で物体の重さを知覚したり、下肢で自己の身体の重さを知覚することを妨げる。それは感覚麻痺の合併によって増悪する。また、その増悪は自己の身体意識や運動イメージを変容させ、自己が自己の身体を嫌ったり、役に立たない物体や異物のように感じるといった「自己疎外」を引き起こす恐れがある。
　そして、これらは運動異常や感覚麻痺が身体の知覚や身体イメージの異常を引き起こす一つの例の説明に過ぎない。ここに記したのは氷山の一角に過ぎない。実際には運動異常によってさまざまな認知過程(知覚、注意、記憶、判断、言語、イメージなど)の異常が引き起こされる。それらは意識下に隠れているだけであり、自己の身体や外部世界を知覚できないとか、それに注意を向けないとか、その状況を記憶できないとか、言語で説明したり脳の中でイメージできないといった異常は、セラピストが詳細に検査したり患者と対話すると直ぐにわかる。

■身体と精神の回復を目指す

したがって、これらはすべてが片麻痺の病態解釈に投げかけられている本質的な問いである。セラピストは、片麻痺患者の「身体」を治療しなければならないのだろうか。それとも「精神」を治療しなければならないのだろうか。あるいは、「運動異常」を治療しなければならないのだろうか。それとも「認知過程の異常」を治療しなければならないのだろうか。片麻痺のリハビリテーション治療は身体と精神の回復を目指すべきであろう。

■バビンスキーからペルフェッティへ

バビンスキーは片麻痺に反射の異常が出現することを発見した。その臨床神経学は20世紀の100年にわたり不滅の金字塔であった。一方、ペルフェッティは片麻痺における痙性の特異的病理と片麻痺によって引き起こされる認知過程の異常という病態解釈に挑戦した。

それは"身体と精神とのつながり"を前提とした片麻痺の新しい病態と病態解釈の提案であった。そのためには、「脳の運動を使う能力」に"まなざし"を向ける必要があった。「運動を使う」能力とは「機能システム」を前提とした脳の認知過程の組織化であり、その異常に片麻痺の新しい病態解釈の本質が潜んでいる。

これが片麻痺研究におけるバビンスキーからペルフェッティへの一世紀にもおよぶ歩みの到達点である。

■さらなる探求に向かう道を選ぶ

さらに、21世紀に入りペルフェッティは片麻痺の病態解釈を「意識経験の異常」に向ける。「認知を生きる」と題された研究プロジェクトでは、一人称言語記述と運動麻痺との関係性が論議された。バレーラの提唱する人間の主観(現象学)と客観(科学)の融合を目指す「神経現象学」と歩みを共にする研究の始まりである。つまり、まだ片麻痺の新しい病態解釈は完結してはいない。

ペルフェッティは困難であっても片麻痺の回復を決してあきらめてはいない。彼はリハビリテーション治療にはまだ可能性があると信じ、リハビリテーション医学における人間の身体の捉え方、運動の見方を変える必要性を提言し、哲学、脳科学、心理学、神経心理学、教育学、発達学など広範な学際領域の知見を組み込みながら、片麻痺の病態解釈を複雑化する道を選び、認知運動療法の本格的な理論と実践の構築へ歩み始める。そして、高次脳機能障害を有する左片麻痺と右片麻痺に対する認知運動療法を開発してゆく。高次脳機能障害(失行や半側空間無視)への治療と片麻痺への治療を区別することは、"身体と精神のつながり"を求める治療ではないからである。

21世紀の臨床神経科学とリハビリテーション医学は片麻痺の謎を解くべきである。そのためにはペルフェッティの次の言葉を忘れてはならないだろう。

『我々は事実と相対しているのではなく、「事実の解釈」と相対している』

ペルフェッティは、片麻痺に苦悩する人間の病態解釈に安易な解答は出すべきではないと考えていた。そのために「さらなる探求に向かう道」を選んだ。

第5部
脳のリハビリテーションの時代へ

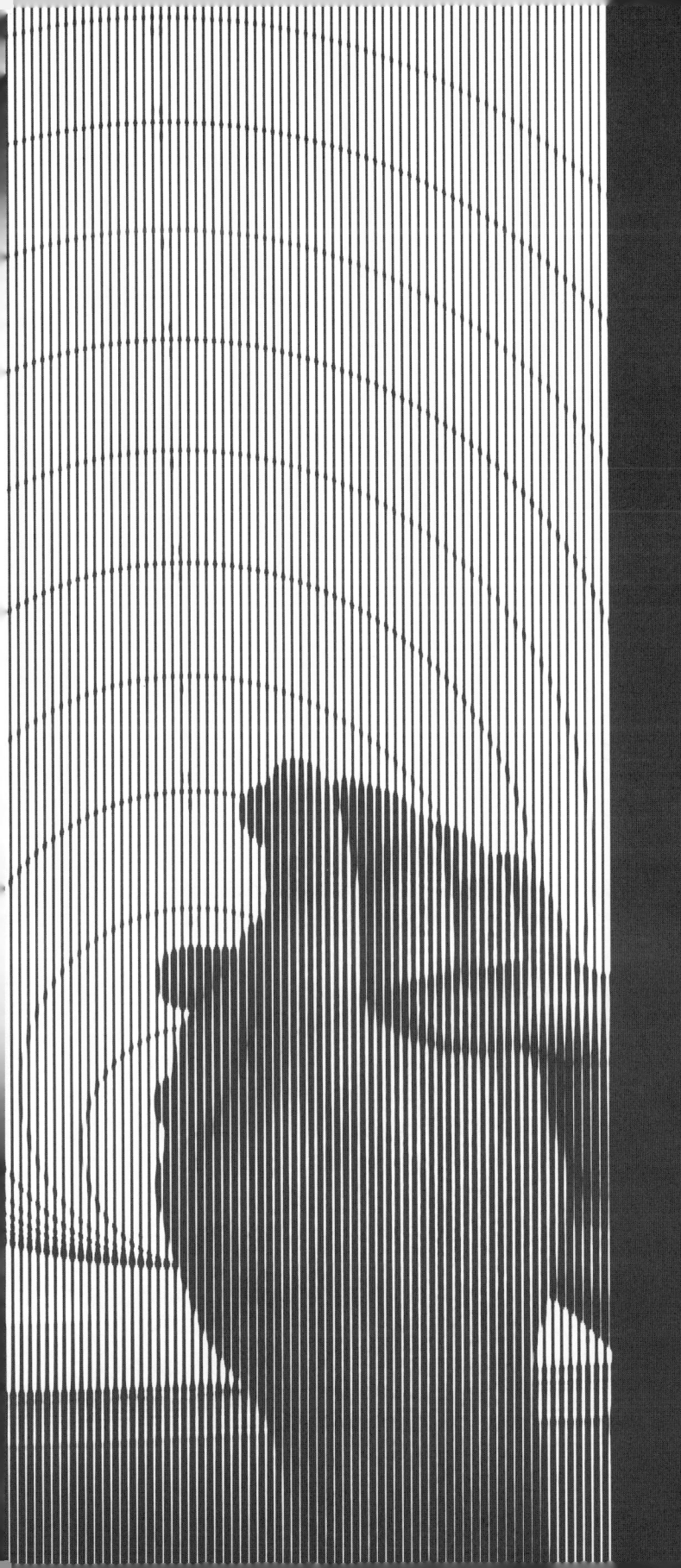

脳の訓練室

> 運動を"学習する"には、運動に心の注意を向ける必要がある。
> ——Frenkel

　温故知新、すなわち「故(ふる)きを温(たず)ね新しきを知る」とは、昔のことや先人の業績を通して新しい価値や意味を再発見することである。

　ここでは、ある一冊の忘れ去られた書物の存在に触れておきたい。1890年に医師のフレンケル(Frenkel, H)は『Die Therapie atactischer Bewegungsstörungen(失調症の運動障害の治療)』という本を書いた。これは1902年に『The treatment of tabetic ataxia by means of systematic exercise(運動療法による脊髄性失調症の治療)』というタイトルで英訳されている。彼がスイスのハイデンの病院(療養所)のリハビリテーション訓練室で脊髄癆患者に行った運動療法の記録である。

　21世紀の現在、彼の業績は「フレンケル体操」と呼ばれてリハビリテーションの歴史に名を留めているが、その価値と意味を省みる医師やセラピストはいない。しかしながら、この治療には特別な価値と意味がある。なぜなら、フレンケル体操は「運動再教育訓練(motor reeducation exercises)」だからである。また、それは失調症患者の脳機能の回復を目指す治療である。

　その証拠を示す具体的な治療場面の写真を紹介しておこう。フレンケルは、まだリハビリテーション医学が存在しない時代に、こんなにも創造的で工夫に満ちた運動再教育訓練を患者に提供していたのだ。脊髄癆患者は脊髄後索の病変によって深部感覚麻痺が発生し、手足の運動の協調性が失われる。たとえば、他動運動や自動運動における関節の運動覚が欠損してしまう。だが、失調症患者たちは身体を鍛えてはいない。関節可動域訓練や筋力増強訓練は行われていない。また、単なる歩行訓練を行っているわけでもない。失調症患者たちは残存する体性感覚的な運動制御を最大限に使いながら、視覚的な運動制御を学習しようとしている。

　ここには機械的な運動療法と運動再教育訓練との差異がある。フレンケルの運動再教育訓練が身体に働きかけると同時に精神にも働きかけていることは明らかであろう。これは整形外科疾患と中枢神経疾患における運動療法の差異や片麻痺と失調症における運動療法の差異に留まらない。治療が運動を介して脳の認知機能の回復を目指している点が重要である。

　フレンケルはリハビリテーション治療の開拓者としてもっと高く評価されるべきである。当時、ドイツとの国境に近いハイデンという小さな村は、ヨーロッパの神経科医の巡礼の場となっていた。特に、同時期に研修したフランス人医師のハルシュバーグは帰国後にパリのサルペトリエーヌ病院にリハビリテーション訓練室をつくり、片麻痺患者にも同様の運動再教育訓練を試みた。そして、そのリハビリテーション訓練室は患者たちに「脳の訓練室」と呼ばれた。

　それにもかかわらず、なぜリハビリテーション医学はフレンケルの運動再教育訓練を無視し

たのだろうか。その原因は二度の世界大戦である。戦争後のアメリカ型のリハビリテーション医学は関節可動域、筋力強化、代償動作などを重要視する機械的な運動療法に価値と意味を与え、運動再教育訓練を消滅させた。その結果、20世紀のリハビリテーション治療は身体と精神を区別する運動療法に支配されてしまった。もし、フレンケルの業績がもっと正しく評価され、その後の100年間にわたり脳機能の回復が探求され続けていたら、現在のリハビリテーション治療は大きく変わっていたはずである。今となっては、それは望めないが……。

　リハビリテーション医学の教科書には戦争が運動療法を進歩させたと書いてある。しかし、必ずしもそうではない。戦争は運動再教育訓練を後退させたのである。そんな歴史の文脈からセラピストの治療を見つめることができる。

　フレンケルはバビンスキーと同時代を生きた医師である。強調しておきたいのは、認知運動療法もまた機械的な運動療法ではなく運動再教育訓練であることだ。その誕生はアメリカ型の運動療法の台頭と支配によって歴史の表舞台から消え去っていた運動再教育訓練の復活を意味すると言えるだろう。

　そして、もし認知運動療法が臨床導入されれば、きっと21世紀の患者たちもリハビリテーション訓練室を「脳の訓練室」と呼ぶだろう。

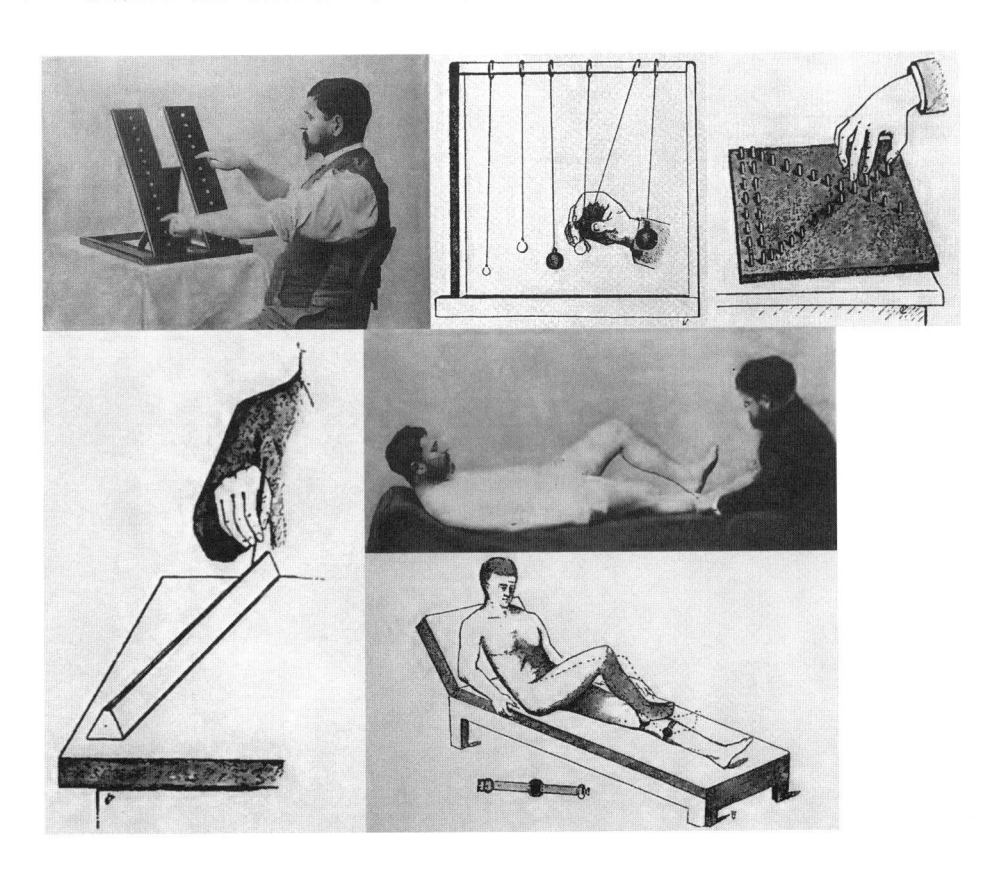

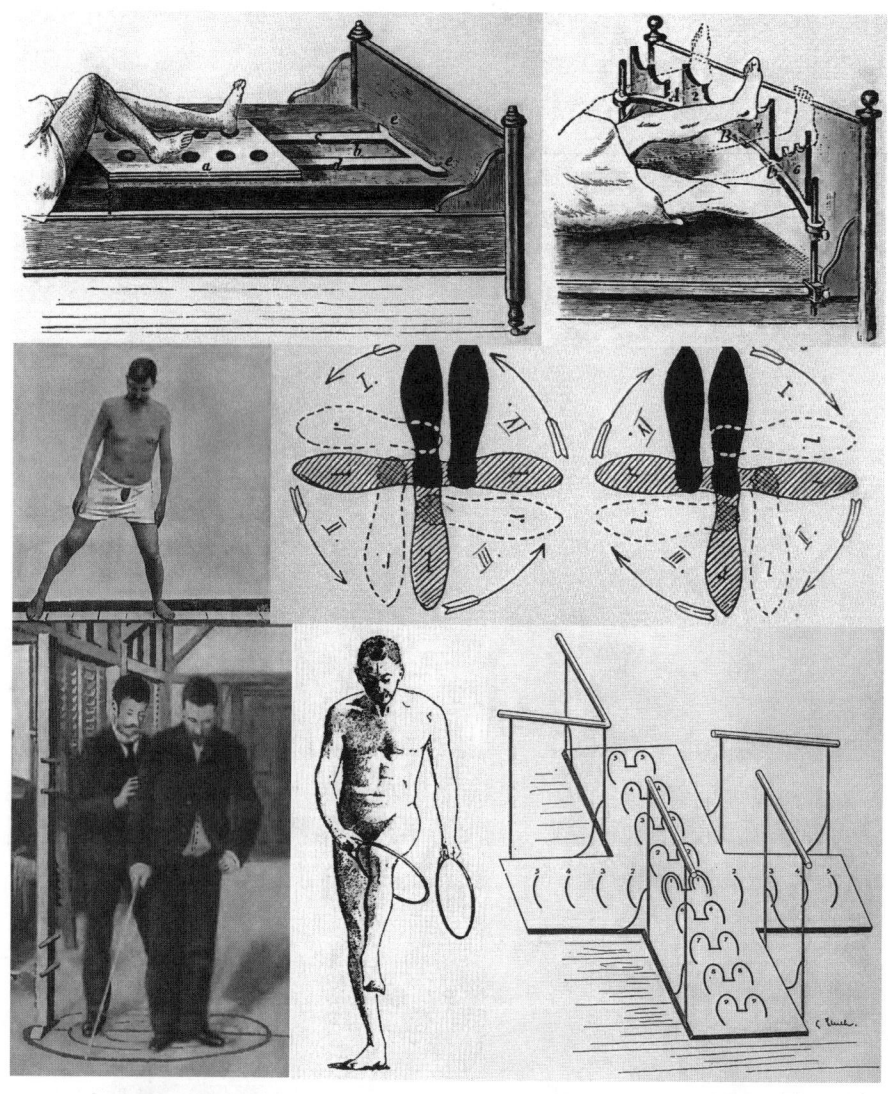

(Frenkel, 1902)

8

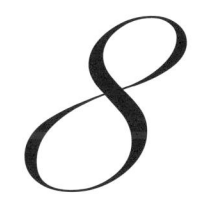

片麻痺に対する認知運動療法

8.1 リハビリテーションにおける認知理論

> 科学の裏付けなく実践のみに夢中になる者は、舵も羅針盤もない船に乗り込み、
> 何処に行くのやら確かでない船頭のようなものだ。
> ——Leonardo da Vinci

■経験主義的な実践作業から回復の科学へ

マトゥラーナとバレーラは、「我々の中枢神経系におけるあらゆる生物学的な変化は、我々の認知能力を改変する」と述べている。これに共鳴するかのように、ペルフェッティは「同様に、すべての新しい認知や学習は中枢神経系を改変する」と述べている。つまり、リハビリテーション治療は脳機能を改変する手段でなければならない。

そして、リハビリテーション治療が生きる人間の「脳機能の回復」を目指すなら、それを実現するための「理論(theory)」に基づいた運動療法を構築する必要がある。ペルフェッティは「それがリハビリテーションを経験主義的な実践作業から、回復の科学へと変えてゆくための唯一の道である」と主張している。

■リハビリテーション(運動療法)理論

「理論」とは何だろうか？　リハビリテーション(運動療法)理論とは、機能回復に向かう「知識、概念、仮説の総体」からなる一つの「回復モデル」である。つまり、セラピストが患者の機能回復を図るための「羅針盤」のようなものである。この理論に基づいて、セラピストは治療(=訓練)という「舵」を操作し、患者を回復へと導いてゆく。

これまでの運動療法理論の歴史を振り返ると、「動機づけ理論」、「筋力増強理論」、「神経運動学理論」などが提案されてきた。回復を「努力の強要による代償的な動作能力の回復や関節可動域の回復」、「筋力の量的な回復」、「反射や反応の活性化による筋収縮の回復」とみなすものであった。

これに対してペルフェッティが提案した「認知理論」では、回復を「認知過程の活性化によ

る行為の学習過程」とみなす。セラピストは意識的であろうと無意識的であろうと、ある理論に基づいて訓練を行っている。したがって、どの理論に基づく「回復モデル」を選択するかによって、どのような訓練を患者に実施するかが決まる。

■認知理論とは何か

リハビリテーションにおける認知理論(Perfetti, 1979)では、知識、概念、仮説について3つの定義づけがなされている。

第1は「機能回復をどのように捉えるか？」についてのものであり、次のように定義されている。

> 『あらゆる機能回復は病的状態からの学習過程である』

したがって、認知理論では「片麻痺の回復は病的状態からの学習過程」と捉える。目的はあくまでも麻痺肢の機能回復であり、その機能回復を病的状態からの学習過程と定義している。そして、その結果として日常生活動作の再獲得を達成しようとするのである。

第2は「学習過程をどのように解釈するか？」についてのものであり、次のように定義されている。

> 『学習過程は認知過程（知覚、注意、記憶、判断、言語）の発達に基づいており、運動療法もまた認知過程の発達に基づいていなければならない』

認知理論では病的状態からの学習過程は認知過程の発達によりもたらされると解釈されている。また、機能回復としての学習過程を量的な回復ではなく、質的な回復であるとみなしている。これは片麻痺の機能回復において単に目に見える運動（筋収縮）のみに着目するのではなく、目に見えない脳の認知過程を治療対象にするという意味が含まれている。認知過程とは知覚、注意、記憶、判断、言語、イメージなどであり、その質的な再組織化によって麻痺肢の学習を図ろうとする。つまり、運動の認知的制御能力の学習過程が発達であるなら、運動療法も認知過程の発達に対応しなければならないということである。

第3は「どのようにして回復させるのか？」についてのものであり、次のように定義されている。

> 『認知過程を活性化させることによって機能回復を図る』
> 『回復の質は、自然回復であれ、運動療法に導かれたものであれ、どのような認知過程が活性化されたかによって決まる』

これは運動を制御している認知過程の活性化能力を向上させることによって片麻痺の機能回復を図ろうとすることを意味している。また、回復も量的ではなく質的なものだとみなしている。特に、回復の質が認知過程の活性化の仕方によって決まる点が強調されている。どのような行為や訓練においても認知過程は活性化されるが、単に認知過程を活性化するのではなく、学習過程に沿った認知過程の活性化を図るべきだと主張している。

したがって、片麻痺の機能回復は、どのような訓練方略によって認知過程を活性化するかにかかっている。

■認知過程の活性化による反射の制御

　人間の脳は運動を制御する高次な認知能力を有している。患者の機能回復は学習であり、認知過程の組織化なしでは起こりえない。そして、行為を生み出す認知過程は人間に特有な心的操作（メンタル・オペレーション）であり、この心的操作の改変によって片麻痺の機能回復の可能性が生まれる。だとすれば、訓練は認知過程を心的操作する手段でなければならない。
　したがって、認知理論は、人間が身体を介して外部世界と相互作用し、世界を知るために認知過程の組織化を行うことにより、随意運動や行為を制御する能力を向上させることができるという仮説に基づいている。
　そして、認知理論の最も重要な点は、片麻痺に出現する痙性麻痺（伸張反応の異常や放散反応など）の制御能力を認知過程の活性化によって向上させようとする点にある。つまり、痙性麻痺の回復は外部刺激による感覚入力の増加や反射の活性化という上行性制御によるものではなく、高次な認知過程の活性化による低次な反射への下行性制御によって可能になると仮説づけている。高次な心的操作によって低次な反射を制御しようとするのである。

■認知理論から訓練に至るまでの構造化

　次に重要なのは、認知理論に準じて直ぐに訓練を実施するわけではないという点である。これはポパーの科学哲学における「反証主義」を臨床導入したものであり、「理論は常に仮説」であり、「理論を訓練によって検証する」という考え方に基づいている。つまり、「訓練は仮説を検証する手段でもある」とされている。それは認知理論を訓練によって検証してより厳密な理論を構築してゆくためである。また、臨床的には、認知理論からどのようにして訓練に至るのかを構造化する核心部分であると言える。
　ペルフェッティによれば、認知理論は訓練に向かう思考の立脚点であるが、同時に患者の「運動の特異的病理（学習を疎外している要素）」を観察し、その回復を図るために必要な「道具立て（訓練に用いる器具や訓練課題の立案）」を設定したうえで、具体的な「訓練」を実施するためのものでもある。
　つまり、認知理論は単なる言葉の定義ではない。それは訓練に至るまでのセラピストの教育的な手続きを監視（モニター）する役割を有している。患者の機能回復を実現する訓練に至るためには、損傷によって引き起こされた障害の病態や諸機能の回復過程を理解する必要がある。また、それは同時に訓練の進め方や内容がどのような回復を患者にもたらすことができるかを明らかにしたうえで、具体的な訓練を導くものでなければならない。以下、認知理論に基づく認知運動療法の4つの基本構造について説明してゆく。

- 認知理論
- 運動の特異的病理
- 道具立て
- 訓練

■認知理論－運動の特異的病理－道具－訓練

1）認知理論

認知理論は「認知過程の活性化によって機能回復を図る」と簡素に定義することができる。特に、認知理論の根底には「新しい行為を学習する能力の回復は、認知過程（知覚、注意、記憶、判断、言語、イメージ）の再組織化によって生じる」とする強固な思考が流れている。人間の認知過程は人間という種に特有な心的操作であり、この心的操作を組織化することによって片麻痺の機能回復を図ろうとするのが認知運動療法の原理である。

2）運動の特異的病理（学習を阻害している因子）

次にセラピストは「運動の特異的病理」を明確化する必要がある。運動の特異的病理とは「学習を阻害している因子」のことである。それは疾患に特異的な運動の異常を意味し、患者は損傷を受けた部位によってさまざまな症状を呈するが、それが機能回復に向かう学習を妨げている。したがって、この運動の特異的病理を特定し、その改善を図るために訓練は計画されなければならない。

ペルフェッティは痙性麻痺を一括して治療するのではなく、片麻痺の運動の特異的病理を「伸張反射の異常、放散反応、原始的運動スキーマ、運動単位の動員異常」の4つに区分している。この病態はセラピストが患者の四肢を他動的に動かして筋緊張の異常を評価したり、随意的に四肢を動かすときの運動パターンを観察することで明らかになる。セラピストは、上肢、体幹、下肢のどこにどのように運動の特異的病理が出現しているのかを詳細に観察・評価しなければならない。

また、同時に、患者が意識的に認知過程を活性化することで、それらの病態がどのように変化するかについても観察しなければならない。運動の特異的病理を制御する認知能力がどれだけ残存しているかによって、異なる道具立てを設定したり、異なる訓練が適用されるからである。

3）道具立て（学習への介入方法と訓練課題の立案）

運動の特異的病理の出現状況が観察できたら、次にセラピストは訓練のための「道具立て」を検討する必要がある。これはどのようにして運動の特異的病理を改善する訓練課題を立案・設定・計画するかという局面である。

たとえば、運動の特異的病理の制御を目的とする訓練における患者の肢位はどうするか、どのような治療器具（道具）を用いるか、どの身体部位に対して訓練を行うか、どの運動の特異的病理の改善を図ろうとするのか、四肢をどのように動かすのか、どのような感覚に意識を向けさせるのか、どのように認知過程を活性化するのか、運動イメージの要求をするのか、どのような言語指示を与えるのか、どのような訓練課題（認知問題）を設定するのか…というように、訓練方法を具体化するという意味での「道具立て」を決定する。もちろん、それは患者の認知能力に見合ったものでなければならない。つまり、運動の特異的病理を制御するために必要な認知過程の適切な難易度に設定されなければならないのである。

4)訓練

こうした認知理論 – 運動の特異的病理 – 道具立ての構造化に準拠して、最後に「訓練」が実施される。また、患者に適用される訓練はセラピストの仮説を検証する手段となる。

しかしながら、実際にはすべての訓練が回復を導くとは限らない。そのとき、セラピストは訓練が効果的でない理由は何かを考える必要がある。訓練が効果的でない理由を患者の損傷や病理のせいにするのではなく、運動の特異的病理の観察に問題があったのではないか、あるいは訓練の道具立ての設定に問題があったのではないかというように、自らの不十分さや誤りに原因を求め、観察や分析時のエラーを発見し、それを修正した訓練を考案することが大切である。この仮説 – 検証 – エラーの発見 – 修正 – 仮説の変更がセラピストの思考循環であり、より適切な訓練をつくるための唯一の方法なのである。

このように認知理論に基づく認知運動療法は「認知理論」–「運動の特異的病理」–「道具立て」–「訓練」の4つに構造化されている(図8.1)。そして、ペルフェッティは訓練を次のように規定している。

『訓練は、回復を実現するための手段である』

それゆえ、認知理論は患者を機能回復へと導くための"舵"であり、認知運動療法の"羅針盤"であると言える。

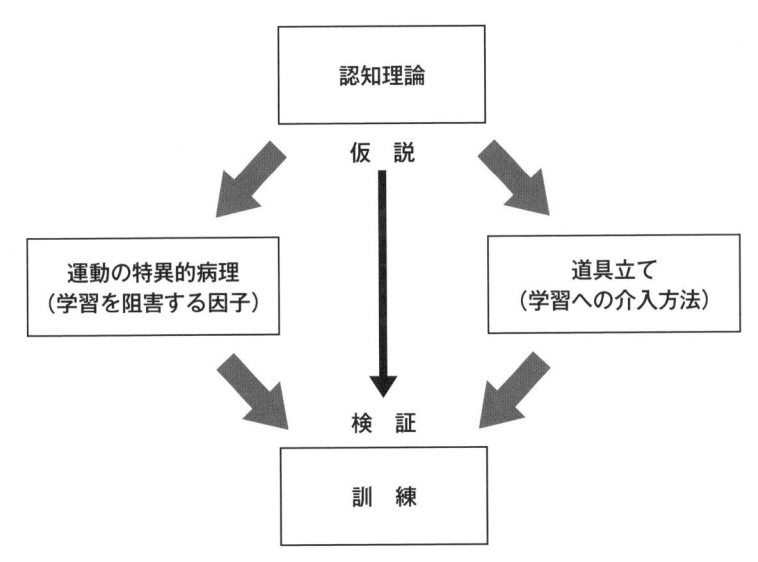

図8.1 認知理論から訓練に至るまでの構造化 (Perfetti, 1998)

8.2 認知運動療法の組織化

> すべての訓練は認知問題に基づいている。
> ———Perfetti

■訓練の組織化

認知理論に基づく訓練は組織化して適用されなければならない。訓練の組織化においては「身体部位」-「運動の特異的病理」-「感覚モダリティ」-「認知問題」という4つの構造要因を考慮する必要がある(図8.2)。

1)身体部位の選択

身体は情報の受容表面であり、さまざまな身体部位を使って環境(物体)と相互作用することができる。したがって、まずどの身体部位を移動させて物体を知覚探索させるかを選択しなければならない。上肢(肩・肘・前腕・手・手指)、体幹(上部・下部)、下肢(股・膝・足)の単関節運動(セグメント)により物体と相互作用させるのか、あるいは上肢や下肢全体といった多関節運動(グローバル)により物体と相互作用するのかを選択する。当然、グローバルな場合は関与する関節の数が多くなり、知覚、注意、記憶、イメージなどを想起する難易度は高くなる。

また、どのような肢位で行うのかという点も考慮しておく必要がある(背臥位・座位・立位)。同じ身体部位に対して認知問題を提示しても、それが背臥位なのか、座位なのか、立位なのかによって難易度は異なってくる。

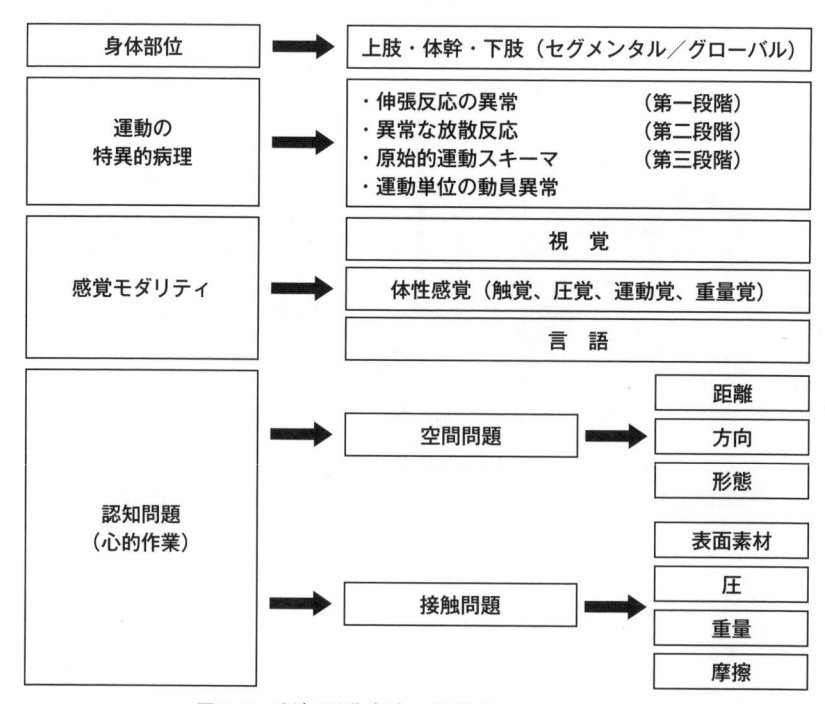

身体部位	→	上肢・体幹・下肢(セグメンタル／グローバル)
運動の特異的病理	→	・伸張反応の異常　　　　(第一段階) ・異常な放散反応　　　　(第二段階) ・原始的運動スキーマ　　(第三段階) ・運動単位の動員異常
感覚モダリティ	→	視　覚 体性感覚(触覚、圧覚、運動覚、重量覚) 言　語
認知問題 (心的作業)	→	空間問題 → 距離／方向／形態 接触問題 → 表面素材／圧／重量／摩擦

図8.2　認知運動療法の組織化 (Perfetti, 1998)

- 上肢(セグメント・グローバル)
- 体幹(セグメント・グローバル)
- 下肢(セグメント・グローバル)

2)運動の特異的病理

　訓練は知覚探索課題であり身体部位の移動によって解答させる。その際、身体部位の移動をセラピストが全面的に介助するのか(第1段階／他動的)、部分的に介助するのか(第2段階／自動介助的)、患者自身が行うのか(第3段階／自動的)を選択する必要がある。

　そして、この選択は運動の特異的病理の何を制御しようとしているかに対応して決定する。片麻痺に特有な運動の特異的病理(痙性)は次の4つに区分することができる。

　　1)伸張反応の異常(abnormal stretch reflex)
　　2)異常な放散反応(irradiation)
　　3)原始的運動スキーマ(schema of synergy)
　　4)運動単位の動員異常(deficient of recruitment)

　伸張反応の異常とは、関節運動に伴う異常な筋の伸張反射の出現である。異常な放散反応とは、ある関節を他動的・自動的に動かしたときに他の身体部位に異常な筋緊張が連鎖的に出現する現象である。原始的運動スキーマとは、自動運動に伴う共同運動的な複数の関節運動の定性的パターンの出現である。運動単位の動員異常とは、正常な動きに必要な筋出力を量的、時間的に制御できない現象である。

　従来の運動療法では片麻痺の痙性を一括して治療してきた。認知運動療法では痙性を4つに区分したうえで、それぞれの運動の異常要素を患者が意識的に制御しなければならない知覚探索課題を患者に要求する。運動の特異的病理は、末梢からの感覚刺激ではなく、より高次な認知過程の活性化によって制御させることが原則である。

　また、実際の訓練は次の第1段階、第2段階、第3段階に区分して適用する。

第1段階(他動運動)

　患者が制御すべき運動の異常要素は「伸張反応の制御」である。この段階では患者に筋収縮を要求しない。患者は閉眼し、セラピストによって他動的に動かされた四肢で知覚探索する。

第2段階(自動介助運動)

　患者が制御すべき運動の異常要素は「放散反応の制御」である。この段階で患者は非常に単純な筋収縮を要求される。患者はセラピストにより部分介助されて知覚探索する。

第3段階(自動運動)

　患者が制御すべき運動の異常要素は「原始的運動パターンの制御」と適切な「運動単位の動員」である。この段階では物体と身体との相互作用が複雑となる治療方略が立てられ、患者は運動連鎖を遂行する。自動運動の頻度が高まり、セラピストの介助は減少してゆく。

3）感覚モダリティ

認知運動療法においては、知覚探索課題を通じて患者の注意が知覚仮説の作成と照合に向けられるように訓練を構築する。その場合、最も適切な感覚はどれかを、つまり、体性感覚を使うのか視覚や聴覚を使うのかというように、識別に利用する感覚のモダリティ（modality）を選定する必要がある。体性感覚の場合は、患者の注意を「触覚情報」、「圧覚情報」、「運動覚情報」、「摩擦情報」、「重量情報」のうちのどれに向けるかの選択を行わなければならない。これは訓練がどのような感覚の情報処理を求めるかによって変わってくる。

- 触覚による物体との相互作用
- 圧覚による物体との相互作用
- 運動覚による物体との相互作用
- 重量覚による物体との相互作用
- 摩擦による物体との相互作用

また、セラピストは認知運動療法の実施に際して、感覚の「情報変換（transformation）」の重要性を理解しておく必要がある。たとえば、患者に形態の異なる3つの運動軌道を見せてから閉眼させ、指でなぞらせて識別する知覚課題を考えてみよう。患者は視覚的に分析した後、視覚と運動覚との情報変換を行う。識別すべき運動軌道を見せずに識別する場合には感覚情報の変換作業は必要ではなくなる。また、患者の四肢をセラピストが他動的に動かした後、それがどのような動きであったかを複数の写真から選択させるという課題では、運動記憶を視覚に変換しなければ照合できない。こうした情報変換は空間認知の基礎であり、治療方略の立案において常に考慮しておく必要がある。これは、特に失行や失認を合併している症例において極めて重要な選択要因となる。

異種感覚情報変換
　視覚 - 体性感覚の情報変換
　視覚 - 言語の情報変換
　体性感覚 - 言語の情報変換

同種感覚情報変換
　視覚 - 視覚の情報変換
　体性感覚 - 体性感覚の情報変換
　言語 - 言語の情報変換

4）認知問題

認知問題とは知覚探索課題のことである。認知運動療法ではすべての訓練を「認知問題 - 知覚仮説 - 解答」の流れに準拠して実施する。患者は自己の身体に対して投げかけられる「問い」に解答しなければならないという状況に置かれる。

セラピストは複数の「認知問題（cognitive problem）」を与えることによって患者の認知過程を段階的に活性化する。そして、認知問題を作成するために活用する「道具（tool）」が数多

く考案されており、認知問題にさまざまなバリエーションと難易度をもたせることができる。セラピストには患者の回復に必要な認知問題を選択する教師としての創造力が常に求められる。

　認知運動療法の最大の特徴は、認知問題によって患者に心的操作（心的作業）を要求する点である。心的操作とは「どのように認知過程を活性化させるか」ということである。それによって患者の脳には予期的な「知覚仮説（運動イメージ）」が想起され、その「解答」が検証できる。患者は身体の動きを介して認知問題に解答しなければならないが、重要なのはセラピストがどのような認知問題を患者に提示するかによって認知過程の活性化のあり方が違う点である。

　認知問題という言葉を使う理由は、現時点での認知能力では身体と物体との相互作用が解釈できないことを患者自身が意識するような状況が作り出されるからである。知能の発達から運動能力の向上に至るまで、あらゆる学習は問題（課題）- 仮説（予期）- 解答（検証）の過程を経て成立してゆく。運動療法を認知問題として展開することにより、患者の中枢神経系は一定の方式に従って自らの認知過程を組織化する必要に迫られる。

　つまり、認知問題とは「患者が認知過程を活性化させて解決しなければならない課題」である。知覚仮説とは「予測する知覚」であり、運動イメージの想起に相当する。解答とは「予測と結果との比較照合による検証」である（図8.3）。

　そして、認知問題には「空間問題」と「接触問題」とがある。「空間問題」は「方向」、「距離」、「形態」など「どこの空間」についての情報を構築させるものである。「接触問題」は「表面素材」「圧」、「摩擦」、「重量」など「何の空間」についての情報を構築させるものである。

- 空間問題：方向・距離・形態……………どこの空間
- 接触問題：表面素材・圧・摩擦・重量……何の空間

セラピストは、こうした認知問題を作成するために道具を利用する。それによって認知問題にさまざまなバリエーションと難易度をもたせることができる。適切な訓練とは運動の特異的病理の改善をもたらす認知問題のことなのである。セラピストは訓練の基本構造である「認知問題 - 知覚仮説 - 解答」について次の点を理解しておくべきである。

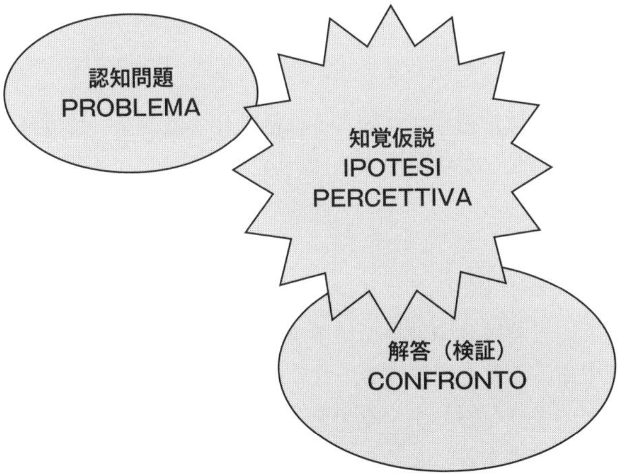

図8.3　認知問題 - 知覚仮説 - 解答（Perfetti, 1998）

1) すべての訓練は認知問題に基づいている。
2) 訓練は認知問題の解決を試みることで成立する。
3) 身体の細分化によって認知問題は解決されなければならない。
4) 認知問題の解決はさまざまな心的操作を活性化することを要求する。
5) 知覚仮説は心的操作における予測の想起である。
6) 知覚仮説は運動イメージと類似している。
7) 知覚仮説は認知問題の解決のための認識と記憶との間に橋をかける。
8) 記憶はどのような予測を想起するかと解釈されなければならない。
9) 身体の細分化は認知問題の解決に必要な情報を構築するという目的をもっている。
10) 情報には知覚仮説を検証する役割がある。
11) 認知問題に対する知覚仮説の検証が解答である。
12) 解答は正しいか誤りかだけでなく、中間的な場合もある。

認知問題は漢字の読みや算術計算のような純粋に観念的なものではない。認知問題には身体の移動(体性感覚)を介して解答しなければならないという原則がある。同時に、患者に強い筋収縮や困難な動作を要求したり、複雑で速い運動の遂行を求めるものであってはならない。認知問題には伸張反射や放散反応を制御する目的があるからである。

また、患者の行為の回復は一つの認知問題によって生じるわけではない。認知問題のバリエーションを考慮しながら、複数の認知問題を組み合わせることによって難易度を調整してゆく。特に学習という点では、識別できたかどうかの解答の精度は必要だが、解答は失敗や成功といった結果の知識を与えるに過ぎない。それ以上になぜ解答が間違ったのかを患者が思考することの方がより重要である。したがって、認知問題は患者が正確に解答する可能性を秘めているものの、患者が厳密に認知過程を活性化しなければ誤ってしまうレベルに設定するのがセラピストの能力ということになる。

■訓練の規範

また、訓練には、1)閉眼、2)注意の集中、3)物体との関わり、4)動作を強要しない、などの規範がある。

■訓練の実際例

次に、訓練によって脳の認知過程がどのように活性化するかを、片麻痺患者の上肢に対する具体的な訓練の流れを提示しながら説明する(図8.4)。

1)知覚の活性化

患者の目の前にタブレット(3×3マスに区分した面が角度調節可能な板)に3枚の小型パネルを置く。そして、患者は3つの小型パネルの差異を視覚的に確認する。そして、認知問題が「形」の識別であることを理解する。次に患者は閉眼し、自分の手が小型パネルの図形に沿って動いたらどのような感じがするかを運動イメージすることを要求される。これが知覚仮説の想起の準備に相当する。

セラピストは患者が知覚仮説の想起が準備できたかどうかを尋ねたうえで、麻痺した上肢

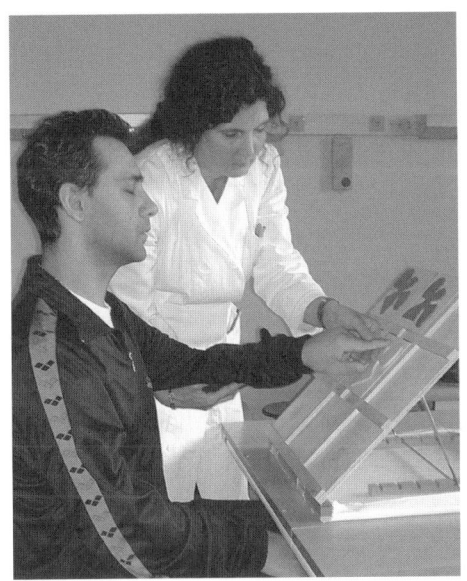

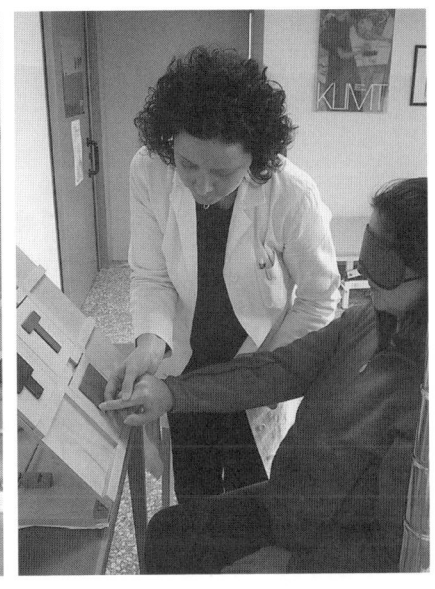

図8.4 認知運動療法の実際
（サントルソ認知神経リハビリテーションセンターのセラピスト Franca Pantè と Carla Rizzello）

の全体を保持し、伸張反射が生じないように、手指の先端を小型パネルの輪郭に沿って接触させながら他動的に介助してゆっくりと動かしてゆく。患者には筋収縮を要求しない。患者は上肢の体性感覚（運動覚）で手指の先端がどのような運動軌道としての図形の形態を描いたのかを上肢の運動覚で「知覚」しなければならない。このとき、手指の触覚は運動軌道のガイドとなっている。特に図形の輪郭線が変化する瞬間は触覚で感じとれる。

2) 注意の活性化

この訓練において患者の「注意」は手指先の触覚ではなく上肢の運動覚に向ける必要がある。小型パネルの形を、肩関節を使って描いたのか、あるいは上肢の複数の関節を使って描いたのかによって、注意を向ける身体部位が違ってくる。そうした注意の選択と集中の持続が必要である。特に、肩関節の運動方向と肘関節の距離に注意を向けながら、最終的に図形を識別しなければならない。さらに、その前提として患者はセラピストの手の触感や手指の触覚と肩の運動覚との区別にも注意を向けておく必要がある。

3) 記憶の活性化

セラピストは患者の上肢を小型パネルの輪郭に沿って接触させながら他動的に動かした後、手を患者の膝の上に戻し、患者を開眼させる。そして、患者はどの形であったかを解答するが、正確に解答するためには患者は上肢の運動覚を短期的に「記憶」しておく必要がある。リアルタイムではなく、図形をなぞった後に解答させることで、ワーキング・メモリー（作業記憶）としての運動の短期記憶が活性化する。

4）判断の活性化

この記憶は訓練中の感覚フィードバックに基づいた実際の知覚であり、当初の知覚仮説と比較照合される。患者はその比較照合によって複数の小型パネルのどれであるかを選択することになる。この選択が「判断」であり、判断が適切で正解するということは、知覚仮説と実際の知覚とが一致することを意味する。また、それは開眼後の視覚情報とも一致しなければならない（視覚化）。判断は前後の体性感覚間の比較照合であると同時に異種感覚情報間の比較照合でもある。

5）言語の活性化

そして、最後に、その選択した図形の形態を口頭で言語化したり、他の形態との差異がどのようなものであるかを言語化することが求められる。これによって体性感覚表象、視覚表象、言語表象が情報変換されると共に、患者の認知問題に対する「解答」が正しいかどうかが明らかになる。

■訓練の神経生理学的な解釈

さらに、セラピストは、こうした一連の訓練によって患者の脳のどの領域が活性化するかについての神経生理学的な知識を有しておく必要がある。たとえば、触覚や運動覚は第一次体性感覚野（area 3・1・2）を活性化するが、それを図形として知覚に情報化したり、触覚と運動覚の比較照合（マッチング）を求めると第二次体性感覚野（area 5・7）が活性化するだろう。それを視覚や言語という異種感覚情報と比較照合させると頭頂葉連合野（角回）が活性化するだろう。さらに、知覚仮説（運動イメージ）の想起は補足運動野を活性化させ、短期記憶（ワーキング・メモリー）したり、判断したり、言語化することは前頭葉連合野を活性化するだろう。一つの訓練としての認知問題は多くの大脳皮質領域を活性化させるが、最終的には思考中枢である前頭葉に意味の解釈を求めるものである。

■訓練は発達の最近接領域に設定する

このように認知運動療法は組織化して適用されなければならない。身体を使って世界に意味を与えることの鍵は「知覚仮説（運動イメージ）」の想起である。認知問題に正しく解答するための運動イメージの想起の仕方を患者に教えることが大切である。それは自己の身体を使って物体の複数の特性（方向・距離・形態・表面素材・圧・重量など）を知覚しようと試みることによって可能となる。体性感覚の物理的な差異を知覚情報による認知的な差異に置き換えることが大切である。運動機能回復という点からしてこれが重要な価値をもっているのは、認知問題により設定された要求に答えるために患者自身が思考し、脳の認知過程を再組織化する必要に迫られるからである。そして、より難易度の高い知覚仮説を想起して認知問題に解答できるようになってゆくことが行為の回復につながる。

重要なのは、認知問題の難易度を「発達の最近接領域」に設定することである。あらゆる学習は発達の最近接領域で生じる。ヴィゴツキーはこれを「子供が一人でできることと、大人の援助があってできることの差の領域」だとしている。これを訓練に置き換えると認知問題を「患者が一人でできることと、セラピストの援助があってできることの差の領域」に設定するということになる。

そして、これは患者の認知過程の能力における差である。認知問題は患者の認知能力にとって難しすぎても簡単すぎても適切だとは言えない。したがって、訓練は患者が新たに認知過程を活性化することによって認知問題の解決が可能なレベルに設定される必要がある。

■ 自らの仮説を検証する手段としての訓練
　また、セラピストはリハビリテーションにおける訓練が「自己にとって何を意味するか」という点についても熟慮する必要がある。ペルフェッティはセラピストの訓練を次のように定義している。

　　『訓練は、回復のための教育的な手段であると同時に、自らの仮説を検証する手段でもある』

　セラピストの目の前にはいつも患者たちがいる。セラピストは自ら受けてきた教育、臨床経験、専門書籍や学術論文などの知識から片麻痺患者の病態を把握する。それらは正常とは異なるさまざまな問題である。つまり、セラピストの目の前にはいつも複数の問題がある。それらの問題を少しでも解決するために「訓練」が行われる。その訓練は回復や学習を目指すのであれば、訓練は「患者の回復のための教育的な手段」でなければならない。
　しかし、セラピストの思考は誤っている可能性がある。あるいは思考は正しくても訓練が誤っている可能性がある。常に自らの知識や技術が誤る可能性を自覚していなければならない。同じ片麻痺患者でも問題は一人一人違う。確実に回復へと導く訓練を選択することは非常に難しい。訓練が患者を本当に回復させるかどうかは、実際に行ってみないとわからない。そして、問題を解決するための訓練はセラピストが選択した段階ではまだ「仮説」に留まっている。
　したがって、セラピストには日々の臨床の中で自らの仮説を検証することが求められる。そのためには「理論(theory)」に準拠して実施される訓練が効果的であったかどうかを問う必要がある。これをペルフェッティは「訓練は自らの仮説を検証する手段である」と言っているのである。そうでなければ、セラピストの訓練の正しさは検証できず、訓練は経験主義的なものになってしまう。

8.3 行為の創発を目指す

> すべての行為は認知であり、すべての認知は行為である。
> ―― Varela

■行為はどのようにして生まれるのだろうか？

認知運動療法は行為の回復を目指す。だが、行為はどのようにして生まれるのだろうか？人間の行為は人類学的、解剖学的、生体力学的、運動学的、神経生理学的、運動発達学的、運動心理学的、神経心理学的、臨床神経学的、動作分析学的、日常生活動作学的、社会的、文化的、芸術的などさまざまな視点から捉えることができる。

しかし、認知運動療法では人間を「システム」とみなし、行為は「複数の機能が関係づけられた結果として創発する」と捉える。行為の回復は学習過程であり、厳密には「システムの創発プロセス」とみなすべきである。したがって、行為はシステムであり、行為の創発（回復）を目指すリハビリテーション治療は「システム・アプローチ」でなければならない。

■行為へのまなざし

この行為のシステム・アプローチについて考えるとき、バレーラが『知恵の樹』という本で使った「すべての行為は認知であり、すべての認知は行為である」とするアフォリズムと「外部観察者と内部観察者」のアナロジーが参考になるだろう。

> ずっと潜水艦の中だけで生きてきた人間を想像してみよう。彼はそこから出たことはない。潜水艦の操縦の仕方は教えられている。さて、僕らは岸辺に立ち、潜水艦が優美に浮上してくるのを見ているところだ。それから僕らは無線を使って、中にいる操縦士に呼びかける。「おめでとう！　あなたは暗礁を避けて、みごとに浮上しましたね。あなたは潜水艦の操縦が、本当にお上手ですね」。潜水艦の中の操縦士はとまどってしまう。「なんですか、その暗礁とか浮上とかって？　私がやったのはただいくつかのレヴァーを押したりノブを回したりして、いろんな計器のあいだに、ある関係を作りだしただけのことなんですよ。それらは全部、私がよく馴れている、あらかじめ決った手続きにしたがっているんです。特別な操作は何もしなかったし、それになにより、あなたがたは潜水艦とかおっしゃってますね。何のご冗談でしょうか」

ここには人間が人間の行為を観察したり記述したりするときに陥りやすい罠への注意が喚起されている。まず、外部観察者が見たような潜水艦の動きを操縦士は制御しようとしていたと観察することができる。これが第一の表象主義（客観主義）の罠である。また、潜水艦の動きは操縦士のみが制御して生み出していたと観察することもできる。これが第二の唯我論（観念論）の罠である。事実は、「潜水艦の動きは操縦士（身体）と計器（物体）との相互作用の産物だ」と言える。この視点についてバレーラは次のように述べている。

> 行為という言葉は、ある個体の位置あるいは姿勢の変化であり、外部観察者はそれをあ

る環境と関係において見た動きあるいはアクションとして描写するに過ぎない。また、周囲の環境世界を否定し、自己の内面がすべてを決定しているとする認識上の孤独を肯定する観念論を信じるわけにはいかない。

したがって、セラピストは表象主義と唯我論の罠に陥ることなく、第3の"まなざし"である「システム」の視点から行為を分析すべきであろう。

■行為のシステム・アプローチ

行為のシステム・アプローチは、行為が「複数の構成要素の関係性によって産出される」と解釈する創発主義的な視点に基づいている。構成要素とは一つの「機能」のことであり、行為は複数の機能が関係づけられた集合体なのである。行為は構成要素間の関係性の産物とみなすべきであり、それが身体の動きの空間的、時間的な連続性をつくりだしている。

これは行為を「さまざまな要素(関節可動域、筋力、反射、反応、バランス、協調性など)の集合体」と解釈する要素還元主義的な視点とは違う。要素還元主義はエネルギーの入出力で作動する機械の理解には役立つが、情報(構成要素間で伝達し合うメッセージ)によって作動する人間の行為を説明することはできない。

さらに、行為のシステム・アプローチを前提とする認知運動療法では、「身体と環境との相互作用を源とする情報のネットワークの関係性によって、行為の構成要素が産出される」とみなす。この情報のネットワークは「機能単位」と呼ばれ、一つの構成要素は複数の機能単位の"つながり"によって産出されると捉える。

つまり、ある行為(全体のゲシュタルト)は、複数の構成要素(機能)、複数の機能単位(情報)といった3つの階層性に基づいたシステム(関係性)によって産出される「創発特性」なのである。

■創発特性

システムには、そのシステムに固有の創発特性がある。ペルフェッティは創発特性の説明として「時計」の比喩を使っている。

時計は「時を刻む」という創発特性をもっている。それは各部品間(要素)の関係性のあり方によって生み出されている。各部品を単にすべて集めても(合成特性)、それらの構成要素が正しく組み立てられて作動しなければ時計は時を刻むことはできない。構成要素間の関係性が時を刻むという時計の特性を生み出している。

したがって、認知運動療法が片麻痺の回復を目指すなら、どのようにして行為が創発するのかという問いを探求しなければならない。一般的に行為を創発するための練習や経験を学習過程という。この学習過程は認知過程の再組織化である。患者というシステムは現在の能力では行為を創発することができない。損傷によって運動異常や認知異常をきたしているからである。だとすれば、行為に必要な情報を構築する訓練によって行為の創発を目指すべきである。

行為はシステムであり、行為が複数の機能の関係性によって生まれるということは、機能が情報ネットワークの産物であることを意味している。情報の構築は脳の創発特性であり、脳の認知過程が情報をどのように構築するかが行為の創発特性を決定する。したがって、行為の創発プロセスの中に新たな情報を構築する訓練を介入させる必然性が生じる。

■行為の観察

セラピストは行為の創発を目指す。そのための出発点は患者の行為の観察である。行為の観察の基本には「共時的観察(synchronique)」と「通時的観察(diachronie)」とがある。ここではマイブリッジの正常歩行の写真を呈示して説明する(図8.5)。

共時的観察とは、行為のある一瞬を静止した身体各部の空間的な位置関係として分析する視点である。たとえば、歩行における踵接地の瞬間の身体の空間的な位置関係の分析は共時的観察である。セラピストは、ある時点の姿勢に注目することで、その身体各部の空間的位置関係が正常歩行であるか異常歩行であるかがわかる。それは外見的にも違うし、脳がどのような知覚情報を得ているかも違う。行為のある一瞬を切り取って身体各部の空間性や床との接触状況を分析することが重要である。

ある時点の姿勢にどのような異常が発生しているかを観察することは、行為のある一瞬における身体各部の構成要素間の関係性にどのような問題が発生しているかを分析することにつながる。このように共時的観察は、行為のある一瞬の「全体」「部分」「細部」といった複合的な「つながり(connection)」を観察することを可能にする。

一方、通時的観察とは、行為を時間の継起に沿った身体各部の空間的な位置関係の変化として分析する視点である。たとえば、正常歩行では踵接地期後に足底接地、立脚中期へと移行してゆく。そのとき、足関節は背屈0度(踵接地)から底屈15度(足底接地)へ、そして再び軽度背屈位(立脚中期)へと経時的に変化する。片麻痺の異常歩行では内反尖足となっており、足関節は底屈位のままである。膝関節も正常歩行では伸展位から屈曲15度へと移行するが、異常歩行では過伸展位置で反張膝となることが多い。これによって足底から得る知覚情報も連続的に違ってくる。

こうした行為の時間的な変化に着目して身体の空間性や床との接触状況の変化を分析するのが通時的観察である。それによって、行為のある一瞬の異常が前後とどのような関係性にあるかを分析することができる。行為のある一瞬に生じた異常は、その前の異常によって発現しているかもしれないし、その後の異常を引き起こすかもしれない。このように通時的分析は、行為の「過去」「現在」「未来」といった文脈的な「つながり(connection)」を観察することを可能にする。

また、行為の共時的観察と通時的観察の両方に「外部観察」と「内部観察」という区分を持

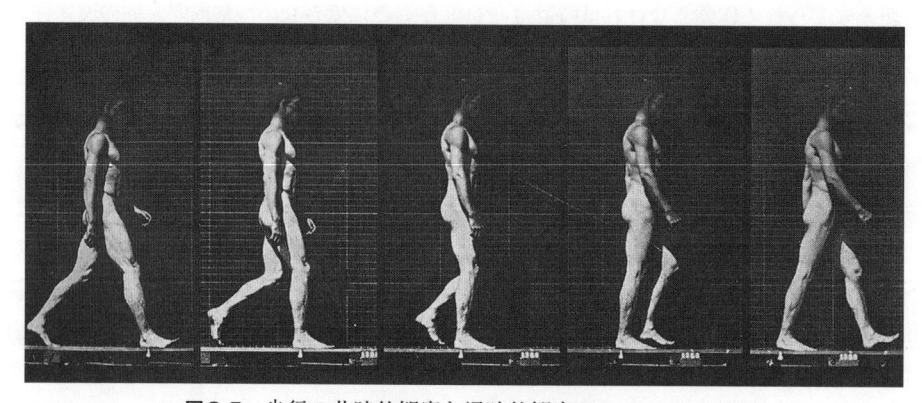

図8.5 歩行の共時的観察と通時的観察 (Muybridge, 1878)

ち込むことが重要である。なぜなら行為は「運動の連続」であると同時に「知覚の連続」だからである。ある一瞬の運動の全体、部分、細部を共時的に分析したり、運動の変化における過去、現在、未来を通時的に分析するとき、運動する主体がどのように動いているかを分析するのが「外部観察」である。一方、運動する主体が同時に絶え間ない知覚の変化をどのように経験しているかを分析するのが「内部観察」である。この内部観察は従来のセラピストの評価では行われていないが、どのように動いているかを見るだけでなく、どのように知覚しているのかを患者に質問し、その言語による返答から知ることが必要となる。以下、行為の観察における「外部観察」と「内部観察」を具体的に説明してゆく。

■行為の外部観察
[A] 行為の観察

行為の「外部観察」は患者が「どのように動くか」である。どのように正常とは異なる異常な動きであるのかを観察する。その際、行為の全体を次のような階層性に区分して観察する。

- [行為（アクション）]……運動シークエンス（複数の機能的構成要素の連続）
- [機能的構成要素（ファンクショナル・コンポーネント）]……一つの「機能」
- [機能単位（ユニット）]……複数の「身体と環境との相互作用」

1）行為（アクション）

行為とは目的をもつさまざまな日常生活動作の運動シークエンスである。たとえば、「上肢を伸ばして机の上のリンゴを手で摑んで口に持ってくる」とか、「下肢を使って床の上を歩く」ということが行為である。

これらの行為は外部観察的に身体運動の空間的、時間的、強度的な変化の連続とみなすことができる。つまり、行為は身体の多領域を巻き込んで「共時的」に動きの空間を形成すると同時に、その動きが目的を実現するために連続的に変化してゆく「通時的」な文脈性を有している。行為には空間的な体幹や四肢の動きがあり、時間的な始まりや終わりが含まれている。そして、その「全体」が行為であり、行為は機能的構成要素の連続によって形成されている。

2）機能的構成要素（ファンクショナル・コンポーネント）

行為を複数の機能的構成要素の連続とみなすとき、その一つが行為の「機能的構成要素」となる。したがって、行為は分割することができる。

構成要素は「機能（function）」を有しており、機能とは「働き」を意味する。そして、一つの機能的構成要素に異常が生じると正しい行為を全体として遂行することができなくなる。しかし、一つの構成要素に異常をきたしても、行為の目的は達成されることがよくある。たとえば、片麻痺の分廻し歩行による代償的な歩行の達成である。一方、正しい行為の遂行にはすべての構成要素の機能が正しく働かなければならない。

上肢、体幹、下肢の行為は次のような「構成要素」に区分できる。

[上肢]
- 物体への到達機能（リーチング機能）

- 物体への構え機能（アプローチ機能）
- 物体の把持機能（グラスプ・ピンチ機能）
- 物体の操作機能（オペレーション機能）

［体幹］
- 体幹の対称性機能
- 体幹の直立性機能
- 体幹の方向づけ機能
- 体幹のリーチング機能

［下肢］
- 歩行の推進機能（離床期の踏切り機能）
- 歩行のリーチング機能（遊脚期の振り出し機能）
- 歩行の緩衝機能（踵接地期の接床機能）
- 歩行の体重支持機能（立脚中期の支持機能）

3）機能単位（ユニット）

　行為の一つの構成要素（機能）は複数の「機能単位」から形成されている。機能単位とは「情報」であり、「意識することができる身体と環境との相互作用の最小単位」である。「行為」も「構成要素」も身体と環境との相互作用だが、そうしたレベルでの相互作用は空間的、接触的に非常に複雑な情報処理が必要であり、患者にそれを求めても困難で解釈できない。

　それに対して機能単位レベルでの身体と環境との相互作用は非常に単純な相互作用であり、運動によって発生する各種の体性感覚モダリティ（触覚、圧覚、運動覚、重量覚）に準じて区分できる。

　また、この機能単位レベルでの身体と環境との相互作用によって「知覚情報」が構築される。知覚情報とは感覚ではなく、四肢の運動覚に基づく空間の方向、距離、形や皮膚の触圧覚に基づく接触の表面、硬さ、重さ、摩擦などを指す。

　特に、機能単位が意識することが可能な最小単位であるという点が重要である。それ以上に細分化しても意識的に知覚することができなくなるレベルに設定されている。実際の生体では運動に伴って分子レベルの化学的変化や細胞レベルの電気的変化も生じているが意識することはできない。スペリーは分子や細胞レベルにおける知識は、「知らない言葉で書かれたメッセージを解読するときに、その印刷に使われたインクや紙の化学成分を知るようなものだ」と述べているが、これ以下のレベルでの行為の解読は臨床現場で分析することはできない。したがって、認知運動療法では意識の制御できる知覚情報を行為の最小単位とする。

　したがって、機能単位は行為の全体や構成要素のように動作レベルで外部観察することはできない。手で物体を把持（グラスプ・ピンチ）するとか、体幹をリーチングするとか、下肢で体重を支持するといった機能は有していない。機能単位は知覚情報であり、それは運動の方向や距離の知覚や物体の表面性状や硬さの知覚である。構成要素レベルの機能を産出するための前提条件と解釈すべきである。

　しかしながら、ここが重要なポイントだが、機能単位は複数の知覚情報であり、その組織化

によって上肢、体幹、下肢の構成要素（各種機能）がつくられ、それが行為の全体性（ゲシュタルト）の創発を可能にする。

4）訓練は機能単位のレベルで行われる

したがって、認知運動療法の訓練は機能単位レベルで展開される。たとえば、タブレット内の小型パネルの●・▲・■の図形を認識する空間問題は、上肢の行為の構成要素である到達機能（リーチング）の回復を目指す「機能単位レベル」の訓練の一つである。こうした身体と環境との相互作用を単純化した認知問題による「認知過程の活性化と知覚情報の構築」が行為の構成要素（たとえば上肢のリーチング機能）の回復につながる（図8.6）。

すべての訓練（認知問題 – 知覚仮説 – 解答）は機能単位（ユニット）レベルに対応しており、ある一つの構成要素の回復を目指す。それによって構成要素を回復させることができれば、代償ではない行為を創発させることができると理論的には言える。

また、この機能単位レベルの訓練は、伸張反応の異常や放散反応といった運動の特異的な病理を制御したり、認知過程（知覚、注意、記憶、判断、言語、イメージ）の異常を改善するための訓練でもある。つまり、訓練は次のように理解すべきである。

『訓練は、運動の特異的病理や認知過程の異常を制御することによって、行為の一つの機能的構成要素の創発を目指す』

認知運動療法の訓練は、行為の構成要素の創発という目的のために、痙性（伸張反射の異常、放散反応、原始的運動スキーマ、運動単位の動員異常）の制御やその制御を困難にしている認知異常（知覚、注意、記憶、判断、言語）の改善を図る手段だということである。

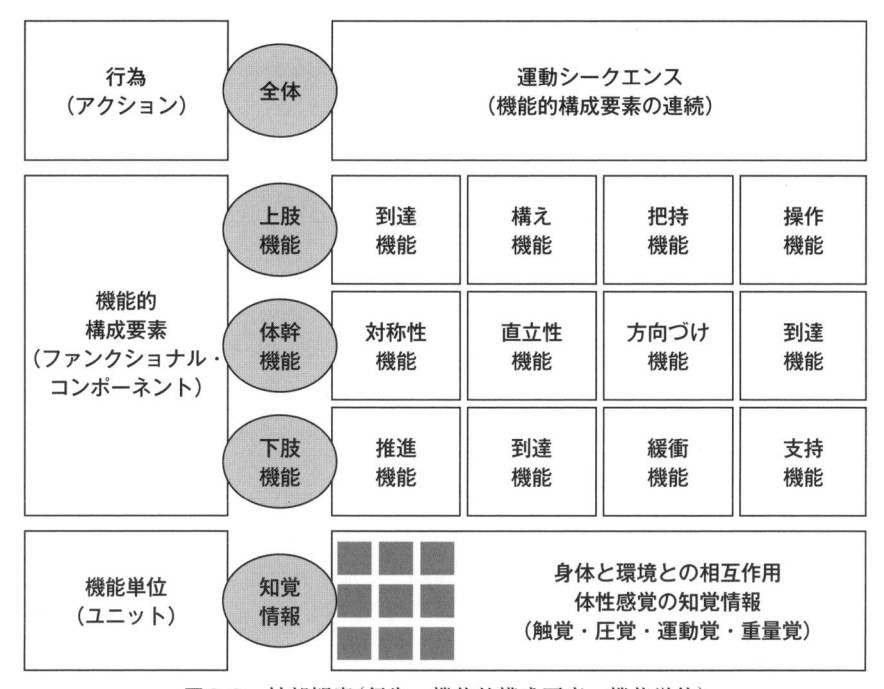

行為 （アクション）	全体	運動シークエンス （機能的構成要素の連続）				
機能的 構成要素 （ファンクショナル・ コンポーネント）	上肢 機能	到達 機能	構え 機能	把持 機能	操作 機能	
	体幹 機能	対称性 機能	直立性 機能	方向づけ 機能	到達 機能	
	下肢 機能	推進 機能	到達 機能	緩衝 機能	支持 機能	
機能単位 （ユニット）	知覚 情報	■■■ ■■■ ■■■	身体と環境との相互作用 体性感覚の知覚情報 （触覚・圧覚・運動覚・重量覚）			

図8.6　外部観察（行為・機能的構成要素・機能単位）

5）行為の機能障害の回復を目指す

ここで考慮しておくべきは、一般的なリハビリテーション医学における「機能障害（impairment）」「能力障害（disability）」「社会的不利（handicap）」という障害の捉え方と行為の「機能障害」の捉え方との本質的な違いである。

たとえば、これまで片麻痺の痙性、運動麻痺、感覚麻痺、認知異常などは「機能障害（心理的、生理的、解剖的な構造または機能の何らかの喪失や異常）」であり、それによって日常生活における行為できないことが「能力障害」とされてきた。

しかし、認知運動療法では「機能障害」を「構成要素（＝機能）」レベルの障害と解釈する。「機能（function）」とは何かの「働き」を意味し、何らかの明確な目的を有していなければならない。つまり、痙性、運動麻痺、感覚麻痺、認知異常などは病態としての「症状」であり、働きとしての目的がない点で厳密には「機能」ではない。機能ではない症状を「機能障害」と規定することによって矛盾が生じる。

認知運動療法における「機能障害」の回復とは、行為の「機能的構成要素」の回復のことである。機能的構成要素には上肢、体幹、下肢にそれぞれ4つの機能がある。つまり、この合計12の構成要素の異常が「機能障害」なのである。

片麻痺では構成要素の複数の機能が障害されており、それは外部観察することができる。そして、その機能の回復は複数の機能単位（身体と環境との相互作用）の改善を促す訓練によって得られる。また、その訓練は運動の特異的病理の制御を目的として適用される。

このように解釈すると、「機能障害」とは症状そのものではないということが明らかになるだろう。つまり、一般的なリハビリテーション医学やICFにおける機能障害の捉え方は障害診断には有用かもしれないが、セラピストが行為の回復をどのように訓練によって実現するかという「回復モデル」としては適切ではない。

認知運動療法は、認知問題によって身体と環境との相互作用に介入する。それは訓練が「行為の機能的構成要素（＝機能障害）」の回復を目指すからに他ならない。

[B]痙性の特異的病理の観察

次に、患者は背臥位または座位で、セラピストは四肢を他動的に動かして異常な筋緊張を確認したり、随意運動を要求して、痙性の特異的病理の出現状況を外部観察する。

- 伸張反応の異常
  出現角度／速度の影響／肢位による変化／自覚／どのように記述するか／注意による変化／運動イメージによる変化
- 放散反応
  出現角度／速度の影響／肢位による変化／自覚／どのように記述するか／注意による変化／運動イメージによる変化／意識的な制御（出現を止めれるかどうか）
- 原始的運動スキーマ
  粗大な運動パターン／固定化された共同運動／多様性の欠如／関節別の選択的な運動の有無／自覚／どのように記述するか／注意による変化／運動イメージによる変化
- 運動単位の動員異常
  自動運動の程度／筋出力の量的低下／肢位による変化／自覚／どのように記述するか／

注意による変化／イメージによる変化／中枢関節の変化による筋収縮の出現

■行為の内部観察

さらに、行為は外部観察だけでなく「内部観察」する必要がある。内部観察とは「どのように動くか」のみでなく、「運動の認知過程の異常」という視点から病態分析を行う。内部観察には次のような視点があり、セラピストは可能な限り詳細に患者一人一人の認知過程を把握するよう努める（図8.7）。

- どのように認識（知覚）するか
- どのように注意を使うか
- どのようにイメージするか
- どのように言語化するか
- どのように学習（記憶）するのか

どのように認識するか

まず、自己の身体、随意運動、姿勢、動作などを患者自身がどのように意識経験しているかを質問して把握する。たとえば、片麻痺患者に四肢の動きを言語化させると「上肢はとても重い」「肘から先は霧に包まれているにボンヤリしている」「下肢は固い1本の棒のようだ」「足の踵はない」「足底は鉄板のようだ」などと答えることがある。内部観察では、こうした患者の身体意識についての言語記述や比喩を引き出すことが重要である。

- 自己の身体をどのように認識しているか（触覚や身体意識の言語記述）
- 四肢の関節運動を認識できるか（運動覚）
- 関節運動の速度を認識できるか（時間性）
- 関節の位置関係の認識ができるか（空間性）
- 関節運動の時系列の認識ができるか（運動の順番性）
- 関節運動の模倣ができるか（視覚 – 体性感覚の情報変換）

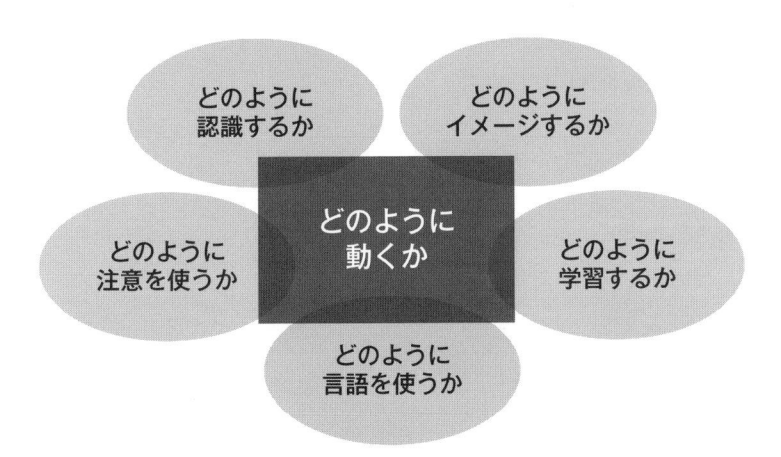

図8.7　内部観察（Perfetti, 2005）

- 四肢の運動によって図形の運動空間の認識ができるか（矢状面、前額面、水平面の変換）
- 手足の触覚、圧覚、重量が認識できるか

どのように注意を使うか
- 注意の全体性……視野の空間や身体各部に注意を向けることができるか
- 注意の集中………セラピストが口頭指示しなくても注意を集中できるか
- 注意の選択………行為に必要な注意を選択できるか
- 注意の持続………注意を意識的に保持できるか
- 注意の分配………身体各部に必要に応じて注意を同時的に分配できるか
- 注意の活性化……痙性の特異的病理を注意によって制御できるか

どのようにイメージするか
- 行為を予測しているか
- 健側の身体各部位の運動イメージを想起できるか
- 健側の身体各部位の運動イメージを患側に移すことができるか
- 患側で健側と同じ運動イメージを想起できるか
- 患側と健側の運動イメージを時間的に同じように想起できるか
- 患側の視覚イメージと運動イメージの区別はできるか
- 触覚の機能面と四肢の運動覚との関係性を理解できるか
- 姿勢や動作の運動イメージを言語化できるか

どのように言語を使うか
- 自己の身体や訓練について語ることができるか
- 訓練についての説明を理解できるか
- 訓練時、セラピストと言語コミュニケーションができるか（失語症の有無）
- 患者自身の言語の表出によって運動の特異的な異常要素が出現するか
- 質問に対する適切な言語反応ができるか
- 一人称言語と三人称言語との区別が理解できるか
- セラピストと行為や訓練について対話して思考できるか
- 情動的な言語表現を適切に使うことができるか

どのように学習（記憶）するのか
- 作業記憶（ワーキング・メモリー）を活性化しているか
- 過去の行為の記憶を想起できるか
- 前日の治療のポイントを記憶しているか
- 訓練で識別した差異について説明できるか
- 治療前後の変化の持続について記憶しているか

　こうした行為の外部観察と内部観察は患者の観察プロフィールとして表8.1に示すようなポイントを記載する。

表8.1　片麻痺の観察

病態分析（リハビリテーション・カルテに患者のプロフィールとしてまとめる）		
A) 準備的な観察		発症時の様子／発症からの経過／現在の状況／左右の比較／これまで受けてきた治療
B) 外部観察		どのように動くか 　全体像／姿勢／身体の自覚／どのように記述するか／注意能力など 　上肢／下肢／体幹／背臥位／座位／起立／立位／歩行／の外部観察
C) 痙性の特異的な異常要素の観察	伸張反応の異常	出現角度／速度の影響／肢位による変化／自覚／どのように記述するか／注意による変化／運動イメージによる変化
	放散反応	出現角度／速度の影響／肢位による変化／自覚／どのように記述するか／注意による変化／運動イメージによる変化／意識的な制御（出現を止められるかどうか）
	原始的運動スキーマ	粗大な運動パターン／固定化された共同運動／多様性の欠如／関節別の選択的な運動の有無／自覚／どのように記述するか／注意による変化／運動イメージによる変化
	運動単位の動員異常	自動運動の程度／筋出力の量的低下／肢位による変化／自覚／どのように記述するか／注意による変化／イメージによる変化／中枢関節の固定性
D) 内部観察		どのように認識するか どのように注意するか どのようにイメージするか どのように言語を使うか どのように学習するか

■内部観察の優先度はどの機能的構成要素を治療するかで変わる

　また、セラピストは外部観察した行為の構成要素の回復に焦点を定めて内部観察する必要もある。それぞれの行為の構成要素の学習にはアノーキンの「機能システム（求心性統合、行為受容器、遠心性統合、結果の評価）」が作動しており、「求心性統合」に始まるこれら4つの機能的なプロセスが重要である。それは行為の構成要素別に認知過程の活性化が異なることを意味している。

　つまり、上肢のリーチング、アプローチ、グラスプ・ピンチ、オペレーションの機能システムや歩行の推進機能、到達機能、緩衝機能、支持機能といった機能システムはそれぞれ異なるため、それぞれの回復に必要な認知過程の異常を内部観察する必要性が生じる。

　したがって、セラピストは、どのような行為の機能的構成要素の回復を目指すのかに対応して内部観察を追加しなければならない。つまり、内部観察の優先度は行為のどの機能的構成要

素(機能障害)を治療するかによって変わってくる。

　上肢、体幹、下肢の行為の12の機能的構成要素別に認知過程の異常を理解しなければ、訓練によって患者の認知過程を適切に活性化させることはできない。回復させようとする行為の構成要素に対応して、患者がどのように知覚、注意、記憶、判断、言語、イメージするかを分析することが適切な訓練を導くことにつながる。また、構成要素レベルでの内部観察が不十分なら、機能単位レベルの内部観察が必要な場合もある。

　同時に、訓練では、痙性の特異的病理を制御するために、どのように認知過程を活性化すればよいかを患者に教える必要もある。回復を目指す行為の機能的構成要素と伸張反応や放散反応の制御は常に連動させて分析しなければならない。

　しかし、それは簡単なことではない。なぜなら、その理由は片麻痺の病態に認知異常が含まれているからである。認知異常がなければ、認知過程を適切に活性化させて伸張反応の異常や放散反応を制御すればよいが、片麻痺では運動異常によって認知異常が引き起こされている。

　そのために、患者はある提案された認知問題を解決するための知覚仮説を想起できなかったり、何を知覚し、何に注意を向ければよいのか、どのように運動イメージすればよいのか、どのように記憶すればよいのか、どのように言語化すればよいかわからない場合が多い。さらに、失行症や半側空間無視などの高次脳機能障害を有している場合もある。

　セラピストは、常に認知過程の異常の回復に向かう訓練課題を模索すべきであるが、それは行為の外部観察と内部観察なくして困難である。ここに認知運動療法の特徴と難しさが潜んでいる。

　行為の外部観察はどのように動くかという視点で行為の構成要素を分析したり、運動の特異的病理を分析することに相当する。一方、内部観察は認知過程の異常の分析であり、セラピストが問いかけ、患者が言語で答えることによって得られる。つまり、「患者に語る」のではなく、「患者と対話する」ことによって内部観察の情報は得られる。また、セラピストがどのように行為の内部観察から得られる情報を訓練に活用するかが問われる。

　このように認知運動療法では詳細な外部観察と内部観察が不可欠である。セラピストだけでなく患者も外部観察的にどのような行為の構成要素の回復を目指すのかを理解しておくべきである。また、訓練がそれを実現するために認知過程を活性化しているのだということも理解しておく必要がある。それが患者の意識の志向性を回復に向けさせることになる。

■どのように行為するかのルールを教える

　認知運動療法では、痙性の特異的病理の制御と行為の創発を実現するために認知問題を段階的に複雑化させてゆく。その段階的な複雑化は認知過程の再組織化によって問題解決能力の向上をもたらすはずである。これこそが運動再教育訓練の本質だと言える。

　しかし、残念ながら正常な行為は奇跡のように一瞬で生まれるものではない。認知運動療法では行為の全体を代償動作によって「反復練習」するのではなく、機能単位レベルの回復を促すことによって、まず行為の機能的構成要素(上肢のリーチング機能や歩行の推進機能)の回復を目指す。

　認知運動療法は麻痺肢を使っての行為の創発を目指す「運動再教育訓練」であり、その核心についてペルフェッティは次のように述べている。

『片麻痺患者には、運動(筋収縮)を教えるのではなく、どのようにして行為を遂行すべきかの"規則(ルール)"を教える』

　つまり、中国の古い諺に「子どもには魚を与えるのではなく、魚の釣り方を教えるべきだ」とあるように、セラピストは患者に「行為をさせるのではなく、どのようにして行為を生み出すかを教える」ことが重要である。言い換えると、「行為を生み出すために認知過程をどのように使うべきかを教える」ことによって、行為が創発するのである。

8.4 認知運動療法のプロトコール

> 訓練は、教育的な手続きでなければならない。
> ——Perfetti

■**観察から訓練へ**

　認知運動療法における訓練は、認知理論に基づいて患者の病態を観察し、それを病態解釈し、問題点を明確にしたうえで治療計画（仮説）を立案して実施するという一連の「プロトコール（手続き）」によって決定される（図8.8）。

　そして、ペルフェッティは訓練を次のように規定している。

　『訓練は、損傷によって変質した機能を回復するために計画された教育的な手続きでなければならない。同時にそれは自らの仮説を検証する手段でもある』

　したがって、セラピストは患者の病態を観察（外部観察と内部観察）した後に、その病態の病態解釈を行う。病態解釈とは「問題点を抽出して改善すべき運動の特異的病理と活性化すべき認知過程を決定すること」である。また、それは「問題点を明確にして治療計画を立案し、どのような訓練を実施するかを決定するため」でもある。特に、運動の特異的病理と認知過程の異常の関係性を推察し、治療の優先度を決定することが重要である。

　また、治療計画は立案された時点では「回復させることができるであろう」という仮説であり、訓練を実施することによって仮説は証明（肯定）されたり反証（否定）されたりすることがある。仮説が反証された場合は、一連のプロトコールのどこに問題があったかを反省し、新たな思考によって訓練を変更してゆく。

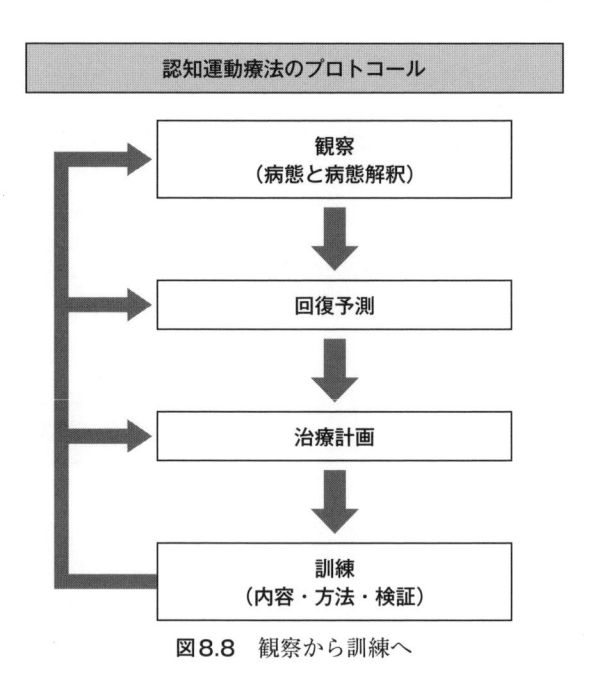

図8.8　観察から訓練へ

■ 病態の観察から病態解釈へ

セラピストは患者の病態を観察した後に、次の2点を考慮して病態解釈する。
　A)改善すべき痙性の特異的病理と認知過程の異常
　B)治療の優先順序

A)改善すべき痙性の特異的病理と認知過程の異常

観察した病態のデータから改善すべき痙性の特異的病理と認知過程の異常を推察する。その際、患者の観察所見を「陰性要素(マイナス面)」と「陽性要素(プラス面)」に区分する。つまり、今後の訓練において有効に活用できる要素と有効に活用できない要素を区分する。

たとえば、上腕二頭筋の伸張反射が著しく亢進しているという観察データや肘関節の運動覚の脱失という観察データはマイナス面である。一方、上腕二頭筋の伸張反応に注意を集中できることや左右の肘関節の運動イメージの差異を比較できることはプラス面である。

特に、患者の改善すべき認知過程の異常を抽出することが重要である。痙性の特異的病理を制御する認知過程の異常を詳細に内部観察することが適切な訓練の選択につながるからである。セラピストは、運動の特異的病理を制御するために、どの認知過程の活性化を促すべきかを思考しなければならない。その思考が病態解釈としての仮説であり、その仮説を訓練によって検証することになる(表8.2)。

B)治療の優先順序

次に、治療の優先順序を決定する。上肢、体幹、下肢のそれぞれ最も改善すべき痙性の特異的病理を選定し(問題点の抽出)、それに改善すべき認知過程の異常を関連づけたうえで、上肢、下肢、体幹別の回復予測と治療計画を立案してゆく。

しかしながら、実際には患者は数多くの問題点を有しており、治療の優先順序の決定は非常に難しい局面となる。すべての患者で優先順位は異なるため、セラピストの経験が問われる。具体的には、まず体幹への訓練を最優先しながら、最も痙性の特異的病理が出現している上肢と下肢の部位に訓練を行うが、その決定は回復の予測要素の分析から最終的に判断する。さらに、実際にはいくつかの訓練を行いながら優先順序を修正しながら進める場合も多くなる。これらは一枚の用紙に回復の予測要素のポイントとしてまとめる。

■ 回復予測

回復予測とは観察と病態解釈から導かれる「期待される改善」のことである。認知運動療法における回復予測(期待される改善)は短期(たとえば1週間 – 数週間 – 1か月)、中間期(たとえば1か月 – 3か月 – 6か月)、最終期(たとえば6か月 – 1年 – 2年 – 3年)に区分して具体的に記載する。

各期の回復予測(期待される改善)は可能な限り曖昧さを排除して具体的かつ客観的に検証できるものでなければならない。たとえば、上肢と下肢のある時点の短期の回復予測の例は次のように記載する。

- 上肢……直立座位(背もたれなし)で大腿部に手を置いた状態から、大胸筋と上腕二頭筋の伸張反射を制御して、セラピストが他動的に動かしてテーブルの上に手を置くこ

表8.2 病態解釈(左片麻痺例)

改善すべき運動の特異的病理と認知過程の異常

陽性要素(POSITIVE)	程度	予測要素	程度	陰性要素(NEGATIVE)
身体の体性感覚に意識の志向性を向ける(USNなし)	++	意識	-	下肢が重いと訴える(鎖をつけているようだ)
発症から3か月経過	+	発症からの経過	--	急性期のリハビリで立ち上がり動作を強要
関節運動への注意や口頭指示により上下肢の筋緊張が変化する	++	伸張反応	-- -- --- ---	肘と手の筋緊張亢進 股内転筋の緊張亢進 下腿三頭筋の緊張亢進 足クローヌスの出現
注意の集中により肩運動時の手関節屈曲を止める 注意の集中により股外転時の足内反を止める	++ ++	放散反応	-- -- -- --	肘伸展で手の緊張出現 手関節伸展で手指の筋緊張出現 股外転で膝伸展出現 膝伸展で足内反出現
運動イメージ想起により上肢の共同運動を部分的に制御できる	++	原始的運動スキーマ	-- ---	上肢の屈曲共同運動 下肢の伸展共同運動
手関節のわずかな伸展 背臥位で膝屈曲位保持 座位での体幹の直立性	++ ++ ++	運動単位の動員	--- --- ---	手指伸展筋の動員不良 母指外転筋の動員不良 足背屈筋の動員不良
上肢は手以外の運動覚が認識できる 肩と肘の運動の時間性を認識できる 下肢の股と膝の運動覚がある程度認識できる 足底の圧が認識できる	++ +++ ++ +++	どのように認識するか	-- --- -- -- -- ---	肩の痛みを訴える 手指の運動覚が鈍麻 手指の触圧覚鈍麻 足の運動覚が鈍麻 足運動の時間性不良 足底の触覚鈍麻 足指の運動覚が脱失
体性感覚に注意を向ける 半側空間無視はない	++ ++	どのように注意するか	- -	2箇所同時に向けない 手指に注意を向けない
上肢の視覚イメージできる 下肢の視覚イメージできる 健側のイメージと患側の視覚イメージを比較できる	+ + ++	どのようにイメージするか	- - -	触覚イメージ想起困難 運動イメージ想起困難 筋感覚を感じとれない
言語の表出と理解は良好	++	どのように言語を使うか	-	多弁だが一人称言語が少なくメタファーが苦手
前日の会話や訓練内容は覚えている 身体を感じることの重要性を理解している	++ +++	どのように学習するか	- -	回復を楽観視している 他の患者の治療に興味を示さない

とができる。
- 下肢……座位で股関節、膝関節、足関節を90度の状態から、下腿三頭筋と大腿四頭筋の伸張反射を制御して、踵を接触した立ち上がり時の足部の位置(膝屈曲110度、足背10度)に、セラピストが他動的に足部を動かすことができる。

　上記はあくまでも例であり、さまざまな回復予測の設定の仕方がある。重要なのは患者とセラピストが客観的に達成状況を共に確認できるように具体的かつ客観的に設定することである。もちろん、患者によって短期、中期、最終期の回復予測は異なる。セラピストは訓練がこうした回復予測(仮説)を検証する過程であることを理解しておく必要がある。

■治療計画
　治療計画は回復予測を実現するための「ワーク・ユニット」である。ワーク・ユニットとは、訓練の選択であると同時に、訓練の組み合わせでもある。なぜなら、一つの回復予測は一つの訓練のみによって実現されるのではなく、複数の訓練によって実現されるものだからである。したがって、回復予測を実現するためには、複数の訓練が共通の目的(短期の回復予測)に関係づけられて組み合わされることになる。

ワーク・ユニット
[上肢]
- 上肢における「回復の短期予測」訓練⇒(A1)・(A2)・(A3)

[体幹]
- 体幹における「回復の短期予測」訓練⇒(B1)・(B2)・(B3)

[下肢]
- 下肢における「回復の短期予測」訓練⇒(C1)・(C2)・(C3)

　各訓練は一つの「認知問題」に相当するが、ある短期の回復予測を実現するための訓練の組み合わせの数はセラピストが決定することになる。

■訓練
　訓練は患者の観察(プロフィール)、回復予測、治療計画に基づいて適切に選択したものでなければならない。そして、訓練が教育的な手続きであるためには「何を」「どのように」「どの状態にまで」回復させるのかを明確化する必要がある。つまり、訓練はつくるものであり、何を＝内容、どのように＝方法、どの状態まで＝目標を設定するべきなのである(図8.9)。

[訓練]
1) 内容⇒何を患者に教えたいのか
2) 方法⇒どのように教えるのか
3) 検証⇒患者が学習したことをどのように確認するか

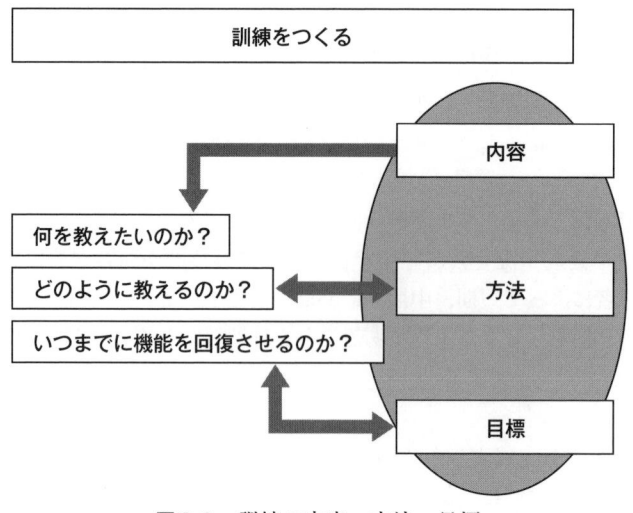

図8.9 訓練の内容・方法・目標

1) 内容（何を教えたいのか?）

訓練の内容とは、「高度に発達した行為を遂行する能力を回復するために患者が学習しなければならないこと」である。それには次のように区分すると理解しやすい。

a) 痙性の特異的病理の克服
　伸張反応／放散反応／原始的運動スキーマ／運動単位の動員などの制御
b) 知覚を細分化する能力の改善
　表在感覚（触覚）の細分化／深部感覚（運動覚）の細分化
c) 情報変換能力の改善
　同種感覚情報変換／異種感覚情報変換
d) 認知過程の変質の改善
　知覚／注意／記憶／判断／言語／イメージなどの再組織化

訓練の内容は、選択した一つの訓練が、伸張反応の異常、放散反応、原始的スキーマ、運動単位の動員異常のうちの何を回復させようとしているかを明確に意図していなければならない。また、それは身体の細分化、情報変換、認知過程の異常の改善を目指すものでなければならない。どの運動の特異的な異常要素を制御したいのか、どの認知過程の改善を目指すのかによって、通常、複数の訓練が必要であり、優先度を考慮して3つか4つの訓練が選定される。

2) 方法（どのように教えるのか）

訓練の方法とは患者の肢位、道具、実施、要求よりなる。具体的には訓練時の「肢位（背臥位・座位・立位）」「使用する道具（訓練器具）」「四肢の持ち方や動かし方」「患者に何を要求するのか」「どのように解答させるのか」「どのような言語指示を与えるのか」といった具体的な訓練手順のことである。

- 肢位(背臥位・座位・立位)
- 使用する道具(訓練器具)
- 四肢の持ち方と動かし方
- 患者に何を要求するのか
- どのように運動イメージさせるのか
- どのような言語指示を与えるのか

　訓練の方法においては、患者にどのような心的操作を求めることによって認知過程を組織化しようとしているのかを明確に説明する必要がある。たとえば、患者が知覚すべき物理的差異は何なのか、何に注意を向けさせようとしているのか、何を記憶すべきなのか、どのように判断することが重要なのか、どのような言語記述を引き出そうとしているのか、どのような運動イメージの能力や感覚情報変換能力を向上させたいのか、何を思考させ、どのような意識経験に導きたいのかなどを考慮しておく必要がある。

　3)目標(いつまでに機能を回復させるのか?)
　目標は検証されなければならない。期待される改善である回復予測の目標が達成されたかどうかの確認である。特に回復予測としての中間期と最終的を達成するために短期予測が達成されているかどうかがチェックされなければならない。

- 短期の回復予測の検証
- 中間期の回復予測の検証
- 最終期の回復予測の検証

　セラピストは、短期の検証結果に応じてどの程度の中間期と最終期の改善が得られるかの予測(仮説)を立て、その予測が達成されたかどうかを確認しなければならない。つまり、日々の短期的な訓練結果を検証し、予測した回復を達成するための治療計画や治療方法の選択が適切であったかどうかを厳しく検討してゆく必要がある。これは患者の問題を解決するために訓練という仮説を提示し、それが正しかったかどうかを常にチェックする作業である。もし、期待される改善が得られなければ、それは横方向(治療の各段階で行われた複数の訓練間)と縦方向(治療の段階の異なる時点で行われた複数の訓練間)の組み立てに誤りがあったことを意味している。認知運動療法が科学的であるためには、常に訓練の誤りを反証して、問題－仮説－検証の思考循環を止めないことである。
　目標は具体的な行為や動作として記載する。たとえば、短期目標⇒「座位で足底を全面接地できる」、中間期の目標⇒「立位で足底を全面接地できる」、最終期の目標⇒「歩行の立脚中期に足底を全面接地して体重を支持できる」、といった記載である。

■訓練のバリエーション
　このように、セラピストは一つの訓練を行う場合に内容、方法、目標を明確にしておく必要がある。同時にセラピストは「訓練のバリエーション(可変性・多様性・応用性)」についても理解していなければならない。

たとえば、上肢のリーチング機能の回復を目的とする治療計画において3つの訓練を選択したとする（訓練A1・A2・A3）。そして、仮にこの訓練A1の適用によって短期の回復予測が1か月後に検証できた場合、さらなる回復のために訓練A1に代わる新たな訓練A4を選択することができる。たとえば、上肢のリーチング機能の回復のための訓練A1・A2・A3が1か月後には訓練A2・A3・A4に、2か月後には訓練A3・A4・A5となるわけである。

　　訓練A1・A2・A3 ⇒ 訓練A2・A3・A4 ⇒ 訓練A3・A4・A5

また、訓練A1にはさまざまな状況設定のバリエーションがある点も理解しておく必要がある。

　　訓練A1-a、A1-b、A1-c

この訓練A1のバリエーションは認知問題の変更ではない。同一の訓練において運動介助の程度（第1段階、第2段階、第3段階）、知覚状況の複雑性（道具の位置や特性の変化）、情報変換の複雑性（異種感覚間、同種感覚間）、認知過程の複雑性（知覚、注意、記憶、判断、言語、イメージ想起の仕方）、上肢と体幹と下肢の運動システムの複雑性（部分的な運動制御から全体的な運動制御への移行）など、さまざまな要因を組み合わせて訓練の難易度を調節することである。

したがって、訓練にはA1、A2、A3といった同一目的に対する複数の認知問題の与え方と、A1-a、A1-b、A1-cといった同一の認知問題に対する複数の状況設定の与え方という2つのタイプのバリエーションがある。そうした段階的かつ細分化された訓練の難易度を調整しながら、患者の認知的な「発達の最近接領域（ヴィゴツキーの提案した発達概念で患者が一人でできることとセラピストの助力を得ればできることとの差の領域を言う）」を見極め、最も適切な訓練を選択してゆくことになる。

8.5　上肢に対する認知運動療法

> 手の運動機能回復に到達するためには、
> 触覚・運動覚情報を知覚することが必要である。
> ——Perfetti

■ 上肢の行為

上肢の行為は「行為」「機能的構成要素」「機能単位」より構成される。

［行為］
　上肢の行為とは、たとえば「上肢を伸ばして机の上の物体を手で操作すること」である。

［機能的構成要素］
　上肢の行為の構成要素は次の4つの機能に区分する。
- 物体への到達機能（リーチング）
　肩関節や肘関節の運動によって物体への方向性や距離を調節する機能。
- 物体への構え機能（アプローチ）
　前腕や手関節の運動によって物体の形への手掌の構えや指腹の向きをつくる機能。
- 物体の把持機能（グラスプ・ピンチ）
　物体を摑んだり摘んだりするために手の空間的位置関係を調整すると共に、物体との接触的な相互作用を調整する機能。
- 物体の操作機能（オペレーション）
　手全体の能動的触覚（アクティブ・タッチ）による道具使用と体性感覚と視覚と言語間の情報変換機能。

［機能単位］
　4つの機能的構成要素は複数の機能単位に区分できる。
- リーチングの機能単位
　肩関節や肘関節の運動による「方向」「距離」「形」の空間知覚。
- アプローチの機能単位
　前腕、手関節、手指や母指関節の運動による「方向」「距離」「形」の空間知覚。
- グラスプ・ピンチの機能単位
　手掌による「表面」「硬さ」「重さ」「摩擦」の接触知覚。
　手指や母指の指腹による「表面」「硬さ」「重さ」「摩擦」の接触知覚。
- オペレーションの機能単位
　手の能動的触覚による物体の空間知覚と接触知覚。
　手の体性感覚間の同種感覚情報変換。
　手の体性感覚と視覚と言語の異種感覚情報変換。
　肩関節、肘関節、前腕、手関節の運動シークエンス。

機能単位における知覚情報は、空間知覚については各関節の運動覚が、接触知覚については触覚、圧覚、重量覚などが必要である。

■上肢への訓練のポイント

　たとえば、椅子に座った片麻痺患者が「上肢を伸ばして机の上の物体を手で操作する行為」を、どのように遂行するかを観察してみよう。患者は上手く遂行できないはずである。その際、セラピストは行為のどこに異常があるかを4つの機能的構成要素に区分して観察する。

　仮に、物体へのリーチング機能が異常であれば肩や肘の運動覚によって「方向」や「距離」という情報を構築する訓練が必要となる。物体へのアプローチ機能が異常であれば前腕、手関節、手指、母指などの運動覚によって「方向」や「距離」という情報を構築する訓練が必要となる。物体のグラスプ機能やピンチ機能が異常であれば手指や母指の触覚や圧覚などによる「表面性状」「硬さ」などの情報を構築する訓練が必要となる。物体のオペレーション機能が異常であれば手の能動的触覚（アクティブ・タッチ）の訓練や上肢の多関節運動による操作手順の訓練が必要となる。これらはすべて機能単位レベルでの訓練である。

　そして、すべての機能単位を改善することができれば、複数の機能的構成要素の働きはすべて回復し、上肢を使って行為の創発が可能となる。しかし、機能単位の改善が不十分であれば、一つの機能的構成要素は正常に作動しないし、構成要素に問題があれば正常な行為の創発はできない。セラピストは、上肢の痙性の特異的病理の改善を図りながら、機能的構成要素の機能障害の回復を目的とした機能単位のレベルでの訓練を継続しなければならない。

　このように訓練が機能単位のレベルで展開されていることが理解できれば、片麻痺の上肢に対するさまざまな認知問題が、どの「機能的構成要素（機能障害）」の回復を目指しているかが明確に理解できるはずである。

　以下、片麻痺の上肢に対する認知運動療法の例を、訓練の組織化と訓練の内容、方法、目標の観点から説明する。

■上肢の到達機能（リーチング）の訓練

　ここでは「物体への到達機能（リーチング）」の機能障害に対する訓練の一例として、肩関節と肘関節の運動を介して複数の運動軌道の「方向」や「距離」の識別を求める認知問題（空間問題）を紹介する。

上肢の到達機能（リーチング）の訓練の組織化
　目的：物体への到達機能（リーチング）の回復
　身体部位：肩関節・肘関節（グローバル）
　訓練段階：第1段階（他動運動）
　感覚モダリティ：運動覚
　認知問題：空間問題（方向）

訓練の内容、方法、目標（図8.10）
［内容］
● 肩関節と肘関節の運動覚の細分化。

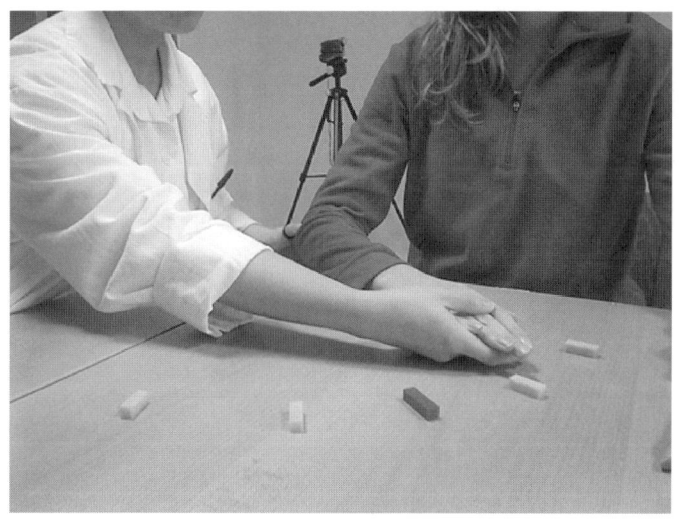

図8.10 上肢の到達機能（リーチング）の訓練

- 大胸筋と上腕二頭筋の異常な伸張反応の制御。
- 肩関節と肘関節の運動時に出現する放散反応の制御。
- 上肢の各関節の位置関係への注意の喚起と持続。
- リーチング機能における運動イメージの想起。
- 手の物体への触覚を運動方向のガイドとして活用できるようにする。

［方法］
肢位（患者の姿勢）
- テーブルを前にした座位（椅子の背もたれに接触させない）。
- 上肢の動きは肘をテーブルに接触させた状態より開始。
- 肩関節の回旋と肘関節の屈伸ができるように手をテーブル上に位置させる。

道具（訓練器具）
- 水平なテーブルと複数の木片。

実施（セラピストは何をするか）

　患者は閉眼し、セラピストは患者の肩関節を内旋位にして手を保持する。20度の方向別に数個の木片をテーブル上に配置しておく。セラピストは患側上肢の肘・手首・手指を保持し、手を他動運動（第1段階）でゆっくりとテーブル上の一つの木片の位置まで動かす。患者に上肢全体をリラックスしておくこと、体幹は直立位を常に保持しておくこと、肩関節の回旋の動きに注意を向けることの3点を言語指示する。手指の先端は木片に接触させず、肩を外旋位に運んだ状態で方向を解答させる。最初の数回は肩関節の回旋で手を動かし、大胸筋の伸張反射が出現しなければ、後半に肘関節の伸展運動を組み合わせて木片の位置を識別させる。肘関節が伸展するほど上腕二頭筋の伸張反射と手関節および手指に放散反応が出現する傾向にあるため、セラピストがそれを感じたら、運動速度を遅くして実施する。

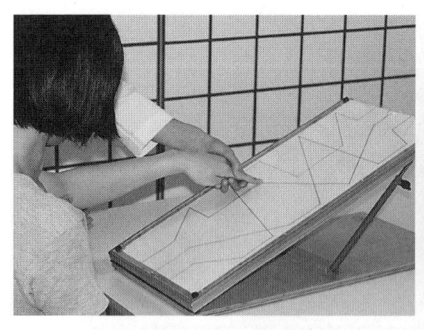

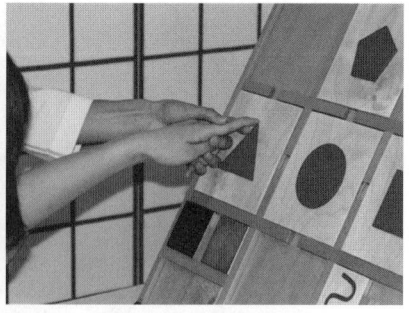

図8.11　上肢の到達機能（リーチング）の訓練のバリエーション

要求（患者に何を求めるか…認知過程の活性化に相当）
- どの木片の位置に手の中指があるかを問う。
- 肩と手の位置関係を問う。
（外部空間を基準とする場合はある木片の位置を起点として解答させる。内部空間を基準とする場合は肩関節に対する手の方向を聞く）
- 肩と肘のどちらの関節から動き始めたか。
- 肩関節と肘関節の運動覚への注意の分散。
- 肩の方向と肘の距離の知覚の区別。
- 肩と肘の運動イメージを共に想起しているか。
- 手指の触覚が方向のガイドとなっていることへの気づき。
- 健側の手の位置と患側の手の位置の比較と差異を確認できるか。

［訓練のバリエーション］（訓練の可変性・難易度調整・応用的な展開）（図8.11）
- 木片の数を増して細分化する。
- 肩と肘を同時に動かす。
- 関節運動の速度を変化させる。
- 同じ第1段階の訓練を角度が変化する運動軌道の識別に変更する。
- 同じ第1段階の訓練を曲線の運動軌道の識別に変更する。
- 同じ第1段階の訓練を複数の「円」軌道の「距離」の識別に変更する。
- 同じ第1段階の訓練を小型パネルを使った「形」の識別に変更する。
- 同じ第1段階の訓練を殿部に単軸不安定を介在させ体幹直立制御を求めながら行う。
- 第2段階（自動介助運動）に移行してセラピストの介助は手のみとする。

目標（期待される改善・回復の短期予測の検証）
　1か月後に、大胸筋と上腕二頭筋の伸張反射を制御し、「座位で上肢を下垂位（肘伸展位）に保持すること」ができる。

■上肢の構え機能（アプローチ）の訓練
　ここでは「物体への構え機能（アプローチ）」の機能障害に対する訓練の例として、次の3つの訓練を紹介する。

a) 前腕の運動を介して「方向」の識別を求める認知問題(空間問題)
b) 手関節の運動を介して「方向」の識別を求める認知問題(空間問題)
c) 手指の運動を介して「距離」の識別を求める認知問題(空間問題)

a) 前腕の構え機能(アプローチ)の訓練の組織化
目的：物体への構え機能(アプローチ)の改善
身体部位：前腕
訓練段階：第1段階
感覚モダリティ：運動覚
認知問題：空間問題(方向)

訓練の内容、方法、目標(図8.12)
[内容]
- 前腕の回内外運動の運動覚の細分化。
- 円回内筋と上腕二頭筋の異常な伸張反応の制御。
- 前腕運動時の手関節と手指屈筋の放散反応の制御。
- 前腕運動に伴う手の構えの運動イメージの想起。
- 母指の触覚による回内外運動のガイド。

[方法]
肢位
- 椅子座位でテーブルの上に前腕を置く。
- 前腕回内・回外中間位から開始。

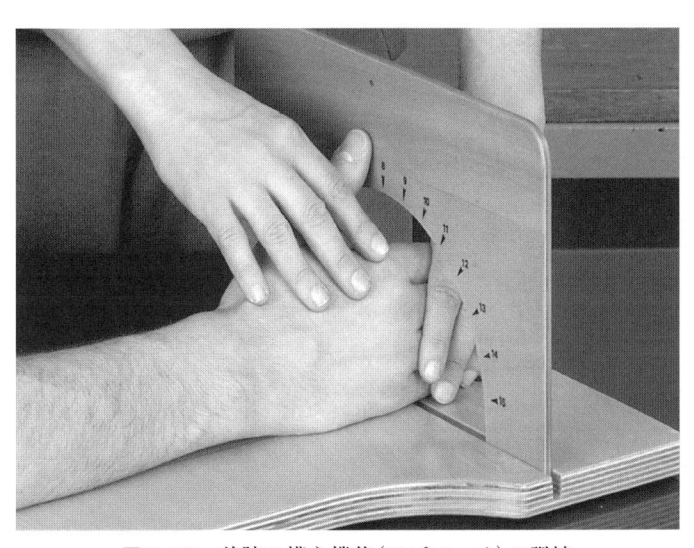

図8.12 前腕の構え機能(アプローチ)の訓練

道具
- 目盛りのついたポンテ(アーチ)。
- 麻痺側肩の前方、肘の高さで肘関節屈曲位。

実施
　セラピストは患側の母指をポンテに接触させたまま、各目盛りの位置まで他動的にゆっくりと動かして止める。手関節や手指を伸展位に保持して異常な放散反応が出現しないよう動かす。また、前腕回内・回外中間位から始め、最初は3箇所の位置の識別から始める。徐々に目盛りの差異を小さくしてゆく。

要求
- 自己の身体内部の基準点に対して親指がどこにあるかを質問する。たとえば、肘に対して親指はどこにあるのか、外側か、直線上か、内側かなどと尋ねる。
- どの方向に動いているか。
- どの目盛の位置か。
- この運動をどの身体部位で感じるか。
- 基本となる位置を最初に決めておき、それと違うか同じか。
- 動きのスピード。
- 運動イメージの想起。
- 健側と患側との比較。

[訓練のバリエーション]
- 目盛りを細分化する。
- 肘関節の屈曲角度を変えて行う。
- 速度を変化させる。
- 母指をポンテに接触させずに行う。

目標
　1か月後、患者は前腕の異常な伸張反応や放散反応を出現させることなく、机の上に手掌を接触させた状態で前腕回内位で保持できる。

b) 手関節の構え機能(アプローチ)の訓練の組織化
　目的：物体への構え機能(アプローチ)の回復
　身体部位：手関節(セグメント)
　訓練段階：第1段階(他動運動)
　感覚モダリティ：運動覚
　認知問題：空間問題(方向・距離、形)

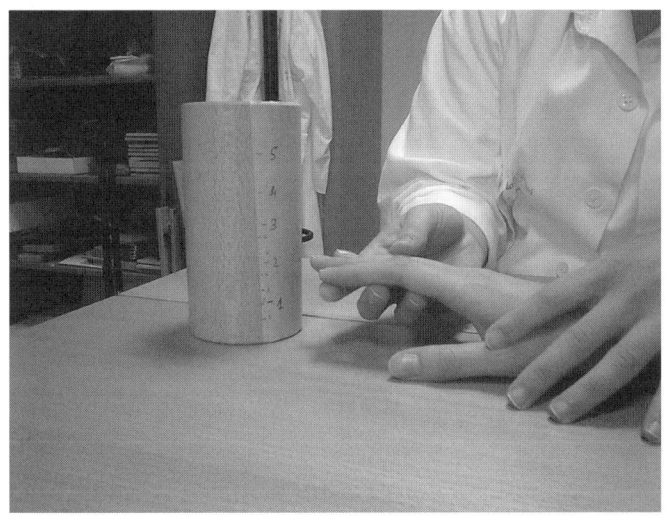

図8.13 手関節の構え機能（アプローチ）の訓練

訓練の内容、方法、目標（図8.13）
［内容］
- 手関節の運動覚の細分化。
- 手関節屈筋の異常な伸張反射の制御。
- 手関節運動に伴う手指屈筋の放散反応の制御。
- 手関節屈筋の異常な伸張反射と手指の放散反応の区別。
- 手関節の運動の開始と終了の判断の的確化。
- 手関節と手指先端との空間的位置関係の視覚イメージの想起。
- 手関節運動の方向性への注意の持続。
- 手関節の運動起点を机と手首の接触点に感じとる。
- 手関節の筋緊張の一人称言語記述の出現。
- 手関節の運動によって物体と手掌との接触面が変化することの理解。
- 物体と手掌との接触面の変化を触覚として予期させる（手掌の触覚イメージの想起）。

［方法］
肢位
- 椅子座位（背もたれとの接触なし）で、手を机の上に置く。

道具
- 目盛りのついた円柱。

実施
　患者は手関節の位置と円柱の目盛りの位置を確認して閉眼する。そして、セラピストはまず患者に手関節が最大伸展した視覚イメージが想起できるか尋ねる。次に、それを手関節の運動イメージに変換するよう要求する。

セラピストは患者の上肢を保持して手関節と手指を軽度伸展位に保持し、ゆっくりとした他動運動(第1段階)によって円柱のある一つの目盛りまでに動かす。患者には手関節の伸張反射や手指の放散反応の制御を求める。注意は手関節の運動覚に向けるが、それに伴って手指先端が手関節よりも高い位置に来ることを言語教示する。また、手関節と机との接触感を手関節の位置とすることも伝える。そして、訓練後に手関節の運動イメージの想起や手掌の触覚イメージの想起についての一人称言語記述を求める。

要求
- 円柱の数値の識別(5段階)。
- 手関節を基準点に手指の先端が上か下かを尋ねる。
- 机の上に置かれた健側の手関節との差異を比較する。
- 視覚イメージと運動イメージの区別。
- 手関節の運動開始時にどんな感覚が生じるかの言語記述。
- 手関節の運動終了直前にどんな感覚が生じるかの言語記述。

[訓練のバリエーション]
- 椅子の背もたれと接触させる。
- 身体と円柱との距離を変化させる。
- 手指先端を円柱に接触させて行う。
- 円柱の角度差を少なくする。

目標
1か月後、患者は座位で手関節屈筋の異常な伸張反応や手指の放散反応を出現させることなく、机の水平面に手掌と指腹を全面接触し、机の上で保持することができる。

c) 手指の構え機能(アプローチ)の訓練の組織化
目的:手指による構え機能(アプローチ)の回復
身体部位:手指
訓練段階:第1段階
感覚モダリティ:運動覚
認知問題:空間問題(方向)

訓練の内容、方法、目標(図 8.14)
[内容]
- 手指 MP 関節屈伸の運動覚の細分化。
- 手指屈曲筋群の異常な伸張反応の制御。
- 指腹の向きに注意を向ける。
- 指腹と物体との接触面を運動のガイドとして活用する。

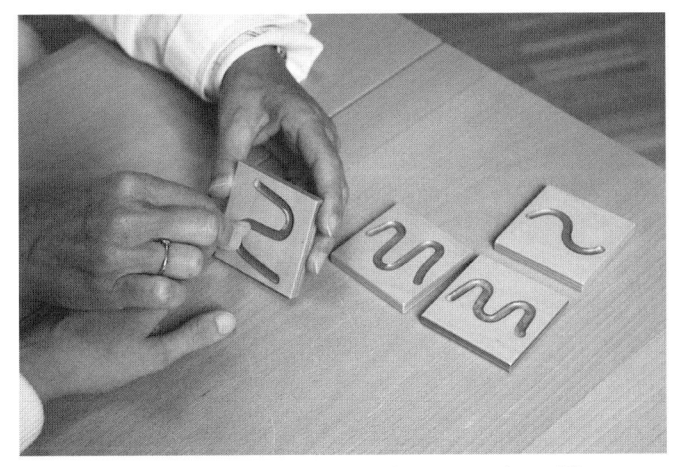

図8.14 手指の構え機能（アプローチ）の訓練

[方法]
肢位
　椅子座位でテーブルの上に前腕を回内して手関節中間位に置く。

道具
　小さな複数の運動軌道のある木片。

実施
　セラピストは患側の手指を伸展させたままで示指の指腹の下に木片を置く。患者は手首や手指に異常な伸張反射が出現しないように制御しなければならない。手関節は中間位とし、指腹の接触状況に注意を向けるように言語指示したうえで、MP関節の運動を知覚させる。

要求
- MP関節を基準として指の先端がどの高さにあるかを質問する。
- 動く方向を順番に確認してゆく。
- 運動イメージの想起。
- 健側示指との比較や差異の認識。
- 母指は机に接触させておく。

[訓練のバリエーション]
1) 各手指のMP関節の運動方向を知覚する。
2) 手指のIP関節の運動方向を知覚する。
3) タブレットの小型パネルに示指を接触させて図形を知覚する。

目標
　1か月後、患者は手指屈筋群の異常な伸張反応を制御し、机の上で手掌と指腹を接触させた状態を保持できる。

■物体の把持機能(グラスプ・ピンチ)の訓練
　ここでは「物体の把持機能(グラスプ・ピンチ)」の機能障害に対する訓練の一例として、母指と手指との空間的な位置関係(方向・距離)の識別を求める認知問題(空間問題)を紹介する。

物体の把持機能(グラスプ・ピンチ)の訓練の組織化
目的：物体の把持機能(グラスプ・ピンチ)の回復
身体部位：母指CM関節とIP関節および示指MP・PIP・DIP関節
訓練段階：第1段階
感覚モダリティ：運動覚
認知問題：空間問題(方向・距離)

訓練の内容、方法、目標(図8.15)
［内容］
- 母指と示指の運動覚の細分化。
- 母指の屈筋と内転筋および示指屈筋の異常な伸張反応の制御。
- 手関節の運動に伴う母指と示指屈筋の放散反応の制御。
- 手の対立運動の運動イメージの想起。
- 母指と示指の指腹の触覚と圧覚で対立運動の空間性をガイドする。

［方法］
肢位
　椅子座位で机の上に前腕を接触させた手関節軽度背屈位とし、セラピストは母指と示指を対立位に保持する。

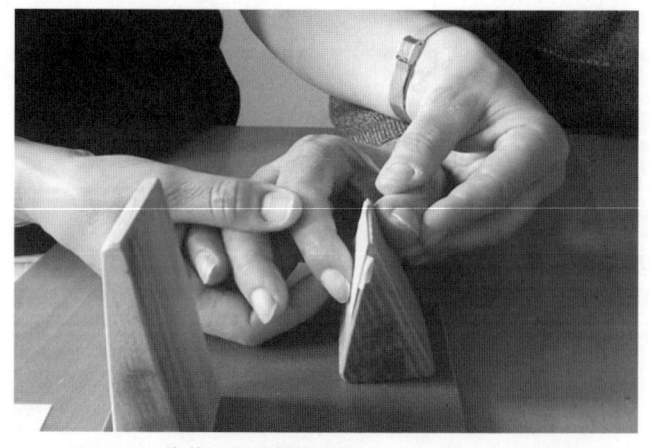

図8.15　物体の把持機能(グラスプ・ピンチ)の訓練

道具

「三角形」の木片。

実施

セラピストは患者の母指と示指を三角形の木片の両縁に沿ってゆっくりと他動的に動かし（第1段階）、ある位置で止める。患者は母指内転筋の異常な伸張反射が出現しないように制御しなければならない。もし、伸張反射の亢進が出現したら、三角形の木片をより小さいものに変更する。最初は母指または示指のどちらか一方のみを動かし、次に両指同時に動かす。その際、母指のCMC関節の動きに注意を向けることと、両方の手指の指腹の触覚の空間的位置を比較するように言語教示する。また、運動イメージは両指の距離が広がるような視覚イメージでよい。

要求

- 三角形の横幅の距離の差異。
- 母指に対して示指の先端が上か下かを尋ねる。
- 示指に対して母指の先端が上か下かを尋ねる。
- 広がってゆく動きをどこの関節で感じとっているか。
- 2度両側に広がるように動かし、1度目と2度目の差異を確認する。
- 動きの速度の差異がわかるか。
- 両側同時に動かしたときの差異がわかるか。
- 母指と示指が触覚の機能面が感じとること。
- 対立運動を言語化する。

[訓練のバリエーション]（図8.16）
1) 母指と示指の運動の方向と距離を個別に知覚する
2) 母指と示指の位置関係を知覚する
3) 第1段階の訓練を立方体の木片を使って行う
4) 母指と手指で表面素材を同時に知覚する
5) 第1段階の訓練を前腕中間位で円柱の木片を使って行う

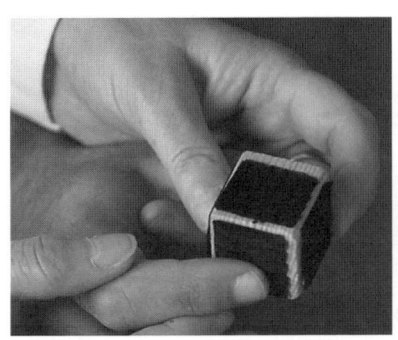

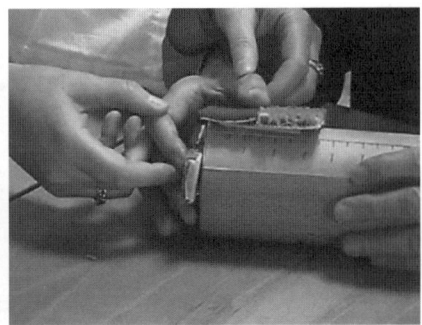

図8.16 物体の把持機能（グラスプ・ピンチ）の訓練のバリエーション

6) スポンジの圧の差異を手指で識別する(他動運動)
7) スポンジの圧の差異を左右の手指で識別する(他動運動)

目標
　1か月後、長母指屈筋や母指内転筋の異常な伸張反応が制御でき、物体に対立運動位で接触した状態を維持できる。

■物体の操作機能(オペレーション)の訓練
　ここでは物体の操作機能(オペレーション)の訓練の一例として、手指の運動によって重量の知覚探索を求める接触問題を紹介する。

物体の操作機能(オペレーション)の訓練の組織化
目的:物体の操作機能(オペレーション)の回復
身体部位:手指(グローバル)
訓練段階:第2段階
感覚モダリティ:重量覚(運動覚・触覚・圧覚含む)
認知問題:接触問題(重さ)

訓練の内容、方法、目標(図8.17)
［内容］
- 手指の物体把持への適応。
- 手指の重量覚情報の収集と改善。
- 手指屈筋群の異常な伸張反応の制御。
- 手指の運動に伴う母指の放散反応の制御。
- 手指屈筋の原始的運動スキーマの制御。
- 手指屈筋群の運動単位の調節。

［方法］
肢位
　椅子座位で机の上に前腕を回内して手指を伸展位に置く。

道具
　シーソーと数個の重さの異なる重錘。

実施
　示指と中指の指腹をシーソーに接触させ、シーソーの遠位部に重錘を1個、2個、3個のいずれかを置き、その差異の識別を求める。示指のみで行ったり、中指のみで行ったり、両方の指で行って2つの指の差異を比較させる。患者は他の手指や母指に異常な伸張反射や放散反応が出現しないように制御しながら、重量知覚しなければならない。このとき、ある程度の手の筋収縮が自然に生じてもよいが、努力的な筋収縮はさせない。同時に、手指の空間

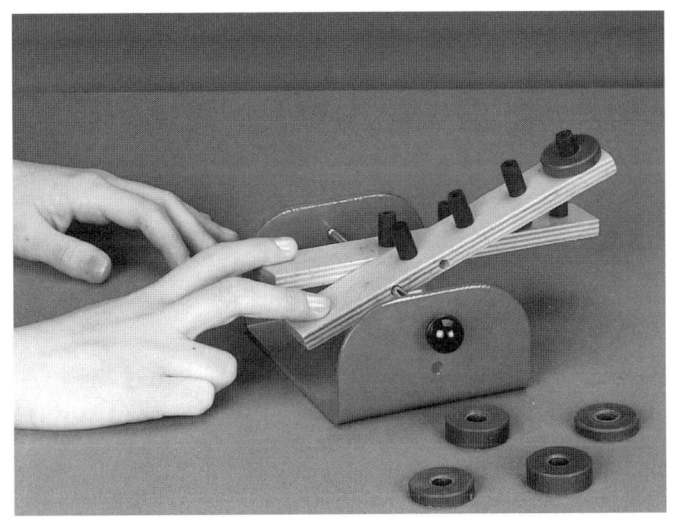

図8.17 物体の操作機能（オペレーション）の訓練

的な位置や接触状況を運動覚、触覚、圧覚で認識する。

要求
- 重錘の置き場所の差異。
- 重さの差異。
- 手指のどこで重さを感じるか。
- 重さの感覚と圧覚や触覚とを区別をしているか。
- 手指の筋収縮と弛緩を感じとっているか。
- 筋緊張を重量に合わせようとしているか。
- 2本の指の重量覚の差異を認識できるか。
- 重さを予期できるか。
- 運動単位の動員の運動イメージを想起できるか。
- 重量の上下の変化を筋収縮によって制御できるか。

[訓練のバリエーション]（図8.18）
1) 運動単位の動員を要求して第3段階で行う。
2) 母指と示指で重さの識別を行う。
3) スポンジの圧の差異を手指と母指の筋収縮によって認識する。
4) スポンジの圧の差異を左右の手で比較する。

目標
　1か月後、患者は手指の異常な伸張反応や放散反応を出現させることなく、さまざまな物体の形に手指のアーチを形成した接触状態を保持できる。

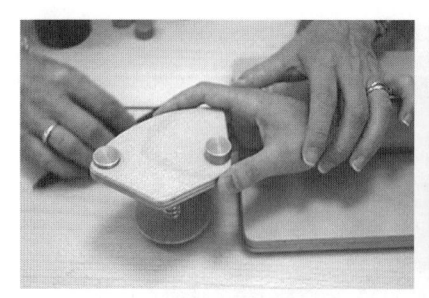

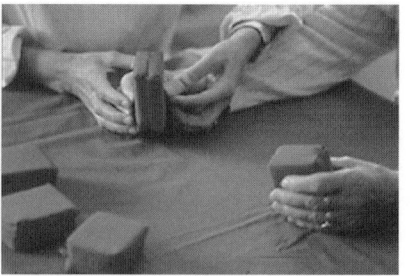

図8.18　物体の操作機能(オペレーション)の訓練のバリエーション

■上肢をウェルニッケ・マン肢位にしない

　多くの片麻痺患者の上肢はウェルニッケ・マン肢位をとっている。肩関節は内転・内旋し、肘関節や手関節は屈曲し、手指は総握り(mass flextion)で母指は内転(thumb in palm)している。これらの訓練がその改善を目指して認知過程を活性化させていることは明らかだろう。

　すなわち、「到達機能」の訓練は大胸筋と上腕二頭筋、「構え機能」の訓練は手関節屈筋、「把持機能」の訓練は母指内転筋、「操作機能」の訓練は手内筋の異常な伸張反応や放散反応の制御を行うためのものである。

　これらが回復予測した期間（たとえば2週間とか1か月）で改善するというのが短期目標であるが、仮にそれが実現できれば、患者は座位や立位で上肢を下垂位に保持できるようになる。

　そして、その能力を獲得した患者の多くは、確実に到達機能、構え機能、把持機能、操作機能の向上が認められる。もちろん、それらはまだ学習段階であるが、行為の創発の可能性は高まっている。したがって、セラピストはまず上肢を下垂位を保持できるようにすべきである。これができなければ上肢のすべての行為は創発しない。

　それを実現するために、いくつかの訓練のバリエーションを追加して、さらに認知過程（知覚、注意、記憶、判断、言語）を活性化してゆくことが重要である。訓練による回復予測が正しければ、片麻痺患者の上肢のウェルニッケ・マン肢位は認められなくなるだろう。

8.6 体幹に対する認知運動療法

> 体幹を情報の受容表面とみなし、身体の正中線、
> 外界との空間関係、脊柱の運動方向、
> 体幹重量の配分などを識別させてゆく。
> ——Perfetti

■体幹の行為
体幹の行為は「行為」「機能的構成要素」「機能単位」に区分される。

[行為]
　体幹の行為とは「姿勢を抗重力位で保持し、上肢や下肢の行為に脊柱の動きを連動させること」である。

[機能的構成要素]
　体幹の行為の機能的構成要素は次の4つの機能に区分する。

　1) 体幹の対称性機能
　　背臥位、座位、立位、歩行で体幹の左右対称性を維持する機能。
　2) 体幹の直立性機能
　　座位、立位、歩行で体幹の垂直性を維持する機能。
　3) 体幹の方向づけ機能
　　座位、立位、歩行で体幹をさまざまな空間に向けたり回旋する機能。
　4) 体幹の到達機能
　　座位、立位で上下肢のリーチングに連動して体幹を傾斜する機能。

[機能単位]
　4つの機能的構成要素は複数の機能単位に区分できる。

対称性の機能単位
- 左右肩関節の水平面の空間知覚
- 左右肩関節の前額面の空間知覚
- 両肩と両股関節の平行性
- 体幹の正中線の認識

直立性の機能単位
- 骨盤傾斜の「方向」「距離」の空間知覚
- 腰椎前弯と腰椎後弯の「方向」「距離」の空間知覚
- 脊柱の垂直性の「方向」「距離」の空間知覚

- 頭椎（頭部）の「方向」「距離」「形」の空間知覚

方向づけの機能単位
- 体幹の直立位での傾斜運動による「方向」「距離」「形」の空間知覚
- 体幹の直立位での回旋運動による「方向」「距離」「形」の空間知覚
- 体幹の直立位での殿部の「表面性状」「硬さ」「体重負荷」の接触知覚

到達（リーチング）の機能単位
- 体幹の各運動による「方向」「距離」「形」の空間知覚
- 体幹の各運動による殿部での「表面性状」「硬さ」「体重負荷」の接触知覚
- 体幹の各運動による殿部での水平面の空間知覚
- 体幹の立ち直り反応と四肢の平衡反応の予測的姿勢制御

　機能単位における知覚情報としての空間知覚については脊柱の運動覚が、接触知覚については背中と殿部の触覚、圧覚、重量覚などが必要である。体幹もまた運動器官であると同時に、空間認知に関わる情報を収集するための感覚器官（情報の受容表面）と捉えるべきである。

■体幹の訓練のポイント
A）支持基底面の場所と数

　体幹への訓練のポイントは正しい座位姿勢の保持である。急性期が過ぎてリハビリテーション訓練室に患者が来たときには車椅子上でも座位姿勢が崩れている場合が多い。特に、患側への「体幹の傾斜」が認められる左片麻痺患者の「姿勢の崩れ」は重度である（図8.19）。
　ある左片麻痺患者が「海で溺れそうな感じで、どうすればよいかわからない」と訴えたこと

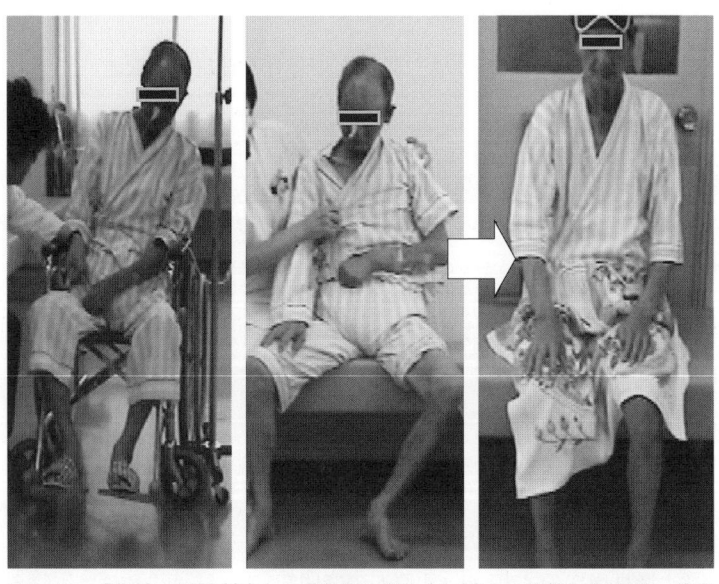

図8.19　「体幹の傾斜（左）」や「姿勢の崩れ（中央）」の状態から殿部の基底面のみでの左右対称な直立座位（右、数週後）の獲得を目指す

がある。したがって、セラピストはまず"安心できる座位"を保持するには、患者がどこの何に「意識の志向性」を向けるべきかを教える必要がある。

具体的にはすぐに座位バランス訓練を行わず、身体が接触する「支持基底面(接触面)」の場所と数に注意を向けるよう促す。座位の支持基底面には次の場所と数がある。

1) 殿部(座面との接触面)
2) 足部(床との接触面)
3) 背中(椅子の背もたれとの接触面)
4) 肩(側方の垂直な壁との接触面)
5) 上肢(肘や手による支持による接触面)

重度な症例ではすべての基底面を接触させ、徐々に上肢⇒肩⇒背中⇒足部の順で支持基底面を少なくしてゆき、最後に殿部の支持基底面のみで左右対称性かつ直立位での座位を保持させる。

その際、セラピストは「言語教示(口頭説明)」「視覚教示(模倣)」「体性感覚教示(四肢の他動的な運動後の空間位置の確認)」などを行いながら、患者が自分で姿勢や四肢の位置を修正する能力がどの程度あるかを把握する。それによって体幹に対する訓練の優先度を決めることができる。

そして、訓練では常に左右の身体の空間性を比較することを要求し、基底面の面積(広さ)と重心移動の方向との関係性や体幹の正中線の認識に注意向けさせてゆく。

特に重要なのは、「両股関節の上に両肩関節を位置させた左右対称な直立座位」をとらせることである。この空間的な位置関係を保持する能力を獲得することが、立位や歩行時の正しい姿勢のアライメント(各関節の適切な空間的配列)につながる。この前額面での長方形のアライメントが崩れると身体重心が側方や前方に移動するため、座位、立位、歩行の姿勢制御が困難になる。

多くの片麻痺患者は体幹の側方傾斜と前傾前屈位の座位姿勢となっている。この体幹の姿勢を亜急性期の座位の段階での訓練によって改善し、随意的に常に両股関節の上に両肩関節を位置させる能力を再獲得することで、上肢のリーチングや下肢の立位、歩行と連動した体幹の適切な動きが可能となる。

B) 体幹の正中線の構築

正中線(midline)とは「身体の基準線(自己中心座標の基準線)」であり、右半身と左半身を左右に分割するイメージ上の線である。体幹の正中線は身体空間を自己中心座標系で認知するときに最も重要であると同時に、外部空間に対して身体を動かすときにも基準線となる。

人間の動きの多くは両半身を同時に制御する必要性があり、もし身体の正中線が認知できなければ、姿勢の空間性や四肢の運動方向がわからなくなってしまう。

ペルフェッティは片麻痺患者の背臥位、座位、立位、歩行における体幹の姿勢の崩れが正中線の変容に起因している可能性を指摘している。また、正中線の認知には左右の半身からの体性感覚情報の比較が不可欠である。正中線は半身の体性感覚情報だけではイメージ想起できない。したがって、体幹のすべての訓練時に左右の体性感覚情報を比較させ、体幹の正中線を意

識化させてゆくことが大切である。

なお、体幹の正中線の認知については左片麻痺患者で問題が発生することが多いため、その詳細と訓練の実際は半側空間無視患者へのアプローチのところで説明する。

■体幹の対称性機能の訓練

目的：体幹の対称性機能の改善
身体部位：体幹
訓練段階：第1段階
感覚モダリティ：触覚
認知問題：接触問題

訓練の内容、方法、目標（図8.20）

[内容]
- 体幹の左右の触覚情報の収集と改善。
- 肩甲骨周囲筋（僧帽筋や菱形筋など）の異常な伸張反応の制御。
- 体幹表面の身体イメージの構築。
- 両肩の水平性。
- 体幹の正中線の認識。
- 殿部の荷重配分への注意。
- 殿部の圧と足底の圧覚情報を体幹運動のガイドとして活用する。

[方法]
肢位（患者の姿勢）
- 椅子座位（垂直な壁を背にして実施してよい）。
- 上肢は下垂位を保ち、体幹は可能な限り直立位、体重は左右均等とする。

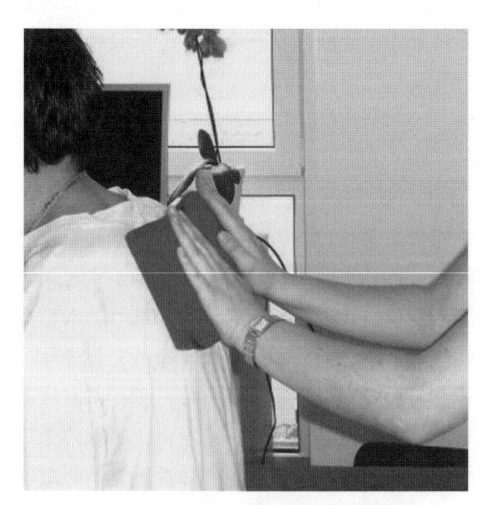

図8.20 体幹の対称機能の訓練

道具（訓練器具）
- 硬さの異なるスポンジ３つ。
- スポンジは背中に接触。
  （垂直な壁を背にして実施するなら壁と背中の間にスポンジを挿入）

実施（セラピストは何をするか）
　患者は椅子座位をとる。体幹背上部（肩甲骨周辺）を２つのスポンジと接触させた座位をとる。セラピストは左右の肩の高さが水平かどうかを質問する。水平でなければ患者に修正を求め、修正困難であれば両肩の位置に注意を促し、他動的に介助して修正する。次にセラピストは体幹背上部（肩甲骨周辺）を２つのスポンジと接触させて圧迫する。（垂直な壁を背にして実施するなら体幹背上部と壁との間にスポンジを１つまたは２つ介在させてゆっくりと他動的に後方に押す）。

　患者はまずスポンジの硬さではなく、接触部位を識別しなければならない。特に、接触部位の左右比較や位置関係の比較を求める。また、左右の肩に対して接触部位がどこに位置するかを質問する。その後、スポンジの硬さの差異を識別する。

要求（患者に何を求めるか）
- 両肩の高さは水平性。
- スポンジは体幹のどこにあるか。
- 圧は１箇所か複数部位か。
- 健側と患側と差異はあるか。
- スポンジの接触部位と硬さの区別。
- 正中線（脊柱）からの距離。
- 肩甲骨への圧迫感。
- どこの圧で硬さが識別できるか。
- 圧を感じるときにどのような感じがするか。
- 殿部の荷重に差異はあるか。
- 体幹はどの方向に動くか。
- 体幹の運動のイメージの想起。

[訓練のバリエーション]（訓練の可変性・難易度調整・応用的な展開）（図8.21）
- 背臥位で行う。
- 座位で背部の垂直な壁を利用して行う。
- 座位で側部の垂直な壁を利用して行う。
- 体幹を回旋させて行う。
- 後に立位でも行う。

目標（期待される改善・回復の短期予測の検証）
　２週間後に、患者は背もたれの基底面なしで、体幹を左右対称に保持し、体重を左右均等にした座位をとることができる。

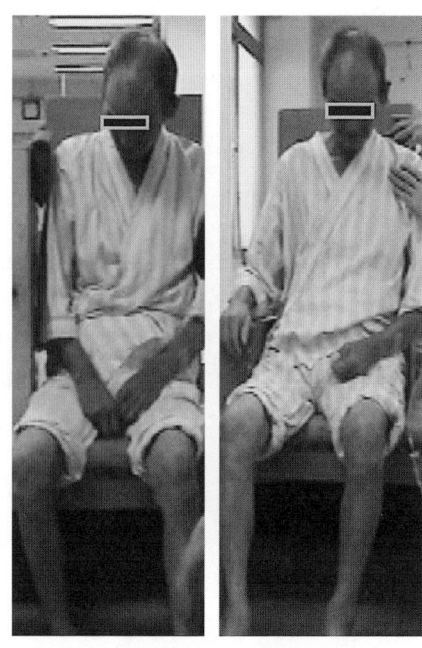

図8.21　体幹の対称性機能の訓練のバリエーション

■体幹の直立性機能の訓練

目的：体幹の直立性機能の改善
身体部位：体幹
訓練段階：第2段階
感覚モダリティ：圧覚
認知問題：接触問題

訓練の内容、方法、目標（図8.22）
［内容］
- 体幹の圧覚情報の収集と改善。
- 骨盤の前傾と後傾の運動覚の細分化。
- 腰椎の前弯と後弯の運動覚の細分化。
- 胸椎の伸展の運動覚の細分化。
- 殿部の圧覚移動への注意。

［方法］
肢位
- 背もたれのある椅子または垂直な壁を背にした座位。

道具
- 硬さの異なるスポンジ3つ（スポンジは腰椎と椅子の背もたれとの間）。

実施

　患者は体幹背下部(腰椎周辺)を背もたれに接触させた座位をとる。患者の脊柱は前傾して円背様になっていることが多い。セラピストは患者に垂直位をとるように促す。セラピストは患者の胸骨部(前方)と腰椎部(後方)に手を置き、胸骨部を後方に腰椎部を前方に同時に押して、体幹が垂直位になるのを介助する。体幹の垂直位では骨盤は前傾、腰椎は前弯している(腰椎骨盤リズム。図8.22)。

　次に腰椎部と背もたれの間にスポンジを介入させ、骨盤後傾と腰椎後弯の運動によってスポンジの硬さを識別させる。その後、患者は骨盤を前傾、腰椎を前弯して体幹を垂直位に戻す。なお、体幹の垂直性は両股関節の上に両肩が位置しているかどうかで確認する。胸椎が屈曲すると両肩は股関節の前方にくるため、胸椎の伸展を促す。さらに、殿部の圧の前後移動にも注意を向けるよう言語教示する。

　また、体幹の垂直性による頭部の上方移動の運動イメージを想起させる。深呼吸の要領で息を吸い込んだときに「骨盤を前傾、腰椎を前弯」し、息を吐くときに「骨盤を後傾、腰椎を後弯」させるのがコツである。

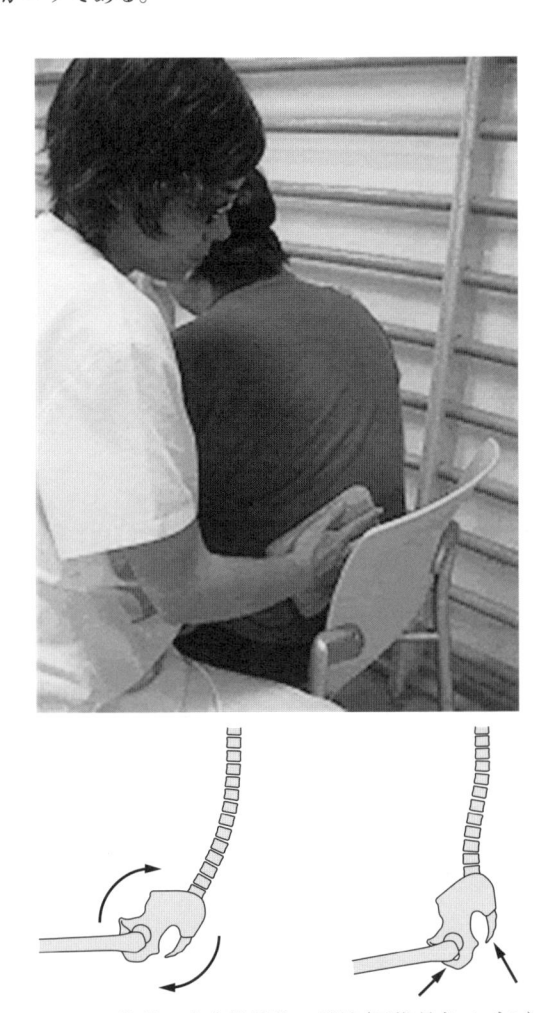

図8.22　体幹の直立性機能の訓練(腰椎骨盤リズム)

要求
- スポンジの硬さの差異。
- どこの動きで硬さを識別しているか。
- 体幹全体はどの方向に動くか。
- 腰椎の前弯と後弯を感じとれるか。
- 骨盤の前傾と後傾を感じとれるか。
- 運動時に殿部の圧に差異はあるか。
- 頭部の位置の上方移動のイメージの想起。

［訓練のバリエーション］
　垂直な壁（側面・後面）と体幹の間にスポンジを挿入して行う。

目標
　2週間後に、殿部と足部を基底面とした直立座位を維持することができる。上肢は大腿部の上に手を置いている。

■体幹の方向づけ機能の訓練
目的：体幹の方向づけ機能の改善
身体部位：体幹
訓練段階：第2段階
感覚モダリティ：運動覚
認知問題：空間問題

訓練の内容、方法、目標（図8.23）
［内容］
- 体幹の運動覚の細分化。
- 股関節と肩の空間的位置関係への注意。
- 体幹回旋の運動イメージ想起。
- 自己中心座標と物体中心座標の区別。
- 殿部への左右均等な体重配分。
- 四肢の運動時における体幹の垂直支持の保持。

［方法］
肢位
- 座位。
- 上肢は下垂位を保ち、体重は左右均等とする。

道具
- 体幹の方向づけに対応した運動軌道板や図形（三角、四角、円など）を描いた用紙。
- 体重計を2個用意し、左右の体重分布を確認する。

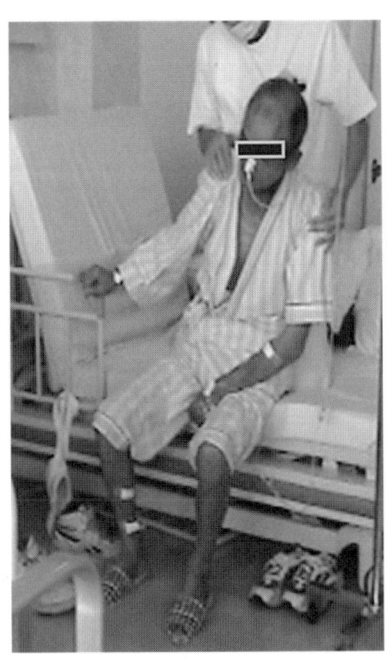

図8.23 体幹の方向づけ機能の訓練
（この訓練は急性期のベッドサイド訓練の時期から早期に行う）

実施
　患者は座位で体幹を直立位に保持して閉眼する。セラピストは両肩を持って体幹をゆっくりと左側または右側に傾斜させ、正中位に戻す。患者は体幹がどの方向に動いたのか、どれくらいの距離動いたのかを口頭で解答する。患者が水平面に置かれた「時計」をイメージできれば、体幹傾斜の方向を時計の数字で解答させるとよい。
　患者は座位の直立位をとり、視覚的に複数の図形（○・△・□）を確認して閉眼する。セラピストは、患者の両肩に触れた状態で脊柱を傾斜させながら座位重心が一つの図形を描くように動かす。患者はどの図形と同じ脊柱の運動であったかを識別する。
　また、直立座位での左回旋と右回旋を追加し、その回旋角度の変化を比較させる。セラピストは脊柱の正中線が傾斜しないように、殿部の圧中心が回旋中に移動しないかどうかを注意しながら行う。

要求
● 運動方向の空間知覚。
● 左右の殿部の荷重量の差異。
● 左右回旋の空間知覚。

[訓練のバリエーション]
　運動軌道や図形を描いた用紙を傾けて見せて行うことで難易度を変える。用紙の面を水平面、前額面、矢状面に置くと、イメージ上の心的回転（メンタル・ローテーション）を要求することになり、難易度は高くなる。

目標
　1か月後に、殿部のみの基底面で、体重を左右均等に維持し、直立座位を維持できる。また、殿部の基底面での重心移動を制御して、体幹の回旋により後方を見ることができる。

■体幹の到達機能（リーチング）の訓練
　目的：体幹のリーチング機能の改善
　身体部位：体幹
　訓練段階：第2段階
　感覚モダリティ：運動覚
　認知問題：空間問題

訓練の内容、方法、目標（図8.24）
［内容］
- 脊柱の運動覚の細分化。
- 殿部の圧変化の接触知覚への注意。
- 殿部での重心移動の空間知覚。
- 支持基底面の水平性の空間知覚。

［方法］
肢位
　座位。

道具
- 単軸の左右に傾斜する不安定板。
- 多軸のバネ付き不安定板。

実施
　最初は単軸の左右に傾斜する不安定板で行う。次に前後左右に傾斜する多軸のバネ付き不安定板上で座位の直立性を保持させて、健側上肢を挙上する（図8.24）。

［訓練のバリエーション］
　1）単軸の左右に傾斜する不安定板の下にスポンジを入れてその硬さを識別する。
　2）多軸のバネ付き不安定板のバネの位置を変える。
　3）上肢を挙上する方向を変える。

目標
　1か月後に、座位で健側の手と体幹をリーチングして反対側の足部に触れることができる。

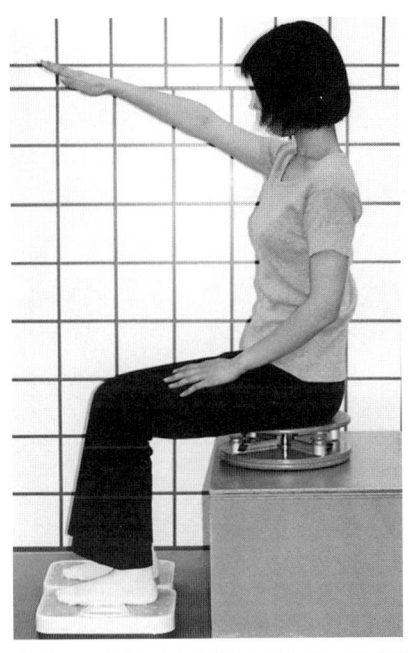

図8.24 多軸のバネ付不安定板上で体幹の直立性を求める

■体幹の基本姿勢の重要性

　座位での多軸のバネ付き不安定板の制御は片麻痺患者には難易度が高く、下肢に異常な伸張反応や放散反応が出現する場合は行わない。その場合は、不安定板を使用せず、直立座位をとらせ、セラピストが一側の上肢や下肢を他動的に動かしても直接座位を保持する訓練を行う。

　座位、立位、歩行などにおける体幹の制御では、常に両股関節の上に両肩関節を位置させておくことが最も重要である。この左右の肩関節と左右の股関節の4点でつくられる長方形の空間的位置関係が「体幹の基本姿勢」である。したがって、この体幹の基本姿勢の保持能力をさらに向上させておくことが大切である。具体的には、次のような訓練を行う。

　　患者は座位での体幹の基本姿勢を保持する
　　1)セラピストが患側の上肢を他動的にさまざまな方向に動かす。
　　2)セラピストが患側の股関節を他動的に屈曲する。
　　3)患者が健側の上肢を随意的に動かして手指で天井、右、左方向を指さす。
　　4)患者が健側下肢の股関節を随意的に屈曲する。
　　5)患者が患側下肢の股関節を随意的に屈曲する。

　こうした体幹以外の四肢の運動を行っても座位での体幹の基本姿勢を保持できることが、「患者が座位で体幹を随意的にさまざまな方向に傾斜させる」到達機能（リーチング）の再獲得につながる。

　そして、体幹の基本姿勢の保持は立位や歩行の前提条件でもある。したがって、両股関節の上に両肩関節を位置させる訓練は立位でも必ず行う。ここでは立位で両肩や両骨盤にスポンジを当て、微妙な左右の重心移動で硬さを比較させる訓練を紹介しておく（図8.25）。

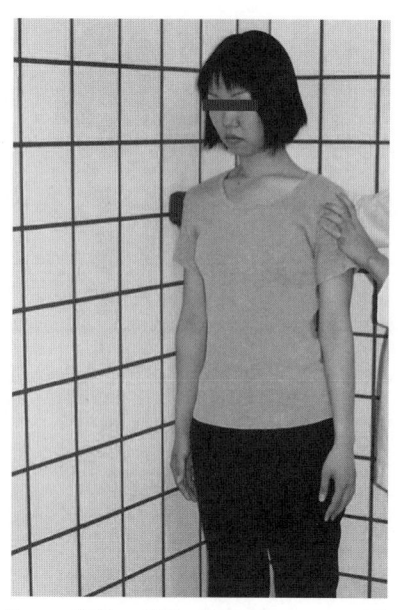

図8.25 立位での体幹の訓練のバリエーション（肩にスポンジ）

　もし座位や立位で体幹の基本姿勢が保持できず患者が前屈姿勢をとるなら、歩行においても体幹の前屈によって重心が前方に落ちるために片麻痺特有の「反張膝歩行」となってしまうだろう。つまり、体幹の基本姿勢の保持は異常歩行の予防としても重要である。人間は体幹を直立して二足歩行することを忘れてはならない。

■上肢と体幹の到達機能（リーチング）の連動性の評価

　この時点で、セラピストは座位での上肢のリーチング機能に連動した体幹のリーチング機能を評価する必要がある。具体的には、健側上肢と患側上肢のリーチング機能に連動した体幹の到達機能の介入状況を比較する。たとえば、次のような分析を行う（図8.26）。

　1）座位で机の上の前方の遠い物体を取る。
　2）座位で一側上肢をリーチングして反対側の足部に触れる。
　3）座位で頸部を伸展しながら一側上肢を使って上方の天井を指さす。
　4）座位で一側上肢を使って同側の遠くの物体を取る。
　5）座位で一側上肢を使って反対側の物体を取る。
　6）立位で転倒することなく上肢を使ってリーチングする。

　こうした上肢と体幹の到達機能（リーチング）の連動性を分析したうえで、体幹への訓練のバリエーションを加えてゆくことが、予測的姿勢制御である体幹の立ち直り反応や四肢の平衡反応の再獲得へとつながってゆく。

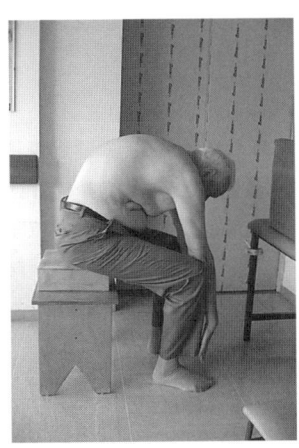

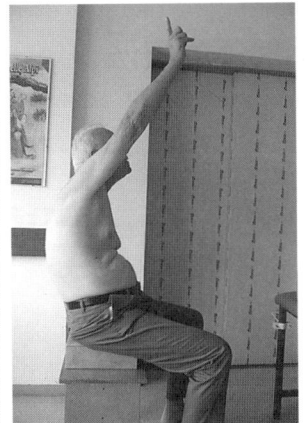

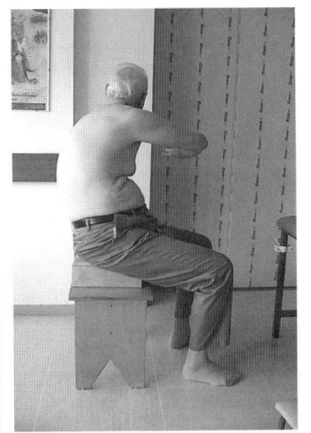

図8.26　上肢と体幹の到達機能（リーチング）の連動性の評価

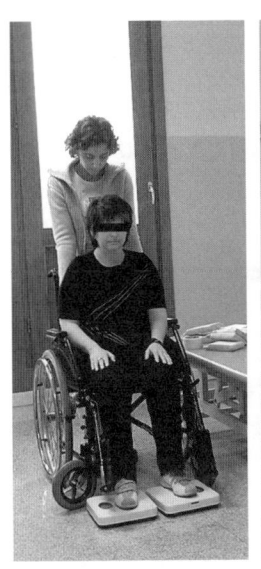

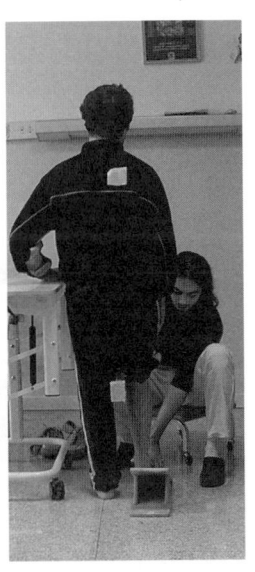

図8.27　体幹の機能を再獲得したうえで手や歩行の訓練へと進める

■体幹への訓練を先行させる

　強調しておきたいのは、体幹への訓練を上肢や下肢の訓練よりも先行（優先）させることである。座位での体幹の基本姿勢が崩れた状態で手や歩行の訓練を行っても良い結果は得られないだろう。

　体幹は上下肢に比べて機能回復の可能性が高い。したがって、少なくとも体幹の対称性機能、直立性機能、方向づけ機能を再獲得したうえで、手や歩行の訓練へと進めるべきである。そうした片麻痺患者の座位姿勢と立位での訓練場面を示しておく（図8.27）。

　体幹の機能回復とは、単に体幹が動くようになることではなく、体幹と上下肢が目的に応じて、分離して動くことである。

8.7 下肢に対する認知運動療法

> 下肢に対する認知運動療法は、
> 下肢の動きを取り戻すのではなく、
> 下肢をあらゆる課題に適応させるものである。
> ──Perfetti

■下肢の行為

下肢の行為は「行為」「機能的構成要素」「機能単位」より構成される。

[行為]

下肢の行為とは「下肢を使って地面の上を歩くこと(歩行)」である。

[機能的構成要素]

下肢の行為の機能的構成要素は次の4つの機能に区分する。
1) 推進機能(踏み切り期)：足部を床から離して前方に推進する機能
2) 到達機能(遊脚期)：足部を前方に運ぶ機能
3) 緩衝機能(踵接地期)：足部を接床して体重をショック吸収する機能
4) 支持機能(立脚中期)：下肢で体重を支える機能

[機能単位]

4つの構成要素は複数の機能単位に区分できる。

推進機能(踏切り期)の機能単位

- 骨盤、股関節、膝関節、足関節、足指関節の「方向」「距離」「形」の空間知覚。
- 足底の「表面」「硬さ」「重さ」の接触知覚。
- 足のMP関節の「方向」「距離」の空間知覚。
- 母指の「表面」「硬さ」「重さ」の接触知覚。

到達機能(遊脚期)の機能単位

- 骨盤、股関節、膝関節、足関節の「方向」「距離」「形」の空間知覚。
- 距骨下関節の「方向」「距離」の空間知覚。
- 母指関節の「方向」「距離」の空間知覚。

緩衝機能(踵接地期)の機能単位

- 骨盤、股関節、膝関節、足関節の「方向」「距離」の空間知覚。
- 距骨下関節の「方向」「距離」の空間知覚。
- 足底と踵の「表面」「硬さ」「重さ」の接触知覚。

支持機能（立脚中期）の機能単位
- 体幹の「方向」「距離」「形」の空間知覚。
- 骨盤、股関節、膝関節、足関節の「方向」「距離」「形」の空間知覚。
- 距骨下関節の「方向」「距離」の空間知覚。
- 足底の「表面」「硬さ」「重さ」の接触知覚。
- 母指の「表面」「硬さ」「重さ」の接触知覚。

機能単位における知覚情報は、空間知覚については各関節の運動覚が、接触知覚については触覚、圧覚、筋感覚などが必要である。下肢もまた運動器官であると同時に、外部世界を知覚探索する感覚器官と捉えるべきである。

■片麻痺の歩行

歩行は一歩行周期（右足の踵が地面に着いてからもう一度踵が地面に着くまで）を立脚期（足部が地面に着いている時期）と遊脚期（足部が地面から離れている時期）とに大別する（図8.28）。また、この一歩行周期を4つの機能的構成要素に区分するが、各構成要素を詳細に理解するためには、さらにいくつかのサブ機能に区分するとよい（表8.3）。

一歩行周期を立脚相後期の推進期（踏み切り期）から開始しているのは、この順序で訓練を適応してゆくからである。推進期（踏み切り期）に異常が発生すれば後のすべての歩行周期に悪影響をもたらすし、歩行の運動制御の難易度という点では、患側下肢に体重負荷とバランスを要求する立脚相中期の支持期（体重支持期）が最も難しい。

セラピストは、正常歩行における一歩行周期の分類、重心移動、骨盤や下肢の各関節運動、筋収縮パターン、体重移動や足圧の変動、片麻痺の代償的な異常歩行パターンなどについて、次のような基本的な運動学的知識を有しておく必要がある。

[推進機能（離床期）]

離床期（push off）は踵離床期（heel off, 40-50％）と足指離床期（toe off, 50-60％）に区分できる。下肢は股関節伸展、膝関節伸展、足関節背屈位である。

離床期には下腿三頭筋が足背屈位をとることによって伸張されるため、踵が床から離れたり膝屈曲となることが多い。また、股関節屈筋の短縮があれば股関節伸展が不十分となり骨盤が後方回旋する。股関節の内外旋の制御が困難であれば足部の外側ウィップが出現する。踵離床期では足底アーチは平坦となり、足指離床期では前足部の中足骨アーチの柔軟性が必要となる。足指離床期には足のMP関節の伸展が生じる。足指の追指が出現している片麻痺患者では、この足指屈曲筋の筋緊張によって足指のIP関節が屈曲し、MP関節の伸展運動が制限される。踏み切り時の圧は母指球から母指へと抜けて遊脚相に移行する。

[到達機能（遊脚期）]

遊脚期（swing phase）は下肢を持ち上げて前方の地面にリーチングする運動である。遊脚期は遊脚期前半（60-75％）と遊脚期後半（75-100％）に区分して運動分析する。

遊脚期前半（60-75％）では股関節伸展、膝関節屈曲、足関節背屈位から支持脚である健側股関節上での骨盤回旋によって患側下肢が前方に振り出される。75％になると両肩と骨盤は

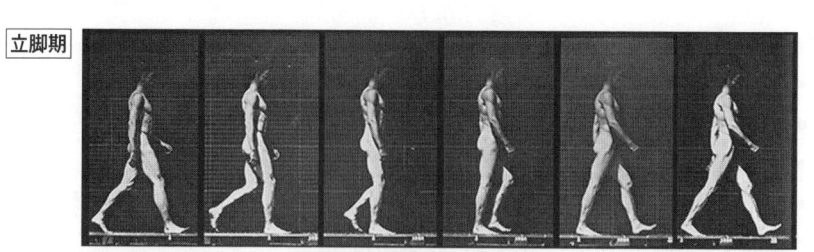

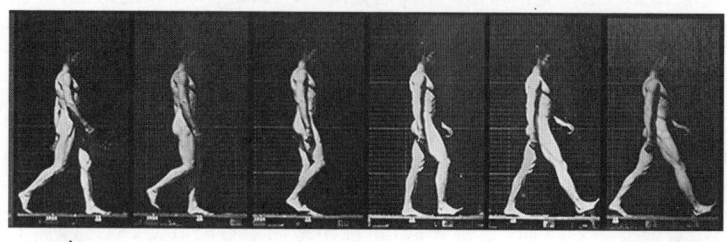

図8.28　一歩行周期(gait cycle, 立脚相0-60%・遊脚相60-100%) (Muybridge, 1878)

表8.3　一歩行周期(0-100%)の機能とサブ機能

1)推進機能：離床期 　（踏み切り期：40-60%）	踵離床期 　踵を地面から離す推進機能(50%) 　　…足部MP関節の運動覚情報
	足指離床期 　踏み切りにおける母指の推進機能(60%) 　　…母指の触圧覚情報
2)到達機能：遊脚期 　（リーチング期：60-100%）	加速期 　下肢を後方に移動する機能(60%) 　　…骨盤水平位の運動覚情報
	遊脚中期 　下肢を前方に振り出す到達機能(80%) 　　…股関節の運動覚情報
	減速期 　足部の接地点を決定づける到達機能(100%) 　　…膝関節の運動覚情報
3)緩衝機能：接床期 　（ショック吸収期：0-15%）	踵接地期 　踵を地面に接地する緩衝機能(0%) 　　…足関節の運動覚情報
	足底接地期 　足底を地面に接床する緩衝機能(15%) 　　…足底の触圧覚情報
4)支持機能：立脚中期 　（体重支持期：15-40%）	立脚中期 　片脚で体重を保持、移動する支持機能(30%) 　　…下肢の運動覚・重量覚情報

前額面で一致して体幹は垂直位になる。しかし、骨盤は患側に軽度傾斜しており、患側股関節の位置は健側股関節の位置より若干低くなる（過度に低くなることをトレンデレンブルグ現象と言う）。運動分析において重要なのは、この時期に下肢の長さは足部が床に接触しないように相対的に最も短くなることである。片麻痺の場合、この下肢の長さの調節不全は、1)患側骨盤の挙上による下肢全体の引き上げ、2)股関節外転による分廻し、3)股関節屈曲と膝関節屈曲による下肢の持ち上げなどによる代償運動として発現する。その最大の理由は足関節の背屈不全によるクリアランスの問題である。すなわち、遊脚中期に足関節が底屈・内反して床と接触するのを防ぐためである。

遊脚期後半（75-100%）では下肢が地面にリーチングするために前方に振り出されてゆく。このときには股関節屈曲、膝関節伸展、足関節背屈する。骨盤は前方回旋し、最終域では踵が下降して接床する。この時期には健側下肢での体重移動やバランス制御が不可欠である。特に、健側の膝関節がスムーズに屈曲して重心を下げなければ、患側の骨盤傾斜や過度な膝伸展によって踵を下降することになり、接床期へのなめらかな移行ができなくなる。

[緩衝機能（接床期）]

緩衝期（heel contact）はショック吸収期、あるいは接床期（0-15%）と呼ばれる時期である。踵接地から足底接地（foot flat）へと続く。踵接地では股関節屈曲、膝関節完全伸展、足背中間位をとる。足関節と踵部で地面の水平性や傾きを知覚しなければならないし、踵と地面の接触が始まるために体重負荷の衝撃（床反力）を吸収しなければならない。片麻痺の場合は下腿三頭筋の筋緊張が持続している場合が多く、前脛骨筋による足背屈が困難で、足底の全面接地か内反を伴う足底外側接地となる場合が多い。また、片麻痺特有の分廻しパターンが遊脚相で生じている場合は膝関節が屈曲位のまま接床する。

[支持機能（立脚中期）]

支持期（mid stance）は体重支持期または立脚中期（15-40%）と呼ばれる。地面に対して足底は平坦となり、一側下肢で身体のバランスをとっている状態である。股関節軽度屈曲、膝関節屈曲（15-30度）、足関節軽度背屈位で、体幹は次の前進に備えてやや前方に傾いた姿勢となる。足底圧は踵から足底外側に移動し、母指球でも体重を受けるようになる。片麻痺の支持期では患側下肢に全体重を負荷しての姿勢制御が要求されるためにトレンデレンブルグ現象（中殿筋による骨盤水平位保持機能不全）、体幹の側方傾斜、鋏様肢位（シザース現象と呼ばれる股関節内転筋の緊張）、膝折れや反張膝、足内反などが生じやすい。

ここではどのように認知運動療法の治療計画を立案してゆくのかについて、片麻痺患者の分廻し歩行、反張膝歩行、内反尖足歩行などの典型的な異常歩行を想定してみる。その連続した歩行のどこに異常があるかを4つの機能的構成要素に区分して観察する。

仮に、「推進機能」の「下肢で踏み切り前進する機能（40-60%）」に問題があれば、機能単位としては膝関節や足関節の運動覚、足部MP関節の運動覚、母指の触圧覚などを認識する訓練が必要となる。「到達期」の「下肢を前方に振り出す機能（80%）」に問題があれば、足関節を背屈しながら下肢を前方に出すことを認識するために足関節背屈の運動覚情報を構築する必要となる。「緩衝期」の床に踵接地してショックを吸収する「踵を地面に接地する機能（0-15%）」に問題があれば、踵接地期の床の水平性を認識するために足関節の運動覚情報

を認識する訓練が必要だし、足底接地期の「足底を地面に接床する機能(15%)」に問題があれば、床の硬さや素材を認識するために足関節の触圧覚情報を認識する訓練が必要となる。「支持期」の「一側下肢で体重支持やバランスを制御する機能(15-40%)」に問題があれば、体幹、骨盤、下肢の運動覚情報や下肢の筋の重量覚情報を認識する訓練が必要となる。

さらに、こうした片麻痺歩行の各歩行周期の改善を図るための治療計画を立案するには、片麻痺の異常歩行と痙性の特異的な異常要素（伸張反応や放散反応など）の出現状況との関係性を理解しておく必要がある。

■歩行のための空間問題の訓練（背臥位）

目的：下肢の空間認知
身体部位：股関節・膝関節・足関節
訓練段階：第1段階
感覚モダリティ：運動覚
認知問題：空間問題

訓練の内容、方法、目標（図8.29）
［内容］
- 下肢の運動覚の細分化。
- 股関節内転筋の異常な伸張反応の制御。
- 大腿四頭筋とハムストリングスの異常な伸張反応の制御。
- 前脛骨筋の放散反応の制御。
- 肩－股－膝－踵の直線性の認識。
- 身体正中線の認識。
- 足底の触圧覚情報を運動のガイドとして活用する。

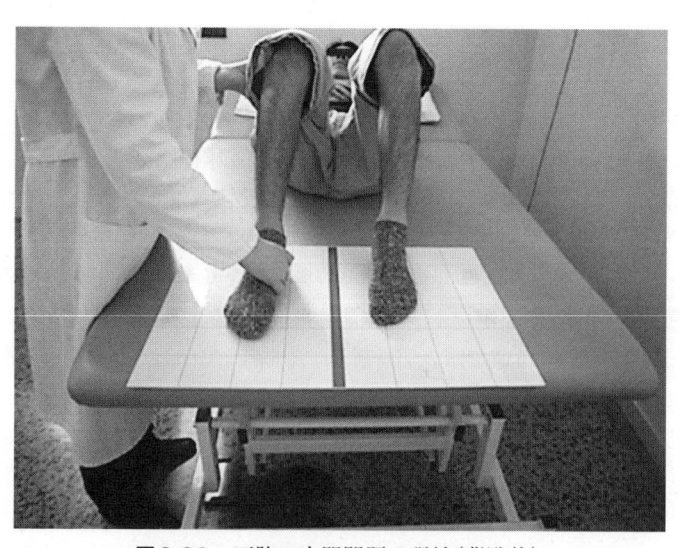

図8.29 下肢の空間問題の訓練（背臥位）

［方法］

肢位（患者の姿勢）
- 背臥位（座位でも可能）。
- 患側股関節の前方で膝屈伸に伴って足部の移動距離が確保できること。

道具（訓練器具）
正中線が描かれた五目板。

実施（セラピストは何をするのか）
セラピストは五目板の上に患側の踵を置く。そして、足部と運動軌道板の接触を維持したまま他動運動（第1段階）でゆっくりと股関節と膝関節を動かして足の位置を変える。患者は膝や足関節に異常な伸張反応や放散反応が出現しないように制御しなければならない。

要求（セラピストは患者に何を求めるか…認知過程の活性化に相当）
- 踵の五目板上の位置の空間知覚。
- 股関節と膝関節に対する踵の方向。
- 健側の踵に対する踵の位置。
- どの関節の動きで踵の位置が識別できるか。
- どこの関節が動いているか。
- 運動時にどの筋の緊張を感じるか。
- 基本となる踵の位置を最初に決めてそこからどの方向に動いた。
- 正中線との距離。
- 左右の肩-股-膝-踵の直線性の比較。
- 身体全体の姿勢イメージの想起。

目標（期待される改善・短期の回復予測の検証）
1週間後、患者は背臥位で肩、股、膝、踵の直線性を認識することができる。また、左右の足部の位置の差異を言語で説明できる。

［訓練のバリエーション］（訓練の可変性・難易度調整・応用的な展開）（図8.30）
1) 足底の全面接地を踵接地に替えて行う。
2) 直線の運動軌道に変更し、股関節の内外旋を加えて膝関節を屈伸しつつ踵の位置を認識させる。
3) 運動軌道に3つの直線方向の差異をつくり、股関節の内外転を加えて膝関節を屈伸しつつ踵の位置を認識させる。
4) 直径の異なる複数の円の運動軌道に沿って踵を動かして認識させる。
5) 運動軌道を3本の角度付きの線にして下肢関節の複合運動を認識させる。
6) 運動軌道を3本の曲線にして下肢関節の複合運動を認識させる。

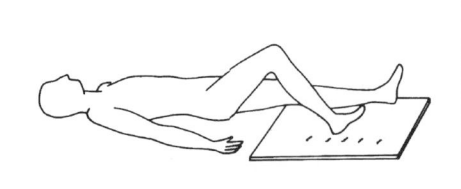

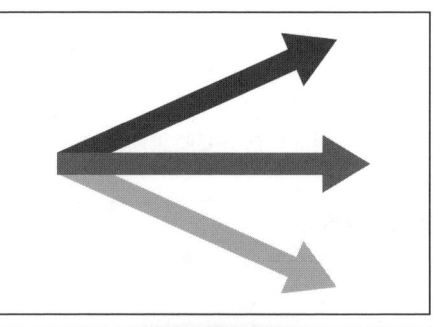

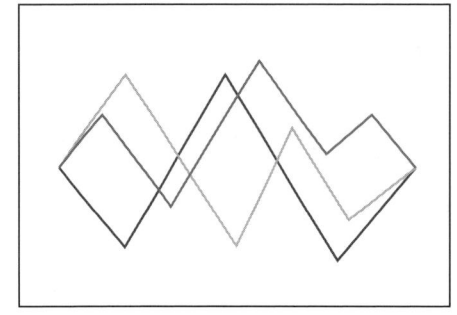

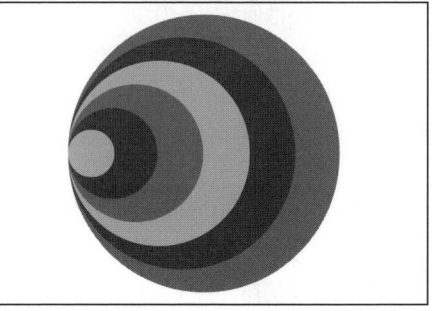

図8.30　下肢の空間問題の訓練のバリエーション（背臥位、セラピストの他動運動で行う）

目標（期待される改善・短期の回復予測の検証）
　2週間後、患者は背臥位で膝を90度屈曲位に保持することができる。

■歩行のための空間問題の訓練（座位）
　身体部位：膝関節・足関節
　訓練段階：第1段階
　感覚モダリティ：運動覚
　認知問題：空間問題（方向・距離）

訓練の内容、方法、目標（図8.31）
[内容]
- 下肢の運動覚の細分化。
- 大腿四頭筋とハムストリングスの異常な伸張反応の制御。
- 下腿三頭筋の異常な放散反応の制御。
- 膝関節屈曲・伸展の運動覚情報の収集と改善。
- 足関節背屈・底屈の運動覚情報の収集。
- 足底の圧覚情報を運動のガイドとして活用する。

[方法]
肢位
　椅子座位で目盛りのついた傾斜板の上に足を置く。上肢は下垂位を保ち、体幹は直立位とする。

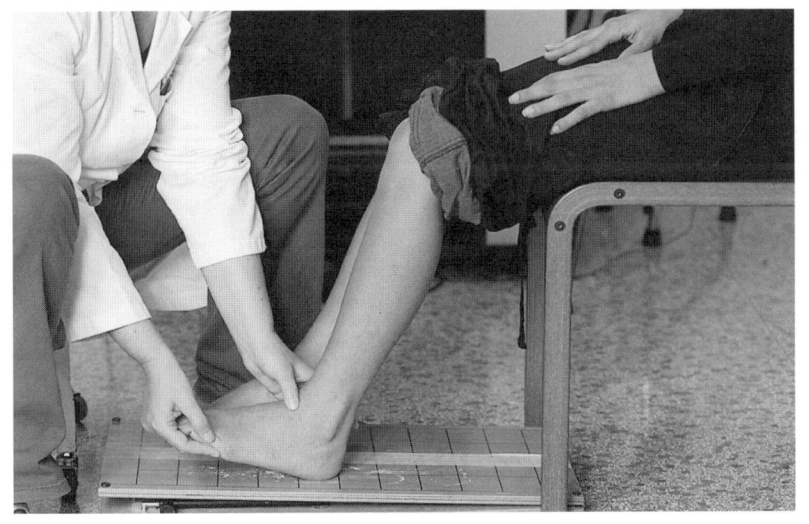

図8.31 下肢の空間問題の訓練（座位）

道具
角度調節の可能な目盛りのついた傾斜板（健側にも傾斜板を用意することが望ましい）。

実施
セラピストは足部と傾斜板の接触を維持したままでゆっくりと他動的に膝関節を屈曲または伸展する。患者は膝や足関節に異常な伸張反応や放散反応が出現しないように制御しなければならない。

要求
- 傾斜板上の踵の位置。
- 膝に対する踵の位置。
- 健側の踵に対する踵の位置。
- どの関節の動きで踵の位置が識別できるか。
- どこの関節が動いているか。
- 動きは単一か複数か。
- この運動時にどの筋の緊張が関わっているか。
- 基本となる位置を最初に決めておき、それと違うか同じか。
- 動いた距離。
- 動きの速度の差異。
- 運動イメージの想起。
- 健側下肢との比較。

［訓練のバリエーション］（図8.32）
1) 傾斜板の角度や位置を調節して関節運動の関与度を変化させる。
2) 傾斜板の位置を後方にしてより足背屈位での認識を求める。

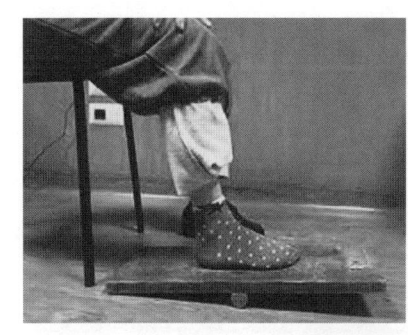

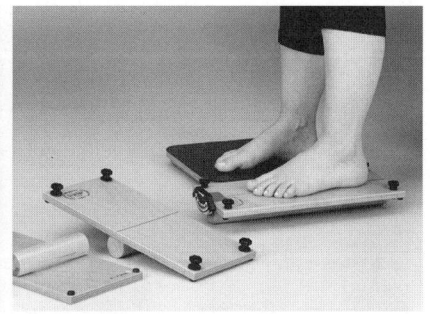

図8.32 下肢の空間問題の訓練(座位)のバリエーション

3) 傾斜板を横に置いて股関節の内外転運動に対して行う。
4) 自分が運動イメージした踵の位置に対応して訓練時の踵の位置を識別する。
5) 傾斜板の滑り具合を触覚素材を追加して調整する。
6) 足背屈の運動イメージの想起。
7) 健側下肢との比較。
8) 単軸の不安定板を用いた足関節の空間課題を追加する。

目標

1か月で患者は膝関節筋の異常な伸張反応を制御し、膝屈曲100度位で踵を傾斜板に接触させた状態を保つことができる。

■歩行のための接触問題の訓練(座位)

身体部位：足部
訓練段階：第1段階
感覚モダリティ：圧覚
認知問題：接触問題(圧)

訓練の内容、方法、目標(図8.33)
［内容］
- 踵での圧覚の情報収集と改善。
- 下腿三頭筋の異常な放散反応の制御。
- 足関節背屈・底屈の運動覚情報の収集。
- 踵の圧覚情報を運動のガイドとして活用する。

［方法］
肢位
　椅子座位。上肢は下垂位を保ち、体幹は直立位、体重は左右均等とする。

道具
硬さの異なるスポンジ5つ。

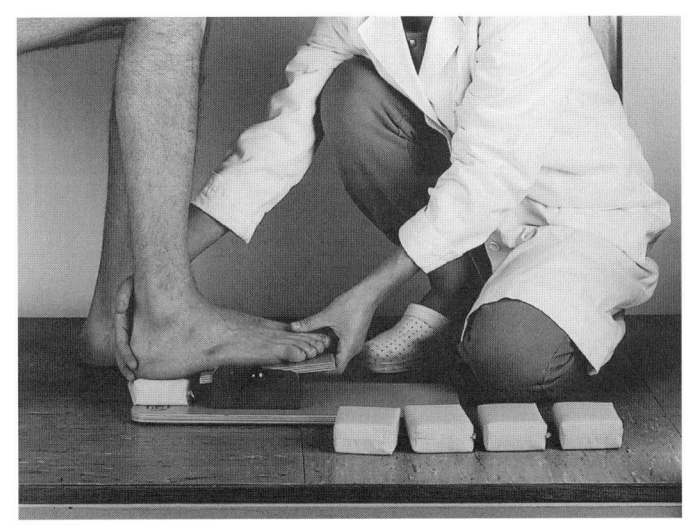

図8.33 下肢の接触問題の訓練(座位)

実施
　セラピストは足底部と床との間にスポンジを1つ介在させ、足関節をゆっくりと他動的に背屈する。患者は膝や足関節に異常な伸張反応や放散反応が出現しないように制御しながら、スポンジの硬さを識別しければならない。

要求
- スポンジは足底のどこの部分で感じるか。
- スポンジの硬さの差異。
- 基本となる圧のスポンジを最初に決めておき、それと違うかどうか。
- 圧覚イメージの想起。
- 踵と母指の高さの比較。

[訓練のバリエーション] (図8.34)
1) 硬さの異なるスポンジを足底の前後に置いて差異を認識する。
2) 硬さの異なるスポンジを足底の左右に置いて差異を認識する。
3) 硬さの異なるスポンジを足底に3つ置いて差異を認識する。
4) 硬さの異なるスポンジを踵の左右に置いて差異を認識する。
5) 硬さの異なるスポンジを母指球と小指球に置いて差異を認識する。
6) 硬さの異なるスポンジを母指の下に置いて差異を認識する。
7) 同様の訓練を触覚素材の識別に変更する。

目標
　2週間後、患者は下腿三頭筋の異常な伸張反応を出現させることなく足底全体でスポンジの硬さを3段階に区別できる。

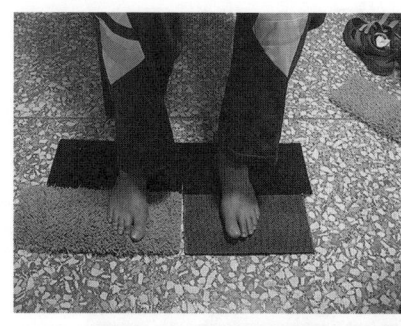

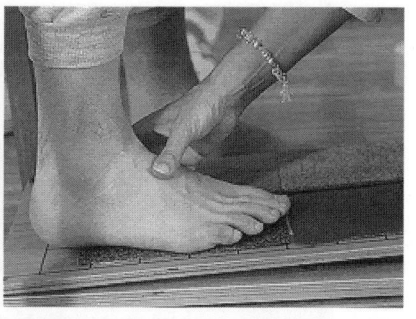

図8.34 足部の接触問題（座位）のバリエーション

■ 歩行の推進機能の訓練（立位、踏切り期）
身体部位：股関節・膝関節・足関節
訓練段階：第1段階
感覚モダリティ：運動覚
認知問題：空間問題（距離）

訓練の内容、方法、目標（図8.35）
［内容］
- 踏切期の足部の推進機能の組織化。
- 股関節、膝関節、足関節の空間認知。
- 足MP関節の空間知覚。
- 股関節外旋によるウィップの制御。
- ハムストリングスの異常な伸張反応の制御。
- 下腿三頭筋の異常な伸張反応の制御。
- 患側への骨盤下方傾斜の認識。
- 足底の触圧覚情報を運動のガイドとして活用する。
- 健側立脚期における体幹の直立性の維持。

［方法］
肢位
　立位で健側支持とし、患側下肢は下腿三頭筋の伸張反射が出現しない位置とする。上肢は平行棒を持ち、体幹は直立位、体重は健側荷重とする。

道具
　高さの異なる複数のクーポラ。

実施
　セラピストは患者の足部を持ち、ゆっくりと他動的に股関節伸展、膝伸展、足底屈させ、踵をクーポラと接触させる。患者はハムストリングスや下腿三頭筋に異常な伸張反射が出現しないように、また放散反応による股関節外旋のウィップや足内反が出現しないように制御

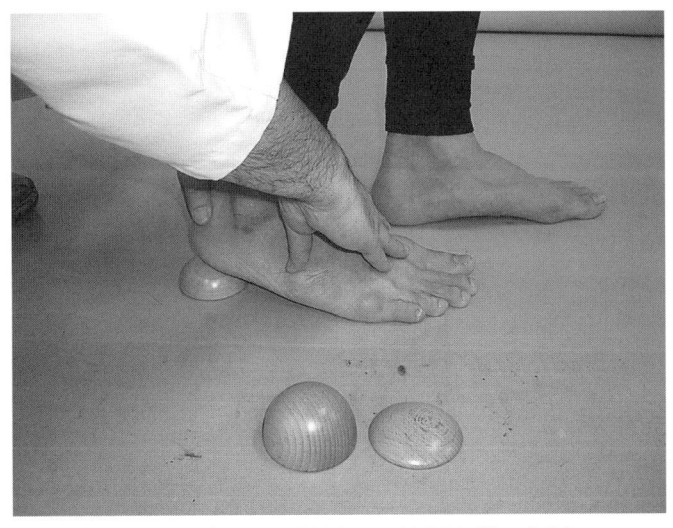

図8.35 歩行の推進機能の訓練（踏切期、立位）

しなければならない。クーポラから踵が離れるとき、足部のMP関節の伸展に伴い、荷重が前足部に移動する。このとき、母指球と小指球の床との接触を保つ。

要求
- 下肢のどこの関節が動いているか。
- 股関節、膝関節、足関節の空間的な位置関係。
- 股関節の外旋を制御しているか。
- 足のMP関節の運動が感じとれるか。
- 踵の高さを前足部との差異で認識させる。
- 足背屈時に膝伸展時のハムストリングスの筋緊張を感じるか。
- 踵を下げる運動イメージの想起ができるか。
- 体幹の直立位が保持できるか。

［訓練のバリエーション］（図8.36）
1) 下腿三頭筋の伸張反射が出現するなら患側足部をより前方に移動させて行う。
2) クーポラの位置を前足部に変える。
3) クーポラをスポンジに替えて圧を認識させる。
4) 2つの体重計を使って重量の移動を識別させる。
5) 踏切り期を保持させて骨盤側方にスポンジを当て、左右の重心移動で圧を識別させる。

検証
　2週間後、患者は下腿三頭筋の伸張反射を制御し、股関節を分廻し（外旋）せずに、前足部に体重移動できる。

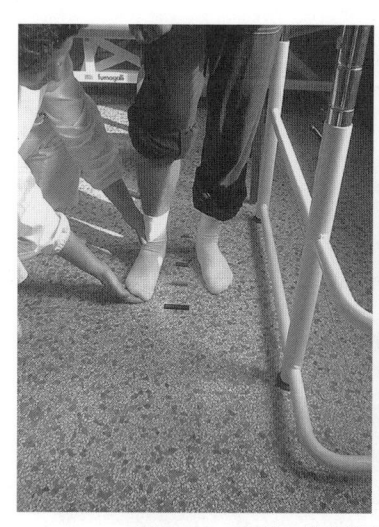

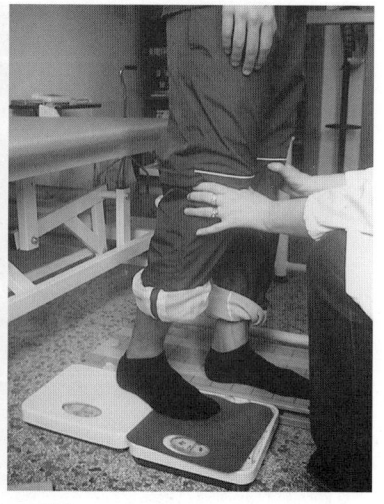

図8.36 歩行の推進機能の訓練のバリエーション

■歩行の到達機能の訓練（立位、遊脚期）

身体部位：股関節・膝関節・足関節
訓練段階：第1段階
感覚モダリティ：運動覚
認知問題：空間問題（方向・距離）

訓練の内容、方法、目標（図8.37）
［内容］
- 遊脚期に下肢を前方に振り出す機能の組織化。
- 股関節、膝関節、足関節の屈曲角度の認識。
- 股関節外旋の制御。
- ハムストリングスの異常な伸張反応の制御。
- 下腿三頭筋の異常な伸張反応の制御。
- 足背屈筋の異常な放散反応（足内反）の制御。
- 患側への骨盤下方傾斜への注意。
- 足底の圧覚情報を運動のガイドとして活用する。
- 健側立脚期における体幹の直立性の維持。

［方法］
肢位
　立位で健側支持とし、可能な限り患側下肢を自由な状態にする。上肢は平行棒を持ち、体幹は直立位、体重は健側荷重とする。

道具
- ローラー・ボックスとその上に乗せる長軸の不安定板。

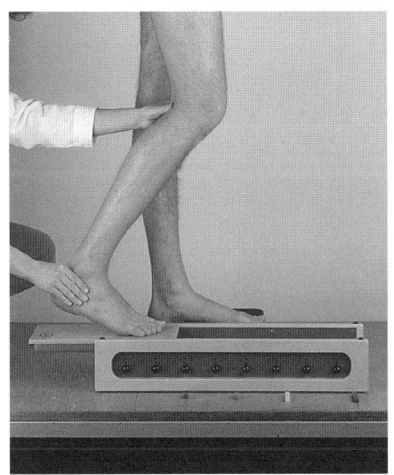

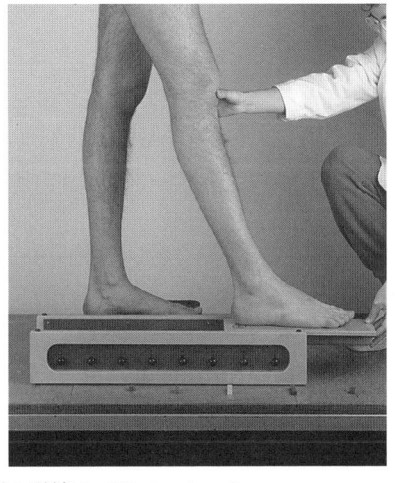

図8.37 下肢の接触問題の訓練のバリエーション

- 移動距離の目盛りとする5つの木片。

実施
セラピストは患者の足部を持ち、ゆっくりと他動的に股関節屈曲、膝伸展、足背屈（実際には足底屈位となることが多い）させ、ローラー・ボックス上の長軸不安定板の上に足底を軽く乗せる。患者はハムストリングスや下腿三頭筋に異常な伸張反射が出現しないように、また放散反応による足の内反が出現しないように制御しなければならない。

要求
- 下肢の振り出し時にどこの関節が動いているか。
- どこの関節から動き始めるか。
- 股関節、膝関節、足関節の空間的な位置関係。
- 股関節の運動と膝関節の運動の識別。
- 股関節の外旋を制御しているか。
- 足部の位置を木片の目印でイメージさせる。
- 膝伸展時のハムストリングスの筋緊張を感じるか。
- 膝最終伸展の運動イメージの想起ができるか。
- 体幹の直立位が保持できるか。
- 骨盤の下降と骨盤の回旋を認識できるか。

［訓練のバリエーション］
1) 遊脚期（加速期・中期・減速期）の空間的な関節の位置関係を認識させる。
2) ローラー・ボックスを使わずセラピストが他動運動によって足部の位置を移動させる。
3) 単軸の不安定板の代わりに平面の板を使用する。
4) 長い平面の板の先端に重錘を置いて前後移動させる。
5) 母指の空間的な位置の識別。

6）母指の伸展の運動イメージの想起

検証
1か月後、患者は膝関節の屈曲を伴う振り出しを行うことができる。また、それによって平行棒内歩行での二重膝作用（double knee action）が出現する。

■歩行の緩衝機能の訓練（立位、接地期）
身体部位：足底、下肢
訓練段階：第2段階
感覚モダリティ：圧覚
認知問題：接触問題（圧）

訓練の内容、方法、目標（図8.38）
［内容］
- 足背屈位で踵を床に接触させる機能の組織化。
- 足底での圧の情報収集と細分化。
- 踵の接触面の識別。
- 前足部と踵の位置関係の認識。
- ハムストリングスの異常な伸張反応の制御。
- 下腿三頭筋の異常な伸張反応の制御。
- 前脛骨筋の放散反応による足内反の制御。
- 足底での体重負荷量の準備。
- 健側立脚期における体幹の直立性の維持。
- 骨盤傾斜による踵の下降の認識。
- 患側膝屈曲による立脚中期への移動の制御。

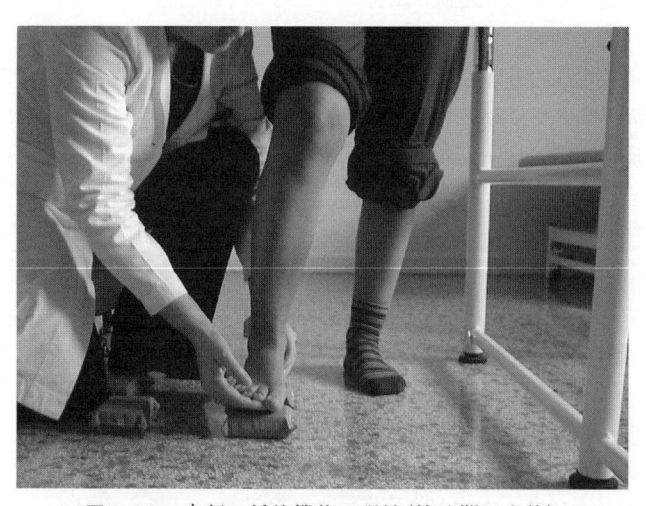

図8.38 歩行の緩衝機能の訓練（接地期、立位）

［方法］
肢位
　立位で健側支持とし、患側下肢を股関節屈曲、膝伸展、足背屈０度で床に足底を接地させる。上肢は平行棒を持ち、体幹は直立位、体重は健側荷重とする。

道具
　5種類の硬さのスポンジ。

実施
　セラピストは立位をとった患者の患側の足部を保持し、ゆっくりと他動的に股関節屈曲、膝伸展、足背屈させ、前方の床に置かれた２つスポンジの上に足底を載せる。

要求
- 足底の圧の差異。
- 踵の接触感。
- 荷重量の認識と調節。
- 股関節 – 膝関節 – 踵の位置関係を認識できるか。
- 踵を下ろす運動イメージの想起（足背屈のイメージとの差異）。

［訓練のバリエーション］（図8.39）
　1) クーポラを使って足底と床との接触面の差異の認識。
　2) 触覚素材の差異の認識。
　3) 板の高さの差異の認識。
　4) 骨盤の側方移動による足圧の圧変化の認識。
　　（立体で足底を床に全面接地させ、大転子部にスポンジを接触させて骨盤の側方移動により圧を認識させる）
　5) 単軸の不安定板の軸中心を足底で認識。
　6) 多軸のバネ付き不安定板の軸中心を足底で認識。

検証
　１か月後、患者は下腿三頭筋の異常な伸張反応を出現させることなく、平行棒内歩行での離床期に内反尖足を制御できる。

■歩行の支持機能の訓練（立位、立脚中期）
　身体部位：股関節・膝関節・足関節
　訓練段階：第２段階
　感覚モダリティ：圧覚・重量覚
　認知問題：空間問題・接触問題

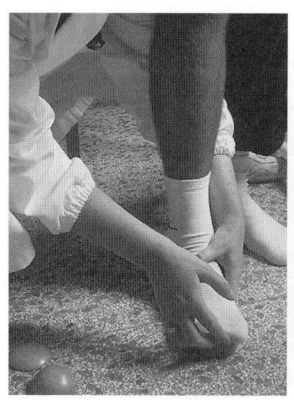

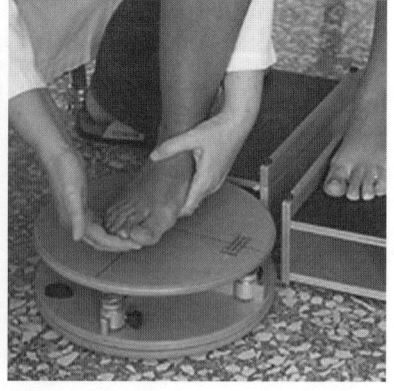

図8.39 歩行の緩衝機能の訓練のバリエーション（立位、接地期）

訓練の内容、方法、目標（図8.40）
[内容]
- 下肢で体重を移動させる機能の組織化。
- 股関節、膝関節、足関節の空間的位置関係の認識。
- 膝関節屈曲に伴う前方への膝の運動軌道の認識。
- 足底での床反力の情報収集。
- 足関節での床の傾斜角度の認識。
- 中心軸の認識。
- 大腿四頭筋の異常な伸張反射の制御。
- 荷重による下肢三頭筋の放散反応の制御。
- 原始的運動パターン（伸展共同運動）の制御。
- 体重支持に伴う大腿四頭筋の運動単位動員の制御。
- 患側下肢への体重負荷量の認識。
- 足底での重心移動の認識。
- 体幹の直立性の認識。
- 立脚中期の運動イメージの想起。

[方法]
肢位
　立位で患側支持とし、患側下肢を股関節屈曲、膝屈曲、足背屈してバネ付き不安定板の上に足底を接地させる。上肢は平行棒を持ち、体幹は直立位、体重は健側と患側に均等に荷重する。

道具
　バネ付き不安定板。腱側に同じ高さの台か体重計を置く。

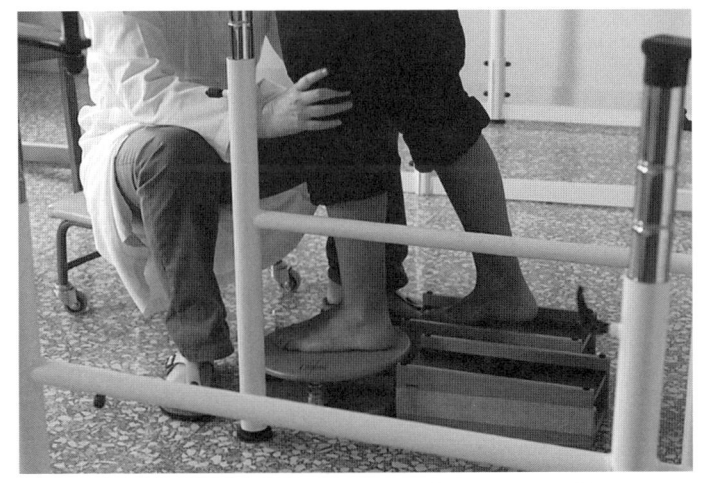

図8.40 歩行の支持機能の訓練（立脚中期、立位）

実施
　セラピストは患者の膝と足部を持ち、股関節屈曲、膝屈曲、足背屈を保持させ、バネ付き不安定の水平位を維持する。

要求
- 健側で踏み切り、バネ付き不安定板に体重の1/2を荷重する。
- 股関節、膝関節、足関節の空間的な位置関係。
- バネ付き不安定板の傾斜方向と角度。
- バネ付き不安定板の中心軸と足底面との関係性。
- 体重負荷量（床反力）の認識。
- 体幹の直立位の維持。
- 両肩の高さを水平にする。
- 骨盤の側方移動の制御。
- 立脚中期の運動イメージの言語化。

[訓練のバリエーション]
1) 骨盤の側方にスポンジを当てて識別させ、骨盤の側方移動を認識させる。
2) 床面の上で膝の前後斜め方向への運動軌道を認識させる。
3) 床面の上で膝部の前後左右にスポンジを接着して圧を認識させる。
4) バネ付き不安定板に代えて単軸の不安定板を介入させる。
5) バネ付き不安定板に代えて多軸の不安定板を介入させる
6) 体重計を利用して予測した荷重量との差異を比較する。
7) 摩擦プレートの上で床反力の垂直分力と水平分力を制御させる。

目標

1か月後、患者は平行棒内歩行において、立脚中期に軽度膝屈曲位で体重支持し、足底の全面接地を保つことができる。

■片麻痺の立位と歩行の再教育

片麻痺の立位は、前屈姿勢を取りやすく垂直位でないことが多い。そのため立位では健側と患側ともに「足関節(踵)－膝関節－股関節－肩関節」のアライメント(空間位置の配列)による縦の垂直位を維持することを要求する。両肩関節の水平性の維持を強調し、踵の上方に股と肩が位置する立位をとらせる。

また、片麻痺の歩行の再教育は、セラピストの適切な言語教示によって、どこの身体部位に意識を向けるのか、どのような認知過程を活性化するのかの指示を与えながら、患者が痙性の特異的病理を制御できる範囲で介助して行う。

上肢の肘関節と手指の屈曲および骨盤の挙上(引き上げ)にも注意を払いながら、ゆっくりと小さな歩幅での正常歩行を指導する。なお、患側下肢への体重負荷量は伸張反応の異常、放散反応、原始的運動スキーマを制御して歩行できる範囲に留める。

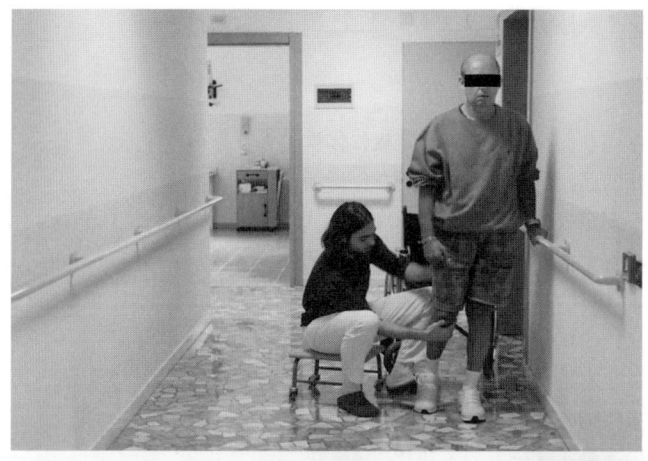

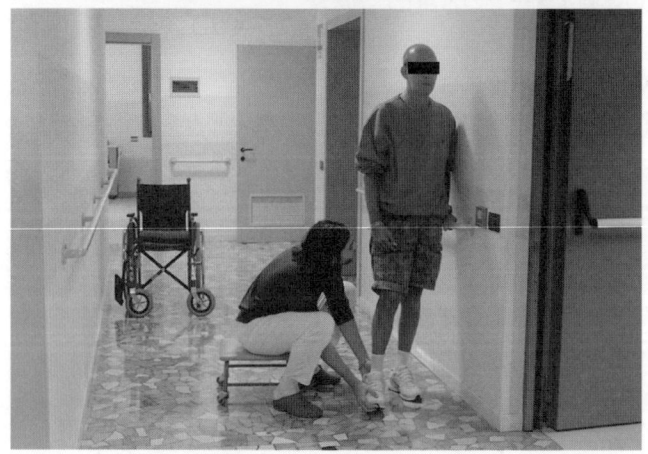

図8.40 歩行の再教育 (Photo：Chiappin S)

第6部

高次脳機能障害の
パラダイム転換を求めて

脳のシンフォニー

> 私たちに個性があるのは、前頭葉が機能しているからだ。
> ———Goldberg

　脳は美しい音楽のようなものである。なぜなら、人間が行為する時、大脳皮質の1000億のニューロンが「脳のシンフォニー」を奏でるからである。

　まず、身体の感覚と運動、そして認知過程である知覚、注意、記憶、判断、言語、イメージ、あるいは欲求や喜怒哀楽、さまざまな感情、情動、痛み、さらには思考、意図、推理、予測、比較などの心的表象のすべてがメロディとリズムを刻み、視覚、聴覚、体性感覚のハーモニーが一体となって脳の中で鳴り響き、目的ある行為が出現する。

　このとき、大脳皮質の前頭葉、頭頂葉、側頭葉、後頭葉や皮質下の神経核が並列的かつ連続的に同期化して活性化している。そして、ロシアの神経心理学者ルリアによれば、主に大脳皮質の後方2/3の頭頂葉、側頭葉、後頭葉は外部世界の情報を認知的に処理し、前方1/3の前頭葉が行為(思考、運動、言語、記号、価値、意味、自己)を生み出している。

　つまり、「脳の指揮者(脳の中の私)」は前頭葉である。人間が生きるためにはさまざまな問題を解決する必要がある。だから、人間は外部世界を認知し、運動メロディを組織化する。したがって、脳のシンフォニーは一人一人違う。その音楽は「私の来歴」が作曲したものである。

　ルリアの愛弟子であったにもかかわらず、1970年代に自由を求めてアメリカに亡命したゴールドバーグが書いた『脳を支配する前頭葉(The Executive Brain)』という本は、「恩師であるルリアと、ルリアが生涯を終え、私のキャリアが始まった複雑な時代」に捧げられている。二人の別れから30年後にこの本は書かれた。その中で彼は右半球と左半球について次のように記している。

　　新奇性を右半球に、認知的慣例を左半球に結びつけて考えると、脳の見方ががらりと変わってくる。従来の考えでは、大脳半球が認知に果たす役割は包括的で静的だ。たとえば、言語能力のような一定の機能はつねに左半球に、空間的処理など他の機能は必ず右半球に関連づけている。神経心理学や行動心理学の教科書では、動的な変化に少しも注意を払うことなく、脳組織の機能を図に表して、この脳地図は固定的なものと考えている。ギリシャの哲学者ヘラクレイトスの名言「同じ川に二度、足を踏み入れるのは不可能である("万物は流転する"の意)」は一体、どうなってしまったのだろう。

　　神経生物学で重要視されているこの自明の真理は何年もの間、神経心理学では無視されていたのである。しかも、伝統的な神経心理学や行動心理学では、教育や職業や人生経験にかかわらず、脳の機能的地図は全員、同じだと想定している。これは世間一般の常識に反している。実際、写真家や音楽家が二人とも脳の同じ部分を使って、顔を眺め、音楽を

聴くことなどあり得るだろうか。

　ただし、新奇性と慣例化は相対的なもので、今日、私には珍しいことが、明日か一ケ月後か一年後にはありきたりのものになる。したがって、左右の大脳半球の関係は動的なものに違いない。ある課題を始めてから慣れるまでには右半球から左半球へと認知的制御の場が徐々に移っていくはずだ。また、私には珍しくても他の人にはおなじみのものということもある。そこで、左右の大脳半球の機能的関係は人によっても多少違っているだろう。

　右半球から左半球への転移といっても、文字どおり情報が移動するわけではない。心の中で結ばれる外界対象の像、心的表象は左右の大脳半球で相互に影響し合って発展するが、その表象が形成されてくるスピードが異なっているのだ。認知的技能を学習する初期の段階では、心的表象は右半球で素早く形づくられ、後期の段階ではこの割合は逆転して左半球が優位に働くようになる。

　教育、職業、育った環境によって、ある人には珍しいものが他の人にはありふれたものになる。このように認知に果たす左右の大脳半球の役割は動的であり、相対的であり、個別的に取り扱われるべき問題だ。結局、ヘラクレイトスの名言は神経生物学だけでなく、左右の大脳半球の相互作用のあり方にも当てはまるのである。しかも、新奇性と慣例化の区別は学習可能な生物にも適用できる。

　このゴールドバーグの仮説は、脳のシンフォニーが個人(私)の生きた来歴に由来し、脳の機能は右半球が新奇性に、左半球が慣例化に対応しており、その相互関係は動的で、学習は右半球から左半球へと転移してゆくというものである。この仮説は学習能力のあるすべての生き物に共通した精神の活動を強調している点で非常に魅力的である。また、この仮説は20世紀の脳地図(brain map)という「静的な認知」の概念を凌駕し、「動的な認知(認知勾配説)」という新しい概念を提案している点で、脳科学にパラダイム・シフトを起こすかもしれない。

　たとえば、ある認知(ここでは物体についての知識と仮定する)は、一つのモジュールとして脳のある部位に蓄えられているのではなく、連続的で分散型の大脳皮質の機能的構造として、物体の知覚、記憶、イメージ、言語、運動などの脳領域と密接に関係して相互作用している。

　つまり、ある物体についての認知は、行為の目的や意図、その道具操作を学習する初期段階なのか熟練段階なのかによって、認知を活性化する領域を移動(勾配)させている可能性がある。これは、これまでの脳科学研究によって得られた脳地図の知見が静的な認知に過ぎず、生きる人間の実際の動的な認知とは大きくかけ離れていることを物語っている。

　比喩的に説明すると、素人がピアノの鍵盤を手指で弾く時と、熟練したピアニストが鍵盤を手指で弾く時、その認知過程(知覚、注意、記憶、判断、言語、イメージ)が活性化する大脳皮質領域はまったく違うのである。脳は前頭葉の「実行(遂行)機能(executive function)」の学習能力に応じて、分散型の認知の活性化領域を移動させており、それは右半球から左半球への大規模な認知の転移をも実現する可能性がある。たとえば、学習前には右運動前野が、学習後には左運動前野が働く。脳の認知は学習状況に応じて一人一人違う。

すでに、近年の脳科学は、1979年のカースらのサルの脳実験における手の感覚野のニューロンの可塑性の発見以後、大脳皮質においてニューロン・レベルの大規模な再組織化が動的に生じることを次々に明らかにしている。それは「心の可塑性」を神経生物学が証明していることを物語っている。また、最近ではサルの大脳皮質で新しいニューロンが発生していることもグールドらの神経生物学的な研究によって証明されている。
　したがって、リハビリテーション医学における高次脳機能障害や片麻痺の回復をめぐる論議を、静的な大脳皮質の脳地図や機能局在論に留めてはならないだろう。脳のニューロンの接続は「経験によって改変する」のであり、人間は脳損傷後も学習できる。
　ここで特に強調しておきたいのは、ゴールドバーグがルリアの学説を継承し、人間の学習における「脳の指揮者」としての前頭葉の機能を重要視している点である。彼は「私たちに個性があるのは、前頭葉が機能しているからだ」と言っている。
　だとすれば、患者の脳機能の回復を目指すすべてのリハビリテーション治療は究極的に前頭葉に働きかけるものでなければならない。そして、前頭葉は「問題解決」のために自分自身を活性化し、同時に頭頂葉、側頭葉、後頭葉に分散した認知過程を能動的に活性化する。前頭葉は情報を受動的に処理するのではなく、問題解決に必要な情報を能動的に探索し、その意味をつくる。
　したがって、高次脳機能障害に対する「認知リハビリテーション」の神経心理学的な検査や治療は患者に「認知問題」を与えていると解釈しなければならない。同様に「認知神経リハビリテーション（認知運動療法）」では患者に身体を介した「認知問題」を与えて回復を図ろうとする。つまり、人間の問題解決能力は前頭葉の機能的改変の産物であり、どのような問題の難易度が与えられるかによって学習や回復は異なってくる。
　そして、ペルフェッティは、ゴールドバーグの仮説を右半球は「新奇」に対して探索し、左半球は「慣例」に対して認知が行われると解釈し、その認知過程の「比較」を認知神経リハビリテーション（認知運動療法）に導入することを提案している。
　セラピストが患者の回復を望むなら、右半球の「新奇性」と左半球の「慣例化」を考慮した認知問題を設定しなければならないだろう。あるいは、「新奇（現実）」と「慣例（記憶）」を比較することで、右半球と左半球は相互作用し、その意味を前頭葉が解釈することによって、新しい「心の可塑性」が生まれると考えるべきだろう。
　ゴールドバーグの仮説には人間の脳についての新しい視点がある。ルリアは神経心理学に偉大な足跡を残すと同時に脳損傷後の機能的再編成による高次脳機能障害の回復の可能性を提言した。そのルリアを越えようとするゴールドバーグの仮説には、新しい時代の到来を予感させる"何か"がある。そして、その"何か"とは、「人間の認知は流転する」ということではないだろうか。人間の心は常に変わってゆくのであり、それが変わるたびに大脳皮質のニューロン・レベルでは生物学的な改変が生じているということである。
　人間は過去から未来へと生成を続ける自分自身の「認知」を生きる。「脳のシンフォニー」とは、そうした人間の一人称的な「認知」の動的な調和なのである。

9

半側空間無視と失行症に対する
リハビリテーション治療

9.1 高次への問い

> リハビリテーションの進め方は、医師やセラピストが人間の脳が「つくりだすもの」を
> どう捉えているかという視点に密接に関わっている。
> ———Perfetti

■高次脳機能障害に対する神経心理学的アプローチ

　高次脳機能障害は「高次皮質機能障害」や「高次神経機能障害」とも呼ばれる。狭義には失語症、失行症、失認症などを指すが（表9.1）、広義には認知症、遂行機能障害、子どもの発達障害などを含む。しかし、統合失調症などの精神疾患との境界は曖昧である。

　19世紀後半から20世紀前半に活躍した臨床神経学者のブローカ、ウェルニッケ、ジャクソン、バビンスキー、リープマン、ゲルストマンらは、精神・認知障害（失語、失行、失認）と片麻痺を区別して大脳皮質損傷の診断学の礎を築いた。

　一方、「神経心理学（neuropsychology）」という言葉は、1913年にオスラーが精神医学を履修する学生に対する特別コースの名称として用いたのが最初である。その後、1930年代に心理学に客観的な実験主義を導入したラシュレーや精神神経学の領域で脳損傷への全体的アプローチを提唱したゴールドシュタインが、神経心理学という言葉を普及させた。

　そして、1960年頃にはルリア、ゲシュビント、エカアンらの研究によって「脳に損傷や疾患が生じた後の高次機能に関する学問」として定着した。近年では脳科学の領域でも研究が行われているが、やはり最も重要なのは臨床における症例研究である。

　また、高次脳機能障害に対する神経心理学的なアプローチを総称して「認知リハビリテーション」と呼ぶ。

　一方、「認知神経リハビリテーション」は、ペルフェッティの提唱する認知理論に基づく認知運動療法であり、高次脳機能障害を有する片麻痺患者に対しても身体（体性感覚）を介した独自の神経心理学的アプローチを適用する。

　つまり、失語症、失行症、失認症など回復させようとするのが高次脳機能障害に対するリハ

表9.1 失語、失行、失認の分類

失語	ブローカ失語………非流暢性の運動性失語（自発語の減少）	
	ウェルニッケ失語…流暢性の感覚性失語（聴覚理解が困難でジャルゴンが出現）	
	伝導失語…………音韻性錯誤	
	超皮質性失語………自発語は乏しいが復唱は保たれる	
	健忘失語…………喚語困難	
	失読・失書………読字と書字の困難	
	全失語……………自発語、言語理解、呼称、復唱などすべてが困難	
失行	肢節運動失行………運動の拙劣さ	
	観念運動失行………模倣障害	
	観念失行…………道具の使用障害	
	構成失行…………図形などの空間的な構成困難	
	着衣失行…………衣服の着脱困難	
	運動維持困難………運動の持続障害	
失認	視覚に関する失認	視覚失認……………物体の認知障害
		相貌失認……………顔の認知障害
		同時失認……………同時注意障害
		色彩失認……………色の種類が識別できない
		バリント症候群………視覚失調、注視麻痺、空間注意障害
		半側空間失認…………左外部空間の無視
		地誌的失見当識………空間地図の混乱
	聴覚に関する失認	聴覚失認……………非言語音の認知障害
		感覚性失音楽…………音楽の認知障害
	体性感覚に関する失認	半側身体失認…………左身体の無視
		病態失認……………麻痺の否認
		身体部位失認…………身体各部を定位できない
		触覚失認……………物体に対する認知障害
		ゲルストマン症候群……手指失認、左右失認、失算、失書

ビリテーション治療であるが、その神経心理学的なアプローチとしてはさまざまな治療介入が提案されているのが現状である。

■ どのような意味で高次なのか？

　高次脳機能障害に対する神経心理学的なアプローチを理解するうえでまず重要な点は、この「高次」という言葉の解釈である。実は「高次」という言葉の意味は必ずしも明確ではない。したがって、その使用や解釈においては慎重でなければならない。なぜなら、高次というのは低次を想定した表現であるが、何をもってして高次と定義するかは神経システム間の関係性をどの視点から捉えるかによって変わってくるからである。

　ここではリハビリテーション医学の領域で使用される「高次」は、どのような意味で高次なのかを考えてみよう。

■運動麻痺の区分に基づく「高次」の視点

　まず、運動麻痺の鑑別診断に「高位」の視点は導入されている。臨床神経学やリハビリテーション医学では運動麻痺を「中枢性運動麻痺」と「末梢性運動麻痺」とに区別する。中枢性運動麻痺は「上位運動ニューロン」の障害、末梢性運動麻痺は「下位運動ニューロン」の障害である。上位運動ニューロンとは大脳皮質から脊髄に至る下行性の運動神経路（錐体路や錐体外路）のことで、下位運動ニューロンとは脊髄の前角細胞から筋に至る下行性の運動神経のことである。

　このように運動麻痺の区分は「高位と下位」の概念を含んでいる。神経解剖学的な構造に基づいた区分である。中枢や上位は高位を末梢や下位は低次を意味している。しかしながら、この視点は高次脳機能障害における高位の意味とは異なる。高次脳機能障害における高位の意味は大脳皮質レベルの精神・認知障害を指している。

　したがって、片麻痺などの中枢性運動麻痺（上位運動ニューロンの障害）は高次脳機能障害とは解釈されない。

　興味深いのは、錐体路障害と錐体外路障害の区分において高位と低次の区別は持ち込まれないことである。錐体路は人間の手の巧緻運動や道具の操作に深く関わっている点でより高次だと思われるが、錐体路と錐体外路のどちらが高位とは断定しないのが一般的である。

■中枢神経系の階層性に基づく「高次」の視点

　中枢神経系の階層性に基づく「高次」の視点はジャクソンに由来する。この不滅の金字塔とも呼ぶべき視点は、19世紀末にジャクソンがスペンサーの進化論を臨床神経学に持ち込んだ概念である。人間の運動発達を反射や反応に支配された状態から随意運動の自由度を獲得するに至る過程とみなす。それを脊髄、脳幹、中脳、大脳皮質という神経解剖学的な階層性に対応させている点が最大の特徴である。現在のリハビリテーション医学において最も浸透している概念だと言える。

　この視点では脊髄が低次で大脳皮質が高次と解釈されている。ジャクソンは「低次・中位・高次」に区分している。低次が脊髄や脳幹、中位が大脳皮質の運動野や感覚野、高次が前頭葉の思考中枢（心の座）に相当する。当時はまだ大脳皮質局在論が誕生したばかりであり、大脳皮質の複雑な階層性は明らかになっていなかった。また、この中枢神経系の階層性は垂直的（縦軸的）な神経解剖学に準じたものである。

　したがって、ジャクソンの言う「最高次」を「高次」としてしまうと、高次脳機能障害は前頭葉の思考中枢の障害である認知症や運動性失語症のみに位置づけることになり矛盾が生じる。事実、ジャクソンは失行症や失認症の症状を詳細な臨床観察によって最も早く報告していたが、大脳皮質の機能局在論的な立場をとっていないために失行症や失認症の発見者という栄誉は与えられていない。高次脳機能障害における高次の意味は19世紀後半の大脳皮質の機能局在論の発展を待たなければならなかった。

■大脳皮質の階層性に基づく「高次」の視点

　大脳皮質の階層性に基づく「高次」の視点には3つの捉え方がある。これらは人間に特有な大脳皮質の機能を重要視する点では共通しているが、微妙に異なる概念上の差異を含んでいる。

（1）優位半球を高次と捉える

第1の捉え方は19世紀後半の機能局在論に始まる。言語は進化論的に見ても人間に固有の最も発達した機能の一つであるが、1967年にブローカが左半球の前頭葉に運動性失語症を生じる領域(area 44)を発見した。続いて1972年にウェルニッケが左半球の側頭葉に感覚性失語症を生じる領域(area 22)を発見した。

以来、左半球は「優位半球」、右半球は「劣位半球」と呼ばれるようになる。その後の研究で右半球も空間認知など重要な機能を有していることが判明するが、言語機能を有する左半球には特別な価値が与えられた。

この失語症の発見に起因する「優位半球・劣位半球」という視点では「左半球を高位、右半球を低位」と解釈する。しかしながら、失認症や失行症は左右どちらの大脳半球でも発生することがあるため、右半球損傷と左半球損傷における高次脳機能障害の鑑別診断は重要だが、どちらの半球病変に起因する症状がより高次であるという捉え方はしない。

つまり、失語症、失認症、失行症、認知症などはすべて同列に扱われ、どの症状が最も高次レベルの障害であるかという考え方をしないのが一般的である。大脳皮質は運動、感覚、言語、注意、記憶、イメージ、思考などの高次な機能を分散して営んでおり、それらの機能間に優劣はつけられないからである。

しかし、進化論的に考えると、やはり言語は動物のもつ機能のうちでは最高度に発達した人間に固有の機能であり、その面では右半球に比して左半球の方が高次であると言える。

また、右半球と左半球をつなぐ「脳梁」の損傷によっても不思議な高次脳機能障害（他人の手徴候など）が発生する。

（2）前頭葉を高次と捉える

第2は頭頂葉、側頭葉、後頭葉が外部世界を知覚する機能を有し、より高次な前頭葉が意志、言語、思考などの機能によって行為を発現させるという捉え方である。これは大脳皮質の機能局在論の発展に伴って20世紀前半に確立された視点である。

この視点ではジャクソンの中枢神経系の階層説と同様に心の座である前頭葉を最高次に位置づける。しかし、高次脳機能障害では前方の前頭葉と後方の頭頂葉、側頭葉、後頭葉の間に高次と低次の区別を明確には定めない。失語症は前頭葉や側頭葉の損傷、失認症は頭頂葉、側頭葉、後頭葉などの損傷、失行症は頭頂葉や前頭葉の損傷、認知症は前頭葉を中心とするさまざまな脳領域というように各症状は各損傷部位と関連しているが、その損傷部位間に高次と低次の区別は持ち込まないということである。

（3）大脳皮質連合野を高次と捉える

第3は大脳皮質の階層性を前頭葉、頭頂葉、側頭葉、後頭葉の情報処理の複雑性に基づいて区分する視点である。そして、それぞれの階層性の最も高次な領域を「大脳皮質連合野」と呼ぶ。前頭葉連合野、頭頂葉連合野、側頭葉連合野、後頭葉連合野などがあり、失語症、失認症、失行症、認知症などは大脳皮質連合野の損傷あるいはそれぞれの領域を結ぶ連合線維の離断に起因すると解釈される。つまり、認知機能の機能局在障害と離断症候群の組み合わせという病態解釈である。これが最も一般的な高次脳機能障害における高次の捉え方であろう。

そして、これは大脳皮質の水平的(横軸的)な階層性による区分である。頭頂葉が体性感覚、

側頭葉が聴覚、後頭葉が視覚の情報処理をそれぞれ連合野に向かって複雑化させており、その情報処理の複雑化を感覚⇒知覚⇒認知の階層性と解釈する点に最大の特徴がある。それらの統合された情報が前頭葉に送られて思考や言語や行為が発現すると考える。また、頭頂葉連合野、側頭葉連合野、後頭葉連合野の損傷によって生じる症状を「認知障害」、前頭葉連合野の損傷によって生じる症状を「精神障害」と総称する。

　このように高次脳機能障害を大脳皮質連合野レベルの「精神・認知障害（行為遂行障害を含む）」と捉えるのが神経心理学の基本である。これによって高次脳機能障害の臨床診断学が20世紀中期に確立された。また、その背後には脳の機能局在の解明に向かう脳科学の進歩があった。ここではそうした大脳皮質の情報処理の複雑化のメカニズムの一端をもう少し詳細に説明しておく。

　たとえば、頭頂葉のローランド溝の後方に第一次感覚野（area 3.1.2）がある。そこでは有名なペンフィールドのホムンクルスに準じた体性感覚（触覚・圧覚・運動覚）の「身体部位再現（representation）」がなされている。その後方の上頭頂葉小葉には第2次感覚野（area 5.7）がある。5野には身体各部間の関係性や異なる体性感覚間（触覚と運動覚間）の複合的な関係が再現されており、7野には視覚と触覚や運動覚の関係が再現されている。さらに第3次感覚野に相当する腹側の角回周辺（area 39.40）には聴覚を含めた異種感覚情報変換機能や人間に特異的な意味の概念化がなされていると考えられている。便宜的に第1次感覚野は体性感覚、第2次感覚野は知覚、第3次感覚野は認知に対応していると考えてよい。

　このように第1次、第2次、第3次と情報処理を複雑化させているのが頭頂葉の階層性である。そして、特に第2次感覚野と第3次感覚野を頭頂葉連合野と呼ぶ。同様に頭頂葉連合野以外にも側頭葉連合野、後頭葉連合野、前頭葉連合野などがあり、それらの総称が「大脳皮質連合野」である。連合野という言葉は最高次を示唆しているが、まだ脳科学が具体的な機能を解明していない領域という意味を有している。

　高次脳機能障害における「高次」という意味は、この大脳皮質連合野の精神・認知機能のことである。大脳皮質連合野は「見る」「話す」「聞く」「読む」「食べる」「物体を認識する」「道具を操作する」「目的のある行為を遂行する」「日常生活を営む」「社会生活を営む」「思考する」といったさまざまな人間の営みを制御している。それは脳の産物であると同時に人間の経験の産物でもある。それは大脳皮質の第1次領域の機能の上に適応的かつ階層的に進化したものであり、人間の社会生活に不可欠な心的操作に関わる脳活動なのである。

　したがって、高次脳機能障害では大脳皮質の第1次感覚野（体性感覚、視覚、聴覚）の障害や第1次運動野（筋収縮）の障害を除外する。つまり、高次脳機能障害の「高次」は人間に特有な「心的操作の機能」という意味だと言える。

　しかしながら、高次脳機能障害を大脳皮質連合野の局所損傷と捉えることはできない。なぜなら、ルリアが指摘しているように、ある精神・認知機能は大脳皮質のある領域の機能局在的な情報処理であると同時に、大脳皮質間の双方向的な情報処理の流れによって実現されているからである。つまり、ゲシュビントが「離断症候群」という概念を提出しているように、ある精神・認知機能がどこかの大脳皮質連合野の機能であることが一定の事実だとしても、そこへの情報の入出力神経線維に損傷が発生した場合、その機能変質が発生する。このため高次脳機能障害の発生メカニズムはほとんど解明されていないのが現状であり、それがリハビリテーション治療を困難にしている。また、高次脳機能障害は外科手術や内科的な薬物治療も困難だ

が、それは大脳皮質連合野の情報処理過程の複雑性の反映なのである。

この大脳皮質連合野(後頭葉連合野、頭頂葉連合野、側頭葉連合野、前頭葉連合野)の情報処理過程の複雑さに由来する精神・認知異常を高次脳機能障害とみなすのが最も一般的な解釈である。また、頭頂葉連合野には高次の体性感覚(身体表象)が組織化されている点で精神と身体を分離することはできないことを忘れてはならない。

■行為の階層性という意味での「高次」の視点

次に、随意運動の階層性はジャクソンが提案したものであるが、リープマンも非常に興味深い行為の階層性の捉え方を提案している。彼によれば行為の階層性には次の3つの運動レベルが存在する。

[行為の階層性(3つの運動レベル)]
- 複合された行為…言語情報
- 複雑な運動………視覚情報
- 単純な運動………体性感覚情報

「複合された行為」とは、たとえばコップに水を注ぐ、ローソクに火を灯す、バラの花を摘むといった課題遂行運動である。

「複雑な運動」とは、「複合された行為」の下の構成要素である。たとえば、コップに水を注ぐという複合された行為であれば、手で水差しのふたを取る、水差しの首の部分を摑む、水差しを傾けると同時に、もう一方の手でコップを持つ、コップを必要な位置に持ってゆくといった一連の構成要素からなる。

「単純な運動」とは、「複雑な運動」の下の機能単位である。たとえば、コップを持つという複雑な運動は、手の掌を開く、適度な強さで手の掌を包み込む、テーブルの上からコップを持ったまま手を持ち上げるといった一連の機能単位からなる。

そして、それぞれの運動レベルにおいて制御のための「情報」が異なっている。どの運動レベルにおいても、脳に対してその運動が正確に遂行されたかどうかが情報として伝達される必要がある。その情報は運動レベルによってそれぞれ異なり、「単純な運動」の場合は体性感覚情報が、「複雑な運動」では視覚情報が、「複合された行為」では言語情報が主役となる。

リープマンは、こうした随意運動の3つの運動レベルの組織化を「運動エングラム(運動記憶構造)」と呼んでいるが、人間の運動エングラムの最大の特徴は言語によっても組織化されている点である。つまり、最も高次な随意運動は内言語情報による運動制御だということになる。また、失行症は内言語や視覚と運動との解離とみなすことができる。

■行為の予測機構という意味での「高次」

ペルフェッティは、リープマンの行為の階層性における3つの運動レベルをアノーキンの行為の機能システムにおける「行為受容器」の予測機構(知覚仮説)と関連づけている。

行為の階層性における3つの運動レベルは、運動野(area 4)よりも高次な「運動プログラム中枢(運動前野や補足運動野、area 6.8)」で組織化されている。運動プログラム中枢はアノーキンの行為の「機能システム」における「行為受容器」の働きであり、期待・予期・予測と

いった知覚仮説や運動イメージの想起に相当する。また、知覚仮説や運動イメージは実際の運動後の結果と比較照合される。

そして、この行為の予測機構に着目すると、「複合した行為」は行為の「成功の期待（たとえばコップを取って水を飲むという目的）」、「複雑な運動」は行為の「運動学的な特性（たとえば視覚的な姿勢や四肢の動き）」、「単純な運動」は「体性感覚（触覚や運動覚）」によって比較照合が行われる。したがって、行為の予測機構は3つの階層性を有していると考えられる。

[行為の予測機構（行為受容器）の階層性]
- 内言語的な運動制御の情報処理（高次）……成功への期待
- 視覚的な運動制御の情報処理（中位）………運動学的な特性
- 体性感覚的な運動制御の情報処理（低次）…体性感覚情報

人間の大脳皮質では内言語的な運動制御機構が発達しており、それが他の動物と決定的に違う点で最も高次だと言えるだろう。重要なのは行為受容器の運動プログラムは「意図」であり、その予期（予測）は「期待される情報（結果）」に向けられる点である。

おそらく、行為の言語的、視覚的、体性感覚的な運動制御の予期には、それぞれ感覚レベル（一人称）、知覚レベル（三人称）、認知レベル（無人称の記号、象徴、抽象、文脈、道具使用、社会、文化的、芸術、クオリア）などの意味があり、すべての認知レベルで事象の「意味」に対応する最高度の情報処理がなされている。

たとえば、手の運動（筋収縮）は、1)体性感覚としての触覚、圧覚、運動覚、重量覚、2)物体の表面素材、固さ、重さ、方向、距離、形、大きさといった知覚情報、3)手の運動のさまざまな記号や社会文化的な意味などによって階層的に処理されている（表9.2）。

このように考えると記号、象徴、抽象、道具使用、社会文化的な世界の多様な意味の解釈が人間の情報処理としては最高次であることは明らかであろう。人間は行為によって「世界に意味を与えている（Perfetti）」のである。

たとえば、「手を振る」という行為を考えてみよう。人間の場合、それが「サヨナラ」を意味する運動だと理解できる。「手を振る」という運動は言語、視覚、体性感覚の認知レベルで「意味」情報として最終的に解釈されているのである。

表9.2　行為の情報処理における階層性

行為	言語的な運動制御	視覚的な運動制御	体性感覚的な運動制御
	意味の世界		
認知レベル（無人称・イメージ）	言語情報（記号、象徴、抽象、文脈、道具使用、社会、文化、芸術、クオリア）	視覚情報	体性感覚情報
知覚レベル（三人称・客観的）	言葉	外部空間（部位、数、方向、距離、形、表面、固さ、重さ、摩擦）	身体空間
感覚レベル（一人称・主観的）	聴覚	視覚（音、光、触、圧、運動）	体性感覚

■意識の志向性という意味での高次

　哲学者のブレンターノやフッサールは「意識の志向性」を人間の世界認識への"まなざし"と解釈している。この意識の志向性は外部世界（客観）と内部世界（主観）の両方に向けることができる。しかし、チャールマースが「意識のハードプロブレム」と名づけたように、脳のニューロン活動という物理的現象が、なぜ心という主観的意識を生み出すのかは謎のままである。

　また、意識には階層性がある。世界は聴覚、視覚、体性感覚を基盤として意識化されるが、人間の心（知性）は言語、数、図形、記号、道具といった「心理的道具（ヴィゴツキー）」の産物であり、人間の社会文化の歴史に根ざして産出された意識の階層性に基づく「意味の世界」をつくっている。

　したがって、人間は世界に意味を与えなければ生きてゆけない。そして、その出発点は何よりも自らが「行為すること」である。身体を介して世界に働きかけることである。意識が行為を生み出すのではなく、行為に意味を与えることで意識が生まれると考えるべきだろう。それは乳幼児の発達を見れば明らかであり、行為は意識の発達に先行しているのではないだろうか。

　このように考えると、人間の意識は意図（intention）の進化の産物と捉えることができる。行為は意図に始まり結果の確認に終わる。行為の意図は「意識の志向性（世界に向かうこと）」なのである。つまり、「何らかの情報を求める運動」が意識の源であり、その階層的な「行為受容器（運動プログラム）」の発達が「世界に意味を与える」ことを可能にして、人間の意識や「私という自己」を生み出したのではないだろうか。

　ヤングは「人間の知識は、生きるために情報を収集するという、すべての生物体にとって本質的な過程が特殊なかたちで発達したものだ」と述べて「情報探索としての知覚」の重要性を強調している。この「情報探索としての知覚」は運動の予期、予測、期待としての「意図」に他ならない。そして、ルリアは「意図」について次のように述べている。

> 　人間の意図や計画や予測は、人間の意識的な生活の中でつくられ、社会的な動機づけをもち、初めは外界との密接な接触、後には内的な言語によって支配される。
> 　人間の行動はそれ自体活動的であり、過去の経験のみならず「未来」を発展させる意図や計画によって決定され、また人間の脳は未来のモデルを創るばかりか、行動をそれに従わせることができる素晴らしい機構である。
> 　人間は情報に対し受動的に反応するのみでなく、「意図」を創造し、行動の「計画」や「プラン」を創り、行為を検索し、計画やプログラムに合うように行動を調節する存在だ。最後に、人間は行動の結果を元の意図と照合し、ミスを修正して、自己の意識的活動を「実証する」。

　ロイはこうした脳の機能を「未来感覚」と呼んでいる。ペルフェッティは「脳は未来を予測する器官」であり、「あらゆる行為には運動イメージが先行する」ことを強調している。つまり、イメージこそが「最高次」の「脳の産物（意味の世界）」なのである。そして、高次脳機能障害では運動イメージの変容や想起不全が生じ、行為する世界の意味が変わってしまう。

■行為の進化という意味での「高次」の視点

　もう一つ指摘しておくべきことは「人間における行為の進化という意味での高次」についてである。人間の最大の特徴は「直立座位」「言語」「手の道具使用」「直立二足歩行」という点にある。かつて四足動物において口は食物摂取器官であると同時に食物の運搬器官でもあった。人間の場合、それが「直立座位」によって上肢の自由化が生じ、手が食物の運搬器官となることによって口が自由化して「言語器官」へと進化する。その後、手は食物の運搬器官から「道具使用」へと飛躍的な進化を遂げる。また、手で食物を運搬したり道具を使って狩りなどをすることは「直立二足歩行」の姿勢制御と歩行移動能力の向上をもたらし、足の機能を驚異的に進化させた。こうした人間の行為の進化は運動野や感覚野のホムンクルスとしてニューロンレベルで身体部位再現されており、その複雑化が大脳皮質連合野の高次な神経ネットワーク(情報処理メカニズム)として構築されて今日に至ったと考えられる。

　このような進化的な視点から眺めると、人間は「直立座位(体幹)」「言語機能(口)」「手の道具使用(上肢)」「直立二足歩行(下肢)」といった分散する特異的な4つの認知機能を頂点とする行為の進化的な運動の階層性を有しているように思われる。

　また、人間の運動は「知覚する行為」でもある。ある物体に運動によって働きかけると同時に、それを感覚的、認知的、情動的に捉えることができる。したがって、この「知覚する行為」の難易度によって高位が決定されているのかもしれない。その知覚する行為は、四肢の運動の分離性(各四肢を別々の目的に使用する能力)、運動のスピード、強度、持久性、道具使用、スポーツ、楽器演奏など、さまざまな課題(タスク)に依存している。つまり、行為の学習には「課題特異性(task specificity)」という特徴がある。

　さらに、人間の場合は「行為の感情(エモーション)」や「物体の質感(クオリア)」を生み出している。これら考慮すると「知覚する行為」は前頭葉連合野(思考中枢)の一人称世界を含んでおり、行為の進化の頂点に位置する点で最高次だと言える。

■精神と身体の区分に基づく「高次」の視点

　最後に、高次という言葉がリハビリテーションの臨床で使われるとき、もう一つ別の視点が持ち込まれることがよくある。それは「精神を高次、身体を低次」とする視点である。この視点はデカルトの心身二元論に由来する主体と客体の区分に準じている。つまり、思考する脳を高次とみなし、動く機械としての身体を低次とみなす。意思をもつ精神が運動指令を発し、物理的な器官である身体を動かしていると考えるわけである。

　そして、この強固な考え方によって生まれたのが医学における「精神・認知障害」と「身体障害」との区別であろう。これによって高次脳機能障害は精神や認知の問題であるために高次で、運動麻痺は身体の問題であるために低次と解釈される。その結果、たとえば脳卒中患者の場合、「高次脳機能障害に対するリハビリテーション治療」と「片麻痺に対するリハビリテーション治療」の2つが必要とされる。

　この精神と身体の区分は心の障害と運動の障害という単純でわかりやすい捉え方であるがゆえに、人間の思考や社会文化のあらゆる側面に深く定着している。しかしながら、精神は身体に影響を与え、身体は精神に影響を与える。だとすれば、精神が身体よりも高次であるとは言えない。

　したがって、高次脳機能障害の高次の意味は「精神」に限定すべきではない。人間の精神と

身体との"つながり"を自明とすると、精神と身体とを区分するこれまでの「高次脳機能障害」という概念は揺らぎ始めることになる。

■ **高次とは何か?**

　高次とは何だろうか。その意味を理解して高次脳機能障害の治療に挑戦してゆくためには、「脳の産物」に"まなざし"を向ける必要があるだろう。人間と中枢神経系が何をつくりだしているのかという問いである。ペルフェッティは「リハビリテーションの進め方は、医師やセラピストが人間の脳が"つくりだすもの"をどう捉えているかというその視点に密接に関わっている」と述べている。この「脳の産物」への視点が高次脳機能障害の捉え方を決める。

　その点では、これまでの脳科学がつくりだしてきた大脳皮質の「脳地図」は明らかに不十分である。なぜなら、そこに高次な「機能」は描かれているが、高次な「機能的関係」は描かれていないからである。ジャンジューによれば、機能的関係の地図は解剖学的な位相幾何学に基づく地図ではない。それは意味的なニューロン・ネットワークの地図でなければならない。つまり、大脳皮質は意味を表象しているがゆえに高次なのである。したがって、高次脳機能障害は「意味をつくりだす機能の障害」と定義すべきだろう。

　たとえばオールポートによる「単語理解の意味的表象へのアクセス・モデル」の脳地図では、ある単語(たとえば「電話」)を特徴づける特色に対応して、大脳皮質に広く分布したニューロンが同期的に活動する。その活動には運動要素や触覚要素も含まれている(図9.1)。つまり、「脳の産物」とは、身体と精神の相互作用による意味に他ならない。高次とは「意味に満たされた世界」のことなのである。

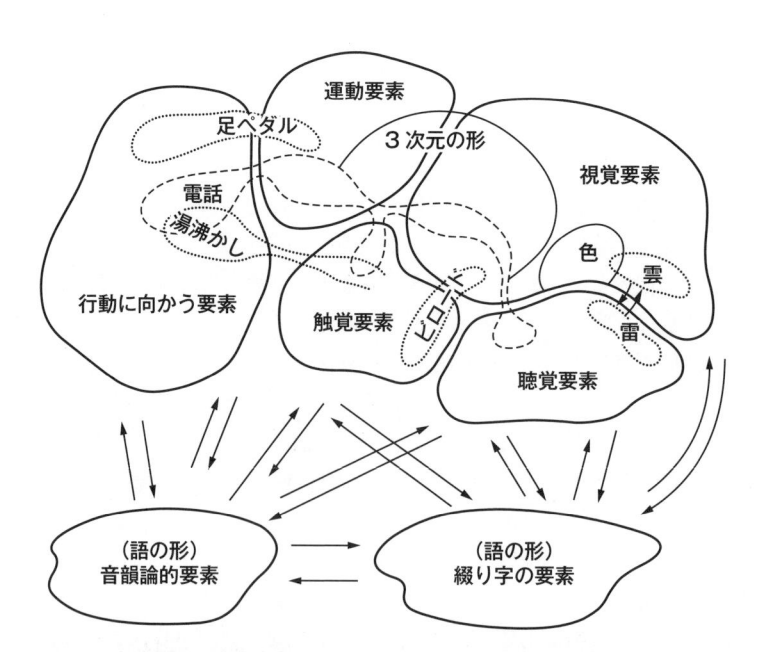

図9.1 単語理解の意味表象へのアクセス・モデルの脳地図 (Allport, 1985)
　　　たとえば、「電話」という単語は、運動行動、触覚、形、色、音など、大脳皮質の多領域のニューロンを活動させる。

9.2 左右への問い

> 精神とは相互作用する部分の集まりであり、
> 精神の各部分間の相互作用の引き金は"差異"によって引かれる。
> ——— Bateson

■左脳と右脳の高次脳機能障害

　高次脳機能障害は左半球損傷と右半球損傷ではまったく異なる病態を呈する。リハビリテーションの臨床では、左半球損傷と右半球損傷で出現する失語症、失行症、失認症を区別しておくことが重要である（表9.3）。この区分と前頭葉、頭頂葉、側頭葉、後頭葉損傷の機能局在の特徴を組み合わせて整理するとよい。

　しかしながら、その発現メカニズムの理解は簡単ではない。20世紀の中頃までに臨床神経学と神経心理学は脳卒中患者に出現する高次脳機能障害の症状をほぼ確定したが、その左右差の謎や発現メカニズムはまだ十分に解明されていない。そのために適切なリハビリテーション治療が確立できない状態が今日でも続いている。ここでは左右の大脳皮質機能の差異と高次脳機能障害の病態について考察する。

表9.3　左半球と右半球の高次脳機能障害

	左半球損傷	右半球損傷
失語症	ブローカ失語 ウェルニッケ失語 全失語 失読 失算* 失書*	
失行症	肢節運動失行 観念運動失行 観念失行 構成失行 着衣失行	肢節運動失行 構成失行 着衣失行 運動維持困難（MI）
失認症	身体部位失認 手指失認* 左右失認*	半側空間無視 半側身体失認 病態失認 消去現象 Pusher現象 相貌失認 同時失認 地誌的失見当

＊ゲルストマン症候群（左右失認、手指失認、失算、失書）

■優位半球と劣位半球

　大脳には左半球と右半球がある。そして、脳梁で繋がっている。他の動物に比べて人間では言語機能の左半球への「側性化(lateralization)」が著しい。これが進化の過程で自己意識を生み出し"心(mind)"へと発達した。

　左半球は「優位半球」、右半球は「劣位半球」と呼ばれていた時期がある。1865年にブローカが左半球に「言語中枢」を発見したからである。1901年にはリープマンが失行症と左半球損傷との関連を指摘している。一方、1876年にジャクソンが右半球に腫瘍があり物品、人物、場所の認知に障害をきたした症例を報告したが、右半球の機能の側性化は不明なまま推移した。長い間、右半球は心の暗黒大陸であるかのように「沈黙した半球」であった。

　右半球の機能が科学的に明らかにされ始めたのは1960年代になってからである。スペリーらはネコの脳梁を切断して行動変化を分析し、ネコの一つの脳には異なる2つの自己(意識)が存在する可能性を指摘した。その後、この実験をヒントにてんかん患者の苦痛を軽減するための脳梁切断術が行われた。そして、カザニガらは、右半球損傷患者の脳梁切断術後に右半球のみに課題を与えて検査し、右半球損傷では視覚空間機能が障害されることを指摘した。つまり、視覚空間機能は劣位半球で優位だとする発見である。その症状は次のように記されている。

> 患者は見慣れた環境の中でさえもすぐに未知を見失う。単純な迷路でも彼らを脅すに十分だ。日常通っている道を示すことができず、地図を用いたり、描くこともできない。寸法や、距離や、方向を間違える。斜線や、紙の上の点の位置を正確に調和させたり、写すことができない。四角星のような単純な図形を写すこともできないし、ブロックや棒で決められた模様をつくることもできない。こうした困難は、視覚に限らず触覚の場合でも起こる。

　こうして「言語の情報処理は左脳優位、空間の情報処理は右脳優位」とされた。右半球は決して劣位半球ではないということが明らかになった。右半球損傷によってさまざまな行為が困難になる。その原因は空間の認知障害に起因していると考えられるようになったが、これはかなり単純化した区別である。

■左脳の意識と右脳の意識

　歴史上の哲学者や科学者たちの多くが、左脳と右脳の機能の違いに興味を示している。その背後には2つの異なる意識が存在するという直感があるようだ。また、世間では左脳と右脳の差異は「理性」と「感性」に区別されることが多いが科学的根拠はほとんどない(表9.4)。

　しかしながら、左脳と右脳に機能的差異があり、意識の違いが存在することは事実である。脳の機能的な半球非対称性については1861年のブローカによる左半球の運動性言語野の発見に始まるが、1864年にすでにジャクソンは「表出機能が左半球に宿るのであれば、表出の反対にあたる知覚機能が右半球に宿ることは十分考えられる」と述べている。事実、少なくとも非言語的な知覚機能が右半球優位であることが後年の研究によって明らかになっている。そして、分離脳実験で有名なスペリーもこの「表出的な観念と受容的な観念」の差異を左半球と右半球の本質的な差異と考えているようである(表9.5)。表出とは「心の中にあるものが外にあらわれでること」であり、受容とは「心の外にあるものが中にあらわれること」と解釈すれば

表9.4 科学的根拠のない左脳と右脳の差異

左脳	右脳
理性	感性
論理的思考	直感的思考
概念的知覚	直接的知覚
系列的処理	同時的処理
細部から理解	大枠から理解
事実志向性	イメージ
言語	絵画・音楽

表9.5 スペリーによる左半球と右半球の機能的差異 (Sperry, 1968)

表出的な観念(左半球)	受容的な観念(右半球)
網膜	網膜
嗅覚(左鼻孔)	嗅覚(右鼻孔)
耳	耳
会話	
書字	
言語中枢	
立体認識	立体認識
計算	空間構成
	非言語的理解
右半視野	左半視野

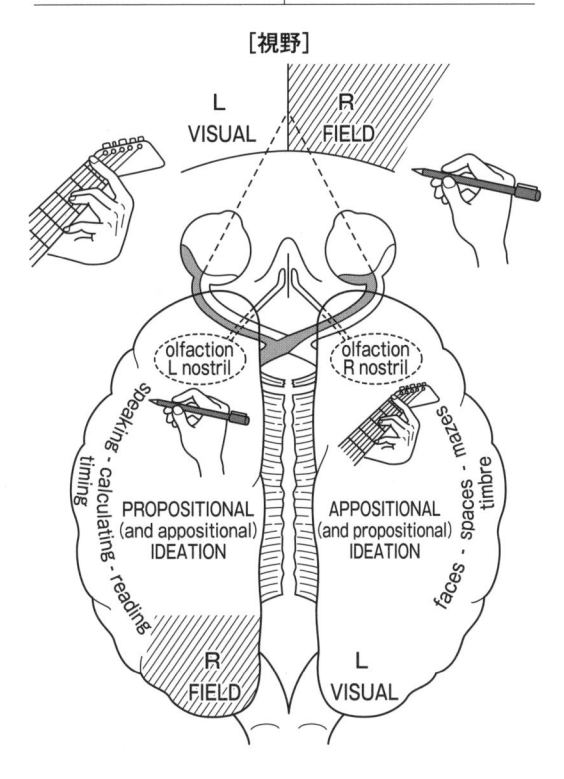

[視野]

よいだろう。

しかしながら、実際にはそんな簡単な二分法で解けないことは明らかである。そこには人間の脳の神秘が隠されている。ここでは「左脳と右脳の情報処理の差異」に着目していくつかの特徴を個人的な見解としてピックアップする。

■左脳の「第2信号系（second signal）」と右脳の「第1信号系（first signal）」

パブロフは条件反射で有名だが、言葉による間接的な条件づけを第2信号系、直接経験による条件づけを第1信号系と区分している。これは言語の意味情報による学習と視覚、聴覚、体性感覚情報による学習の側性化を示唆している。そして、どちらの学習も行動の形成や習慣化を導く。左半球を言語記号と運動を関連づける統合中枢、右半球を感覚記号と運動を関連づける統合中枢とみなすことは、左脳を右脳よりも高次と解釈することである。

子どもの心の発達も第2信号系と第1信号系による行動調節の組み合わせのように思える。心の発達の鍵は「概念の構築（概念化）」であるが、ヴィゴツキーによれば概念化とは世界の分類（カテゴリー化）であり、何に基づいて世界を区切るかという思考の基礎である。

たとえば、一枚の絵に動物、家具、食器、果物などが多数描かれているとしよう。それらの諸対象はさまざまな理由によってグループに分けることができる。子どもは視覚的な色彩、大きさ、形の特性によって分類するかもしれない。あるいは自分の好き嫌いで分類するかもしれない。もっと別の原理を分類の基準にして一つの共通項によりグループ化するかもしれない。たとえば、テーブル、椅子、皿、ナイフ、フォーク、パンなどを「食事」という概念で分類するかもしれないし、「使用目的」に応じて分類するかもしれない。分類は限りなくあるが、その妥当性は「社会生活上のルール」が決めている。

そして、こうした心的な情報処理の発達が「道具使用」をもたらしたと考えられる。特に左半球は物体や道具の属性である色、大きさ、形、表面、固さ、重さなどの視覚的、体性感覚的な認知と、それを日常生活でどのように使用するかという運動記憶や模倣機能とを関連づけて道具使用を概念化する。また、道具使用を言語的に理解し、言葉で説明できる。

臨床的に興味深いのは、左半球損傷による失行症患者では、こうした物体についての視覚と体性感覚間の解離が出現したり、道具使用についての知識や言語が崩壊してしまう点である。失行症患者は見たものを言葉で説明できなかったり、見たものと自分が触れたものが一致しなかったり、言語指令に従って身体を動かすことができなかったり、日常生活で使う道具の使用に意味的なエラーが発生する。特に、観念失行では櫛の使用に意味的なエラーが発生する（図9.2）。これは明らかに道具を概念化する能力の低下を反映している。こうした行為のエラーは左脳損傷の特徴であり、右脳損傷では出現しない。

左半球における道具使用の概念化は、ポランニーの言う「明示的（explicit）」な知識と「暗黙的（tacit）」な知識に支えられた概念的な思考でもある。しかし、それは脳梁を介した右半球の視覚、聴覚、体性感覚の情報なくして成立しないとも考えられる。

■左脳の「デジタル（digital）」と右脳の「アナログ（analogic）」

ベイトソンによる「情報処理」の左右差という視点は興味深い。脳は情報量を「離散的（デジタル量）」にも「連続的（アナログ量）」にも処理できる。たとえば、時計がよい例であろう。デジタル時計は数値によって時間を示す。数が一つであることを示す「1」という形と二つであ

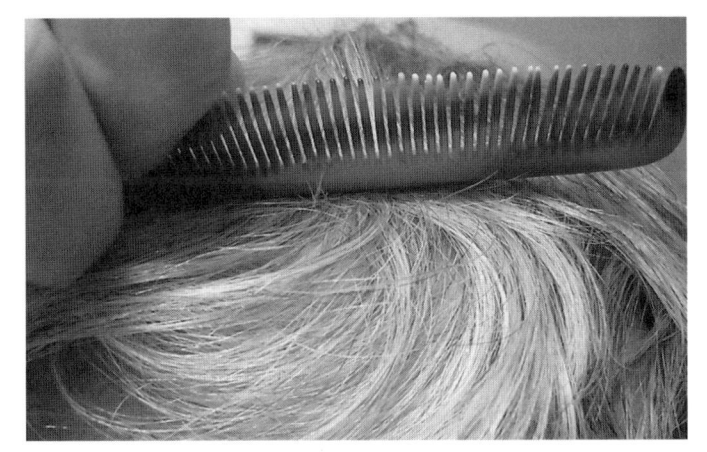

図9.2 左半球損傷による道具の使用障害（観念失行）

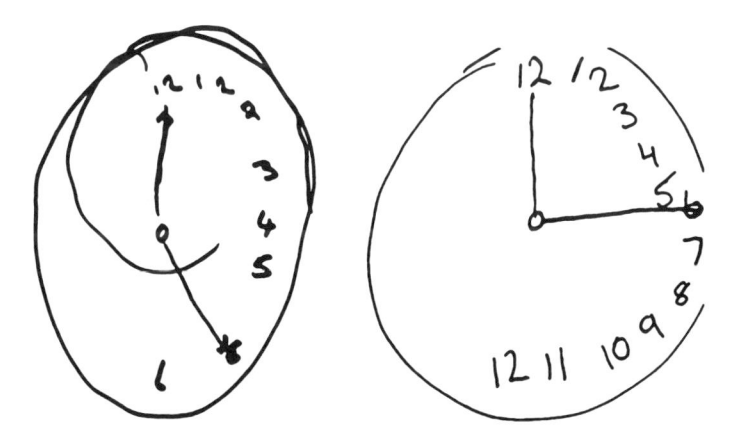

図9.3 半側空間無視患者の時計模写の差異

ることを示す「2」という形の間には、何ら形としての情報の関係性はなく離散している。一方、アナログ時計は、2つの針によって時間を示す。長針と短針の関係性は角度という情報の関係性によって連続している。そして、人間はどちらでも時間がわかる。

　ある左脳の角回動脈の梗塞をきたして直ぐに回復した患者が「発症後にデジタル時計の数値を見ても一体何時なのかさっぱりわからなかった」と自らの症状を説明してくれたことがある。一方、アナログ時計を見ると何時かはわかったという。左脳の情報のデジタル処理は高次脳機能障害に反映されているのかもしれない。

　逆に、右脳の損傷による半側空間無視患者の時計模写を見てみよう（図9.3）。左図は典型的な左空間無視で時計の7から11の数字は描かれていない。右図はアロキリアと呼ばれる現象で、1から12までの数字をすべて右空間に書いている。この差異はアロキリアでは左空間を右空間に押し込んでしまう現象が出現しているためと考えられる。しかしながら、ここで興味深いのは、左図も右図も左空間が無視されているのだが、数字自体の左側はすべて完全に書いている点である。数字の左側は無視されていない。これは患者の左脳が数字という形の離散的なデジタル情報を保持しているものの、それを外部空間に描くときに右脳が視野の左空間を無視

第9章　半側空間無視と失行症に対するリハビリテーション治療

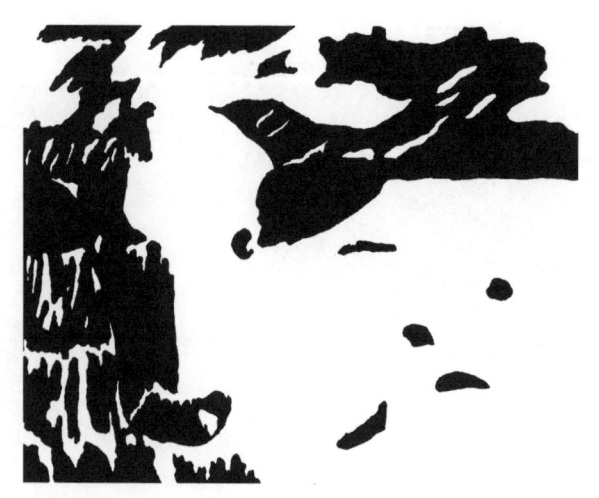

図9.4 脳は情報をつくり出している（Zarate, 1998）

するという特徴を示している。

この差異はソシュールの言語学におけるシニフィアン（significant、記号表現＝能記）とシニフィエ（signifie、記号内容＝所記）に対応しているのかもしれない。

シニフィアンとは「意味しているもの（表しているもの）」を指し、シニフィエとは「意味されているもの（表されているもの）」を指す。たとえば、「牛」という文字や「うし」という音声はシニフィアンであり、牛の視覚イメージや概念ないしその意味内容はシニフィエである。左半球はシニフィアンを情報処理し、右半球はシニフィエを情報処理していると言えるかもしれない。左脳と右脳はそれぞれ異なる情報をつくりだしているのであろう。

脳がこれらの情報をつくりだしていることは簡単な実験で示すことができる。一つの例として、次に図示するモノクロ画像を視覚的に情報処理して何が見えるか言葉を発してみよう（図9.4）。右半球がある動物の視空間を形成し（シニフィエ＝画像に表されているもの）、左半球が動物の名称を発する（シニフィアン＝画像が表しているもの）。左右の脳は異なる情報を構築しているのだが、モノクロ画像の意味は左右の脳の情報の相互作用によってつくりだされている。

■左脳の「分析的（analytic）」と右脳の「ゲシュタルト的（gestalt）」

スペリーによる「分析的」と「ゲシュタルト的」という差異の捉え方は、左脳と右脳の損傷時の「局所（部分）」と「全体」の情報処理という視点から考えることができる。

右半球損傷で「相貌失認（prosopagnosia）」が起こることはよく知られている。顔を見ても誰だがわからないが、声を聞けば誰だかわかる。顔の空間的な認識は右半球が、誰の声かという認識は左半球が行っているのであろう。

こうした顔の認識における左右半球の差異について興味深い研究がある。ザイデルは脳梁切断患者に半側視野呈示条件でルネ・マグリットが描いた不思議な顔の絵を見せている（図9.5）。患者の左右両半球とも絵が顔であることは認知できた。しかし、右半球はこの身体の各部位でつくられた異常な顔（乳房⇒目、臍⇒鼻など）の部分を認知しなかった。一方、左半球はそれを認知したという。彼は左右半球の違いは顔に関する情報が記憶に貯蔵されている形式の違いに由来していると論じている。

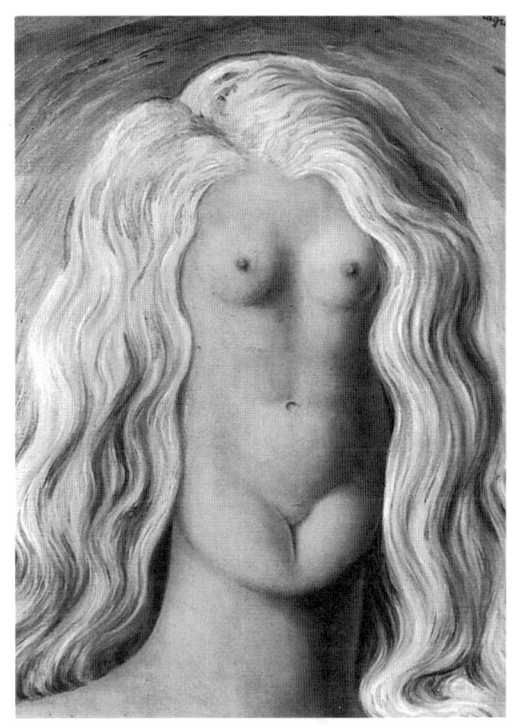

図9.5　ルネ・マグリット「The Rape」

　ロバートソンとハリガンによれば、左半球は視覚情報の"局所の情報処理（local processing）"を、右半球は"全体の情報処理（global processing）"を行う傾向にある。視覚による局所の情報処理とはカメラのズームレンズの焦点を絞るように景色や物体の一部を細かに分析することである。一方、全体の情報処理はズームレンズを拡大して視野を広め景色や物体を一つのゲシュタルトとして見ることである。

　彼らは、半側空間無視が右半球の左右の視野への全体の情報処理の低下であり、それによって左半球の局所の情報処理が促進され、その結果として右脳損傷では同側の刺激に注意が向いてしまい左無視が出現すると仮説づけている。そして、この現象は右半球損傷患者に「小さな文字や図形を集めて作った大きな文字や図形」を模写する課題を要求することで顕著に出現する（図9.6）。右半球損傷患者では局所（部分）の小さな文字や図形を模写するが全体は崩れて大きな一つのゲシュタルトとしての文字や図形は描いていない。一方、左半球損傷患者では大きな文字や図形は正確に描くが局所はすべて省略されている。この差異は半側空間無視患者と失行症患者における注意障害の差異を示唆しているようにも思われる。

■左脳の「系列的（sequential）」と右脳の「同時的（simultation）」

　ルリアの「系列的」と「同時的」との差異も興味深い。たとえば、錯綜図に何が描かれているかの判断には左右の脳の働きが関与する可能性があり、視覚失認と構成失行の判別が難しい。なぜなら、同時に細部と全体を把握しなければならないからである（図9.7）。

　しかしながら、この錯綜図を見るときの情報処理は「局所」と「全体」と似ているが注意障害の観点からの同時的という意味とは違っている。

| | 模写する課題の絵 | 右半球損傷 | 左半球損傷 |

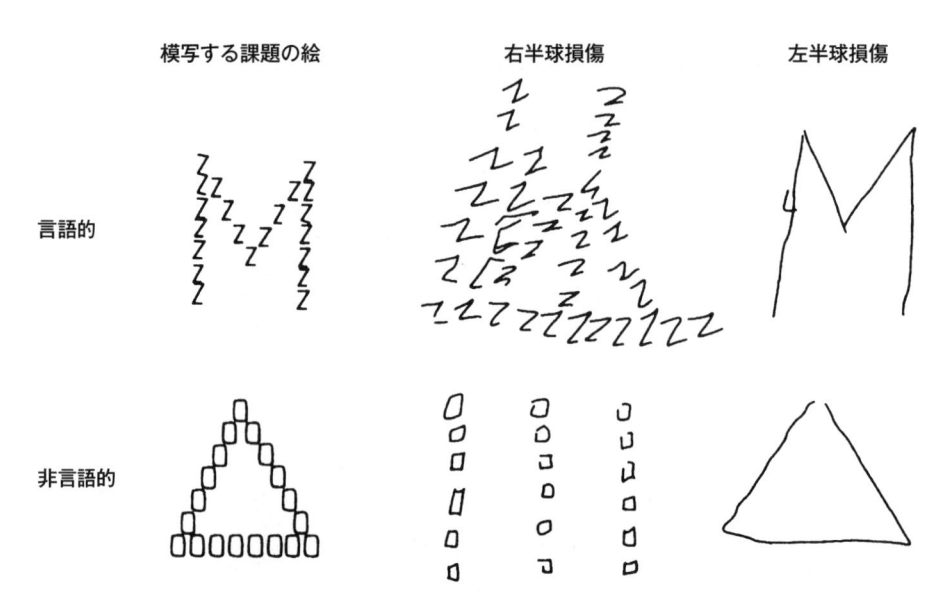

言語的

非言語的

図9.6 視覚の局所情報処理と全体情報処理 （Delis, 1986）

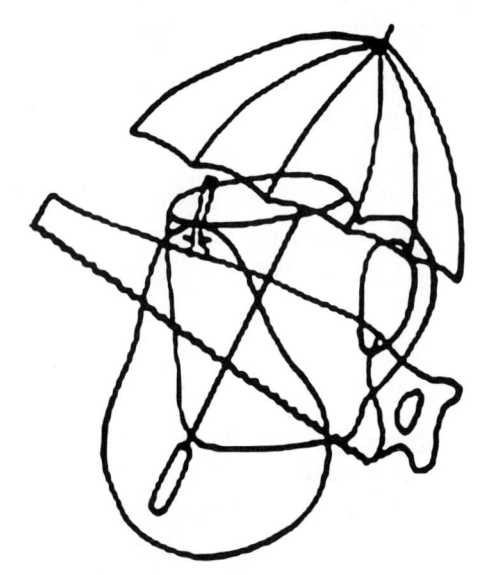

図9.7 同時に細部と全体を見ること

　ルリアのいう「同時失認」は同時に複数の対象を見れないという視覚性注意障害の一型であり、後頭葉損傷によるバリント（Bálint）症状群のことである。患者はただ一つの対象しか見ることができず、同時に2つまたはいくつかの対象物を知覚できない。たとえば、円の中心に点を付けることができない。なぜなら、円と鉛筆の先端を同時に知覚しないからである。円の輪郭線を鉛筆でなぞったり、2つの円の輪郭の間に鉛筆で円を描くことができない。症状は視覚－運動性座標の障害として表出される（図9.8）。ルリアの同時失認患者は次のように述べている。

　私には円と鉛筆を同時に見るのが難しい。手が私の思う方へ行かない。

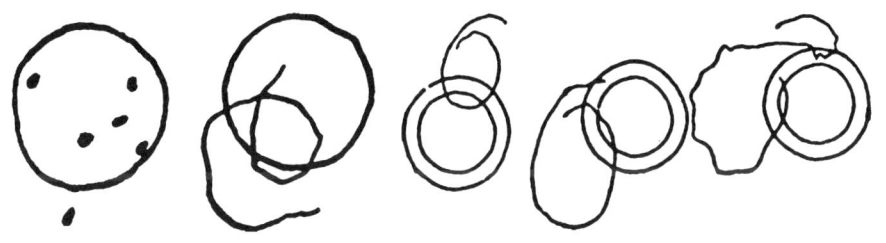

図9.8　同時失認における視覚−運動性座標の障害（Luria, 1976）

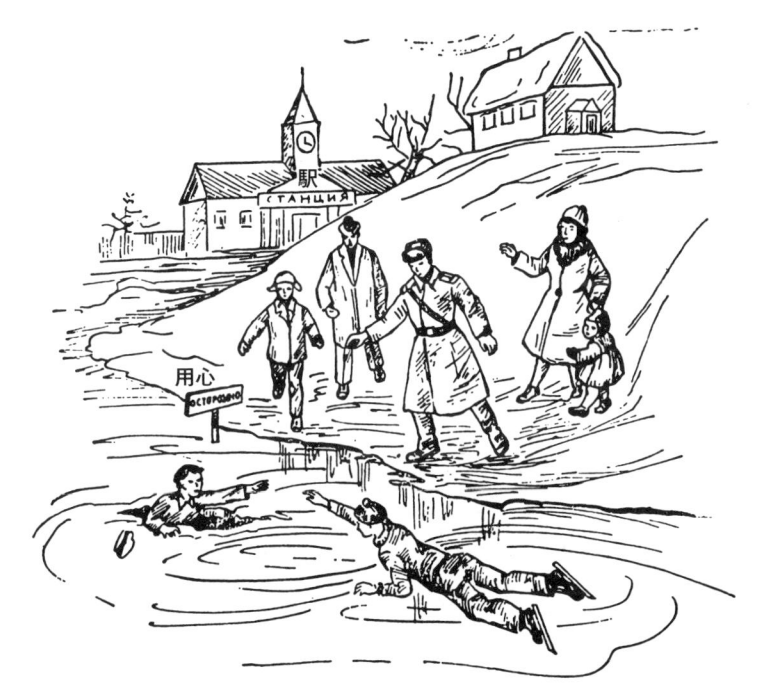

図9.9　前頭葉損傷患者の検査に用いられる状況画（Luria, 1976）

　しかしながら、大東によれば、本来の「同時失認（simultanagnosia）―全体把握の障害―」は1924年にウォルポートが視覚失認の特殊型としてみなした高次脳機能障害である。それは「細部の認知が良好であるにもかかわらず、同時に全体を把握することが不可能」であるような病態である。たとえば、動作絵や風景写真などを呈示すると、細部の認知は可能であるのに全体としての意味把握が困難という特徴がある。したがって、同時失認は「個々の部分はわかるが、全体の意味がわからない」のであり、全体の絵や文字や図形が一つのゲシュタルトとして見えていないわけではない。わからないのは、絵がどのような状況を意味しているかであり、その意味に気づかないという失認である。
　一方、ルリアは、そうした全体の意味がわからない症状は前頭葉損傷だとしている。たとえば、「氷の割れ目に落ちた人間を描いた状況画」の意味が、穴の近くの氷上に「用心」という立札が見えるにもかかわらず、警察官の服装を見て「戦争だ」とか、遠くの教会の塔を見て「クレムリンだ」と言ったりする患者の場合、それは思考過程の問題だとしている（図9.9）。
　患者に一枚の絵（状況画）を見せ、これが何の絵であるかを言語で説明するよう求めること

は、患者の高次脳機能障害の特徴を把握するのにきわめて有用である。たとえば、ルリアの検査に用いる一枚の状況写真を見てみよう(図9.10)。もし、この絵を「4人の子どもたち」「水着」「ホース」「芝生」「木」などと個別に視覚的に見たとしても、「庭で子どもたちがプール遊びをしようとしている」と説明できなければ絵の全体が把握できておらず同時失認である。

しかしながら、この絵の意味を理解するためには、この絵を庭の光景だと見る必要があるし、水着を着ている子どももいるし、プールもあるし、ホースも写っていることを同時的に見るだけでなく、この絵ではまだプール遊びは始まっておらず、左側の男の子がホースで水を入れている途中であると時間的にも見なければならない。それによって「庭で子どもたちがプール遊びをしようとしている絵」なのだと理解できる。右脳が絵を視覚的に見て、その絵の意味を左脳が解釈しなければ、一枚の絵を正しく認知することはできない。つまり、この状況の全体性の意味理解の障害が本来の「同時失認」であり、それは左脳の損傷により生じる。

このように一枚の絵を「同時的」に認識するには、まず「空間的な時間(物体の変化)」を解釈する必要がある。つまり、物体を3次元空間に配置して捉える視点の多様性がなければ物体の何をどこから認知しているかがわからなくなる。

一方、一枚の絵を「系列的」に見るためには過去、現在、未来という「連続的な時間(出来事の変化)」を解釈する必要がある。つまり、現実には見えていない過去と未来をイメージし、「系列的(シークエンス)」に想起できなければ出来事や物語として文脈化して認知することができない。正常であれば系列的かつ同時的に全体として何が起こっているかを現象として意味把持できるのである。

おそらく、ルリアの左脳の「系列的」と右脳「同時的」の差異は、「時間」と「空間」の差異に関わっているのであろう。また、この差異はソシュールの言語学における「通時的分析」と「共時的分析」の差異でもあるし、「失行症(行為や道具使用時の動作系列)」と「半側空間無視(外部空間への方向づけ)」における注意障害の差異にも深く関係していると思われる。

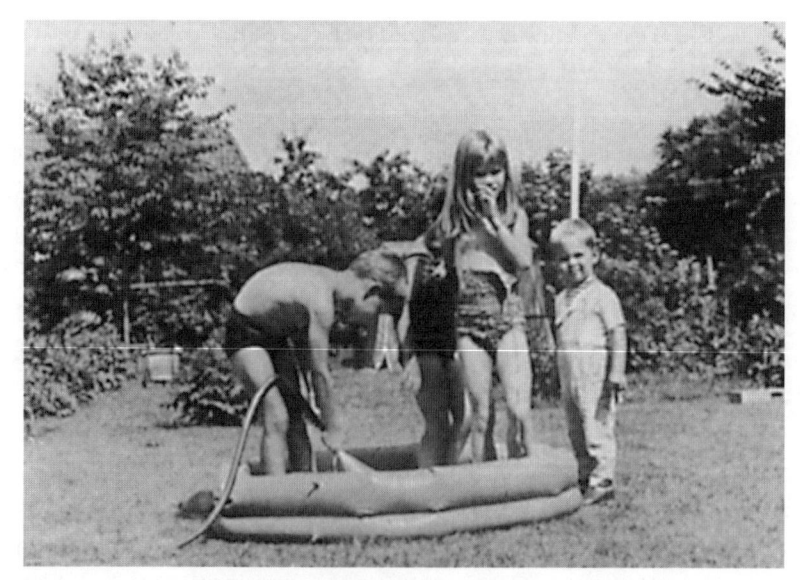

図9.10　庭で子どもたちがプール遊びをしようとしている写真 (Christensen, 1981)

■左脳の「抽象的（abstract）」と右脳の「具体的（concrete）」

　ゴールドシュタインによる「抽象的」と「具体的」という差異の捉え方は、脳の情報処理が人間と動物とでは明確に異なることを端的に示している。つまり、人間は左脳で言語の世界をつくりだすことによって現実の世界を「抽象化」できる。たとえば、男性が女性に「人生は旅だ。これから一緒に歩もう」と言ったとすれば、それはプロポーズを意味する。結婚したいという心の意図を旅の比喩（メタファー）として表現したものである。レイコフは「メタファーは抽象概念の理解を支える根本的な概念操作であり、言語のみでなく思考や行動に至るまで、日常の営みのあらゆる場面に浸透している」と述べている。この抽象化された概念操作であるメタファーの意味が理解できるのは人間だけであり、それは左脳の世界で生み出されている。

　一方、右脳が「具体化」する機能をもつのは絵画や音楽の創造力に関係していることが古くから指摘されている。ある抽象的な図形が具体的な何かを表現しているように見えたり、あるメロディが何か具体的な過去の記憶を想起させる。そこには言語以前の、あるいは言葉を必要としない感情の豊かさがある。もちろん、動物の右脳に絵画や音楽を理解する機能はないが、逆にそのことが人間の右脳の特殊な高次機能の発達の証ではないだろうか。

　また、一般的に左半球損傷患者では「うつ傾向」が生じやすく、右半球損傷患者では病態に対して「楽観的な傾向」があると言われるのは、この辺りの差異が関係しているのかもしれない。ルリアは、右半球損傷患者では人格と意識の変化が目立つとして次のように述べている。

> 　右半球病変をもつ患者では自己の身体から入ってくる信号の分析が障害されるので、直接的な状況の知覚は全体として欠陥があり、この欠陥を正しく評価することができない。特に、しばしば周囲の状況に関する失見当の現象と直接的意識（自己意識）の混乱が観察される。これらの障害は患者の言葉が保たれているために被われている。しかしそれにもかかわらず、言葉が保たれていることが患者の欠陥を詳細な形で観察することを可能にしている。
>
> 　われわれが観察した右半球深部病変をもつ患者のすべてに、場所、時間に関する直接的な見当識（定位）の著しい喪失が認められた。たとえば患者は自分が同時にモスクワとどこか他の都市にいると考え、そのような判断に何の矛盾も見出さない。直接的な自己感覚と自己評価の粗大な障害があるが、これらの患者では言語－論理的過程は保たれておりそのためときに多弁となる。この多弁は単純な論議好きといった性格をもち、患者の真の欠陥を覆い隠している。

　臨床で働くセラピストであれば、この右半球損傷に特有な人格や意識の傾向を実感するはずである。半側空間無視患者では日常生活動作ができないことを深刻に捉えず気にしていないような印象をもつことも多い。それは一つの症状であり、より本質的な認知機能の問題を覆い隠しているのである。

　また、右半球損傷では失語症は生じないが、発語の抑調（イントネーション）やプロソディが平坦化するという報告もある。科学的に証明されていないが、左脳が言語で思考し、右脳が芸術的、音楽的能力と深く関係していることもよく言われる。左脳の抽象的と右脳の具体的という差異は、文章、絵画、音楽などを意味理解する最高次の高次脳機能障害と言えるかもしれない。しかし、それは個人の一人称の世界として構築されている。

哲学者のショーペンハウエルは、世界のすべては主体が生み出す世界だとしている。その主体によって作られる世界は、左脳が世界を言語で抽象化し、右脳が世界を感情で具体化しているように思われる。

■左脳の自己中心座標系と右脳の物体中心座標系

古くから人間の性格を外向性と内向性に区分する考え方がある。人間は意識や注意を外部世界に向けることもできるし、自分自身に向けることもできる。日々の生活では外部世界に向けることが多いが、行為が上手くできない場合には自分自身に意識や注意を向けることもある。

自閉症や統合失調症では、意識や注意の自己焦点化が過度に強くなり、外部世界に対して無関心で、その変化に順応したり適応することができなくなるという。また、半側空間無視(病態失認)や失行症の病態にも関与している可能性がある。半側空間無視患者は左空間を無視するが外向性で多弁なことが多い。失行症患者は行為に失敗するが内向性でその失敗の理由について自ら多くを語らない。

こうした意識や注意を外部世界に向けたり自己に焦点化する機能は、世界を認識する視点の座標系(基準枠)と深く関係している。つまり、どこから外部世界や自己を見るかという視線の中心(座標原点)である。たとえば、ルネサンス期のレオナルド・ダ・ヴィンチの絵画は遠近法であり、視点は一つである。一方、近代のピカソの絵画はキュビズム法であり、視点は複数である(図9.11)。

こうした世界を認識する座標系は「自己中心座標系(egocentric)」と「物体中心座標系(allocentric)」に大別される。

自己中心座標系とは、たとえば物体を自己の身体との関係性で捉えて、その物体の視覚空間的な位置、方向、距離などを認知することである。もし、閉眼していれば、体性感覚で認知し、その物体の位置、方向、距離などは身体各部の複数の関節を自己中心座標系とすることで知ることができる。

つまり、自己中心座標系には視覚の「網膜(眼球)中心座標系」と体性感覚の「頭部中心座標

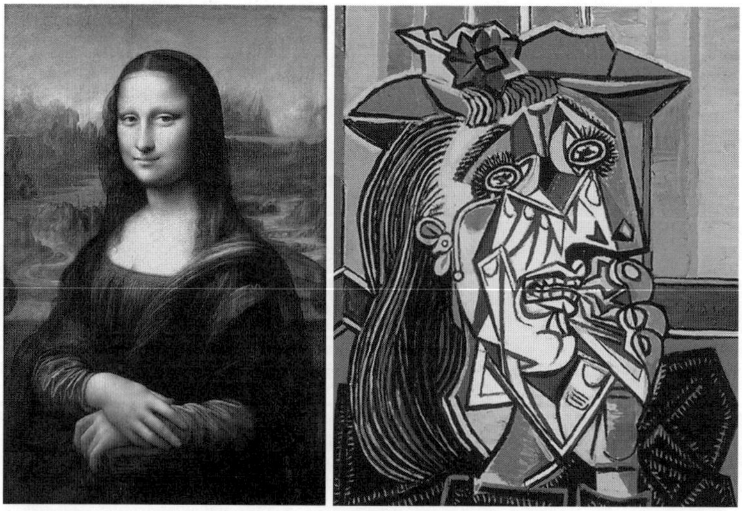

図9.11　遠近法とキュビズム

系」「身体正中線座標系」「身体の各関節座標系（複数）」などがある。これによって視線を移動させたり、頸を回転させたり、身体各部を動かしたりしても、その複数の自己中心座標系（視覚情報や運動情報）を変換したり統合することによって、外部世界の物体や自己の身体の空間的状況を知ることができる。

　一方、物体中心座標系は「対象中心座標系」「環境中心座標系」「他者中心座標系」などと呼ばれるもので、物体間の関係によって空間的な位置、方向、距離などを認知することである。これは自己の身体とは直接関係のない空間表現だが、視覚は必要である。

　そして、この自己中心座標系と物体中心座標系の二つの座標を利用して空間を認知したり行為することができる。また、その機能は左右の頭頂葉の働きによるものであることが数多くの脳科学研究によって判明している。

　近年、乾は、「自己中心座標系は左の頭頂葉にあり、物体中心座標系は右頭頂葉にある」とする仮説を提案している。

　この仮説はやや単純化しすぎているかもしれないが、頭頂葉の側性化（ラテラリティ）に着目している点で失行症や半側空間無視の解明に役立つかもしれない。乾はリゾラッティの発見した「ミラー・ニューロン」のメカニズムを解説したうえで、「左の頭頂葉では他者の動作を自己の動作に置き換え（模倣）、自己が行う動作のイメージをつくるときに働く」。一方、「右の頭頂葉は自己の運動や動作をもとにして（つまり自己の運動指令によって）、他者のイメージをつくったり、物体のイメージを操作したりする働きをしている」としたうえで、「左の頭頂葉は他者から自己へ、右の頭頂葉は自己から他者へ、あるいは物へという投射ではないか」と述べている。

　また、その根拠として、物体を空間的にイメージ回転させるメンタル・ローテーション課題で右の頭頂葉が働き、物体を固定しておき自己の身体を移動させて視点を変えて物体を異なる位置から見るときのイメージ課題では左の頭頂葉が働くとしている。

　また、自分が行っている動作を他者が模倣しているのを見るときは右の頭頂葉が活性化する。一方、左の頭頂葉は他者の動作を見てそれを自分が模倣しなければならないときに活性化する。

　さらに、こうした頭頂葉の差異は、左の頭頂葉損傷で発生することの多い失行症との関連性を解釈するうえで有用である。また、それは発達障害児（dyspraxia）の病態とも関係している。

　失行症患者や発達障害児は模倣障害のみでなくパントマイムの障害も有している。たとえば、「ハサミで紙を切る」とか「リンゴをナイフで切る」いうパントマイムの場合、2本の指で紙を切る動作や1本の指でリンゴを切る動作によるパントマイムをする。これは「身体部位物品化現象（body part objection：BPO）」あるいは「身体道具化現象」と呼ばれている。

　そして、失行症患者ではBPOが出現し、発達障害児では健常児に比べてBPOが出現しやすくパントマイムの発達に大きな遅れが生じる。これは道具の使用や操作の左半球への側性化が生じていることを示唆している。近年の脳科学研究では、道具の身体化や道具使用のイメージ想起が左半球優位であり、左頭頂葉病巣で模倣、パントマイム、BPO、道具使用のエラーなどの障害が出現することが判明している。一方、道具を使用しない自己の運動イメージや物体のみのイメージ操作は右半球優位なようである。

　こうした症状の背後には左脳の自己中心座標系と右脳の物体中心座標系の混乱という問題があり、それは外部世界の認知のみでなく道具使用などの行為にも及んでいる。それはさらに

他者の行為や意図を理解したり、他者の痛みを感じるという人間的な「共感」という意識経験の発達にまで影響を与えているのかもしれない。

　想像力を豊かにすれば、左脳の自己中心座標系と右脳の物体中心座標系の差異は、「主観（自己意識）と客観（他者意識）」や「一人称（自己の視点）と三人称（他者の視点）」にまでつながっているのだろう。

■スペリーの分離脳実験：二つの意識をめぐる謎

　左脳と右脳の差異についての謎は深まるばかりだが、ここではノーベル医学賞を受賞したスペリーらの実験に触れておこう。彼らは1960年代に重度なてんかん発作の治療として行われた脳梁切断手術を受けた患者を対象に各種の「分離脳実験」を行っている（図9.12）。脳梁は左右の大脳半球をつなぐ交連神経線維であり、脳梁切断後には左右の脳の間の情報伝達は断たれる。そして、左右の脳の一側にのみ視覚、聴覚、体性感覚刺激を入力すると、左脳と右脳の独自の機能を調べることができる。

　以下、杉下の「右脳と左脳の対話」から実験結果を引用する。

　　たとえば、分離脳患者への左視野への視覚刺激は右脳の後頭葉の視覚野に伝わる。また、左手への触覚刺激も右脳の頭頂葉の体性感覚野に伝わる。しかし、そうした視覚情報や体性感覚情報は左脳の言語野には伝わらない。

　　この場合、左視野（右脳）に提示された絵に描かれた物品をいくつかの物品の中から眼を閉じたままで左手の触覚（右脳）を介して選ぶことはできるが、右手の触覚（左脳）を介しては選べない。逆に、右視野（左脳）に提示された絵に描かれた物品をいくつかの物品の中から右手の触覚（左脳）を介して選ぶことができるが、左手の触覚（右脳）では選べない。これ

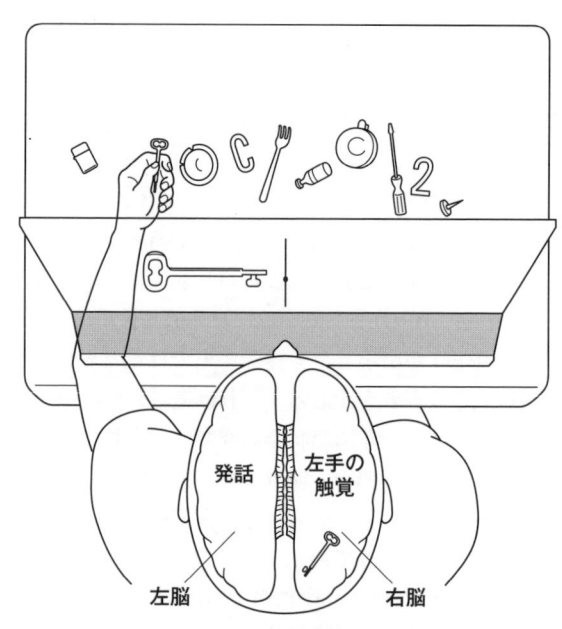

図9.12　スペリーの分離脳実験（Sperry, 1968）

は視覚と触覚が一方の脳のみに入力していることを示している。

　また、分離脳患者の右視野に単語や絵を瞬間露出法で提示することによって、左脳にこれらの視覚刺激を入力すると、単語を音読し、絵の名称を述べることができた。また、右手に渡された物品を、眼を閉じたままで右手の触覚を介して何であるかを言うことができた。これらの結果は左脳が触覚刺激の名称を言えることを示している。

　それだけでなく、左視野提示の物品や、眼を閉じたままで右手に渡された物品の名前を右手で書くことができたので、左脳は物品の名称を書くことができることが明らかとなった。

　さらに、視覚刺激を介さず右手でいくつかの物品に触れ、検者が名前を言った物品あるいは検者が叙述した物品を選ぶことができたことから、左脳は話し言葉を理解できると考えられた。また、左視野に提示された単語（名詞）に相当する物品を右手の触覚のみを通じていくつかの選択肢から選ぶことができたことから、左脳は名詞の読解が可能であることが示された。

　分離脳患者は口頭で述べられた物品名に相当する物品を、左手の触覚を通じて、いくつかの物品の中から選ぶことができる。この場合、聴覚刺激は右脳のみならず、左脳にも伝達されるが、触覚に関する情報は右脳に限られているので、この課題は右脳の関与なしにはできない。したがって、右脳は物品名を理解できると考えられる。

　スペリーの分離脳実験は、一側の脳で視覚と触覚（体性感覚）の異種感覚情報変換がされていることを示している。また、言語と視覚、言語と体性感覚の異種感覚情報変換は圧倒的に左脳で行われている。しかし、右脳は言葉の表出はできないものの、若干の話し言葉、単語理解、書字機能が存在することが明らかになった。

　また、彼らは右脳が左脳より優れている機能として「視覚－構成行為」を挙げている。立方体や三角錐の模写は左手（右脳）の方が上手に描いた。右脳は言語と視覚、言語と体性感覚の情報変換は左脳より圧倒的に劣るが、視覚と体性感覚の情報変換は優位だと考えられた。

■脳には二人の私がいる？

　また、スペリーらは、分離脳患者の右脳（左視野）に手指のいろいろな形を描いた絵を提示し、それと同じ手の形を右手で模倣するように命じると、正しく行える場合があることを確認している（図9.13）。これは右脳に呈示された視覚的な手の形を右脳から右手の同側運動支配によって行ったことを意味する。これは左脳にも右脳にも随意運動の意志が存在していることを示唆すると同時に、失行症が左半球損傷でも右半球損傷でも出現する理由でもあるだろう。

　つまり、脳梁損傷で「他人の手徴候」が出現するように、左脳と右脳にはそれぞれ固有の意識があるのである。また、右手の随意運動は反対側の左脳だけでなく（錐体交叉による対側支配）、右脳によっても行えるということである（同側性支配）。したがって、左半球損傷によって出現することの多い右片麻痺患者の失行症状（模倣障害）は健側肢でも出現するが、それは左脳と右脳の２つの意識の「躊躇」や「葛藤」や「解離」と考えられる。

　スペリーらの分離脳実験は、人間の意識が一つであるという信念に疑問を投げかけるものであった。彼らは、右脳と左脳にはそれぞれ固有の意識が存在していると主張している。もし、それが事実なら「脳には二人の私がいる」ことになる。

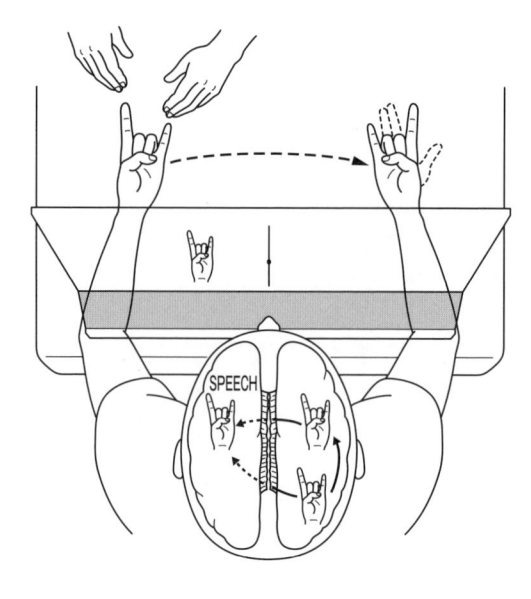

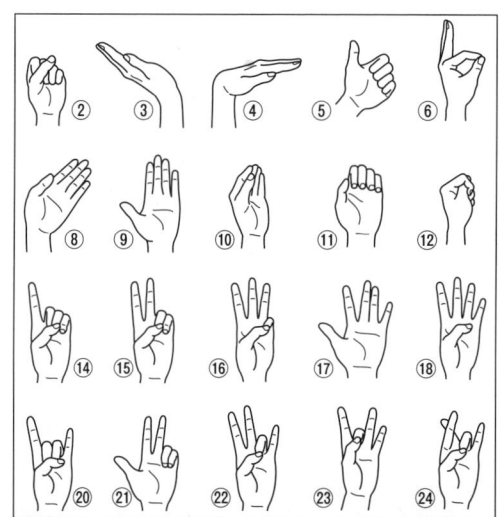

図9.13　分離脳患者の随意運動による模倣についての実験（Sperry, 1969）
　　　　分離脳患者の右脳（左視野）に手指の形を描いた絵を呈示し、左手で同じ形をつくった後に、右手で随意的に正しく模倣することができた。

■脳のシンフォニー

　2つの意識の謎はまだ解明されていない。実際には左脳と右脳は神経解剖学に脳梁でつながっており、機能の多くは両半球の働きに支えられている。左脳と右脳の差異については数多くの見解がある。脳の左右差についての論議には非科学的で神秘主義的なものも多く評判はよくない。いつの日か脳科学の進歩が、この2つの意識の謎を解明するだろう。しかし、人間では「言語の左脳への機能分化」と「視空間認知の右脳への機能分化」が進化の過程で生じていることは確かである。それは右手の利き手と何らかの関係があると思われる。
　大脳皮質の左右の側性化は最高次の脳機能であるがゆえに社会生活の営みの産物である。し

かしながら、大脳皮質の高次脳機能に障害をきたしても、人間は生きてゆくことができることを決して忘れてはならない。

ゴールドベルグは前頭葉が「新奇と慣例」に関わる半球間の関係性を動的に認知制御していることを「脳のシンフォニー」と呼んでいる。そして、これが学習能力のあるすべての動物に共通した精神の活動であると強調している。新奇の場合は探索し、慣例の場合は習慣的な認知が行われるという。

ペルフェッティとリゼッロは、この「脳のシンフォニー」と認知運動療法との関係性を論じている。ベイトソンは「精神とは相互作用する部分の集まりであり、精神の各部分間の引き金は"差異"によって引かれる」と述べているが、認知運動療法は究極的に患者に「差異と類似」という「比較」を求めるものである。そして、認知問題は最終的に前頭葉に働きかけるものである。

「差異と類似」についての身体を介した認知過程の発達は、一つの現実世界を「異なった世界として見る」ことを可能にする。損傷を受けた脳であっても、身体と精神に関わる複数の部位の差異と類似が異なった形で認知的に組織化され、結果的に現在の運動や行為が改善される可能性がある。

そして、こうした患者の「比較する能力」の回復は、「選択の自由」を拡大することにつながる。運動麻痺の回復とは運動や行為を自らが選択できることに他ならないからである。

したがって、患者には麻痺した身体を介して世界の「差異と類似」を「比較」させてゆくことが大切である。同時に左半身と右半身を比較することも重要であり（左右の身体比較）、新奇（訓練）と慣例（記憶）を比較することも重要であろう（現在と過去の行為間比較）。

そうした脳の意識経験が学習（回復）を促進させて「脳のシンフォニー」を奏でるようになると抽象的には言えるが、それを具体的かつ確実に実現する段階にリハビリテーション治療はまだ到達していない。

その実現のためには世界を比較する左右大脳半球間の機能的な相互作用が解明される必要があるだろう。左右の大脳半球の機能についての謎の核心が解けないのは、まだ心的操作における「脳の機能空間」の地図が描かれていないからである。おそらく、その地図は「世界の意味」に彩られた形をしているだろう。だが、人間は意味に形を与えることができない…。

9.3 半側空間無視の謎をめぐって

> 雨がしとしと降っていても、左は濡れていない。
> ──ある患者の言葉

■半側空間無視の謎を考察する

21世紀の現在、半側空間無視（USN）の謎は解明されていない。無視の出現メカニズムが解明できなければリハビリテーション治療による回復は困難なままである。ここでは半側空間無視の謎をめぐって考察してみよう。

（1）無視は人間に特有な症状なのかという謎

最近、インターネット上で半側空間無視を呈するイヌの映像が流れているのを発見した。そのイヌは容器に入ったエサの左半分を食べ残す。また、別のイヌは廊下を歩いていると常に右側の部屋に曲がって入ってゆく。またもっと下等な動物（ネズミ）で半側空間無視をつくるとグルグルと右回りする行動が出現するという実験研究もある。

もし、これらが事実なら半側空間無視は失語症のような人間に特有な高次脳機能障害ではない可能性がある。インターネット上のイヌの動画は嘘なのだろうか？ あるいは、本当に無視は最高度に進化した大脳皮質連合野の損傷に起因する症状なのだろうか。

（2）空間の意味の喪失という謎

1891年にフロイトは「失認」という用語を提唱した。それ以来、「失認とは感覚障害がないにもかかわらず対象が何であるかわからない認知障害」と定義されている。また、大脳皮質病変によって視覚失認、聴覚失認、触覚失認などが出現することが確認された。

しかしながら、対象を一つの脳内表像として知覚することの障害なのか、あるいは対象に関する知識や記憶を呼び起こし、最終的に意味概念と結びつけて認知することの障害なのかという点については長い論議がある。つまり、失認が厳密に認知障害であるためには、対象の「知覚の喪失」のみならず、対象の「意味の喪失」が条件となる。

近年、半側空間失認を半側空間無視と呼ぶようになったのは、「無視（neglect）」が対象の「意味の喪失」ではないとする考え方に起因している。

見えている対象の「総体的な空間的関係が認知できない」ことと、見えている対象の「意味が認知できない」ことは違う。たとえば、半側空間無視患者は「時計」や「リンゴ」を見て模写するときに左側を無視するが、その見ている対象が時間を示す機械や食べると美味しい果物の一種であるという意味は了解している。また、富永によればある患者がカレンダーを見て「このカレンダーは日曜日が欠落している」と言ったという。この場合、患者はカレンダーが何であるかの意味は了解している。

つまり、半側空間無視で失われるのはあくまでも「物体の空間的な実存性」である。一方、一般的な「失認」では、対象を見たり触れたり聴いているにもかかわらず、その対象が何であるか認知できない。つまり、失認という言葉には対象の意味の喪失が多分に含まれている。

したがって、半側空間失認は特殊なタイプの失認であり、「半側空間無視」と呼ばれる。患者

は左空間の存在を意味的な概念としては知っているが、まるで左空間が存在しないかのようにふるまう。しかし、左空間が存在しなければ、左空間の意味も存在しない可能性もある。ここには半側空間無視患者における「空間の意味の喪失」という謎が残る。

(3) 神経解剖学的な謎

神経解剖学的な研究によれば、半側空間無視は主に右半球の中大脳動脈（MCA）の大規模な脳出血や脳梗塞で発生する。右半球の下頭頂小葉（IPL）や近接する側頭葉と頭頂葉の交差領域（TPJ）などの損傷で生じることが圧倒的に多い。一方、半側空間無視は前頭葉の運動前野周辺の損傷でも生じる。これには能動的注意というトップダウン的な行為の意図や運動イメージの想起能力の障害が関与している可能性がある。また、内包部周辺の出血や大脳基底核と視床を含む中大脳動脈支配領域の皮質下の虚血性梗塞でも無視は発生することがある。さらに、後頭葉から内側頭頂葉に及ぶ後大脳動脈（PCA）の梗塞でも発生することが報告されている。

こうした複数の脳部位の損傷で無視が生じることが謎を深める原因の一つである。つまり、左空間を知覚する機能が「局在」しているのか、関連領域の神経ネットワークにおける機能的な「相互連関や分散処理」によるものであるかが神経解剖学的な謎である。

(4) 左右の大脳半球間抑制という謎

半側空間無視の急性期の自然回復は頭頂葉の「機能解離（ディアキーシス）」の解除によると考えられている。近年、脳卒中の急性期には機能解離によって両側半球の活動は抑制されているが、亜急性期になると脳の「過興奮（overactivation）」が出現していることが明らかになった。左右の大脳半球の活動性のバランス（均衡）が崩れ、損傷を受けた半球から非損傷側半球への抑制が解除され、それによって非損傷側の半球が過興奮し、損傷を受けた半球の機能が過剰に抑制されてしまうと考えられている（abnormal interhemispheric inhibition）。

これは1980年代にキンスボーンが提案していた「右半球損傷によって左半球が活性化し、右半球を過剰に抑制するために半側空間無視が出現する」という仮説を一部肯定するものである。彼によれば無視では両半球が共働していた対側空間への注意の方向づけ（見当識：orientation）のコントロール・システムに不均衡が生じる。左無視が出現するのは、正常では右側への注意の方向づけが優位だからである。つまり、右半球損傷によって左半球への抑制が解除され、右側へ向かう空間的な見当識がより強力となって左半側への不注意が出現する。そして、左右の均衡を保つ注意の方向づけの神経基盤は脳梁ではなく脳幹だとしている。脳幹には非対称性緊張性頸反射（ATNR）の中枢があり、乳幼児は右ATNRが優位で右手で物体と接触する頻度が高く左半球の空間的な方向づけが優位になるという。

また、右半球の活動低下によって無視が出現しているという点については、左側の外耳道への冷水洗浄と右側の外耳道への温水洗浄が半側空間無視を一時的に回復させるという知見がある（カロリック検査）。それによって身体の病態失認も一次的に改善するという。前庭刺激は重力に対する環境（物体）中心座標系で身体を定位する働きに関わっていることを考えると、側頭葉で統合されている前庭システムの異常が無視に関与しているのかもしれない。

さらに、こうした半球間抑制は麻痺肢の運動機能回復とも関係していることが指摘されている。麻痺肢の随意運動の回復過程において、非損傷半球の運動野から損傷半球の運動野への過剰な抑制が生じており、それが回復を妨げる要因と考えられている。そして、最近では磁気刺

激療法による抑制を解除する治療法も試みられている。

　しかしながら、過剰な半球間抑制が半側空間無視や運動麻痺を増悪させている可能性はあるかもしれないが、磁気刺激療法によって非損傷側半球の活動を抑制したり、損傷側半球の活動を活性化するといった量的な考え方では、半側空間無視のメカニズムを説明できない。

（5）左無視の重症度やタイプの謎

　右半球損傷患者における半側空間無視の出現は40％程度とされている。これは左半球損傷患者における失語症や失行症の出現率とほぼ同じである。したがって、左片麻痺を呈している患者には全例に半側空間無視の検査を行うべきであろう。急性期のベッドサイドでの無視の早期発見は可能である。

　しかしながら、注意深く検査しないと無視の存在にセラピストが気づかないこともある。特に、軽度の無視患者は大勢いる。たとえば、有名なイタリアの映画監督のフェリーニが脳卒中後に描いた妻との関係性を表現したユーモラスな絵では、ほんのわずかな無視が出現している（図9.14）。こうした軽度の注意障害を含めると右半球損傷患者の大多数が左空間の認知に何らかの問題を有している可能性がある。

　また、重度な半側空間無視患者では半側身体失認や病態失認を合併することが多い。そして、重度な患者ほど視知覚だけでなく聴覚や体性感覚といった他のタイプの無視を合併する傾向にある。ここには、なぜ軽度や重度やさまざまなタイプの無視が出現するのだろうかという謎がある。

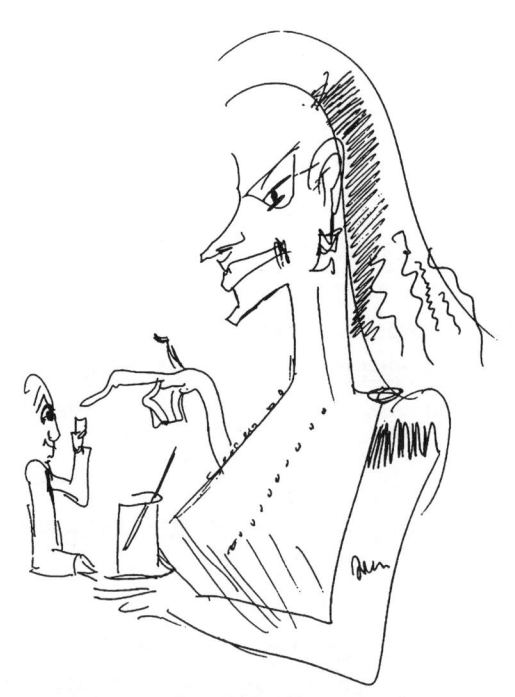

図9.14　映画監督のフェリーニが記憶で描いた絵（Cantagallo & Sala, 1998）
　　　　　右の女性の前頭部、グラスの上端、左手の指先に、また左の男性
　　　　　の後頭部や背中などに無視が認められる。

(6) なぜ右半球損傷のみで生じるのかという謎

　左半球損傷によって右空間の無視が出現することもある。しかし、それは急性期の一時期のことである。なぜ、右半球損傷で無視が永続化するのだろうか。その発生メカニズムについては、「知覚障害説」「注意障害説」「表象障害説」「方向性運動障害説」「空間座標変換障害説」「消去説」などが提案されてきた。

　「知覚障害説」は半盲の合併によって右半球が感覚刺激を受容せず、刺激が与えられた方向に向こうとしないとする古典的な考え方である。半盲に全般的な精神機能低下が重なって無視が起こるとされたが、半盲がない無視患者も稀ではなく否定されている。

　しかしながら、ゲシュヴィントは右頭頂葉損傷によって右半球の視覚や体性感覚情報が左半球に伝わらない結果、視空間や身体の左半分が脱落し、作話反応するとしている。これは彼の離断症候群の考え方だが、右頭頂葉損傷によって左視空間（半盲）や左手足の感覚麻痺に無自覚となり、それに対して左半球が言語的な解釈を誤るという可能性はあるように思われる。

　「注意障害説」はヘイルマンの注意覚醒説に始まる。彼は空間機能に関しては「右半球が優位で空間の両側に注意を向け、左半球は反対側の空間に注意を向ける」と仮説づけた。メスラムの注意の方向性ネットワーク仮説は「左側に志向的に注意を向けることができない」とするものである。これは注意を意図的に左側に方向づけて導くことができない障害と解釈するものである。確かに、左右に物体がある場合には必ず右側に注意が偏倚し、意図的に左側に注意を分離したり移動させることが困難である。

　また、ポズナーの「いったん注意が右側に向けられると、そこから注意を解放することができない」とする注意の解放説もある。

　さらに、網膜からの視覚情報が後頭葉に入力する前に、途中の上丘から頭頂葉に入力すると主張する研究者もいる。これは頭頂葉に入力する視覚情報は意識に上るが、上丘から頭頂葉への入力は意識に上らないために注意が欠損してしまうという仮説である。

　「表象障害説」はビシアッチが最初に提唱した仮説で、空間の記憶や感覚情報を意識に上らすことができないと解釈するものである。脳のイメージとしての空間表象の地図（マップ）を想定し、その左側が欠損しているとされる。

　「方向性運動障害説」はヘイルマンが提唱した仮説で、左側への運動開始障害であり、運動プログラムの困難性に起因するとするものである。

　「空間座標変換障害説」は空間の表象障害だとする仮説で、空間認知における自己中心座標系（頭部中心座標、軀幹中心座標など）に起こる無視と物体中心座標系に起こる無視との混合を重視する。また、近位空間で無視が起こる場合もあれば、遠位空間で無視が起こる場合もある。

　「消去説」は無視が「感覚消去（sensory extinction）」「知覚対側逆転」「知覚抗争現象」「アロキリア」などと呼ばれる現象と深く関わっているとする仮説である。ブレインは「半側空間無視患者は半側身体失認を合併することが多く、その代償として外部空間の対象が対側（健側）空間の対応点へ偏倚する」と論じている。これは体性感覚のみならず、「視覚的対側転移（アロエステジー）」が生じるとする解釈である。しかしながら、視覚および体性感覚の対側転移は稀である。また、デニー・ブラウンは右頭頂葉損傷における体性感覚情報の認知障害が身体認知の「形態統合障害（amorphosynthesis）」を生じさせ、それが外部空間の認知に及んだものが半側空間無視であり、半身の行為に現れたのが着衣失行だとしている。これは右頭頂葉の身体図式の混乱と関連づける仮説である。

このようにさまざまな説が提案されているが、どれも決定的なものではない。現在では注意障害が最も有力である。しかし、意識を焦点化する注意のメカニズムの謎はまだ解明されていない。

(7) 左視野ではなく左視知覚の無視ではないかという謎

半側空間無視は「視野レベル」の無視ではなく、「視知覚レベル」の無視と解釈する考え方もないわけではない。半側空間無視患者には半盲を合併することもあり、それが視知覚に影響を与えている可能性はある。

特に、無視患者の眼球運動は右側空間の視野内で移動している。この眼球運動は右側空間であれば左右上下に動く。また、半側空間無視患者の眼球運動は外部空間の左側の刺激に対する無視だけでなく、左側を探索することもせず、刺激に反応できない。そして、こうした無視症状は物体が空間のどこに位置しているかに関係なく生じる。また、物体視を中心に無視が生じることもある（たまねぎ現象）。ここには視野の左無視ではなく視知覚の左無視ではないかという謎がある。

ある半側空間無視患者（自験例）は、座位でセラピストの示指を注視させた後に左側に示指を移動させて追視を要求すると、頸部の左回旋を途中で止めてしまう。しかし、同じことを背臥位で行うとスムーズに頸部を最後まで左回旋させて追視する。ただし、左側方向への眼球運動は生じていない。

つまり、右側の視野への眼球運動が生じなければ、「対象を見ていない」ことになり、認知障害を前提とした「失認」という概念が適用しづらくなる。そこで考えられたのが視野の障害ではなく視知覚への「注意障害」という捉え方である。眼球運動や視野は自律的なメカニズムだが、その注視点や視知覚の選択は上位中枢の注意メカニズムにより制御されると解釈する。

(8) 左方向に向かって勾配してゆく無視ではないかという謎

さらに多くの研究者は、半側空間無視の注意障害は「右側の空間での視知覚は正常で、左側の空間での視知覚を無視する」とは解釈していない。外部環境に注意を向ける時、左側の注意と右側の注意という2つの注意機構があるわけではない。キンスボーンによれば左側に向ける注意と右側に向ける注意の「相互作用」の結果として一つの注意が方向づけられる。つまり、視界の左側半分を無視するのではなく、左右の相互作用によって引き起こされるために、左無視は右側から左側に向かって次第に弱くなりながら勾配してゆくと考えられている（図9.15）。

事実、線分抹消課題では視野を左右上下の四分割すると左下の視野の線分抹消が欠落する。

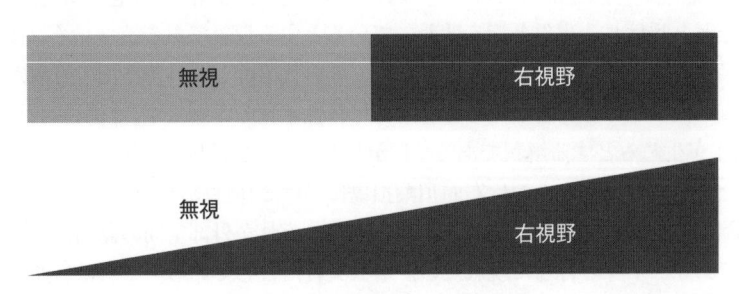

図9.15 左半側無視（上）と右側から左下方に向かって勾配してゆく無視（下）　(Hillis, 2006)

これは「空間の範囲」に対応した無視が生じているのかもしれない。これを頭部の位置を90度横向きに変化させて確認した研究がある。側臥位で頭部を横向きに位置させ、前方の視空間を上下左右に四分割してどこの範囲を無視しやすいかを調べると、外部空間の垂直線を基準として左下空間ではなく、横向きの頭部の正中線を基準とした左下方向を無視する。

(9) 四肢の遠位部が無視されやすいという謎

また、注意は外部環境に向けることもできるし、内部環境としての自分自身に向けることもできる。そして、自己の身体感覚に対する無視も左側の身体へ向ける注意と右側の身体へ向ける注意の「相互作用」の結果として方向が決まる。左半身の身体意識が無視されるが、最も左手が無視される。

ビシアッチやベルティによれば「左肩から手指に向けて無視が次第に強くなってゆく勾配が認められる」という。これは半側空間無視患者では左手と左足に注意が向きにくいことを示している。錐体路障害による片麻痺では遠位部の手の運動麻痺が重篤だが、それに手の無視が加わると手の回復は難しくなる。また、立位においても左足の無視が加わっていると仮定すると椅子からの立ち上がり、立位バランス、歩行などの回復も難しくなる。

これは前述した線分抹消課題で視野を左右上下に四分割すると左下の視野の線分抹消が欠落するという現象が、自己の身体についても生じていることの現われかもしれない。外部空間と身体空間への注意はいずれも左下方を無視しやすいからである。

一方、手足は肩や股関節を外転すれば身体の中心からは最も外側に位置する。また、肩や股関節のみを動かせば手足は遠位部を維持したままで上下左右の末端に位置する。しかしながら、肘や膝関節を屈曲すれば空間的な手足の位置は近位部へと移動する。こうした四肢の空間移動時に手足の無視が変動するかどうかはわかっていない。

(10) 視覚、聴覚、体性感覚の空間で無視が生じるという謎

半側空間無視では上下の無視は起こらないが、左無視は「視覚」のみならず「聴覚」や「体性感覚（触覚、運動覚）」でも起こる。本田によれば口腔内での物体知覚でも発生する。さらに、「嗅覚」でも生じる、おそらく、舌による「味覚」の左無視も存在するはずである。

たとえば、半側空間無視患者は会話している相手が左側にいるにもかかわらず、まるで右側に相手がいるように会話することがある。そして、聴覚の左無視は前方空間でも後方空間でも生じる。これは聴覚モダリティの左無視である。このように左無視は五感のすべての感覚モダリティの世界で生じる。

ところが、カステーニュらが指摘しているように、無視患者には「左上下肢の低使用」という特徴があり、手足の置き方が不自然である。たとえば、患側の上肢がベッドで寝ている背中の下にあったり、足部が車椅子のフットプレートから落ちて先端が床につき足関節が反った状態に気づかず、そのまま車椅子を進ませようとする。また、痛み刺激に対する逃避反応が欠如したりする。さらに、麻痺肢をまったく動かそうとしない「運動無視(motor neglect)」を認めることもある。これは無視が「感覚モダリティ特異性」という規約を越えた病態である可能性を示唆している。

(11) 左右反転しているかもしれないという謎

このように左無視はすべての感覚モダリティの世界で生じる。しかしながら、必ずしも空間の正中垂直線を境に明確に対比した左無視が生じるわけではない。たとえば、嗅覚は左の鼻腔からの情報は左半球に神経線維的に入力するにもかかわらず、右半球損傷で左側の嗅覚無視が起こる。また、ベールマンは手掌が上を向いている状態（前腕回外位）と下を向いている状態（前腕回内位）で左右から手首に触覚刺激を加えると、手掌が上を向いている状態では左側の小指側が無視され、下を向いている状態でも左側の親指側が無視される傾向にあると報告している（図9.16）。

これは空間の「左右反転現象」だと言える。まるで「鏡面現象」や「鏡文字」のように左右の逆転が生じているように思える。不思議なのは、鏡に映った自画像を描くと右の手足のない自画像を描くことである。その絵は左右反転した自画像であり、麻痺した左の手足は絵として紙の右側に描かれており、右の手足が紙の左側に描かれていない。右目を描き落とすことも多い。患者に目を閉じてイメージ上で自画像を描くことを要求しても同様に左右反転した自画像を描く。ただし、これは視野や物体の左側を無視する絵と見ることができる。

また、「鏡失認（mirror agnosia）」と呼ばれる現象もある。鏡に映った物体を取ろうとして手を鏡の中の空間に伸ばそうとする。これは三次元空間の概念に混乱をきたしている。

(12) ボトムアップ的な注意障害なのかトップダウン的な注意障害なのかという謎

現在、多くの研究者は無視を注意障害と捉えている。心理学者のジェームス（1890）は注意について次のように述べている。

> 注意とはどういうものであるか、ということは誰でも知っている。注意とは、同時に存在する複数の物体や一連の思考などのなかから、はっきりと一つのことに気をとられることだ。意識を焦点化させること、つまり意識を集中させるということは注意の本質である。あるものを効果的に扱うために他のものを犠牲にするということを意味する。

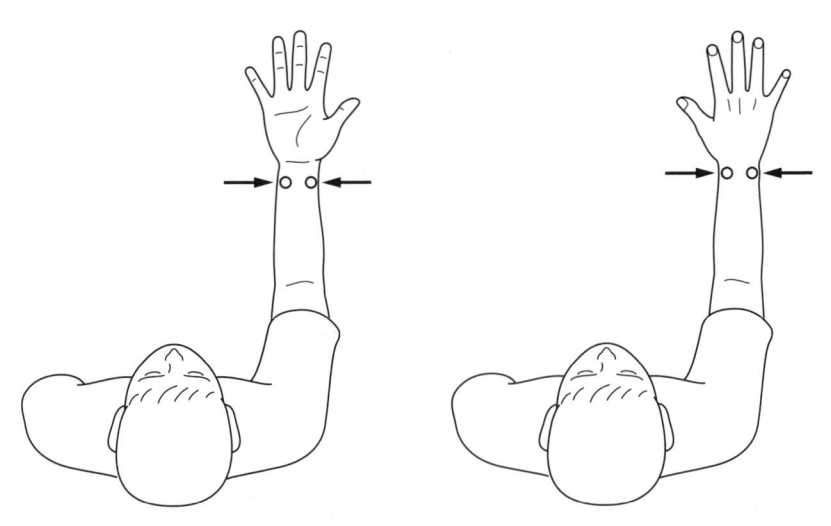

図9.16　触覚刺激による半側空間無視 （Behrmann, 1994）
どちらの場合も左側からの触覚刺激を無視する傾向にある

また、コスリンが注意を「内部の眼」と呼んでいるように、注意の集中は知覚の成立に不可欠である。たとえば、カクテル・パーティ効果というのがある。パーティで大勢の人々がワイワイ話しているとき、誰かと会話するには大勢の人々の声を無視し、話す相手の声だけに注意を向けて会話している。この他を無視して相手の声だけに意識を焦点化することによって知覚が成立する。
　バースは注意を劇場のスポットライトに喩えている。知覚が成立するためには、ある対象にスポットライトが当てられ、その対象の脳内表象がある閾値以上に活性化する必要がある（注意の焦点化、集中、活性化）。次に他の多数の表象よりも優位にしたり（注意の選択）、それを維持したり（注意の持続）、他に移動したり（注意の解放）、2つ以上に分散したり（注意の分散）する必要がある。そして、それを意識化することで知覚内容を体験する（知覚の成立）。
　これらはボトムアップ的な外部環境の変化に対応する受動的な注意機構の制御であり、頭頂葉、側頭葉、後頭葉といった脳の後方部分の劇場にスポットライトが当たるまでの過程が関与している。
　一方、行動の目的や計画に沿って注意を制御する機能は、トップダウン的な自己の身体の変化に対応する能動的な注意機構の制御であり、主に前頭眼野を含む前頭前野や前頭葉連合野の高次機能が関与している。これは能動的な注意の自己モニタリング（監視）だと言える。
　しかしながら、半側空間無視がボトムアップとトップダウンのどちらの注意機構の制御障害であるかは断定できない。つまり、左側に注意を向けることができないから左側に向けて探索したり行為しようとしないのか、左側に向けて探索したり行為する意図が発生していないから左側に注意を向けようとしないのかという謎である。

（13）視野の左無視なのか物体の左無視なのかという謎

　半側空間無視の病態の説明には自己中心座標系や物体中心座標系に基づく「視野の左無視」と「物体の左無視」の注意障害という解釈がある。
　これについてはベールマンがデージー（花）を4つの異なる方向に位置させた状態で模写させ、視野中心無視（viewer centered neglect）と物体中心無視（object centered neglect）は混在していることを明らかにしている（図9.17）。しかしながら、2つの花がつながっているダブル・デージーとつながっていない場合の模写では、分離している症例もある。
　これは「視野の左無視」と「物体の左無視」は混在しているのか分離しているのかという謎である。

（14）左右軸の半分なのか左右への方向づけの注意障害なのかという謎

　左半球は右側の感覚運動制御を行い、右半球は左側の感覚運動制御を行っている。この両側の感覚運動制御のためには注意を左右どちらの空間にもほぼ等しく配分する能力が前提条件となる。半側空間無視患者ではこの注意の選択や分散の欠如が著しい。
　この場合、視覚的注意は感覚運動制御と同様に身体の自己中心座標空間の「左右軸の半分」にそれぞれ分かれて配分されているのだろうか。それとも左右（側方）への注意は左右の相互作用からなる一つの空間ベクトルとして「方向づけ」られているのだろうか。
　これについても明確にされていないが、体性感覚、聴覚、視覚の注意はすべて「左右軸の半分」に分かれて分配されていると同時に、一つの空間ベクトルとしても方向づけられているよ

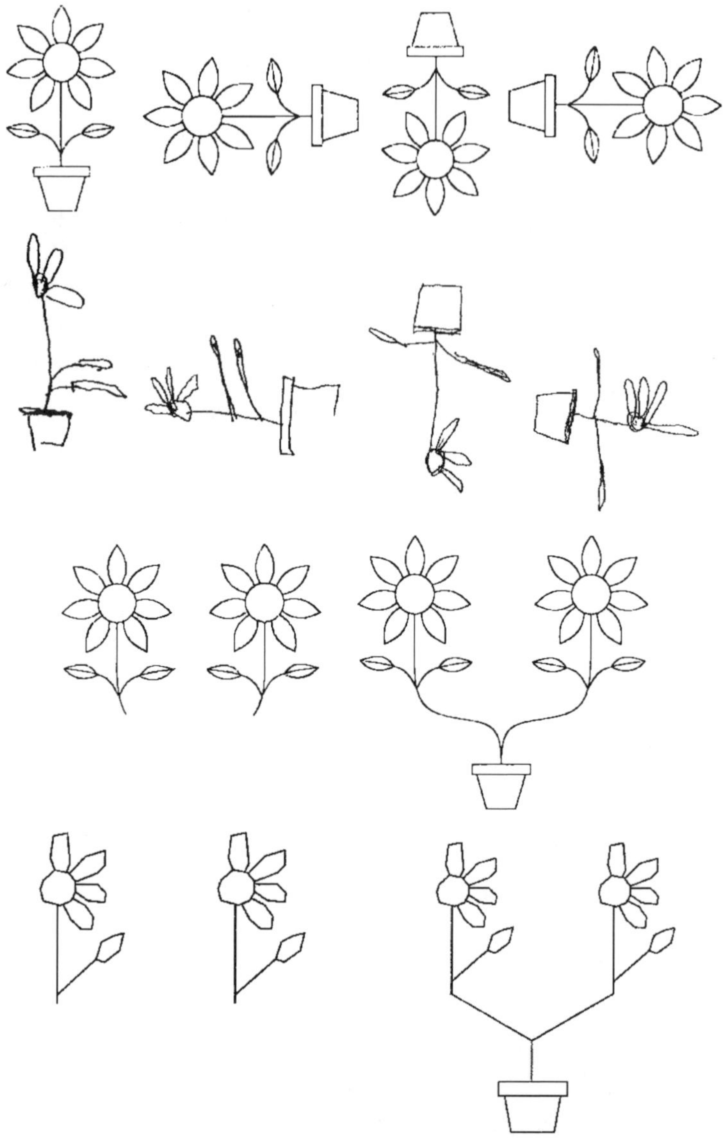

図9.17 「視野の左無視」と「物体の左無視」の混在と分離 (Behrmann, 2001)

うだ。

　たとえば、体性感覚の場合、左右の手に触覚刺激すると必ず左右からの刺激と判断するが、一つの手で物体に触れると一つの物体を左右に方向づけて2つに（左右の対称性や非対称性）区分することができる。聴覚では前方の左右のスピーカーから同じ音を別々に出力すると必ず左右からの刺激と判断するが、同時に同じ音を出力すると聴覚は音が中央の方向から出力されていると知覚する。視覚の場合は左右の2つの物体を呈示しても当然2つと判断するが、一つの物体を左右に方向づけて2つに（左右の対称性や非対称性）区分する。

　これは半側空間無視では左右軸の半分の注意障害と左右への一つの方向づけの注意障害の2

つが共存するという謎である。

(15) 自己との空間的な距離の影響という謎

ヴァーラーらによれば、左無視は「遠位(外部)空間(extraperconal space)」「個人(身体)周辺空間(peripersonal space＝手の届く周囲の空間)」「個人(身体)空間(personal space)」のいずれでも生じる。「外部空間」の無視を伴うと、車椅子走行や歩行時に左側の障害物と衝突する、病院の廊下を右側に曲がるといった可能性がある。道に迷うといった地誌的な空間認知障害にも関係している。「身体周辺空間」の無視を伴うと、物体の左側を見ない、食卓の上の左側の器に入ったおかずを食べない、ベッドへのトランスファー時に車椅子の左側のブレーキをかけ忘れることが多いといったさまざまな日常生活行為における注意が欠落する。「身体空間」の無視を伴うと左足を車椅子のフットプレートに引っかけたり、顔の化粧や髪を梳くときに左側を忘れたり、衣服の着脱ができなかったり、寝ているときに左上肢を背中の下に敷き込んでいたり、動作において左半身を使おうとしない。

外部空間の無視は視覚モダリティや聴覚モダリティ、身体周辺空間の無視は視覚モダリティや体性感覚モダリティ、身体空間の無視は体性感覚モダリティ(触覚や運動覚)の無視である。視覚空間の無視は外部空間よりも身体周辺空間で生じやすい。一般的な机上検査はすべて身体周辺空間の無視を検出するものである。身体空間の無視は身体周辺空間よりも少ないが半側身体無視や運動無視を伴うことが多い。外部空間と身体空間の無視の解離した症例も報告されている。

こうした自己との空間的な距離により無視の出現状況が異なるのは、空間認知における自己中心座標系と物体中心座標系を感覚モダリティ別に使いわけることができないためと思われる。しかしながら、外部空間は地図を見るときのように視点を上方に置いて水平面を眺めることが必要である。この場合は水平面上の前後左右の見当識は前後左右ではなく東西南北となる。一方、身体空間は自己の身体部位を他の複数の身体部位の視点から感じることが必要である。そうした空間への多様な視点の移動が混乱しているのかもしれない。

また、外部空間の無視は「道順障害」などの「地誌的失見当」に影響を与えるものと思われるが、軽度の半側空間無視患者は車の運動が可能である。一方、身体周辺空間と身体空間の無視については道具使用について影響を与えるはずである。特に、習慣的な物体の使用は盲人の杖や外科医のメスのような「身体の延長」をもたらす。これは日常生活における箸やスプーンの使用においても同様であり、その神経基盤は右の頭頂葉連合野であることが判明している。したがって、半側空間無視では道具使用の空間操作にも問題が発生するが、手をリーチングして物体を取ることと道具の機能性に合わせて使用する際の後頭葉から頭頂葉連合野への神経経路は異なっている。前者は主に視覚的運動制御で、後者は手続き記憶や言語的な運動制御などが関与する。この辺りの半側空間無視患者の行為障害のメカニズムはよくわかっていない。

(16) 知覚ではなくイメージの障害ではないかという謎

半側空間無視患者は記憶のイメージ想起においても左側の光景や物体を記述しないことがある。ビシアッチらはよく知っている風景を思い出すときに左無視が起きる「表象障害」の存在を明らかにした。これは無視が「知覚(知覚表象)」と「イメージ(記憶表象)」の両方にまたがる注意障害である可能性を示唆している。あるいは、知覚できないからイメージが想起でき

ないのか、あるいはイメージが想起できないから知覚できないのかという謎である。
　「表象(representation)」という言葉は「手足が運動野や感覚野のホムンクルスとして表象される」というように使われる。言い換えると「あるものを別のものとして脳で再現すること」である。しかし、ここでの表象という言葉には二重の意味での使い方がされる点に注意すべきである。なぜなら、知覚もイメージもともに表象だからである。この知覚表象とイメージ表象の差異を考えてみよう。
　知覚表象(いわゆる知覚)とは、何かを見たり、何かを聞いたり、何かに触れるときの感覚入力に対応するリアルな脳活動である。その視覚表象、聴覚表象、体性感覚(触覚－運動覚)表象は直接的で鮮明である。一方、イメージ表象とは、実際に何かを見たり、聞いたり、触れていないにもかかわらず、その知覚を想起するときの脳活動である。そして、一般的にイメージ表象は不鮮明で、貧弱なように捉えられる傾向にある。
　しかしながら、それは誤った偏見であるかもしれない。なぜなら、イメージ表象にははかり知れないほどの豊かさがある点を見逃している。ルリアはこれを知覚表象とイメージ表象の第一の違いだと次のように強調している。

　　　知覚表象とイメージ表象の第1の違いは、イメージ表象は常に全ての感覚モダリティをカバーしていることである。イメージ表象は、外見上、視覚的にはより貧弱で、「もの」を具体的に視覚的に描写するというよりも、むしろ当該の「もの」の図式や一般的図式であるかのように見える。つまり、レモンについてのイメージ表象は、その外見(形や色)や、その味も、ざらざらとした皮、重さ等々も含んでいる。机についてのイメージ表象は、単に机についての貧弱な図式的な外見だけでなく、その利用の仕方や、人間がそれに坐ったり、食事をしたり、仕事をしたりすることについての痕跡をも含んでいる。対象に対する多様な実践を含んでいる表象像のこの複数の成分は、それ自体で、対象についての表象を、対象の外見に過ぎないものよりも、はるかに豊かなものにしている。

　つまり、イメージ表象は「視覚表象、聴覚表象、体性感覚表象の諸要素を常にその構成成分として含んでいる」のであり、それは「一種類の感覚モダリティに準じた知覚の記憶痕跡ではなく、対象についての行為(複雑な実践的活動)の記憶痕跡」なのである。
　さらに、ルリアは知覚表象とイメージ表象の第2の違いについて次のように述べている。

　　　イメージ表象の第2の性質は、その構成成分として、常に対象についての印象の知的加工、対象の最も重要な諸特性の抽象と一定のカテゴリーへのその対象の帰属を含んでいることである。樹についてのイメージ表象を思い起こすとき、我々は普通、何らかの一定の樹(我々がよく知っているマツやシラカバの一本)の像を思い起こすことなく、マツやシラカバの実像物やポプラや家の実像物も入ってしまうことのできる樹についての一般化された像を扱う。
　　　表象が、一見したところ、直接的な視覚像にくらべて崩れやすく貧弱に見えるという事実は、実のところ、それはイメージ表象の一般性、その背後にある関係の潜在的な豊かさを指し示すものであり、イメージ表象が任意のいろいろな関係に含まれることを示しているものである。イメージ表象が一面的に貧弱にみえることは、何らかの一つの特性(ある

いは特性の複合）が最も重要なものとして抽出され、同時に他の特性が重要でないものとして無視されているということを物語っている。

したがって、イメージ表象は、究極的に我々の視知覚の受身的な痕跡ではなく、分析と統合、抽象と一般化の総和、言い換えれば、知覚されたものを一定のシステムにコード化した結果に他ならないのである。

ということは、我々の記憶は、一度知覚したものの刻印を受動的に保持するのではなく、一連の印象の統一、対象の内容の分析、それらの印象の一般化、本来の具体的経験と対象についての知識との統一を行いながら、深遠な作業を行っているのである。

したがって、イメージ表象は、残像あるいは知覚像にくらべて比較にならないほど複雑な活動の産物、心理的形成物である。

イメージ表象のこの複雑さは、対象の「再認」の場合や心像の「保持」の場合に明瞭に認めることができる。対象の再認は、決して、記憶されているその対象にいての表象に知覚対象を単に重ねるという過程ではない。再認過程は、普通、対象の重要な諸特性を抽出し、期待している対象と現に知覚している対象の類似している諸特性や相異している諸特性を照合するという方法で行われる。

半側空間無視においては知覚表象ではなくイメージ表象が障害されていると仮定すると、患者は左空間の対象を「再認」できない状態、あるいは左空間の対象を知覚してもイメージとして「保持」できない状態に陥っていると考えることができる。期待している対象と現に知覚している対象を照合できないとすれば、無視は左空間を心理的に形成できないイメージの認知障害ということになる。ここには無視の意味が知覚の無視ではなく、イメージの無視だとする謎がある。

（17）不随意的注意ではなく随意的注意の障害という謎

知覚は受動的と能動的に区分されることが多い。これに対応して注意も受動的注意と能動的注意に区分される。そして、ルリアは受動的注意を不随意的注意、能動的注意を随意的注意と呼んでいる。

たとえば、目を開くと外部世界から無数の情報が入ってくるし、耳にも身体にもさまざまな情報が入ってくる。それらは受動的な知覚であり、そのうちの強い刺激、新しい刺激、興味深い刺激などによって注意は受動的に引き起こされる。それは自分の意志とは無関係なことが多い。突然何かが目の前に出現したり、誰かが部屋のドアをノックしたり、後ろから肩を叩かれたりする場合である。この場合には事前にイメージとして予期していないために驚くであろう。これが不随意的な注意である。一方、知覚は能動的なものでもあり、意志によってどのような知覚情報を得るかを選択できる。これは視覚、聴覚、体性感覚情報のすべてに対して注意を能動的に向けることである。これが随意的な注意である。

注意には「集中(focus)」「ヴィジランス(vigilance)」「選択(selectivity)」「持続(sustaining)」「転移(shift)」「調節や分配(modulating)」「記憶への注意(attention of memorial processes)」などがある。また、右半球損傷では「持続的注意(sustained attention)」が、左半球損傷では「選択的注意(selective attention)」が障害されやすい。しかし、それらすべてに不随意的な注意と随意的な注意の両方が関与する。

433

そして、ルリアによれば、「随意的注意は人間に特有なもの」である。つまり、人間は他の動物にはない特殊なタイプの注意能力を発達させている。特に、自分を取り囲む外部世界の状況が何も変化しない場合ですら、異なる対象に随意的に注意を向けることができる。

ここで強調しておきたいのは、この随意的注意はイメージや記憶の想起に他ならない点である。たとえば、将棋や囲碁の五目線をイメージしてみよう。その線の模様は視知覚としては同じ特徴を持っているが、他者や自分が図形の教示を与えると、それに対応して一様な五目線の背景のなかに、さまざまな図形をイメージすることができる。まるで五目板という一様で不変な背景に多くの図形が隠れているかのように、任意に新しい図形をイメージとして抽出することができる。この視知覚の法則には従わない、自分の希望する図形を心的に想起する能力は随意的注意によって構造化される。

こうした随意的注意としてのイメージ想起こそが人間に特有な高次脳機能だとすれば、半側空間無視は視覚的には見ている図形や風景を視知覚の法則に従わずにイメージ想起できないと解釈できる。だとすれば、イメージできないものは知覚できないのかもしれない。たとえば、右半球損傷では物体の「心的回転(mental rotation)」が優位に障害される。正常者は目に見える物体は心的回転できなくても見えると信じ込んでいる(動物は心的回転できない)。しかし、脳が発達して物体を心的回転できていた人間が、心的回転させる能力を喪失した後に外部世界を見た場合、必ずしも物体が見えるとは限らない。これは自らの内言語で外国語を発音(イメージ)できない者は、その外国語を聞いてもまったく知覚できないことに似ている。

このように仮説づけると、半側空間無視は知覚表象やイメージの記憶表象の障害ではなく、もう一つ高次な心的活動である「イメージの産出障害」と解釈できるかもしれない。また、それが自分の無視に気づくことができない理由なのではないだろうか。

(18) 運動イメージの想起障害ではないかという謎

さらに、ルリアは、こうした随意的注意によるイメージの想起は、「人間の運動の組織化の場合にも認められる」と述べている。たとえば、心理学者のジェームスによれば「人間は自分の手を自動的に上げるためには、自分で手を上げることを決意すれば、それで十分」であり、ここに「自然法則に従属せずに、自分で行動を決定する"自由意志"の存在がある」としている。また、哲学者のヴィトゲンシュタインの「"私が手を上げる"から"私の手が上がる"を差し引くと何が残るか」という問いの解答もここにある。つまり、これは随意運動における「意図(intention)」や「観念(idea)」の正体が「運動イメージ」であることを示唆している。

運動イメージとは「実際には遂行されない運動の心的表象」である。そのとき、運動する主体は「イメージするという心的活動を産出すると同時に、自己がイメージしたものを意識する」という、もう一つの心的活動である「メタ認知」を行っている。半側空間無視患者は、自分の無視に気づくことができないのは、このメタ認知の欠落が理由なのではないだろうか。

実際、半側空間無視患者の多くは左空間に向けて行為しようとしない。これは右手でも左空間を知覚探索しないことを示している。

このため無視は単なる視覚の注意障害ではなく、反対側への運動を開始することができないと解釈する研究者もいる。ジャンヌローは「脳は運動を実現する前に、その運動の期待される結果を表象へと投射する」と述べている。この表象が「運動イメージ」である。

運動イメージの想起時には前頭葉の運動前野や補足運動野が活性化するが、内藤らは運動イ

メージの想起における右半球優位を指摘している。そして、運動イメージは運動の予期や予測であり、どのような知覚が得られるかという期待である（知覚仮説）。運動の結果が期待にかなっていれば運動が完結したと解釈される。ところが、半側空間無視では左空間への上肢の運動や座位での体幹の動きを失敗しても気づかないことが多い。立位や歩行においても下肢を左側に動かして姿勢調節しようとはしない。病態失認では右手を動かしているにもかかわらず左手を動かしていると言いはる患者もいる。

　半側空間無視患者が左空間へ運動を開始しないのは、右半球の運動イメージの想起に問題があると仮定すれば、無視は行為の意図や運動システムと切り離して解明することは困難となる。これは「運動無視」についても解明しなければ、無視の謎は解けないことを示唆している。その解明には自己が運動イメージしていることを「メタ認知」する高次脳機能の謎を解く必要があるだろう。正常者では自己の想起している運動イメージに意識を向けることができる。

(19) 認知障害ではなく潜在的な意識の障害ではないかという謎

　半側空間無視患者には左側を無視しているという"自覚"や"気づき"が少ない。なぜ、患者は自分が左側を無視していることに気づかないのだろうか。この気づきの謎について、イメージしたものをメタ認知することの障害が存在する可能性については前述したが、これを意識の潜在性に着目して無視を認知障害と捉えない仮説が提案されている。

　ベルティとリゾラッティは「意識されない潜在的な情報処理機構」が存在する可能性を指摘している。つまり、脳の認知過程は活性化しているが、その産物である外部空間の知覚が意識レベルに到達しないという解釈である。この解釈が正しければ、半側空間無視は認知レベルではなく意識と無意識の境界レベルにおける"気づき"の障害ということになる。

　半側空間無視患者は知覚、注意、記憶、判断、言語、イメージといった認知過程が活性化しても、その産物に"気づく"ことができないと仮定してみよう。

　まず、「気づき」とは何だろうか？　ルリアは気づきを随意的注意と解釈したが、それを意識の一種と捉えることもできる。もちろん、この意識は覚醒という意味での意識（consciousness）ではないし、自我を意味する自己意識（身体の所有感覚や運動の主体感覚）のことでもない。気づきは「意識している状態」を意味する「アウェアネス（awareness：意識、気づき、認識）」である。それは何らかの情報にアクセスでき、その情報を行動の制御に利用できる状態のことである。

　たとえば、ヴィジランス（vigilance）の状態が典型である。ヴィジランスは動物の本能的な危険予知能力であり、ヘッド（1926）は「ヴィジランスが高いとき、心身はあらゆる事象（有機体をとりまく外的事象と有機体の内部に起こる事象）に対して反応するように用意する構え」と定義している。また、マックロース（1957）は「環境の中のランダムな時間間隔で生起する特定の小さな変化に対して、これを検出し、これに反応するための準備状態（レディネス）」と定義している。

　つまり、意識としてのアウェアネスやヴィジランスは、注意であると同時に行為の「構え」や「準備状態」のことであり、何かの自己の行為の「期待、予期、予測」を前提とした「運動プログラム機能（行為受容器）」である。そして、この"気づき"が働かず行為の期待、予期、予測がなければ、たとえ感覚入力によって認知過程が活性化しても、その産物である外部世界は意識のレベルに浮上しないだろう。脳は自らの行為のために外部世界の認知を産出するので

あり、その行為と無関係な情報は消去する。
　つまり、半側空間無視は知覚、注意、記憶、イメージなどに由来する認知障害ではなく、行為に必要な"気づき（アウェアネス）"という潜在的な意識レベルの障害であり、「意識が認知的な情報にアクセスすることができなくなった状態」（ベルティ）と考えられる。
　そして、これは無視患者の机上検査においてよく見られる現象でもある。たとえば、線分抹消検査を求めると、患者は「はい終わりました」と言ってペンを置く。右側のみの線分しか抹消しておらず、左側の線分の多くは無視されている。このとき、セラピストが「それで全部ですか、よく見て確認してください」と言うと、患者は再びペンを持ち左側の線分をいくつか消去することがよくある。つまり、線分抹消課題は意識の活性化によって変化する。
　これは口頭指示が無視の改善を喚起したものと考えられる。しかし、その改善は外部世界の線分を認知する受動的な注意が向上したからではなく、ペンを持って行為する準備状態（意識が認知的な情報にアクセスしようとする）の構えによって前頭葉の能動的な注意が活性化した結果とも解釈できる。頭頂葉連合野損傷患者への無視の机上検査では、こうした能動的な注意の活性化による改善がよく認められるが、それは行為を予測制御したり運動イメージを想起する前頭葉の運動プログラム中枢（運動前野や補足運動野）の活性化以前の「受動的な注意から能動的な注意へのスイッチの切り替え」と考えられる。
　脳が行為の準備状態に入り運動イメージを想起する直前に、潜在化していた前頭葉の意欲や気づき（アウェアネス）が活性化して頭頂葉の認知過程（情報）にアクセスし、その情報を探索することで当初は無視していた部分の線分を発見できるのであろう。
　しかしながら、外的な刺激や口頭指示によって意識や注意の覚醒を促すリハビリテーション治療の多くは失敗する。患者に必要なのは内的な"気づき"であるが、それが難しい。

(20)「全体」ではなく「2つの半分」を知覚しているという謎

　ビシアッチとルザッティによれば、通常の視知覚では、一時的に物体を持続させる必要があり、視覚世界を連続として知覚する。この知覚の連続は空間的かつ時間内に共存している。ところが半側空間無視では、空間が2つの半分となり全体ではなくなり、空間の右側の出現によって一時的に時間的な連続性が失われ、左側を空間的に分裂させてしまう。
　つまり、左右の空間間の連続性がないものとして認知してしまう。半側空間無視では視界の左右の半分を表象するが、表象する時間の差によって右空間が先に表象され、視界を全体として表象することができない。
　たとえば、図形がゴッホの描いた「ひまわり」であるとすると、正常なら複数のひまわりという全体を見るが、半側空間無視では絵画（空間）の二等分が同時に共存しない（図9.18）。
　正常では、こうした左右の同時性は左右の境界のある全体ではなく、境界のない複数のひまわりの全体として見える。それは左右の空間の知覚表象の出現する時間が一致しているからである。しかし、半側空間無視患者が左右の空間を時間的なズレによって外部世界を知覚表象すれば、左半球の右空間が先に知覚表象され、右半球による左空間は一時的に存在しなくなり、遅れて知覚表象されることになる。そして、遅れた知覚表象は常に消去される。
　これは仮説であるが、「燃える家」の例のように、半側空間無視患者は潜在的に左側空間を認知しているという現象を説明できるだろう。半側空間無視は、左右の「全体」を知覚したりイメージせず、2つの半分を時間差で知覚したりイメージしているのかもしれない。

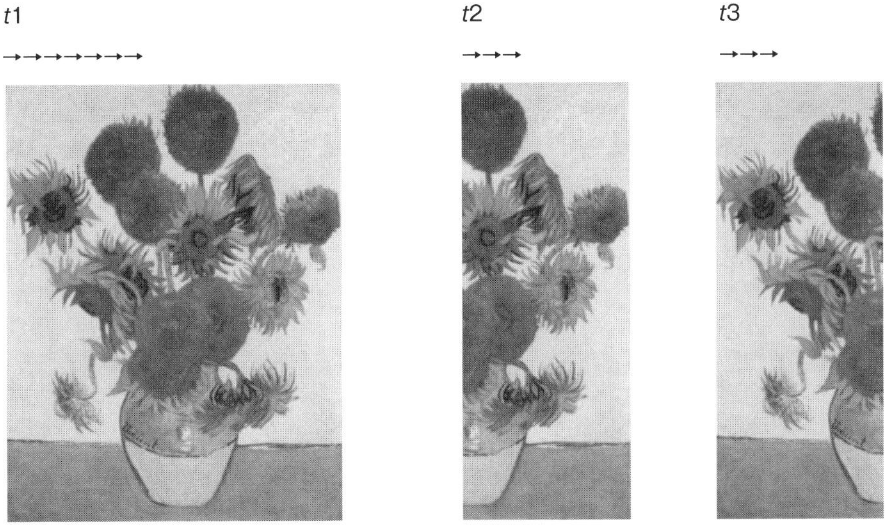

*t*1　　　　　　　　　　　　　*t*2　　　　　　　　　　　　*t*3
→→→→→→　　　　　　　　→→→　　　　　　　　　　→→→

図9.18　空間の全体と2つの半分（*t* =時間）

(21) 左空間を右空間として認知しているという謎

　半側空間無視では「消去現象」や「知覚の対側逆転」を認めることがある。これは左右同時に視覚、聴覚、体性感覚刺激を与えると、その感覚刺激をすべて右側空間で感じていると認識してしまう現象である。特に、背臥位、座位、立位、歩行のすべてにおいて体性感覚は左右から同時に入力する。このとき、左右の体性感覚を比較することができずに、左側の入力を消去したり、右側への入力として対側逆転して感じている可能性がある。これは座位、立位、歩行などの姿勢調節を困難にする。

　また、半側空間無視患者は「アロキリア(allochiria)」と呼ばれる不思議な症状を呈する。たとえば、目の前の左右に2つの丸(○○)があるとすると、その2つをいずれも右側の空間にあると認識してしまう。いわゆる「空間内移動(transposion in space)」が生じ、「何の空間」と「どこの空間」が解離する(dissociation between what and where)。また、ベッキオによれば、「時間内移動(transposion in time)」も生じ、「何の空間」と「いつの空間」が解離する(dissociation between what and when)。これを時間的な「先行登録異常(prior entry)」と言う(図9.19)。

　半側空間無視患者の目の前でセラピストが左右の手指を同時に動かし、どちらかの手が動いているかを尋ねる「視覚消去テスト」を行うと、ほぼすべての患者で左空間を無視する。こうした消去現象は触覚でも生じることが古くから指摘されている。この場合、空間的な異常(アロキリア)と時間的な異常(先行登録異常)とがある。

　視覚や体性感覚が常に両側同時に入力することを考えると、半側空間無視患者が左空間を右空間として認知しているという謎を無視することはできないように思われる。

　ベルディは、左上肢の病態失認を有する患者に対して、「左上肢を挙上するように口頭指示」したときの筋活動を筋電図で分析している。患者は実際には左上肢を挙上しなかったが「私は挙上した」と答えた。患者は左上肢の運動麻痺の存在を認めず、自由に動かすことはできると主張する。そのとき、筋電図分析では右上肢の挙上時に働く肩甲骨を挙上する「右側の僧帽筋」

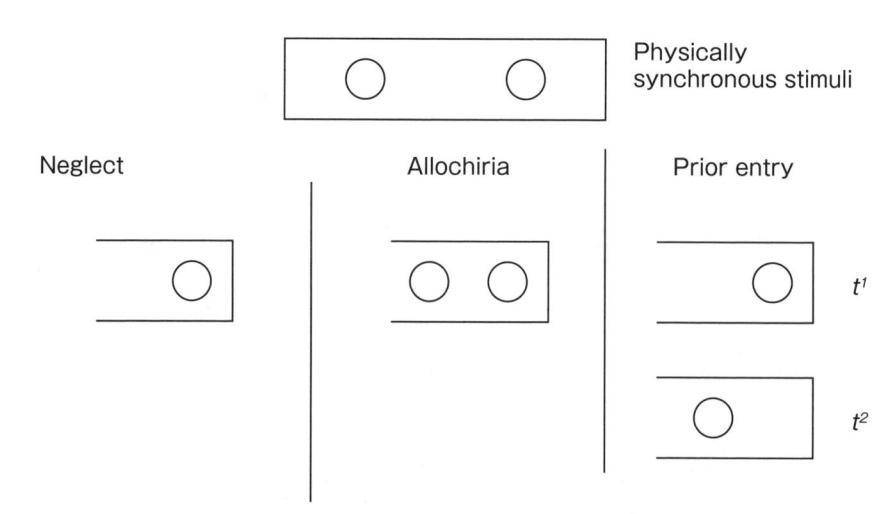

図9.19　無視、アロキリア（空間の解離）、先行登録異常（時間の解離）（Becchio, 2005）

に筋活動が認められたと報告している。これはアロキリアが身体の運動でも生じることを示している。

(22) 情動が無意識的に無視に影響を与えているという謎

　半側空間無視を無意識的な「情動反応」と関係づける考え方もある。たとえば、マーシャルとハリガンの「燃える家」と「燃えていない家」の検査結果は、患者の「燃える家」に対する情動反応ではないかと考えることができる。ラマチャンドランは、網膜－上丘－頭頂葉へと至る無意識な視覚経路と網膜－上丘－後頭葉へと至る意識的な視覚経路を想定し、前者の経路には情動が関与する可能性を指摘している。つまり、無視患者が「どちらの家に住みたいか」と尋ねられたとき、「燃える家」の方を選ばない傾向にあるのは、前者の無意識的な情動反応と関連する経路が活性化したのかもしれない。

(23) 心的な防衛機制が無視に影響しているという謎

　また、ラマチャンドランはフロイトの無意識的な心の「防衛機制」が左半身の病態失認に影響している可能性を強調している。麻痺肢の否認には「合理化」「作話」「反動形成」「投射」「知性化」「抑圧」などの心的反応が考えられ、それらが「私の腕は麻痺していません」といったあからさまな否認という「信念」をつくりだすとしている。
　防衛機制は環境に適応できない状態に陥ったときに行われる「自我」の本能と関わっている。だとすると、半側空間無視や病態失認には前頭葉の「精神」が深く関わっていることになる。自己の現実を認めるには勇気がいる。人は大切な何かを失ってしまったとき、その喪失感を癒すために、大切な何かを失っていないと無意識下で信じ込むことで自我の苦悩を和らげるのだろうか。病態失認患者の作話はその無意識的な苦悩の反映なのかもしれない。

(24) 世界が右側だけの無視の夢を見るのかという謎

　ドリッキは、半側空間無視患者が夢を見ているときの眼球運動を調べ、そのほとんどが右側に向かっていることを報告している。最近の研究でも人間の睡眠中に夢を見るレム（REM）睡

眠期には左右の急速な眼振(眼球運動)が無意識的に起こるが、半側空間無視患者では左方向にそれが生じていないという。

つまり、夢の中の光景でも左側が無視されている可能性がある。半側空間無視患者は世界が右側だけの夢を見ているのだろうか？　ドリッキの患者は急性期に「病室の右側だけ鳥が飛んでいる」と語ったという。もちろん、病室の中に鳥など飛んではいない。これは「幻覚」であるが、異常な幻覚にも左無視が出現している。

(25)　身体の正中線についての謎

さらに近年、ペルフェッティは半側空間無視では身体の「正中線」の認知が障害されているという仮説を提案している。正中線とは「身体を左右に分割する中心線」のことである。これは外部空間や身体空間の「左右の比較」の異常という点で非常に興味深い仮説である。

この身体の正中線についての謎は訓練の実際のところで詳細を述べるが、ここでは身体の正中線を決定するための自己中心座標には次の4つがある点を説明しておく。

- 網膜中心座標
- 頭部中心座標
- 体幹中心座標
- 四肢中心座標

つまり、身体の左右は目、顔、胴体、手足の運動によって生じ、それらの整合性が「正中線」を決定するということである。そして、特に重要なのは「体幹の正中線」である。

たとえば、カルナースは右半球損傷による左半側空間無視患者の頸部筋に振動刺激を与えて無視の改善を図ろうとしたことで有名だが、左半側空間無視は外部(視野)の物体中心座標系ではなく内部(身体)の自己中心座標系の異常によって生じるという仮説を検証する実験を行っている。それによれば、左半側空間無視における視覚的な左と右との境界線は、視野の正中線ではなく体幹の正中線から割り出されていた。人間は体幹の正中線を基準に外部世界を見ている可能性が高い。自己中心座標としての体幹の正中線は3次元のユークリッド空間(矢状面、前額面、水平面)の交差点なのかもしれない。正中線は顔にもあるが、この顔面の正中線と体幹の正中線は頸部回旋によっても体幹の回旋によっても上下の正中線の位置関係が変化する。これは脊柱の頸椎(顔)の回旋と胸腰椎(体幹)の回旋により、座位や立位における矢状面が2つに分割してつくられていることを示している。

そして、この顔を左右に分割する矢状面と体幹を左右に分割する矢状面が一致するのは顔と体幹が解剖学的な正中矢状面に並んだときだけである(人間の顔や体幹は180度回旋することはできない)。したがって、この顔と体幹との正中線が一致したときには視野は自己中心座標(正中矢状面)を基準として外部空間(物体中心座標系)の正中線を参照できるが、もし顔と体幹との正中線が一致していなければ自己中心座標系の正中線と物体中心座標系の正中線は正確に合致しない。

空間認知は4つの自己中心座標と物体空間座標の関係であり、4つの自己中心座標系の正中線は行為に対応して刻々と変化する。したがって、行為に応じてどこの自己中心座標系の正中線によって外部空間を認知するかを選択しなければならない。通常の行為では体幹中心座標の

選択が最も重要であり、座位の不安定な半側空間無視では体幹中心座標系の正中線の異常を伴っている可能性がある。また、半側空間無視患者に座位で頭部と体幹の回旋の関係性を認知させると無視が改善することがある（自験例）。

なお、近年、脳科学のトピックスの一つとして大脳皮質の頭頂葉に「正中線」という特殊な「身体部位再現」が存在することが明らかにされている。この知見についても訓練の実際のところで説明する。

■半側空間無視についての新しい仮説の提案

このように半側空間無視の謎は多い。その解釈はさまざまである。ここでは最後に個人的な見解として半側空間無視についての新しい仮説を提案してみたいと思う。

A）「空間の前後、上下、水平面」と「空間の右左」

ルリアの『神経心理学の基礎』には「視知覚」についての次のような記述がある。

> 視知覚は空間的構造を持っており、最も単純な場合にのみ同義的（対称的）である。しかしながら非常に多くの場合は知覚された形態は非対称的空間配置を持ち、「右」側と「左」側は全く異なった意味を持つ。アパートの部屋の位置や部屋の中の物体などの位置は非対称的である。この特徴は幾何学的構成物や3次元図形の知覚において特に著しく現れる。この場合には物体を「基本的空間座標系（前後、上下、水平面）」にあてはめることが、知覚活動が正しく行われるために決定的意味を持っているからである。
>
> 空間的構成は後頭（視覚）皮質のみの機能ではなく、その実現のためには頭頂下部（頭頂 - 後頭）領域の関与が不可欠であることを強調することは重要である。
>
> 空間的知覚においては前庭分析器の皮質領域と右側の利き手が優勢な位置を占めている皮膚 - 運動感覚分析器の皮質装置が関与している。これらの非視覚的コンポーネントが含まれることで視覚情報の空間的分析が保障されている。つまり、一方で3次元空間座標が区別され、他方で空間の右、左の非対称性の評価がされるのである。
>
> したがって、頭頂下部（頭頂 - 後頭）領域の病変は視覚的統合自体は比較的障害しないが、視知覚の空間的構成の障害をもたらすのである。このために、このような患者は少し複雑な構造の要素の空間的相互関係を明確には知覚できないし、右側と左側を区別せず、周囲の空間内での見当識も悪く、時計の針の位置を判断できず、地図上で世界の国々を混乱してしまう。
>
> 広い部分の同時的統合が可能であることは、視知覚の特徴的要素であり、このために多数の状況（たとえば全体像）の同時的知覚が保障されているのである。この種の知覚は頭頂 - 後頭領域の極めて密接な関与で行われると考える十分な根拠がある。多分これらの領域によって「連続的な状況を同時的一望の下へと転換しうる」のであろう。

このルリアの記述で最も重要なのは、「一方で3次元空間座標が区別され、他方で空間の右左の非対称性の評価がされる」という指摘である。一方とは前庭覚、聴覚、体性感覚（触覚、運動覚）などの非視覚的な空間知覚のことであり、他方とは視覚的な空間知覚のことを指している。そして、この空間の左右の非対称性の評価には「対称性の評価」も含まれている。

要するに、非視覚的な空間知覚システムは「基本的空間座標系（前後、上下、水平面）」を保証し、それによって視覚的な空間知覚が「空間の左右の非対称性を見る」と説明している。

ここで自分がベッドで寝ているとき、ベッドで寝返りしたとき、椅子に座っているとき、椅子に座っていて後ろに振り向いたとき、立っているとき、立っていて顔を横に向けたとき、歩いているとき、さまざまな方向に向かって歩いたとき、あるいは車を運転しているとき、車で交差点を左右に曲がるときを想像してみてほしい。

つまり、いつも、どんなときでも、視覚、聴覚、体性感覚は「基本的空間座標系（前後、上下、水平面）」を知覚しているが、さらに視覚は「空間の左右（対称あるいは非対称性）」を「比較」しているのである。

この「空間の前後、上下、水平面」の知覚と「空間の左右」の比較との区別が重要である。もちろん、3次元空間の前後、上下、水平面（奥行き）は視覚でも捉えることができる。しかし、視覚には空間の左右の比較という固有の機能がある。空間の左右は聴覚や体性感覚でも知覚できるが、空間の左右の非対称性や物体が"どこ"にあり"何"なのかといった視空間全体は、原則的に遠隔受容器である視覚の産物（内容）なのである。

B）視野の正中線の神経メカニズム

ここで重要なのは、脳は左右半球の脳梁を介した統合によって視野の左右を決める「正中線」をつくり出していることである（図9.20）。この点についてのゼキ、岩村、山鳥の対談にお

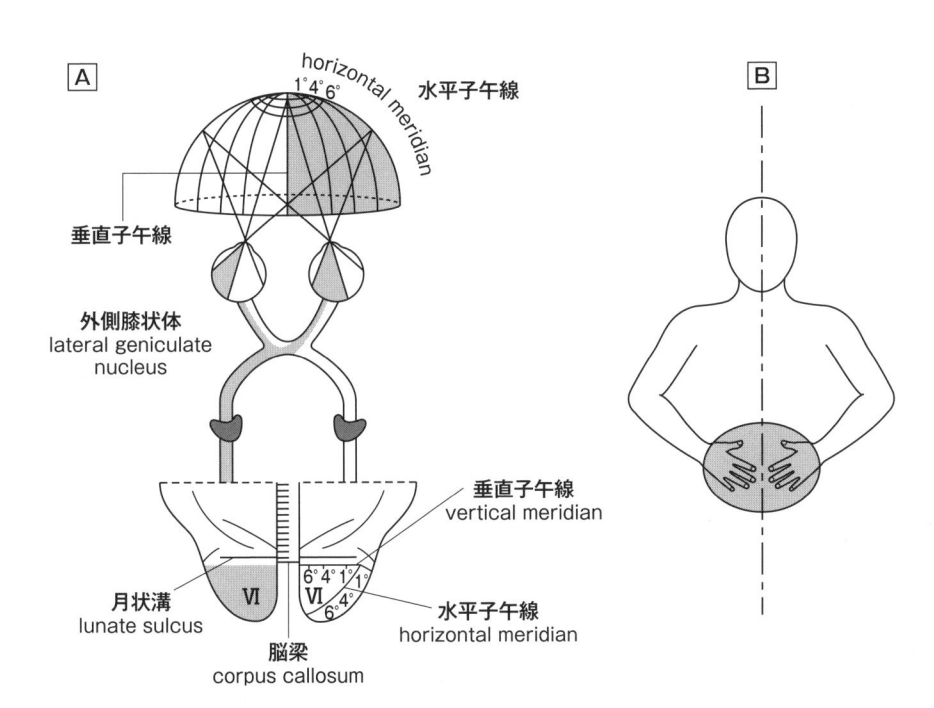

図9.20 視野の正中線のメカニズム（岩村, Zeki, 山鳥, 2001）
A：網膜から大脳皮質への投射。V1（一次視覚野）では、左右半球を連絡する脳梁結合は、月状溝に沿った狭い範囲に存在する垂直子午線（視野の正中線）の再現部位にだけ見られる。脳梁最後部だけが描かれている
B：両手で対象物を把持、操作するときは、両手は身体の正中線の延長上に来る

いて、岩村は次のように述べている。

　一次視覚野および視覚連合野には、反対側の視野が再現されています。一次視覚野（17野）は左右半球を結合する脳梁線維連絡を欠いていますが、例外的に、一次視覚野の最後方、すなわち17野と18野の境界付近に限局して脳梁による線維連絡があり、ここは垂直子午線すなわち左右視野の境界部分が再現されるところに一致します。
　ここにあるニューロンは垂直子午線を含んで左右の視野にかかる受容野を持っています。視覚連合野も原則は同じで、脳梁線維の分布する部位は機能の異なるいくつかの視覚領野の境界に一致します。視覚連合野のニューロンの受容野は一次視覚野に比べ大きいのですが、受容野は左右いずれかの視野内に限局しているのが原則です。しかし非常に大きい受容野の場合には、垂直子午線を越えて反対側にかかるものもあります。
　一次体性感覚野の体部位再現は交叉性で、各ニューロンは反対側の身体刺激にしか応答しません。ただし例外的に、たとえば、口の中、顔面、頸部、体幹部の再現部位には、身体正中線を含んで両側にまたがる受容野を持つニューロンがあり、脳梁線維も存在します。そこで、上に述べた視覚野との類似から体性感覚野でも正中融合仮説が提唱されたのです。
　視野の垂直子午線は必然的に中心窩を通ります。中心窩は空間分解能に優れています。体性感覚の場合、空間分解能が高いのは口の中や手ですから、手も両側性に再現されていなければ、視覚野との類似は成立しないはずです。
　われわれは、一次体性感覚野の統合の最終局面で両手の統合が起こっていることを発見しました。一次視覚野同様、一次体性感覚野、特に手の領域は脳梁線維を欠くか、あるいは非常に少ないし、両手に受容野があるニューロンもありません。両手の統合が発見されたのは一次体性感覚野の最後方（2野と5野）で、この皮質領域には脳梁線維も存在しています。対側の半球の活動を阻害すると、両側性受容野を持つニューロンも消失することから、両側性活動は脳梁線維連絡によっていると思われます。
　手は物理的に正中線から隔たっているから、正中融合仮説があてはまらないように思えます。しかし手は可動で、両手で物を操作したり把持したりするときには身体正中線の延長上にきます。したがって、手の両側性再現が存在しても正中融合説と矛盾しないと思われます。

C)「空間の左右の知覚」の統合機能は右半球に側性化している?

　ここで提言しておきたいのは、この視覚的な「空間の左右」を比較する視野の正中線（垂直子牛線：vertical meridian）が右半球の頭頂 – 後頭領域（角回周辺）に側性化（ラテラリゼーション）している可能性である。左半球の頭頂 – 後頭領域（角回周辺）にはゲルストマン症候群で「左右失認」がみられるが、これは視覚的な「空間の左右」を比較する機能の喪失ではなく、言語的な理解としての「左右の意味の喪失」だと考えられる。この左半球の言語的な理解としての「左右の意味」の側性化に対して、右半球に視覚的な理解としての「空間の左右」の比較の側性化を対比させるのである。
　そして、さらに視空間の左右には、左半球による「右空間の左右の知覚」、右半球による「左空間の左右の知覚」があり、その両方を統合するより高次な「空間全体の左右の認知」が右半

球の頭頂‒後頭領域(角回周辺)に側性化していると仮定する。

- 右空間の左右の知覚……左半球
- 左空間の左右の知覚……右半球
- 空間全体の左右の知覚…右半球(側性化)

　このように、空間は3次元だが人間が空間全体の左右を見るときの視点は一つである。そして、どの視点から空間を見ようと、その空間全体の左右は右半球優位だと仮説づければ半側空間無視を上手く説明できるように思われる。
　右半球損傷(左空間の左右の知覚と空間全体の左右の認知の障害)によって、この「空間の左右」が統合できなくなると、左半球は空間をどのように見るのだろうか。左半球は右視野に存在する物体を見ることはできる。また、右空間の左右を知覚する機能ももっている。しかし、その視野に見える空間全体の左右の対称性や非対称は知覚できない。なぜなら、視野の左右の対称性や非対称性を最終的に決定する右半球の頭頂葉の空間統合機能が損傷を受けているからである。また、ウッセルマンが強調しているように「奥行弁別には両眼網膜像の正確な対応が必要であり、それには両眼注視がきわめて正確に維持されるように眼筋が働かなくてはならない」が、同様に「左右弁別には両眼網膜像の正確な対応が必要であり、それには両眼注視がきわめて正確に維持されるように眼筋が働かなくてはならない」とも言うことができる。右半球が損傷を受けると両眼注視による空間認知はできなくなる。
　また、エーデルマンは、脳に損傷を受けた患者は「知覚の欠損のほうが欠損の知覚よりも受け入れやすい」と述べている。そうなると、脳は視覚空間の一貫性を維持するために、混乱した「左空間の左右」についての知覚情報を消去するだろう。それによって残存する左半球のみで右空間を認知することになる。その結果、「右空間の左右」のみが見える世界がつくられるのが半側空間無視ではないだろうか。

D) 左半球が「右空間の左右」を見るときに右視野の左側が無視される?
　半側空間無視患者が世界を見るとき、「右空間の左右」のみが見える状態になっていると仮定してみよう。一体、世界はどんな風に見えるのだろうか。あるいは、両眼注視ができないのに、本当に左半球だけで「右空間の左右」が見えるのだろうか?
　ここでは、その視覚イメージをエッシャーの「昼と夜」という左右対称な絵画を見ながら考えてみよう(図9.21)。
　半側空間無視患者は右半球の頭頂葉連合野が損傷されており、左側の空間(昼の世界)は見ることができず左空間の左右が知覚できない。一方、左半球は右側の空間(夜の世界)は見えるし右空間の左右も知覚できると仮定しても、右半球に側性化している「空間全体の左右」を統合する機能が損傷を受けており、左空間と右空間を左右として「比較」することができず、この絵の全体が「左右対称」になっていることはわからないだろう。
　このとき、半側空間無視患者に「白い鳥が何羽いるか」と尋ねる。おそらく、患者は「9羽」あるいは「3羽」と答えるはずである。もし、患者が絵を昼と夜の正中線で左右に区分して「9羽の白い鳥がいる」と答えると、それは「自己中心座標系の左無視」ではないのだろうか? そして、もし「3羽」と答えると、それは「物体中心座標系の左無視」ではないだろうか。ま

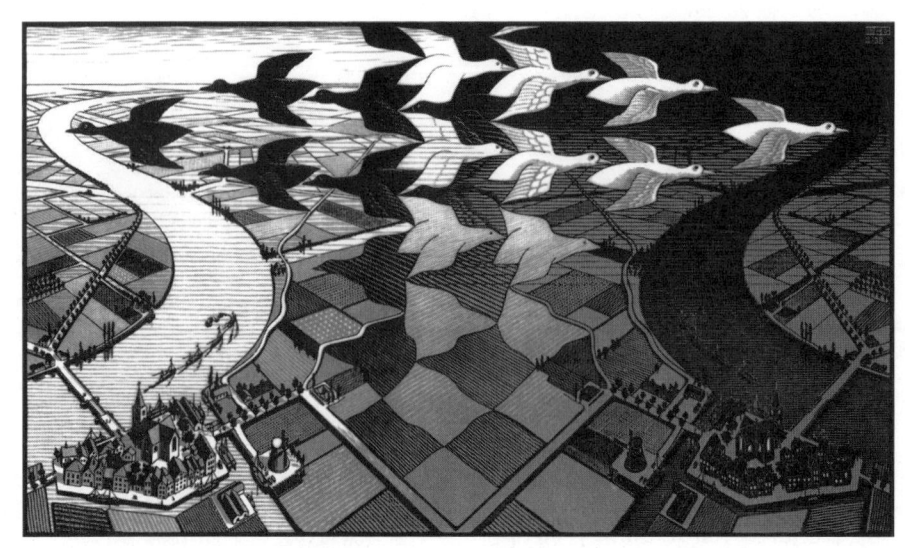

図9.21 エッシャーの「昼と夜」

た、患者が一番右側の先頭の白い鳥を見れば、その白い鳥も左右に分割されて頭と嘴（くちばし）の部分のみが見えるだろう。それはいわゆる「たまねぎ現象（注視した物体の左側を無視する現象）」であるが、その理由は、「患者の視線が右空間に向けられたとき、左半球が右空間を左右に分割するから」である。そして、「その瞬間に右空間の視野の左半分が無視される」のではないだろうか。

つまり、右半球に側性化している「空間全体の左右」を比較する機能を喪失すると、残存している左半球の「右空間の左右」を比較する機能が「右空間の視野を左右に区分する」ために、その視野の左側が無視されるという「パラドクス（逆説現象）」が発生すると考えられる。これは非科学的な個人的空想かもしれないが、両眼注視ができず空間全体の左右を統合する右半球の機能を失っている状態で、左半球が右視野の左右を区別するのは困難だとする仮説である。

エッシャーの「昼と夜」をもう一度見てみよう。この絵の空間全体が左右対称であると見ることができるのは、左半球による「右空間の左右の知覚」、右半球による「左空間の左右の知覚」と「空間全体の左右の認知」が正常に機能しているからである。

つまり、絵画の左空間は非対称であり、右空間も非対称である。空間全体だけが対称である。それは左半球の「空間の左右」の非対称と右半球の「空間の左右」の非対称を統合して、正中線（絵を左右に区分する垂直な中心線）を構築しているからに他ならない。それ以外の垂直な区分線はすべて左右非対称なのである。

もし、この正中線が構築できなければ、空間全体の対称性は認知できない。そして、右半球損傷の場合、空間全体の左右を統合する正中線が構築できず、残存している左半球の「右空間の左右」を知覚する機能が「右空間を左右に区分する」ために、その視野の左側が無視される。一方、左半球損傷の場合は、空間全体の左右を比較する正中線は構築できるため半側空間無視は生じない。

この仮説は、ルリアの視覚は「空間の左右」を評価するという言葉に触発された単なるアイ

デアに過ぎない。また、正常者は空間が見えているにもかかわらず「空間の左右の比較ができない」という患者の世界は理解できないだろう。

　しかしながら、身体を介した空間の左右を考えると、この仮説はさらに説得力を増すように思われる。なぜなら、身体を介した空間の左右も視覚と同様に基本的にも次の3つが存在するからである。

- 右の肩関節と股関節を中心座標とする「右空間の左右」……左半球
- 左の肩関節と股関節を中心座標とする「左空間の左右」……右半球
- 体幹の正中線を中心座標とする「空間全体の左右」………右半球（側性化）

　こうした「身体空間の左右」の統合も右半球に側性化している可能性がある。その喪失は半側空間無視に影響を与え、半側身体失認や病態失認を出現させるものと思われる。

　歴史的に、ヘッドやクリッチナーなど数多くの臨床神経学者たちが右半球の頭頂葉連合野に身体図式や身体イメージの中枢を仮定している。自己の身体空間の左右の統合が右半球に側性化している可能性は高い。近年の脳科学の研究においても、内藤は左右どちらの手であっても運動イメージの想起は右半球優位だとする知見を報告している。

　物理的な自然界（宇宙）には「左右」は存在しない。左右が生まれるためには「世界を見る誰か」が必要である。世界を見る「主体」がいるから左右という空間概念がつくられる。動物や人間の「生きる空間」は「前後、上下、水平面」と「左右」なのではないだろうか。半側空間無視をめぐる謎において「左右の認知」という問題は無視できないはずである。

■近未来に謎が解けるという保証はない

　まだ、半側空間無視の謎は解けていない。仮説の多さが、逆に謎の深さを物語っている。半側空間無視の研究の進歩は新たな謎を出現させるばかりで、その効果的なリハビリテーション治療への糸口は掴めていないのが現状である。いくら仮説があっても、患者が回復しなければ意味がない。しかし、これまで述べてきた仮説の中に解明への糸口があるかもしれない。

　医師やセラピストは無視をどのように治療すればよいのだろうか。最後に提案しておきたいのは、半側空間無視がどのようなもので、それをどのように体験しているかを患者自身に一人称で語ってもらうということである。それによって半側空間無視患者の病態を理解し、患者の言葉に共感することで、無視の回復を目指す治療のヒントが生まれ、行為の回復につながるリハビリテーション治療が生まれるはずである。

　ある半側空間無視患者が「雨がしとしと降っていても、左は濡れていない」と言ったことがある。そして、「それがわかるだろうか？　君たちに…」と付け加えた。

9.4 半側空間無視に対するリハビリテーション治療

> この症状は患者が左側を無視するというだけでなく、
> その際に自己の誤りに気づかない。
> ———Luria

　ここでは、半側空間無視に対するリハビリテーション治療である「認知リハビリテーション」と「認知神経リハビリテーション(認知運動療法)」を、次のように区分して説明する。

　[Ⅰ]半側空間無視に対する認知リハビリテーションの現状
　[Ⅱ]半側空間無視に対する認知運動療法
　[Ⅲ]身体の正中線を再構築するための認知運動療法

[Ⅰ] 半側空間無視に対する認知リハビリテーションの現状

　半側空間無視に対する一般的な認知リハビリテーションとしては、1)視覚性探索、2)手がかり探索課題、3)作業課題の遂行による注意持続訓練、4)視覚性運動刺激、5)上肢賦活法(四肢の活性化)、6)日常生活動作練習(生活環境調整)などがある。

　1)視覚性探索、2)手がかり探索課題、3)作業課題の遂行による注意持続訓練、4)視覚性運動刺激などは、左側空間に視線や注意を向けることを促すものである。しかし、この種の認知リハビリテーションは要求した課題解決の範囲内で無視を改善させることがあるものの(たとえば塗り絵や読書など)、訓練の効果は行為の回復にまで汎化しづらいという学習上の問題が残る場合が多い。

　また、5)上肢賦活法(四肢の活性化)はほとんど実施されていない。したがって、6)日常生活動作練習(生活環境調整)が重視される傾向にあるが、これも効果は証明されていない。

　さらに、特殊な方法として、7)頸部振動刺激、8)カロリック刺激(前庭刺激)、9)プリズム眼鏡による順応、10)反復経頭蓋磁気刺激などもある。これらも実験研究では有効であると発表されているが行為の永続的な回復は困難である。

　このように半側空間無視に対する認知リハビリテーションの現状は試行錯誤の状態が続いているが、以下にロバートソンによる治療区分に準じて具体的に説明してゆく。

A)視覚走査トレーニング

　半側空間無視に対する認知リハビリテーションとして最も一般的な治療は左視空間への「空間走査トレーニング」であり、次のような方法がある。

1)視覚走査トレーニング(visual scanning training)

　視覚走査の机上検査で用いるような図形や絵といった対象物(オブジェクト)を視覚的に探索させる。ペンで印を付けたり、色鉛筆で塗り絵をさせたり、口頭で確認させてゆく。

　また、モニターの画面上の異なる位置に現れる数字や物体を視覚探索し、それを検知したときにボタンをできるだけ速く押す方法もある。その際、事前に数字や物体を指定してお

き、それが出現したらボタンを押すというルールを決めておくと注意がより活性化する。

2) 読字とコピートレーニング(reading and copying training)
　文章を読んでゆくことを要求するが、その際にペンの先端を文字に接触させて読ませる。あるいは、紙面に描かれた図形や絵の線上をペンで走査して行く。トレーニングが進むとペンを使わずに文章を読んだり、複雑な図形や絵を視覚的にコピーしたり検知させる。

3) 点を線画に描く(copying line drawing on dod matrix)
　点(ドット)によって構成されている図形や絵をペンで結び合わせて線画にしてゆく。

4) 図や絵の言語記述(figure description)
　紙面上に呈示された図や絵を口頭で言語記述させてゆく。細部を見落とさずに言語記述することを要求する。

　こうした視覚走査トレーニングに用いる対象物(図形や絵)は静的に配位されているが、コンピューター・グラフィックを活用した動的な空間走査トレーニングも開発されている。また、各種の視覚走査トレーニングで手指による走査を一緒に行うことにより視覚空間機能(visuo-spatial function)はより活性化する。

B) プリズム眼鏡
「プリズム眼鏡」による順応課題で無視が改善するという報告がある。視界が10度シフトするプリズム眼鏡をかけ、目の前の2つの目標に対して手の指差しによる方向づけ(ポインティング)を反復練習させる。

C) 四肢の活性化トレーニング(limb activation training：LAT)
　半側空間無視患者の四肢の運動に注意を向けさせる訓練はロバートソンが提唱しているものである(図9.22)。患者はまず椅子に座り、一定の順番で上肢の肘関節の屈伸運動をする。そ

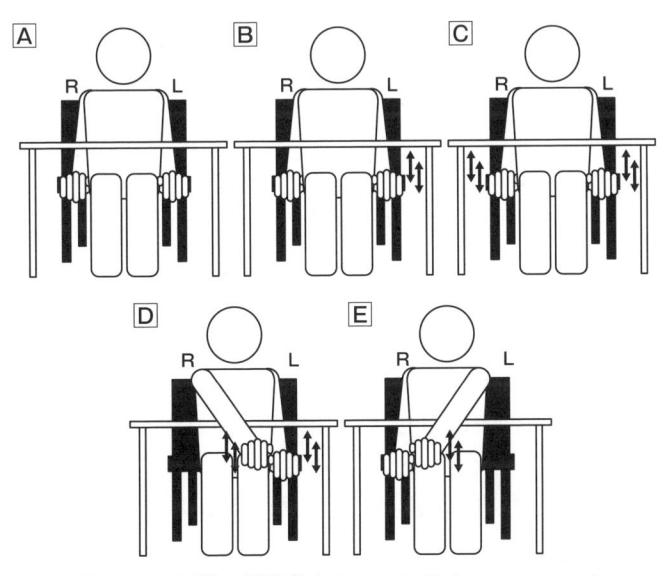

図9.22　四肢の活性化トレーニング　(Robertson, 2002)

れによって手が上下に動く。セラピストが介助して行うこともできる。具体的には次のような順番で四肢を動かす。

A) 左右の手を動かさない。
B) 左手のみを上下に動かす。
C) 左右の手を同時に上下に動かす。
D) 左右の手を同時に上下に動かすが、右手は身体の中央で上下に動かす。
E) 左手のみを身体の中央で上下に動かす。

このようにして「左手を発見する」ことを要求する。ロバートソンは、これを随意運動で行うとしているが、実際には左上肢の動きをセラピストが介助して行えばよいだろう。
こうした四肢の活性化トレーニング（LAT）により視覚空間機能（visuo-spatial function）が活性化するとともに、身体の近傍空間（peripersonal space）の無視も改善するという。四肢の体性感覚の活性化は視覚 - 運動空間（visuo-motor spatial function）の再形成につながると仮説づけられている。

D) 固有受容器の活性化による空間知覚の背側経路と腹側経路の相互作用

これは筋紡錘などの固有受容器（proprioception）を活性化して脳の空間知覚と運動システムの相互作用を図ろうとするものである。視覚情報はミルナーにより後頭葉から頭頂葉へ向かう背側経路（どこの空間）と後頭葉から側頭葉へ向かう腹側経路（何の空間）に区別されているが、そうした視覚情報の意識的な制御は運動システムとアクセスしている。

しかしながら、特に半側空間無視患者では背側経路（どこの空間）における「方向」を意識的に利用しない。そこで背側経路の流れを意識的に利用していない運動システムに腹側経路（何の空間）の一つである固有受容刺激（特に筋感覚情報としての重量覚）を増加させ、空間知覚の背側経路と腹側経路の相互作用を活性化することで無視が改善するという仮説である。

具体的には、一定の重量を有する50cmの棒を患者の前に置き、その中央を母指と示指で摘んで持ち上げ、左右の重さの差異から棒の中心を持っているかを視覚的に確認させる（図9.23）。これを何度か反復すると患者は棒の中央を持つようになる。

E) 自己中心座標空間の操作

半側空間無視では頭部の自己中心座標系の空間認知が主に障害されている。そうした頭部を右側に向けている患者の場合に次のような方法が提案されている。

- 一側の後部の頸部筋にバイブレーターで振動刺激を加える。
- 左の外耳道へ暖かい水か氷で冷やした水を注入（カロックテスト）して前庭刺激する。
- 頸部を固定して体幹を15度回旋させた後、体幹の正面の方向を認識させる。

これらは半側空間無視の一時的な改善に結びつくが、効果は永続的なものではない。

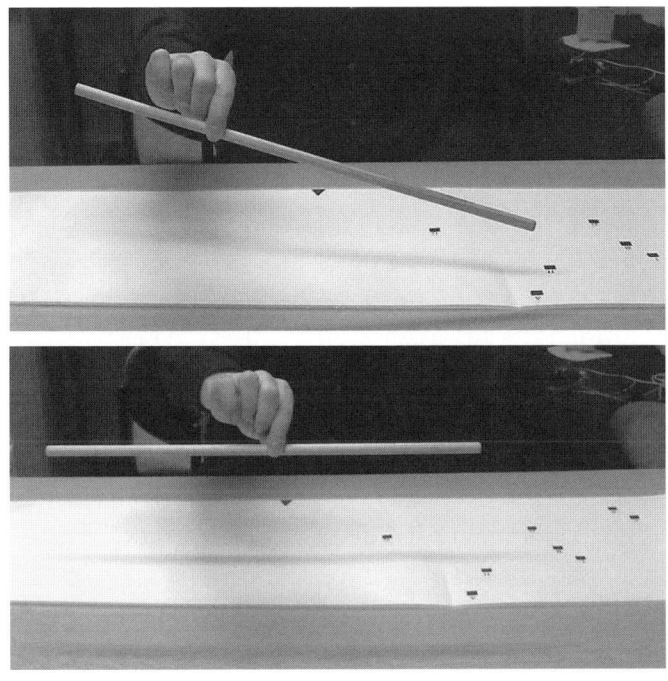

図9.23 固有受容器の活性化による空間知覚の背側経路と腹側経路の相互作用（Stephanie, 2009）

F）覚醒（arousal）

　半側空間無視患者の空間的認知は、左右の大脳半球間における覚醒状態や持続的注意能力の競合や相互作用ネットワークの影響を受ける。一般的には損傷を受けた右半球の方が低い活性化状態（hypoaroused）であり、左半球の活性化によって右半球が「半球間抑制」を受けているのかもしれない。ヘイルマンによれば、切断された手や戦闘シーンのような情緒的に刺激の強い絵を見せても、半側空間無視患者の右半球は活動しない傾向にあるという。

　一方、ロバートソンらは、カードに絵として描かれたコインの異なる色、形、サイズと音刺激を組み合わせた課題を、口頭指示や警告を繰り返しながら注意を引きつけて戦略的に課題を走査させた。そして、こうした手続きの複雑な課題を遂行することにより持続的注意能力に改善が認められたという。

　これは「半球間抑制」の状態においては、単に視覚的な走査課題を遂行させるのではなく、課題遂行を戦略的に思考するキューや警告を口頭指示によって与え、持続的注意を活性化させることが右半球の覚醒を促すと考えられる。

■認知リハビリテーションへの提言

　半側空間無視では「左視空間」に無視が生じる。たとえば、本を読むときに右側のページだけを見つめたり、新聞を読むときは左から始まる横文字の文章を読まない傾向にある。これらは確かに左視空間の無視であろう。一方、左顔面に化粧をしない患者や左側顎の髭を剃らない患者がいる。また、車椅子駆動では左側の物体に衝突したり、病院の廊下を右側にばかり曲がる症例もいる。これらは行為レベルにおける左空間の見落としを示している。

こうした左視空間の無視は左側への注意障害と捉えられる。それによって左側空間への視覚探索や注意を促すさまざまな「認知リハビリテーション」が行われる。しかしながら、ベルトーズによれば、すべての知覚は多重感覚で構成されている。つまり、空間知覚は視覚だけでなく、体性感覚、聴覚、前庭覚など複数の感覚受容器から送られてくる情報に支えられている。空間は複数の異種感覚情報を源泉とするモザイクなのである。

こうした異種感覚情報の統合によって空間知覚が成立するためには、それぞれの感覚情報間の一貫性（整合性）が必要である。頭頂葉連合野は視覚、体性感覚、聴覚などの情報変換を通して3次元の空間知覚を可能にしている。そうすると、この空間知覚の異常は精神的な認知障害とは断定できない。なぜなら、体性感覚情報は身体に由来しているからである。空間知覚の一貫性には体性感覚空間が必要である。もし、この一貫性が失われると、患者は整合性のない感覚情報の表象を消去する可能性がある。そうすると空間知覚の回復はますます困難となる。

左片麻痺患者が左空間を無視するという現象は視覚空間的には簡単に机上検査で確認できる。しかし、身体もこの認知障害に大きく関与している。左側の視覚刺激や聴覚刺激へ注意を促すのみでは空間知覚は回復しないと考えるべきではないだろうか。

そして、ここでは半側空間無視という症状もまた精神と身体の"つながり"や精神と身体の"循環的な相互制約"という視点から捉える必要があるという解釈を提案しておきたい。左半身に運動麻痺や感覚麻痺が存在するという身体の制約や、左側の体性感覚空間に注意を向けることができないという身体の制約が、精神的な視空間の認識や視覚下での行為の遂行を妨げている可能性がある。また、その逆の可能性もある。左視空間の消失が左体性感覚空間を消失させると同時に、左体性感覚空間の消失が左視空間を消失させる可能性がある。半側空間無視における精神と身体を考える場合、患者が体性感覚空間に注意を向ける能力を有しているかどうか、その意識の志向性が自己の身体の存在に向けられているかどうかが鍵となる。

つまり、意識の志向性を自己の身体に向け、その身体の「左右の比較」を促すことが、半側空間無視の認知リハビリテーションにおいて必要なのではないだろうか。

[Ⅱ] 半側空間無視に対する認知運動療法

次に、半側空間無視を伴う片麻痺患者に対する認知運動療法を紹介する。特に、半側空間無視患者の"気づき"の問題と無視の構成要素についての考え方を呈示したうえで、基本的な認知運動療法の方法について述べる。

1) 左側に興味や関心を示さない

半側空間無視の症状は単なる左視空間の無視だけに留まらない。ロバートソン（1999）は「左側の視空間を無視するだけでなく、損傷と対側の空間では、探索したり、注意を向けたり、知覚したり、行為を行うことが難しい」と述べている。したがって、問題は視空間の無視のみに限定できず、「半側空間無視症候群」と解釈すべきだろう。

そして、半側空間無視を伴う片麻痺患者に対する認知運動療法を実践しているリゼッロによれば、ある無視患者は次のように語っている。

　　身体の左側には興味が向かなかったし、左の空間に誰がいるかにも関心がありませんで

した…

　このように、無視は興味や関心といった心的側面にも影響を与えている。患者は左視空間を無視して頭部を右側に回旋させて世界を見ている（右向く人症候群）。患者は左側方向への眼球運動ができる場合でも左側を無視する。たとえば、頭部を左に回旋しても目は右側を凝視している。だから、左側の外部空間（extrapersonal space）における物体や人物に気づかない。自分自身の左側の身体空間（personal space）を無視することもある。また、視覚探索において右側のみを探索する傾向がある。

　その結果、他者からすれば患者には左側への"気づき"がないように見えるし、その"気づき"の無さを自覚していないようにも見える。

2）無視を知らないという認知障害

　半側空間無視の病態における最も重要な解釈は、「無視があることを患者自身が知らない」ということである。これは患者たちが直面しているさまざまな困難の核心には、「まさに"知ること"についての無知そのものがあるのだ」というバレーラの言葉を想起させる。患者に生じている認知障害の本質は、「"知ること"をいかにして"知る"のか」という難問である。

　また、患者は無視を他者から指摘されても驚かないことが多い。自己の左半身の運動麻痺を否認する場合を病態失認と言うが、半側空間無視に対して"気づき"かないことはすでに病態失認を含んでいると言えるかもしれない。

　この患者が無視を認知しないという認知の欠損は、半側空間無視を呈するすべての患者で考慮すべき認知障害である。つまり、左側の空間を無視するという認知障害と無視の存在を認識しないという認知障害とが重複していると考えるべきである。この点についてルリアは1973年に次のように述べている。

> 右利きの右頭頂－後頭領域の病変の主要な特徴のひとつは視野の左半分の無視である。これは複雑な描写物（絵）の識別や読みに際してだけでなく、自発的な構成的活動過程や自発的描写に際しても認められる。この症状は患者が左側を無視するということ（半側空間失認症状）だけでなく、その際に自己の誤りに気づかないということによっても特に目立つものである。この後者の症状は患者が正にその症状のために自己の欠陥を知覚（認知）しないこと（病態失認）を示しており、これは右半球病変を持つ患者のかなりの部分に特有な症状なのである。

　半側空間無視と病態失認は区別されて病態解釈される傾向があるが、患者が半側空間無視に気づかなければ、それは病態失認なのである。

3）気づきの謎をめぐって

　なぜ、患者は無視の存在に気づかないのだろうか。この"気づき"の謎について、ベルティとリゾラッティが「意識されない潜在的な情報処理機構」が存在する可能性を指摘していることは前述した。つまり、脳の認知過程は感覚刺激に対して活性化しているが、その産物である外部空間の知覚が意識レベルに到達しないという解釈である。この解釈が正しければ、半側空

間無視は認知レベルではなく意識レベルにおける"気づき"の障害ということになる。

そこで、半側空間無視患者は知覚、注意、記憶、判断、言語、イメージといった認知過程が活性化しても、その産物に"気づく"ことができないと仮定してみよう。"気づき（awareness）"としての「意識されない認知的な情報処理機構（情報へのアクセス）」の異常とは、前頭葉の「行為受容器（アノーキン）」から頭頂葉への「随伴発射」の異常のことではないだろうか。

つまり、"気づき"とは外部世界の知覚表象としての認知ではなく、行為の期待、予期、予測である。そして、半側空間無視患者が無視の存在に気づかないのは、自己の行為の"構え（準備状態）"や"意図（期待）"に問題が発生しているからではないだろうか。そうした構えや意図は運動イメージや知覚仮説としての内的な心的表象であり、意識の源である。

その気づきとしてのアウェアネスが発生していなければ、たとえ外部からの感覚入力によって認知過程が活性化していても、意識は認知情報にアクセスしておらず、意識には浮上しないのであろう。また、机上検査などで求められている問題解決とは関係のない構えや意図を想起しても、左空間は意識化できないであろう。

4) 半側空間無視の構成要素についての研究

半側空間無視については膨大な数の研究がなされているが、ここではヴェルドンらの研究を紹介しておきたい。彼らは半側空間無視の構成要素（機能障害）と損傷部位との関係性を研究している。彼らは80名の半側空間無視を呈した患者の脳画像を解析し、損傷部位を「頭頂葉下

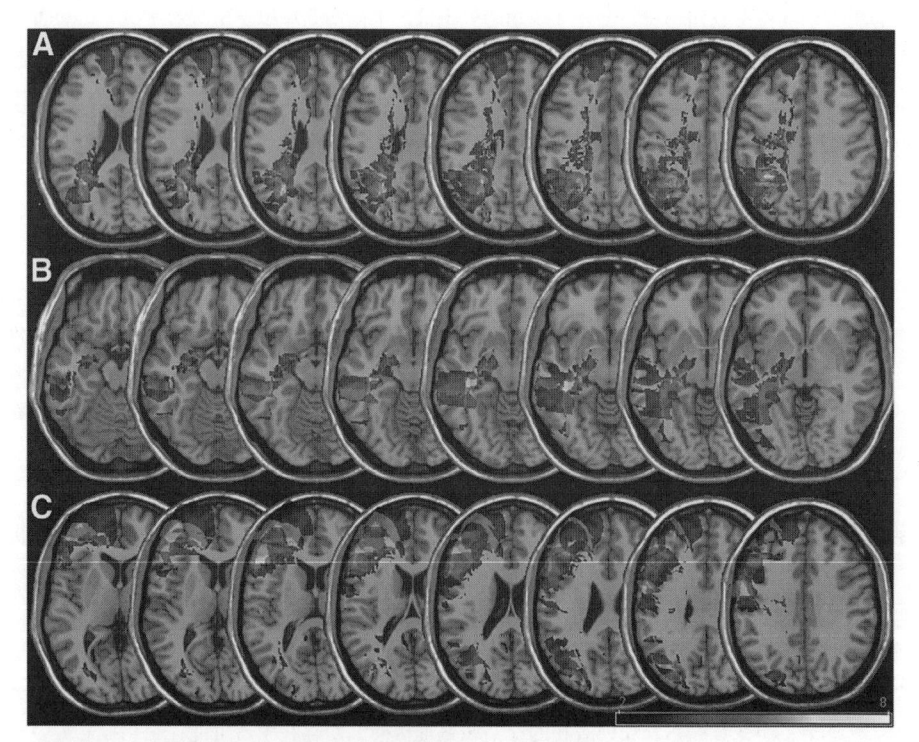

図9.24-a 半側空間無視の機能的な構成要素（Verdon, 2010）
A)「頭頂葉下葉」損傷タイプ、B)「側頭葉（深部白質）」損傷タイプ、C)「運動前野（背外側部）」損傷タイプ

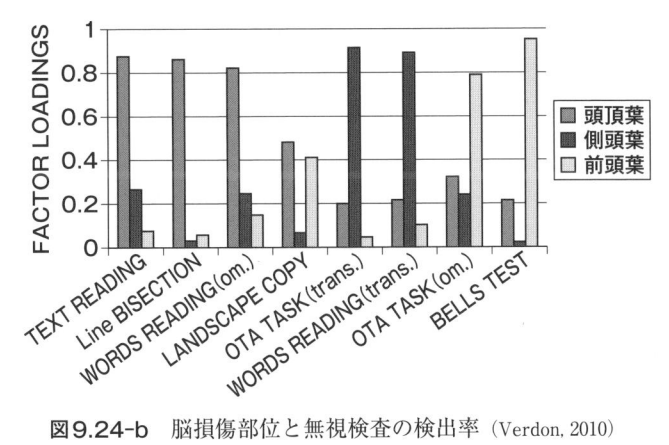

図9.24-b　脳損傷部位と無視検査の検出率（Verdon, 2010）

図9.25　「頭頂葉下葉」損傷では線分2等分線テストの検出率が高い

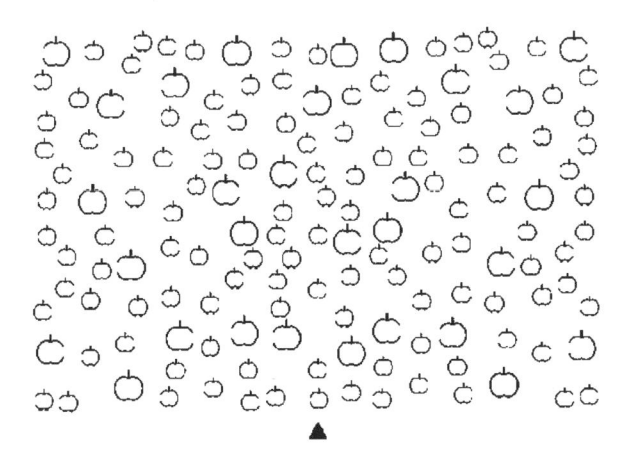

図9.26　「側頭葉」損傷ではOta testの検出率が高い（Apples test）（Ota, 2001）

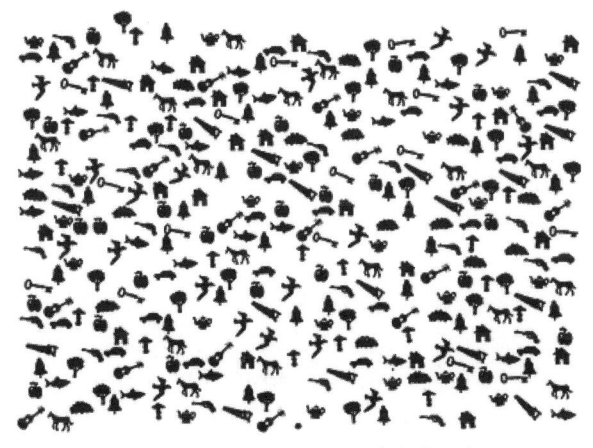

図9.27　「運動前野」損傷ではBell testの検出率が高い（Cauthier, 1989）

葉」「側頭葉（深部白質）」「運動前野（背外側部）」の3つの型に分類した（図9.24）。
　そのうえで半側空間無視を抽出する8種類の机上検査を行った。その結果、それぞれの損傷部位によって検査上の半側空間無視の抽出頻度が異なることを発見した。たとえば、「頭頂葉下葉」の損傷では線分2等分線テストや読書での抽出率が、「側頭葉」の損傷では大田テストや読字での抽出率が、「前頭前野」の損傷ではベル・テストでの抽出率が、それぞれ著しく高いという結果が得られた（図9.25～図9.27）。
　そして、彼らはこの結果から、半側空間無視の機能的な構成要素を次のように区分している。

［半側空間無視の構成要素］
　A）視空間因子：視覚空間⇒頭頂葉下葉
　B）空間座標因子：自己中心座標－物体中心座標⇒側頭葉深部（深白質）
　C）探索因子：視野探索－運動探索⇒運動前野（背外側部）

　つまり、「頭頂葉下葉」の損傷では「視空間」に関連する機能障害が発生しており、左側の「視覚空間」を知覚しないというタイプの無視が生じる。「側頭葉」の損傷では「座標」に関連する機能障害が発生しており、「自己中心座標系と物体中心座標系」が混乱するというタイプの無視が生じる。「前頭前野」の損傷では、「探索」に関連する機能障害が発生しており、左側への視覚探索や運動探索をしないというタイプの無視が生じる。
　これは半側空間無視を一括して治療するのではなく、その病態を3つの構成要素の異常に区分して治療する必要性を投げかけているように思われる。
　セラピストは脳画像で半側空間無視患者の損傷領域を確認し、線分2等分線、大田テスト、ベル・テストを行い、その無視の機能障害の特徴（構成要素）が「視空間」「座標」「探索」のいずれにあるのか、あるいは重複しているのかを判断したうえで、治療を試みるべきであろう。

5）半側空間無視に対する基本的な認知運動療法
　ここで強調しておきたいのは、その際に視空間の無視、座標の混乱、左側への探索障害があるからといって単に左側への視覚認知や視覚探索を促しても上手くいかないという点である。視覚的な無視に対して視覚を使って回復を促進しようとする試みはほとんど失敗しているからである。
　われわれは、このヴェルドンらの研究を参考にして基本的な認知運動療法を適用することを提案している。
　それは患者を閉眼させて、身体を使って「体性感覚の世界」で左側の空間に注意を向けさせたり、自己のさまざまな身体部位を座標原点として四肢の関節の空間的な位置関係や物体と身体との空間的な位置関係の認知を求めたり、左側の物体を手足で知覚探索させる訓練である。

（1）左側の体性感覚空間に注意を向ける訓練
　患者が左側の視空間を無視していても体性感覚を介して左空間に注意を促すことで脳の空間認知の機能的な再編成を図ることができる。具体的には、まず患者の右半身の上肢をセラピストが他動的に動かし、それが右に動いたのか左に動いたのかを確認する。前に動いたのか後ろに動いたのかも確認する。そのうえで、左半身の上肢をセラピストが他動的に動かし、それ

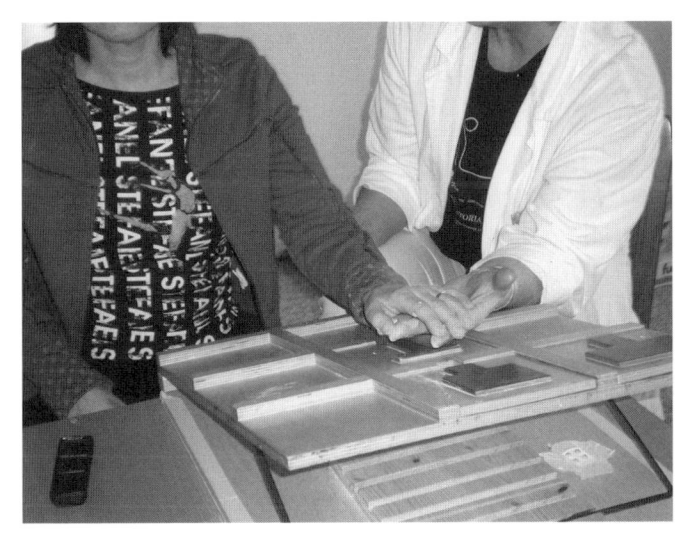

図9.28　半側空間無視に対する認知運動療法

が右に動いたのか左に動いたのかを確認する（図9.28）。この左右方向の認知が困難な場合は、どこの関節が動いているか、どこの身体部位に触れているのかを質問する。あるいは、左右の上肢を同時に動かして、その動きの方向に注意を集中させてゆく。患者が注意を左半身に向けるようになれば、動きの方向だけでなく、手の移動した距離や肩関節、肘関節、手関節がどう動いたかなどの認知を求めてゆく。

また、上肢だけでなく、座位で体幹を他動的に傾斜させたり左右に回旋させて、どちらの方向に動いたかを識別させることもできる。背臥位や座位で背中にスポンジを接触させて圧を加え、その圧が背中のどこで感じられるかを識別させることもできる。

(2) 空間座標を区別する訓練

自己中心座標系と物体中心座標系の混乱を改善するための訓練も、身体の移動を介して行う。この場合はセラピストの口頭での質問が大切である。

たとえば、座位で患者を閉眼させ、セラピストは体幹をある方向に傾斜させて戻す。そのとき、口頭での問いを2つに区分する。一つは「どちらの方向に体幹が傾いたのか？」と問う。患者は、自己の身体の体幹の直立性を中心にして、「左側に傾いた」とか「左側やや前方に傾いた」と解答しなければならない。もう一つは「部屋の中のどの物体の方に向かって体幹が傾いたのか？」といった外部の物体に対して自己の身体がどう動いたのかを問う。患者は「窓の方に向かって傾いた」とか「セラピストの方に向かって傾いた」と解答しなければならない。

この問いの区別は右半身と左半身の四肢を動かすときも同様である。たとえば、セラピストは患者の左上肢を保持し、肩関節と肘関節を他動的にゆっくりと動かして空間内のある位置で止め、「今、左肩に対して左手はどの方向にあるか？」と問う。次に、「今、左手は窓の方向に動いたか？」とか「今、右手に対して左手はどの方向にあるか？」とも問う。

あるいは、こうした問いに患者が正確に解答できなければ、肩関節のみの単関節運動に変え、「今、左肩に対して左手が外側にあるか内側にあるか？」とか「今、左手は左肩よりも上にあるか下にあるか？」と問う。次に、「今、左手は窓の方向に動いたか？」とも問う。

もし、患者が正確に解答するなら、肩関節、肘関節、手関節を巻き込んで他動的に動かして空間内のある位置で止め、「今、左手は左肩に対してどの方向に動いたか？」とか「今、左手は左肘に対してどの方向に動いたか？」と問う。次に、「今、肩は前方に動いたが、左手は窓の方向に動いたか？」と問う。
　このように四肢の動き（体性感覚）を自己中心座標系と物体中心座標系に区別する認知問題を出してゆく。これは体性感覚と言語との一致を求めているが、その解答や比較照合においては患者を開眼させて視覚的にも確認させる。

(3) 左側の物体を知覚探索する訓練

　左側への探索も手足を介して物体を知覚探索させることができる。これもまず右半身の手足で行った後に左半身の手足に対して行う。
　たとえば、机の上に複数の表面素材の異なる触覚素材を並べ、セラピストが他動的に患者の右手を動かして知覚探索させる。右側から左側に動かしたり、左側から右側に動かして表面素材の差異を識別させる。
　あるいはセラピストが患者の上肢を保持し、タブレット上の●・▲・■の形をした小型パネルに手指を接触させ、ゆっくりと動かしてどの図形を辿っているかの識別を求める。上肢の運動覚を介して、末端の手の運動軌道が物体の形を反映していることに患者が気づくことが大切である。
　また、複数の運動軌跡が描かれた運動軌道板を用意し、それに手足を接触させて（接触させないこともある）、セラピストが保持した患者の上肢または下肢を他動的に動かして、その運動方向を識別させる方法もある。
　重要なのは、右半身で知覚探索したときの運動イメージを左半身の知覚探索で活用できるかどうかである。半側空間無視患者の場合、これが難しい。
　このように半側空間無視に対する認知運動療法では身体を介して左右の運動空間を再構築しながら行為の回復へと学習させてゆくのが原則である。

[Ⅲ] 身体の正中線を再構築するための認知運動療法

1) 身体の正中線の神経メカニズム

　さらに、ペルフェッティとリゼッロは半側空間無視を伴う左片麻痺患者に対する認知運動療法では、身体の「正中線」の再構築が最も重要だとしている。この意味を理解するためには、近年脳科学のトピックスとして大脳皮質の頭頂葉に「正中線」という特殊な「身体部位再現」が存在することが明らかにされている点に注目する必要がある。
　身体の正中線とは、マンヅォーニによれば「左右の双方向的な大脳半球回路の組織化によって調整される機能的ユニット」である。また、カルナースによれば「"自己の中心"であり、身体の各部位を空間に投影するために必要な基準軸」である。つまり、身体の左右の情報を比較して身体各部を空間内で動かすときの基準軸である。自己中心座標系の最も重要な基準線とも言えるだろう。しかし、この正中線のメカニズムは簡単ではない。なぜなら、身体の左半分の体性感覚情報は右半球に入力し、身体の右半分の体性感覚情報は左半球に入力する。つまり、手足の皮膚や関節からの体性感覚情報は基本的に反対側の半球に入力する。したがって、

左右の対称性がない身体の真ん中を意味する正中線は左右どちらの半球にも身体部位再現は存在しないはずである。正中線は中央に一つだけある矢状面のようなものであり、左半球にも右半球にも投射されていないはずである。

　1986年にコンティらはサルの第一次感覚野の体幹の身体部位再現領域のニューロンが両側性の投射を受けていることを明らかにした。右半球の感覚野の体幹ニューロンには左半身の体幹(反対側)からではなく、右半身の体幹(同側)からも投射を受けていたのである。そして、そうした両側性の体幹ニューロンは、体幹ニューロンのすべてではなく、正中線に対応する部分からのみであり、その部分は腹側、背側の正中線を中心とする5cmの幅のみであった(図9.28)。さらに、マンゾーニらは、こうした正中線に関わるネコの感覚野の身体部位再現領域の体幹ニューロンは、左右からの触覚情報を1つではなく2つ受け取っていることを明らかにした。つまり、一側半球の一つの体幹ニューロンは、右半身から2つ、左半身から2つ、合わせて4つの触覚情報に反応して正中線を表象しているという。マンゾーニが主張しているように「正中線は両方向性の半球間回路(脳梁)を介して調節される機能ユニット」なのである。

　また、田岡(1998)によれば、この対称性のない真ん中としての正中線は、第二次感覚野(area 5)にも身体部位再現されている。そして、第二次感覚野には左右の手足の両側性ニューロンが多い。5野は酒田の先駆的な研究によって触覚刺激と運動覚刺激の組み合わせに反応するニューロンの多い場所であることも明らかになっている。したがって、これは正中線が脳梁を介した体幹両側の触覚情報のみでなく筋からの深部感覚情報によっても構築されていることを示唆している。あるいはさらに上肢や下肢の触覚情報や運動覚情報が複雑に連合して正中線が構築されているのであろう。なぜなら、たとえば両手でバスケットボールを持つときは、体幹の真ん中と両手の真ん中が一致することもある。

　つまり、人間の動きの多くは両半身を同時に制御する必要性があり、そうした行為の基準となるのが正中線である。セラピストにとって興味深いのは、脳卒中片麻痺などによって半身の触覚や運動覚の感覚麻痺をきたしたり、運動麻痺による筋緊張の異常が発生したとき、患者は正中線の構築が困難となってしまうという仮説である。座位や立位における体幹や四肢の左右非対称性や姿勢の崩れは正中線の変容に起因している可能性がある。

　しかしながら、正中線の機能は対称性の維持だけではない。なぜなら、その機能はさまざまな姿勢の平衡バランスの制御を可能にしているからである。つまり、平衡バランスを維持したままで左右の対称性を崩す動きを可能にする機能も有している。

　さらに、この実際には存在せずイメージとして存在する正中線を構築している頭頂葉は脳出血や脳梗塞が発生しやすい場所である。そして、特に左片麻痺患者に左右対称姿勢の崩れや左半側空間無視が出現することから考えると、両側から4つの触覚情報と運動覚情報を受け取る正中線の構築には右半球優位のラテラリティがあるのかもしれない。

　そして、人間は体幹の正中線を基準に外部世界を見ており、姿勢調節には身体の正中線が不可欠である。特に、自己中心座標としての体幹の正中線は3次元のユークリッド空間(矢状面、前額面、水平面)の交差点を通過する垂直線である。正中線は顔にもあるが、この顔面の正中線と体幹の正中線は頸部回旋によっても体幹の回旋によっても上下の正中線の位置関係が変化する。これは脊柱の頸椎(顔)の回旋と胸腰椎(体幹)の回旋により、座位や立位における矢状面が2つに分割してつくられていることを示している。

　また、この顔を左右に分割する矢状面と体幹を左右に分割する矢状面が一致するのは顔と体

幹が解剖学的な正中矢状面に並んだときだけである。

　したがって、この顔と体幹との正中線が一致したときには視野は自己中心座標(正中矢状面)を基準として身体外空間(物体中心座標系)の正中線を参照できるが、もし顔と体幹との正中線が一致していなければ自己中心座標系の正中線と物体中心座標系の正中線は正確に合致しない。その場合はベルトーズが指摘しているように空間認知の不整合が生じて脳が感覚情報を消去するという現象が起こり、座位や立位が崩れるのではないだろうか。

　特に左半側空間無視患者は顔と体幹における自己中心座標系としての正中線の不一致により、正中線を情報構築することが困難になっているのかもしれない。その場合、最も信頼できるのは広い体性感覚入力領域をもつ体幹だが、その体幹とつながっているはずの左半身からの体性感覚入力は低下しており、結果的に右半身優位の体幹の正中線を構築する傾向がある。しかし、その正中線は右方に偏倚しており、顔の正中線とも視野の正中線とも一致しない。あるいは、顔のみの正中線が右方に偏倚している患者もいるのかもしれない。だからそうした左半側空間無視患者は右側ばかり見ているだろう。なお、この Right neck rotation においては左胸鎖乳突筋が過緊張しているが、バラグーラによれば胸鎖乳突筋は四肢の筋と違い同側神経支配である。

　また、半側空間無視がなぜ右半球損傷のみで生じるかを正中線の観点から推察すると、おそらくこの左右の対称性をもたない真ん中という正中線は身体の体性感覚に根ざした心的な空間イメージとして発生し、それが視覚や聴覚や概念へと転化したものと考えられる。

　つまり、知覚としての正中線は自己の身体に根ざしつつ複数の感覚モダリティの情報変換によって構築され、さらに物体の概念的な理解にまで広がった世界認識の基準面であり、それはきわめて高次な空間イメージである。したがって、その高次な空間イメージは脳のラテラリティを生んだ言語野が左半球に存在するのに対し、世界を空間として認識する脳の座である右半球の頭頂葉連合野に存在しているのかもしれない。それによって右半球損傷による左片麻痺患者は、身体の正中線の認識に基本的な問題が発生している可能性が高いと仮説づけることができる。少なくとも半側空間無視が体性感覚レベルで生じると、正中線としての身体の中心は右側に偏倚するだろう。

　また、こうした正中線の獲得は四肢の運動とも関連づけて理解しておく必要がある。岩村によれば、左右の手の運動はそれぞれ分離しているが、両手動作には脳梁を介した正中線の構築が必要である。これは下肢の重心点(center of gravity)の認知についても言えるだろう。

2) 身体の正中線を再構築するための認知運動療法の実際

　このように考えると、特に左片麻痺患者では身体の正中線を再構築することが何より優先されるべきであり、その正中線の再構築には体幹の接触認知と空間認知を両側からの情報として取り込んで左右比較する訓練課題が必要となる。

　また、両手動作や歩行においては、目(視覚)や上肢、頸、体幹、骨盤、下肢の動的な体性感覚制御が必要だが、顔の正中線、体幹の正中線、そして両側上肢の正中線、両側下肢の正中線が、身体の運動や姿勢の調節の基準となっており、左右の上肢や下肢の接触認知と空間認知とを比較して正中線を再構築する訓練も必要となる。

　しかしながら、そうした身体の左右の比較についての認知過程を単に活性化すればよいと考えるのは短絡的である。そうした比較を求めるだけでは患者は左空間を意識的に知覚すること

はできない。重要なのは、左右の比較による"差異"を意識レベルに浮上させて"気づき"を起こすことである。左体性感覚空間と右体性感覚の比較時に"差異"がないのが「身体の中心（正中線）」であり、何らかの差異の存在は正中線の偏移を意味しているからである。また、その差異は感覚的、認知的、情動的であってよい。何らかの差異を患者が感じれば、それについて意識を向けることを促してゆく。

具体的には左右の身体の空間性を「比較」するために次の4つの訓練を計画するが、事前にどのような訓練であるかをセラピストがモデルになって見せ、理解させておく必要がある。

ここでは、サントルソ認知神経リハビリテーションセンターのセラピストであるリゼッロによる訓練の実際を紹介する。また、訓練は上肢を使ってでもできるが、以下は主に体幹と下肢を使っての訓練である。

[A 体幹の左右を比較する訓練]

患者は頭部を正中位に維持した背臥位をとる。もし、それができなければ、顔の正中がどこかを、セラピストが頸部を左右に他動的に回旋させて教える。半側空間無視では右側に回旋している場合があるが、その際には閉眼させて正中位を探索させる（図9.29）。

次に、頭部を正中位に維持し、体幹の背中とベッドとの接触状態を確認する。体幹や上下肢が大きく偏移している場合は、セラピストがそれを他動的に動かし、可能なかぎり左右対称に位置させる。

そして、背中とベッドとの間にスポンジや板などを介在させる。たとえば、左肩の下、右肩の下、左股関節の下、右股関節の下などに介在し、どこに介在したスポンジや板があるかを認知させる。数枚の板を重ねればベッドの平面との差異を大きくすることができる。

これは複数の部位に介在させて問うことで認知的な難易度を高めることができる。また、位置関係が知覚できるようになったら、複数の板を使って左右や4箇所の高さの差異を問うこと

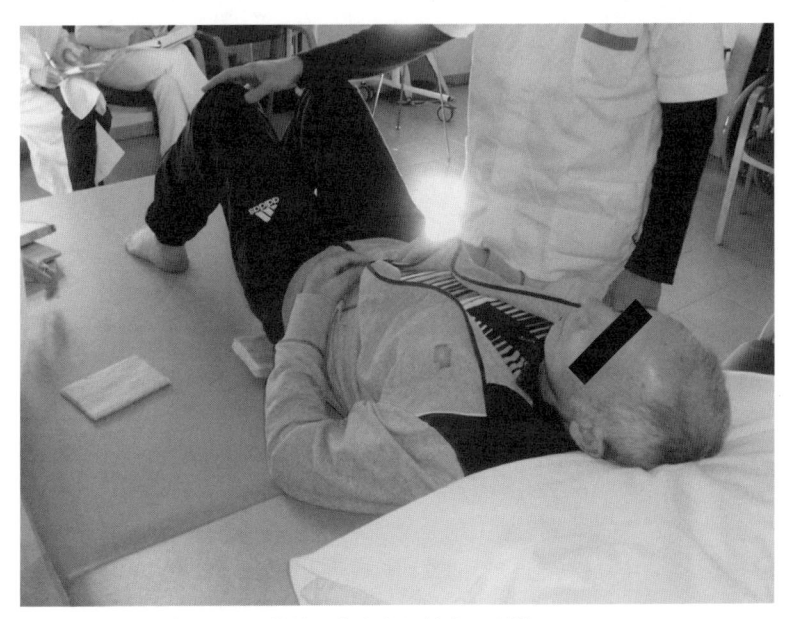

図9.29 体幹の左右を比較する訓練（Rizzello）

もできる。

この訓練で大切なのは、右の肩と右の股関節および左の肩と股関節の平行性である。この平行性は左右の肩の間の距離と左右の股関節の距離の知覚によって決まる。この場合、脊柱からの左右の肩や股関節の距離を問う。なお、こうした訓練は座位で垂直な壁を利用して行うこともできる。

[B 健側と患側の下肢の左右を比較する]

患者は背臥位や座位とし、セラピストは健側の肩関節や股関節を「中間位」から内外転方向に動かし、次のように問う。股関節外転(膝伸展位)の他動運動の例で説明する(図9.30)。

- 股関節に対して足部は外側の方向に動きましたか？
- 股関節に対して足部は内側の方向に動きましたか？
- 股関節に対して足部は私(セラピスト)の方向に動きましたか？
- 股関節に対して足部は患側の下肢の方向に動きましたか？
- 足部は肩と股関節を結ぶ線よりも外側に動きましたか？
- 足部は肩と股関節を結ぶ線よりも内側に動きましたか？
- 足部は右方向に動きましたか？
- 足部は左方向に動きましたか？
- 今、足部は肩と股関節を結ぶ線上(中間位)にありますか？
- 今、足部は股関節に対して左右どちらにありますか？

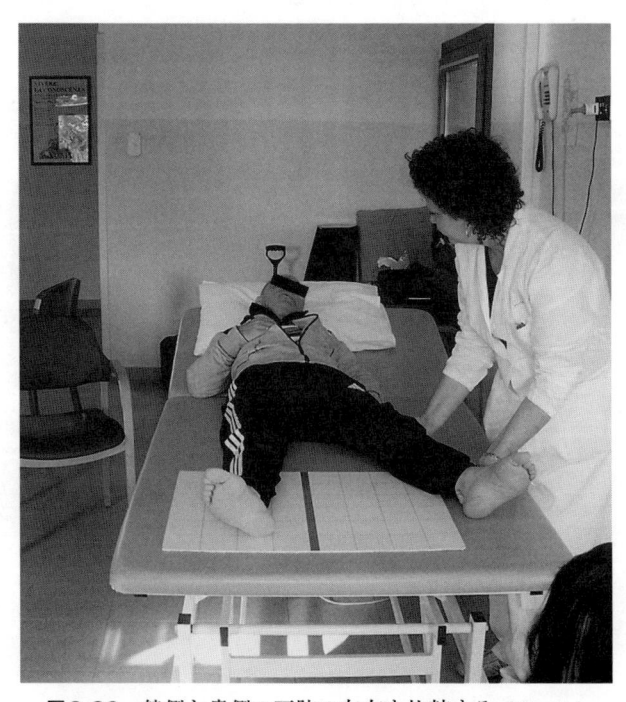

図9.30 健側と患側の下肢の左右を比較する (Rizzello)

［C　健側と患側の下肢の左右を同時に比較する］

　患者は背臥位や座位とし、二人のセラピストが健側と患側の肩関節や股関節を「中間位」から内外転方向に同時に動かし、次のように問う。股関節外転（膝伸展位）の他動運動の例で説明する（図9.31）。

- 左右の股関節に対して左右の足部は同じ位置ですか？
- 股関節に対して足部はどちらがより外側にありますか？
- 左右の足部を結ぶ距離はA（1回目）とB（2回目）では違いますか？
- 左右の足部は肩と股関節を結ぶ線上（中間位）からどれだけの距離ですか？

［D　体幹の正中線と健側と患側の足部の位置を比較する］

　この段階で股関節の屈曲・内外旋や膝関節の屈曲を他動運動に組み入れ、体幹の正中線に対して足部がどこに位置するかを問う。下肢の関節の他動運動の組み合わせにより、さまざまなバリエーションが可能であり、患者の能力に見合った認知的な難易度を設定しなければならない。特に、股関節と膝関節の屈曲により足部の近位－遠位の関係が変化するが、これは左右の位置を変化させない。また、股関節の内外旋を加えながら足部を左右に移動させると認知的な難易度が一挙に高まる。患者の注意は股関節の内外転の運動覚と足部（踵・足底）の触覚の空間的な位置関係に集中する必要がある。なお、この訓練においては顔面の鼻と臍を結ぶ身体の正中線が基準となる。つまり、自己中心座標を股関節から体幹の正中線へと変化させる（図9.32）。

- 体幹の正中線に対して左の足部は左右どちらにありますか？
- 体幹の正中線に対して右の足部は左右どちらにありますか？
- 体幹の正中線に対して左の足部は左右どちらの方向に動きましたか？

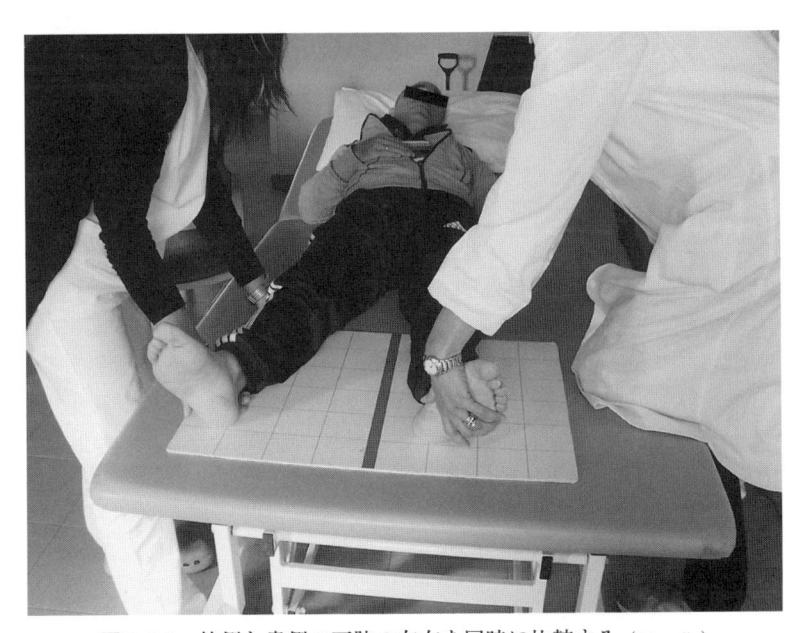

図9.31　健側と患側の下肢の左右を同時に比較する（Rizzello）

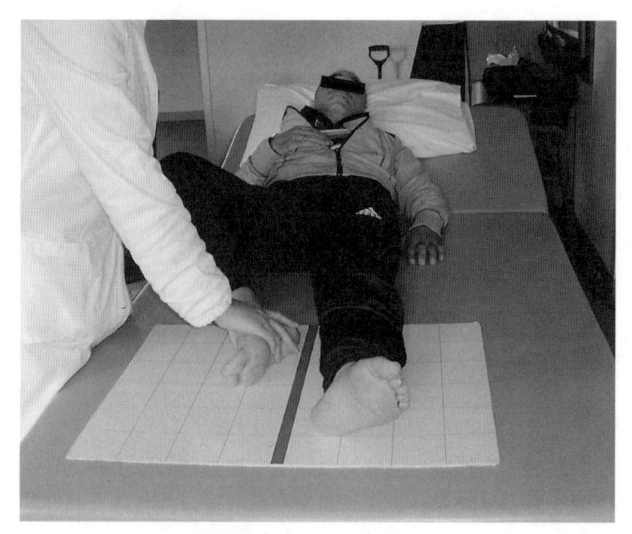

図9.32 体幹の正中線と健側と患側の足部の位置を比較する (Rizzello)

- 体幹の正中線に対して右の足部は左右どちらの方向に動きましたか？
- 体幹の正中線に対して左の足部はどれだけの距離離れていますか？
- 体幹の正中線に対して右の足部はどれだけの距離離れていますか？
- 健側の足部がどのように動いたか言葉で説明して下さい。
- 患側の足部がどのように動いたか言葉で説明して下さい。

3）半側空間無視患者では身体の正中線が右側に偏移している

　身体の正中線の再構築には左右の体性感覚情報の比較が不可欠である。また、訓練の実際においてはセラピストの問いかける言語が重要である。すなわち、自己中心座標系としての問いなのか、物体中心座標系としての問いなのかという点が重要である。

　また、この訓練は座位でも行うことができる。座位では殿部での体重の左右比較も重要となる。

　こうした身体の正中線の再構築に特化した空間問題や接触問題を半側空間無視患者に適用することで、座位の体幹の「対称性」「直立性」「方向づけ」「到達」機能が改善し、患者は安定した座位保持能力を獲得するであろう。身体の正中線は座位や立位といった抗重力活動に不可欠な「重心点」や「重心移動」の認知の基本でもある。その重心移動に意識を向けながら椅子からの立ち上がり動作や立位保持へと進めてゆく。

　半側空間無視を伴う左片麻痺患者に対する認知運動療法は、視覚的な世界での認知ではなく、体性感覚の世界での認知を最優先するということである。特に、身体の正中線の再構築は、上肢の運動、座位、立位、歩行など、すべての行為の回復の前提条件と考えるべきである。

　半側空間無視患者では身体の正中線（身体の中心）が右側に偏移している。セラピストは、その異常を治療しなければならない。

9.5　失行症に対する認知運動療法

> 下頭頂小葉では、聴覚と視覚、聴覚と体性感覚などの異種感覚の連合が行われる。
> ———ゲシュヴィンド

■失行症を発見する

　失行症（apraxia）の治療は失行症患者を発見することによって始まる。運動麻痺や感覚麻痺の場合は患者自身が気づいているし医師やセラピストも十分認識している。しかし、失行症状は患者自身が訴えないし、家族もわからないし、医師やセラピストも見落とすことが多い。つまり、誰かに発見されなければ患者に失行症は存在しないということになってしまう。そうなれば失行症の治療など必要なくなってしまう。

　したがって、失行症の存在を発見することは医療者側の責任である。発見できないのは左半球損傷で合併することの多い失語症状に患者、家族、医師、セラピストの注意が向くことによって生じる。また、片麻痺の治療を優先しなければ日常生活動作が自立しないと考える先入観から生じる。あるいは、失行という病態への無知や無関心から生じる。

　失行症を発見するためにはゲシュヴィンドによる4つのポイントが参考になるだろう。すなわち、失行症患者は、1) 検者の口頭指示に従って行為を遂行することができない、2) 検者によって遂行された行為を正しく模倣できない、3) 見せられた物品についてのパントマイムを正しく遂行できない、4) 日常的な道具使用にエラーが発生する。

　そして、失行症を発見したらセラピストはすぐに治療を開始すべきである。しかし、それは簡単ではない。なぜなら、現在の失行症に対するリハビリテーション治療は「失行の特性と重症度を把握し、適切な環境設定のもとに、個別的な行為指導や日常生活動作訓練を行う」という抽象的なレベルに留まっているからである。

　リープマンの研究から100年以上の歳月が流れているにもかかわらず、失行症の病態も半側空間無視と同様に謎が多く、有効な運動療法は確立されていない。

■失行症患者への言語聴覚療法

　一般的に言語聴覚士は失語症や嚥下障害を治療するが、イタリア・サントルソ認知神経リハビリテーションセンターでは失行症への言語聴覚療法が行われている。失行症を伴う右片麻痺患者に対する認知運動療法の説明は、この言語聴覚士の治療から説明する必要がある。

　言語聴覚療法室ではセラピスト（アンナマリア）と脳卒中片麻痺に運動性失語症を合併した患者が対面して座っている。セラピストは机の上にマイブリッジ（Eadweard J. Muybridge, 1830-1904）が撮影した歩行の連続写真を置き、患者に「自分が歩いている状態を脳の中でイメージして」と言う（図9.33）。患者は歩行の連続写真をじっと見つめる。次に、セラピストは歩行のある瞬間を示す一枚の写真を示して「この人は何を感じているの？」と質問する。患者は流暢に話せず、困惑したような表情をして戸惑っている。

　次にセラピストは「私がこれから話す事柄が正しければ"はい（イエス）"、間違っているなら"いいえ（ノー）"と答えるように」と要求する。患者はセラピストのすべての質問に対して"はい"か"いいえ"とだけ解答することが求められるということは理解できる。もし、"はい"

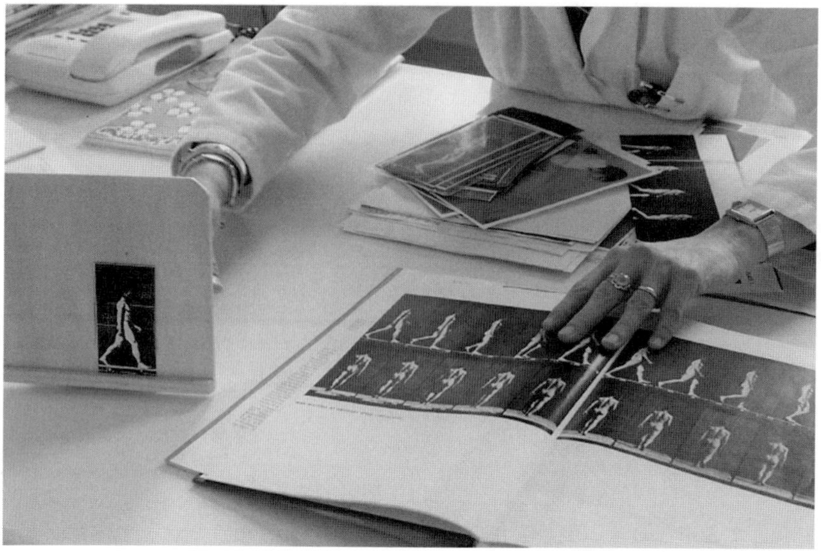

図9.33 マイブリッジによる歩行の写真 (Photo: Chiappin S)

か"いいえ"といった簡単な発語も難しければ、患者は頭を上下（はい）または左右（いいえ）に動かして解答してもよい。あるいは手でサインしてもよい。

　続いて、セラピストは歩行の連続写真の中の一枚を患者に見せ、「このとき、右下肢の足底に全体重が負荷されているの？」と質問した。見せたのは立脚期の「踵接地期」の写真である。患者は少し考えて自信なさそうに「はい」と答えた。だが、その解答は間違っている。なぜなら、右下肢の足底に全体重が負荷されるのはもっと膝が屈曲してくる次の「立脚中期」の瞬間だからである。

　この患者は写真の歩行する人間を自分に置き換えて、歩行のある一瞬に自分が何を感じるかをイメージ想起できない。写真を見ても、踵から地面の情報は脳に送られてくるが、まだ体重全体の重さの情報が送られてこないことがわからない。つまり、目で見ている写真に写った人間の動きを自分の意識経験に移し変えることができない。

　この患者の問題は「踵接地期」と「立脚中期」の体性感覚の差異がイメージ想起できないという点である。歩行時の「踵を地面に接地した瞬間」の写真を見ても、どのような感じがするかわからない。視覚的には一応見えているのだが、踵に体重がかかり始めているのがわからないし、踵を地面に接地するときの下肢の運動覚、足底の触圧覚、体重の重量覚といった体性感覚をイメージ想起できない。

　確かに、歩行時の下肢の写真をいくら見つめても、視覚では関節の運動感覚、床の素材や硬さ、体重移動などを捉えられないことは自明のことである。しかし、正常者は歩行に伴って体性感覚が連続的に変化してゆくことを理解しているし、それらを脳の中でイメージ想起できるし、言葉によって説明することができる。一方、患者にはそれが非常に困難である。それが「踵を地面に接地した瞬間」の写真を見せられ、「このとき、右下肢の足底に全体重が負荷されているの？」と質問されたとき、「はい」と誤って解答してしまう理由である。視覚的に見た映像と体性感覚をイメージとして比較できない。見たものと身体で感じるものが解離し、混乱してしまっている。視覚、体性感覚、言語が不一致を起こしている。

患者には何らかの脳の表象（representation）の機能不全が発生している。確かに、患者は右片麻痺と失語症という重大な問題を抱えている。だが、患者の脳にはもっと別の深遠な問題が発生しているようだ。それが右片麻痺や運動性失語症の回復を妨げる可能性がある。そして、こうした片麻痺に失語症を合併した患者は、「失行症」と呼ばれる不思議な高次脳機能障害を伴っていることが多い。

■**言語聴覚療法の実際**

　ここでは失行症に対する言語聴覚療法の実際を具体的に説明しておく。もちろん、失行症を伴う右片麻痺に対する認知運動療法は言語聴覚療法のみではないが、理学療法士や作業療法士の行う認知運動療法と併用して適用することが多い。主に言語聴覚士は「視覚」と「言語」の不一致に介入し、理学療法士や作業療法士は「視覚」、「言語」「体性感覚（身体の動き）」の不一致に介入してゆく。言語聴覚士の治療は大きく4つの場面に区分すると理解しやすいはずである。この各場面の脳の情報処理の違いを考えながら、セラピストと患者との会話の意味を読み取ってほしい。

1）第1の治療場面（図9.34）

T　歩いている男の人の写真を2枚見てもらいます。たとえばこの2枚を見てください。この2枚の写真を見て、そこにいくつか違いがあるのがわかりますね？
P　はい。
T　その違いは指差すこともできますが、今日は私が各部分について「違いがあるかないか」を質問してゆきますから、それにイエスかノーで答えてください。
T　たとえば右下肢について、2つの写真に違いがあると思いますか？
P　はい。
T　右下肢は違うのですね。それでは左下肢は（2枚の写真では）異なっていますか？
P　はい。
T　左下肢も違うのですね。右下肢と左下肢ではどちらの違いが大きいでしょうか。右下肢の違いのほうが大きいでしょうか？
P　はい。
T　ここの股の部分の違いですか？
P　いいえ。

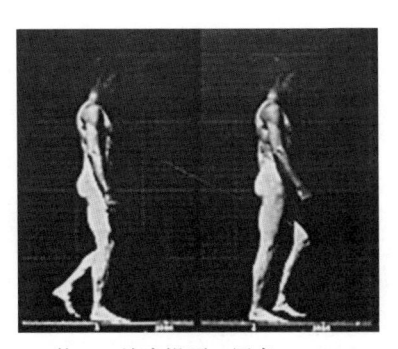

図9.34　第1の治療場面の写真　(Muybridge, 1878)

T 左下肢のほうが大きいでしょうか？
P はい。
T それでは違いが顕著なのは左下肢ということですね？
P はい
T このうちの一枚の写真では、膝が他の一枚の写真より曲がっていますか？
P はい。
T こちらの写真のほうが膝が大きく曲がっていますか？　左の膝ですよ。
P はい。
T 体幹にも差異が認められますか？
P はい。
T この男の人の身体は後方に移動しているように見えますか？
P いいえ。
T 前に移動していますか？
P はい。
T 下肢については、左下肢のほうが２枚の写真の差が大きいということでしたね。
P はい。
T 足にも違いが見えますか？
P はい。
T このうちの一枚の写真では、他の一枚の写真より踵が高く上がっていますか？
P はい。

2）第２の治療場面（図9.35）

T ４枚の写真を選びました（テーブルの上に並べる）。今度はこの足の部分に関する情報だけに集中することにします。この写真では、こちらの足は「とても後ろ」にありますね。次の写真では足は「後ろ」にあります。そしてこの写真では足は「前」にあります。最後の写真では足は「とても前」にあります。

T 次にあなたがこの４枚の写真のどれかと同じ一枚の写真を選びます（トランプのカードを引くように患者は別の４枚の写真から１枚を引く）。私にはどれを選んだかはわかりません。あなたにしか見えません。私の質問に対するあなたの答えを聞いて、どの写真かを認識してみます。

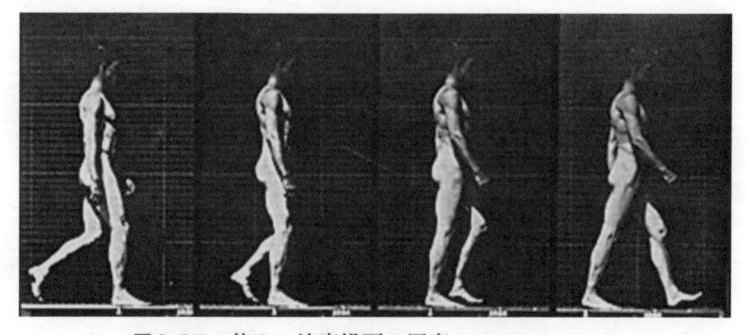

図9.35　第２の治療場面の写真（Muybridge, 1878）

T それでは男の人の足は「前」にありますか？
P いいえ。
T 男の人の足は「とても前」にありますか？
P いいえ。
T 男の人の足は「後ろ」にありますか？
P はい。
T それではこの写真ですね？
P これです(違う写真を指差す)。
T その写真では足は「とても後ろ」にありますね。いいですか、この写真では「とても後ろ」、ここでは「後ろ」。ここでは「前」。ここでは「とても前」です。
T もう一度やります。この写真では男の人の足は「とても前」にありますか？
P いいえ。
T 「前」にありますか？
P はい。
T それではこの写真ですね？
P はい。
T そうですね。それでは今度はどうでしょう。男の人の左足は「とても前」にありますか？
P はい。
T この写真ですか？
P いいえ。
T この写真ですか？
P はい。

3) 第3の治療場面(図9.36)
T 歩く男の人の写真を3枚選びました。
T 次にもう一枚見せます。最後に見せた一枚はどこに入れたらよいでしょうか？
T そこに挿入しましたね。もう一度シークエンスを全部を見てください。意味の通った並び方になっているでしょうか？
P (うなずく)

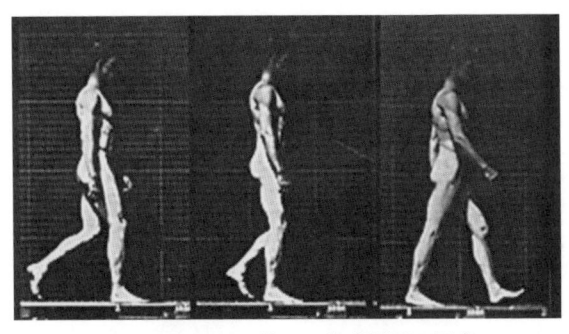

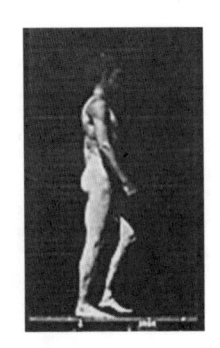

図9.36 第3の治療場面の写真 (Muybridge, 1878)

T　そこに入れるにあたって、観察をする以外に、何を考えましたか？
　　最初の写真を観察して、次の瞬間にどうなるかを考え、最後の一枚の状況がそれにあたると考えて、それでここに写真を挿入することに決めたのですね？
P　（うなずく）
T　もう一度全部集めます。それからまずこの一枚を取り出します。次にこの写真ですが、これは最初の写真の前に来ますか？　後ろに来ますか？
P　（かぶりをふる）
T　こちらですか？
P　（かぶりをふる）
T　こちらですか？
P　（うなずく）
T　前に来ますか？　最初の写真の前に来ますか？
P　（写真を動かす）

4) 第4の治療場面

T　もう一度4枚の写真を並べます。この5枚目の写真は、この運動シークエンスのどこに来るでしょうか？　どこに入れますか？
P　（真ん中に入れる）
T　正しいかどうか確認してください。これでいいですか？
P　（写真に触るが、動かさない）
T　ここを見てください。右足はどこにありますか？　左足の近くですね。けれどこちら

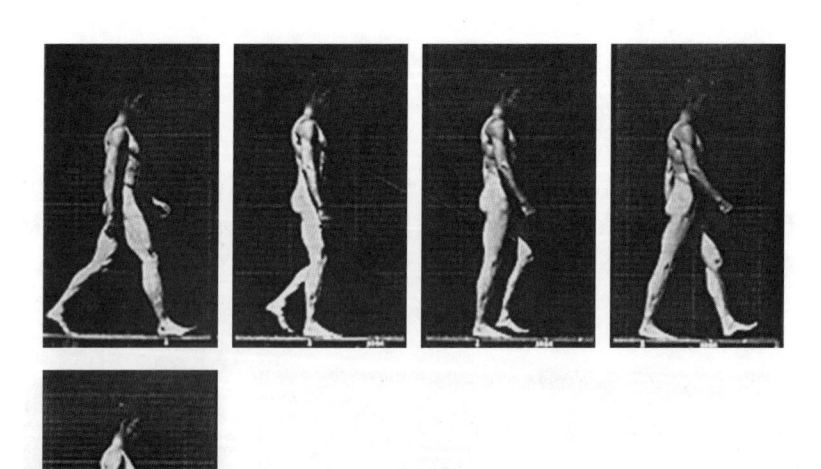

この写真はどこに入る？

図9.37　第4の治療場面の写真（Muybridge, 1878）

(5枚目の写真)では後ろにありますよね。
T　これでいいですね。これが正しい運動シークエンスです。
T　もう一度全部集めます。中の一枚を変えます。このように並べてゆきます
　　(4枚並べる)。
P　(もう一枚を取って並べる)
T　いいでしょう。これも入れましょう。さて、この写真の中には正しくないものがあるかもしれません。これで良いかよく見てください。一枚正しくないものがあるかチェックしてください。
T　そうです観察してください。よく見てください。シークエンスが正しいか理解しようとしてみてください。そして、すべての写真に整合性があるか判断してください。
T　助けを出しましょうか。たとえばこれ(一番右の写真)は良いですね。
P　OK
T　これが良いとして、ほかの写真も順番どおりか考えてみてください。
T　右下肢を良く見てください。かなり踵が上がっていますよね。膝が曲がっています。次の瞬間にはどうなるか考えてみてください。

■治療のための道具の重要性

　こうした失行症の治療に使用する道具は「歩行の連続写真」に限定したものであるとは限らない。「手で物体を操作している写真」でもよいし、「日常生活の光景を写した写真」でもよい。重要なのは人間の身体や行為やさまざまな物体が映し出されていることである。
　失行症の言語聴覚療法は、患者にそれらの写真の一枚を見せ、セラピストが写真を言葉で説明することから始めるとよいだろう。そのセラピストの言葉の内に「前後、上下、左右」といった空間用語を自己中心座標系や物体中心座標系に基づいて挿入する。患者はその空間用語で表しているセラピストの言葉が正しいか間違っているかを「はい」か「いいえ」で解答する。そうして、視覚と言語とを一致させてゆくことが大切である。これが不一致のままであれば、視覚と言語は体性感覚(身体の動き)とも解離してしまう。
　セラピストは、患者の認知能力に応じた認知問題を作成するために2つの操作要因を考慮しておかなくてはならない。一つは呈示する写真の難易度とバリエーションである。呈示する写真により視覚的な知覚や注意の複雑性を操作することができる。もう一つは質問の仕方である。一つの写真の空間性に対してさまざまな質問をすることができる。それによって言語的な複雑性を操作することができる。この2つの操作要因を組み合わせることで患者の認知能力に応じた認知問題の難易度とバリエーションがつくられる。
　したがって、セラピストは治療の道具として何十枚もの写真を用意しておくとよいだろう。そして、質問のバリエーションは患者の解答状況に応じて変更してゆくべきである。この治療は失行症患者が実際の行為を生み出すための準備段階の訓練であり、空間認知や運動イメージの再組織化のために不可欠である。

■失行症患者の困難さ

　言語聴覚士のアンナマリアから治療を受けていた失行症患者は、自らの困難さを「私の地図を探して」と題した詩に託して次のように述べている（小池美納・訳）。

　　［私の地図を探して］

　　一人の男が歩いている…
　　私はそれを観察する…
　　マイブリッジの写真
　　そのどれもが
　　私には同じに見える
　　もう少し良く見てみると、
　　差異を見つけることができた
　　踵、膝、
　　前に出てゆく足が、もう一方の足を追い越してゆく

　　私は観察する
　　理解し変化させるために
　　マイブリッジの複数の写真のなかにある差異を
　　そうした差異を
　　私のための
　　教示とするために、
　　私が歩くための教示にするために
　　自分が動いているような気持ちになってきた
　　私が目で追っているものを真似できるような気持ちに

　　駄目できない！
　　写真を見るのと、
　　実際に試してみるのは全く別物だ！

　　混乱し、
　　私の視線は
　　アンナマリアを探す
　　「この人は右足で何を感じているのかしら？」
　　彼女の言葉は私を不安にする
　　「何を感じているかですって？」
　　「わからない」とは答えたくない。
　　覚えていないなどということがあるだろうか
　　今みたいに動かなくなるまでは、ずっと歩いていたじゃないか…

またアンナマリアが言う
「身体の重みを感じ始めているのよ。そしてもう一方の脚は軽くなっているの…」
もし私にも感じることができるなら
マイブリッジの写真の男に
なったふりができるのならば
私も感じることができるのだろう
同じ感覚を
足を踏み出す感覚を
あの男のまねをすることが
できるだろう

わかっている
そうではない
わかっている
これは歩くということのほんの一部だ
パズルを組み立てていくための一部だ
もう一度歩くことができるようになるための

小川の水は
岩の間を自由に
流れる
見てみよう、感じてみよう、触ってみよう
ひとときだって同じということはない
私の脳に私を導かせてみよう…

■失行症では何が失われているのか？──ジャクソン、リープマン、ゲシュヴィンドの系譜

　こうした失行症患者では何が失われているのだろうか。ペルフェッティによれば「視覚と言語と体性感覚の情報変換能力」と「運動イメージ」が失われている。
　これは大脳皮質機能の異種感覚統合不全という問題の捉え方であり、この問題を先見的に指摘したのはジャクソンである。彼は1880年代に大脳皮質が階層性によって組織化されており、大脳皮質には感覚でも運動でもない連合野が存在し、感覚入力と運動出力の間をとりなす「内面的処理（mental processing）」を実行する領域があるという可能性を指摘している。そして、内面処理とは感覚情報の解釈、以前の経験と知覚の統合、注意を向けること、環境の探索であると述べている。
　そこで、ここではジャクソンの見解を出発点として、失行症と大脳皮質損傷との関係性をめぐる神経心理学的な病態解釈の歴史を簡単に振り返っておきたい。
　まず、失行症の病態解釈は20世紀初頭のリープマンの有名な「失行理論（水平図式）」に始まる。彼は左半球の頭頂葉連合野を視覚、聴覚、体性感覚の知覚統合の中枢と捉え、その頭頂葉と前頭葉の運動プログラムの解離を想定した。これは先見的かつ非常に優れた仮説であったと言えよう。

1965年にゲシュヴィンドは大脳皮質局在論の潮流を問題視し、高次脳機能障害の出現を説明する「離断症候群」の概念を提案した。離断症候群とは「一側大脳半球間の連絡路、あるいは左右の大脳半球間の連絡路の損傷により、各種の高次脳機能障害が発生する」という考え方であるが、基本的にはリープマンの仮説を支持するものである。それは前頭葉における運動記憶と頭頂葉や後頭葉との神経線維連絡の離断に右半球との離断を組み入れたものであった。
　ゲシュヴィンドは、失認を「感覚や知覚ができるにもかかわらず、それが何であるかを認知できない症状」と解釈することの曖昧さを指摘している。この解釈を視覚に当てはめると、「視覚失認（物体失認：視力が保たれ、その物体の模写もできるのに、その物体が何だかわからない症状）」は、視覚機能の感覚、知覚、認知という階層性の「知覚－認知間」の障害ということになる。
　しかしながら、視覚的に物体が何であるかの認知は「言語による呼称」によって確認されている。そこでゲシュヴィンドは、視覚失認を大脳皮質の「視覚野と言語野の間の連絡の離断」と、「視覚野と体性感覚野の間の連絡の離断」の合併によって生じると考えた。彼は次のように述べている。

　　視覚野と言語野の間に離断が生じると、言語野にその視覚野からの情報が伝わらなくなってしまう。そこで言語野は情報について他の脳の部分からくる情報のみで、不完全な情報を作りあげてしまうため、作話反応を生じてしまう。たとえば、物体失認の患者が、視覚に関して述べる奇妙な内省、例をあげると「物が違って見える」とか「はっきり見えない」といった失認を示唆する言語は、視覚野と言語野の離断によって言語野が視覚野に達している情報を十分得ることができないために生じる作話反応である。

　そして、ゲシュヴィンドは、言語の神経機構について新しい見解を提案した。彼は、頭頂葉の下頭頂小葉がサルでは存在せず、人間で初めて出現した解剖構造であることを指摘したうえで、次のように述べている。

　　下頭頂小葉は、体性感覚連合野、視覚連合野、聴覚連合野に囲まれているところであり、聴覚と視覚、聴覚と体性感覚などの異種の感覚の連合が行われ、このような連合が言語獲得のための前提条件である。

　ゲシュヴィンドは高次脳機能障害を視覚、聴覚、体性感覚といった異種感覚情報の連合障害と解釈したのである。
　また、ゲシュヴィンドは「失行症の発現メカニズム」を弓状束の損傷による同側大脳皮質間の離断と、脳梁の損傷による反対側大脳皮質間との解離によって説明した。つまり、彼の考え方では、失行症は視覚、言語、体性感覚の解離ということになる。
　一方、近年のハイルマンの失行症の病態仮説では、左半球の頭頂葉連合野の時間－空間的な運動イメージの障害が強調されている。彼らはこれを「Praxicons」と呼び、随意運動を実行するための「認知的スキーマ」の障害を仮定している。
　また、最近ではロッシが「行為の認知モデル」に基づく「行為の組織化不全症候群（action disorganization syndrome：ADS）」という失行症の病態解釈を提言している。彼は行為を

表9.6 各研究者の物品（道具）使用とそのパントマイムの障害の用語・機序説明のおおまかな違い（中川, 2008）

		Liepmann, Poeck	De Renziら	SignoretとNorth	Heilmanらのグループ	中川
A.	複数物品の使用失行（障害）	観念失行（複数操作障害主体）	観念失行（単一使用障害主体）	意味性の錯行為＝観念失行 運動性の錯行為＝観念運動失行（検査場面）	観念失行（明確には規定せず）	失行に含まれるか不明
B.	単一道具の使用失行（障害）				概念失行（意味性の錯行為）	単一道具の使用失行
C.	パントマイム失行（障害）	観念運動失行（パントマイムの障害主体）	観念運動失行（無意味動作も含む）		観念運動失行（空間性の錯行為）	パントマイム失行

「行為の概念（意味）システム（conceptual (semantic) based action system）」と「行為の感覚運動システム（sensori-motor (non-semantic) based action system）」とに区分している。
　これはデ・レンツィの行為の意味性（semantics）により失行症を「観念運動失行」と「概念失行」とに区別する考え方と共通している。また、ハイルマンのように概念失行と観念失行を独立した病態とみなす立場もある。
　たとえば、「行為の感覚運動システム」に障害をきたした患者の場合、熟練した行為、すなわち意味のない行為を模倣することができないが（観念運動失行）、対象物を正確に操作することができる。
　逆に、「行為の概念（意味）システム」に障害をきたした患者の場合、使用する対象や道具の知識（概念）が要求される行為は遂行できなくなるが（概念失行）、意味のない（meaningless）行為を模倣するときには障害が見られない。
　さらに、オチパらは日常の物品使用の障害を重視する立場から「概念失行（conceptual apraxia）」という用語を提案し、その背景に「物品の概念」と「行為の概念」という2つの意味記憶の障害を想定している。また、シニョレットらは失行症を「運動性の錯行為」と「意味性の錯行為」に区分している。錯行為とは遂行する「行為のエラー」のことである。一方、レザックによる「遂行機能障害（executive function）」という前頭葉損傷における行動異常の一つとして失行症を捉える病態解釈もある。
　神経生理学的研究としては1970年代にクーパーらが運動前野を破壊したサルで観念失行様の症状を出現させた実験が有名だが、近年では頭頂連合野の身体図式や道具使用といった身体運動と空間認知障害との関係性、あるいは補足運動野の運動プログラミングや運動イメージと失行との関連性が探究されている。
　また、他者の行為の模倣や言語と行為の関係性も注目されている。1996年のリゾラッティらによるサルの前頭前野（Broca野、F5）におけるミラーニューロン（mirror neurons）の発見は、行為の脳内シミュレーション理論（simulation theory）へと発展した。こうした脳科学の知見は失行症の病態解釈においてもきわめて興味深く、行為の組織化における脳の表象（representation）の仕組みが意味的である可能性を強く示唆すると同時に、行為の学習が「運動理解（action understand）」、「アフォーダンス（affordance）」、言語的な「メタファー（metaphor）」などと深く関わっていることが明らかにされつつある。

しかしながら、こうした失行症の研究史における最も有力な病態解釈は、やはりジャクソン－リープマン－ゲシュヴィンドの系譜による左半球の頭頂葉連合野における視覚、言語、体性感覚の「感覚情報処理の解離説」であろう。これは随意運動発現前の認知過程の異常に失行症の原因を求める解釈であり、その点では近年のロッシやオチパなどの失行理論やリゾラッティらの行為の捉え方もほぼ同様である。失行症では「行為の認知過程における何らかの"理解"が失われる」とすべての研究者は考えている。

つまり、失行症は「行為の障害」であると同時に「認知過程の異常」なのであり、失行症に対する言語聴覚療法や後述する認知運動療法は、失行症患者の認知過程に介入することによって行為の理解を促し、行為の回復を図ろうとしているのである。

■失行症の再定義

だが、失行症の謎は深い。その病態の本質はまだ解明されていない。たとえば、実は失行症の定義すら研究者の間で一致していない。

そこで、1990年代の中期に、ペルフェッティは失行症の病態を再解釈するための第一歩として、歴史的に研究者がどのように失行症を定義しているかを文献的に再検討した。失行症の定義は古典的なリープマンの定義以外にも数多く提案されていた。

たとえば、「運動可能であるにもかかわらず合目的な運動が不可能な状態」「運動障害がないにもかかわらず、他者から口頭指示された行為を遂行できない」「学習した動きを正確に遂行できない」「経験的(習慣的)に獲得して自動化されていた運動の障害」など、さまざまであった。

しかし、そのどれもが失行症という複雑な病態を明確に定義してはいなかった。そこで、ペルフェッティは失行症のリハビリテーション治療として何をしたらよいかという手がかりになるような定義を自らの臨床経験から生み出そうとした。それは「失行症患者はある一定の状況で正しく運動することができるが、状況が変わるとできない(Perfetti, 1996)」という定義である。

■行為のエラーの観察

ペルフェッティは、この定義の再解釈を手がかりとして失行症患者の症状を見直した。そして、共同研究者のパンテによれば次のような失行症患者に特徴的な行為が観察できた。

- 行為のエラーが発生する。たとえば、フォークを口に運ぶ方向がおかしい、ヒゲをカミソリで剃る時に刀を正しい方向にあてることができず頬を傷つける、花をハサミで切る時に茎に対して直角に切れない、料理時にまな板の上で肉をナイフで上手く切ることができない。ビンの蓋を回転して開けられない。
- 開始した行為を途中までしか行えない。たとえば、トイレに行ってズボンを膝の所まで上げてもたもたしている。
- 使用する道具が間違っていても気づかない。たとえば、杖を使って庭の落ち葉をかき集めようとしたり、タバコの替わりにコインを口にくわえて火をつけようとする。
- 動作をしているつもりになることがある。たとえば、眼鏡をつかんでいることを眼鏡をかける段になって気づく。
- 動作の途中で突然何をしてよいかわからなくなる瞬間がある。

- 動作中に身体全体がこわばる。
- 動きの方向を間違う。
- 他者の動きの模倣時にエラーが多い。
- 関節の動きが過大になる傾向がある。
- 使用すべき関節が使わず、必要ない関節を使う。たとえば、「眼の前にあるペンを取って下さい」と言われて実行すると関節運動の順序を間違う。
- 歩行が間欠的になり、過度な関節運動が生じて柔らかな歩行ができない。
- 患者は「ある動作になると頭が"真っ白"になってしまい、何をどうすればよいのかわからなくなってしまう」と表現する。
- 行為のエラーについて質問すると「まあまあです」と曖昧に解答する。

■**失行症の新しい病態解釈**

　さらに、こうした失行症患者が「どのように動くか」という視点から行為のエラーを観察するのみでなく、「どのように知覚するか」「どのように注意を使うか」「どのように運動イメージするか」「どのように言語を使うか」…といった認知過程の異常が分析された。

　その結果は、これまでの臨床神経学で解釈されてきた症状とは異なる新しい発見が多数含まれていた。それは失行症の本質に迫るものであると言えるが、ここではそのポイントを記しておく。

- 失行症患者は行為を遂行するためにどの関節が対応していなければならないか、どの関節を参加させなければならないかがわからない。
- 失行症患者は他者の動きを視覚的に見ても、どの関節を動かしているかわからないし、自分が動かしている状況に置き換えてどのように感じているかイメージできない。
- 失行症患者は手指や足先がどの平面で運動しているかが認識できない。たとえば、セラピストが患者の手足を他動的に動かして水平面、前額面、矢状面、傾斜面などで四角や三角といった図形を描いても、それがどの面での運動かがわからない。
- 失行症患者は自分の身体各部を認識するのが難しい。
- 失行症患者は動作においてどこに注意を向けたらいいかがわからない。
- 失行症患者は複数の関節運動を運動イメージできない。
- 失行症患者は言語指示が理解できないだけでなく、行為の言語記述が不正確となる。

　以上の観察や分析から、失行症患者に特徴的な2つの病態が明確になってきた。第1の特徴は「動作に使われる関節に対して選択的に注意を向けることができない」という点である。たとえば、閉眼して椅子に座っている患者の手足をセラピストが他動的にゆっくりと動かして元の位置に戻し、どの関節が動いたかを質問すると誤って解答する。セラピストが「今、私が動かしたのはあなたのどの関節ですか？」と質問しても、患者は四肢の運動覚に異常がなくても正しく答えられない。これは四肢の体性感覚情報を感じていても、その情報が自己の身体図式（身体空間）として頭頂葉連合野で組織化されていないことを示唆している。第2の特徴は「ある他者の動きを見た時、自分自身がその運動を遂行しているように感じとることができない」という点である。セラピストが「私が身体のどの部分を使って運動しているか言ってみて下さ

い」と言っても患者は正しく答えられない。これは運動イメージが想起できないことを示唆しており、そのために動作の模倣が困難となる。また、この模倣障害は健側の上下肢にも頻繁に出現することが明らかになった。これらは頭頂葉連合野からの情報が不適切で前頭葉の運動前野や補足運動野の運動プログラムが組織化できないことを示唆している。

　そして、この2つの病態は組み合わさって出現する。たとえば、セラピストが自分の上肢や下肢を動かし、その動きを患者に視覚的に見せた後に「どこが動いたのか？」と患者に質問してみる。上肢の肩関節を動かせば手はさまざまな三次元空間内のある位置に移動する。このとき、患者は「手が動いた」と表現する。ところが肩を動かさずに肘関節を動かしても手はさまざまな3次元空間内のある位置に移動する。このときも患者は「手が動いた」と表現する。確かに手の位置は変化しているが、動いているのは肩関節であり肘関節である。この簡単な意味が患者には理解できない。それは「動作に使われる複数の運動覚に意識の志向性を向けていない」からである。同時に、それはセラピストが四肢を移動させるときにどの体性感覚に注意を向けるべきか、どこの筋肉に力を入れて動かしているのかがわからないということでもある。

　つまり、「他者の動きを見たとき、自分自身がある一定の運動を遂行しているように感じられない」のであり、運動イメージの想起が困難なのである。それは他者の「動きを見る」という視覚情報と自らの「身体を動かす」という体性感覚の不一致に由来しているがゆえに、患側にも健側にも模倣障害が出現するのである。

　この2つの失行症患者に特徴的な症状は正常者には簡単過ぎて信じられないかもしれないが、何度繰り返しても患者は「自分のどこが動いているか」がわからない。こうした患者に従来のリハビリテーション治療のように動作の模倣や行為の反復練習を単に要求しても日常生活動作は向上しない。

　比喩的に言えば、たとえばあなたはテレビで体操選手が鉄棒の大車輪をしている映像を見て、選手が体幹の動きを微妙にどのように使っているかを感じられるだろうか。あるいはピアニストの手指の運動の映像を見てその運動感覚を運動イメージできるだろうか。失行症患者が行為を学習できない原因はその困難性に似ている。

■失行症患者の評価

　臨床における評価としては、まず観念運動失行と観念失行の区別が前提となる。また、観念運動失行の方が出現率が圧倒的に高い。

　観念運動失行患者には次のような特徴が認められる。

- 何をすべきかを知っているが、どのようにしたらよいかわからない
- 自動運動は可能だが意図的運動はできないことがある
- 模倣やパントマイムの障害
- 視覚-言語-運動の解離
- 運動の空間的、時間的な認知情報処理の問題
- 動作の系列化(シークエンス)の障害
- 行為に特異的な産出システムの異常(ある日常生活動作に特異的な異常)

　観念失行患者には次のような特徴が認められる。

- どのようにしたらよいか知っているが、何をすべきかわからない
- 順序立った連続した動作の困難性
- 物品使用についての知識の喪失
- 道具使用のエラー
- 身体部位物品化（BPO）
- 運動記憶の喪失
- 行為の概念システムの異常

　こうした特徴を把握したうえで、デ・レンツィの模倣検査を行う。これは主に観念運動失行の評価であるが重症度が正確に評価できる。具体的にはセラピストが各項目の動きを3回行って見せた後（たとえば、手指でテーブルの上を歩行するような動きを見せた後〈図9.38〉）、患者に健側（左上肢と左手）で模倣させる。右手が麻痺しているので右片麻痺には失行症の検査ができないと考えるのはまったくの誤りである。デ・レンツィの模倣検査では手指と上肢の運動を評価して点数化する（表9.7）。

　さらに、イメージ検査である「フロリダ・テスト」を必要に応じて追加する。これによって失行症患者のイメージの想起障害を正確に評価することができる（表9.8）。

■行為の解離と錯行為

　さらに、ペルフェッティは失行症状を深く分析してゆく。特に、行為のエラーを観察することによって、失行症の病態の第1の特色を「行為の解離」、第2の特色が「錯行為」であると仮定した。

　行為の解離とは、「状況や物体が変わることで、行為が正確に遂行できたりできなかったりする」ことである。つまり、一定の状況によってはほぼ正しく行為することができるが状況が変われば行為のエラーを生じる。一方、錯行為とは行為のエラー（誤り）で「動作における筋収

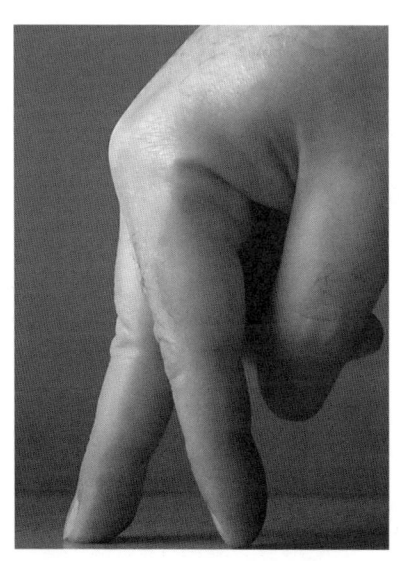

図9.38　手指で歩行の模倣をする

表9.7 失行症の模倣検査(De Renzi test for apraxia) (De Renzi)

予備検査	得点	エラー
1 手指を開いた上肢の前挙	0	指の外転を省略した。
2 手指を閉じた上肢の前挙	3	—
手指の運動		
1 ピースサイン(示指と中指を開く)	0	親指で中指の代用をし、前腕は回外した。
2 OKサイン(示指と母指で円を作る・他の指は開く)	3	—
3 牛の角サイン(小指と示指は伸展、他は屈曲)	2	肘の動きを省略(伸展せず屈曲した)。単に検査者の手だけに注意を向けた。
4 示指のみ伸展し、上を指す(他指は屈曲)	3	少し細分化がみられるが、アプローチの動作はぎくしゃくしている。
5 他の指は屈曲し、中指を示指の上にのせる	2	指の選択が困難(示指を中指に乗せた)。前の課題の保続がみられる。
6 示指と中指の屈曲で母指を包む	0	示指と中指の屈曲を省略した。前の課題の保続がみられる。
7 母指のIP関節から中指を伸展させ、はじくように動かす(3回)	0	指の交換がみられる(中指の代わりに示指)。保続がみられ延々とジェスチャーを繰り返す。
8 指鳴らしをする(3回)	0	指の交換がみられる(中指の代わりに環指)。1回しか鳴らさず回数の間違いがあった。肘の動きを省略。
9 指で歩行の模倣をする(テーブル上で示指と中指を交互に前進させる)	2	動きの協調性と滑らかさが不足していた。中指MP関節の屈曲を省略し、のろのろ歩きになる。また、肘と肩が省略され、体幹屈曲の動きが加わっていた。
10 はさみの身ぶり(水平面を維持しながら、示指と中指の開閉)	1	肘、肩、中指の動きが省略されている。はさみと紙を提示すると1回で正しい動作ができる。
11 示指から小指に向かって、連続でテーブル上を軽く叩いていく(3回)	1	指の選択が困難。小指の省略、親指の追加がみられる。ジェスチャーの空間的・時間的順序が組織化できていない。
12 示指と中指の伸展と他指屈曲で、テーブル上に手背がつくように前腕回外を伴って行う(3回)	1	中指と前腕回内の省略がある。回数の間違いがみられる。(2回もしくは1回のみ)
上肢の運動		
13 手指を開いて、反対側の肩に手を運ぶ	3	—
14 手指を開いて、後頭部へ手を運ぶ	3	—
15 手指伸展位で、前腕を水平に保ちながら手背を下顎(あご)に運ぶ	2	前の課題の保続がみられる。手の向きの間違いがある。
16 軍隊の敬礼	3	—
17 手を筒握りとして、口に運び、息を吹き入れる	0	吹き込む代わりに息を吸う。口頭で「ろうそくの火を消すように」と尋ねても物体なしではパントマイムに変化がみられなかった。
18 ストップの手ぶり(手指を開き、上肢の水平面上前挙)	0	肘の省略がみられる。いつも検査者の手と顔だけに注意を向けている。
19 テーブルを手で打つ(先ず手指屈曲垂直位、次に手指を開いて手掌で、交互に連続して3回)	2	順序、回数の間違いがある(延々とジェスチャーを繰り返す傾向がある)
20 手を手指屈曲位で額に置いた状態から、手指を伸展して指先を口に運ぶ(交互に連続して、3回)	1	前の課題の保続がみられる。額に手を当てるとき手の屈曲を省略している。
21 手指を開いた、上肢の側方挙上位から、対側の肩までゆっくりと手指を屈曲させながら手を運ぶ(3回)	1	手掌を前に向ける動きを省略する。時々間違った場所に到達する。回数の間違いがある。
22 胸の前で十字を切る	3	—
23 風変わりな人を示す手ぶり(手を矢状面にして第2指の先端でこめかみを3回軽く叩く)	1	MP関節の動きの省略がみられる。肘による代償運動および中指の追加がみられる。
24 投げキスをする	3	—
合計	40	

各項目において、正確に模倣が実施できなかった場合、3度まで行い以下の方法で得点をつける
得点化の方法:1度目に正確な模倣ができた場合は3点、2度目に正確な模倣ができた場合は2点、3度目に正確な模倣ができた場合は1点、できなかった場合は0点。総合点が53点未満は失行症で、53~62点は失行症を疑う。

表9.8 失行症のイメージ評価(FLORIDA TEST)

運動感覚

1. ノコギリを使っているところを想像して下さい。肩関節と手関節、どちらをより多く使いますか？　　　　　　　　　　　　　　　肩関節・手関節
2. ハサミを使っているところを想像して下さい。手関節と指、どちらをより多く使いますか？　　　　　　　　　　　　　　　　　　手関節・指
3. ペンで字を書いているところを想像して下さい。手関節と指、どちらをより多く使いますか？　　　　　　　　　　　　　　　　　手関節・指
4. 金槌で釘を打っているところを想像して下さい。肩関節と肘関節、どちらをより多く使いますか？　　　　　　　　　　　　　　　肩関節・肘関節
5. ドアの鍵を回しているところを想像して下さい。肘関節と指、どちらをより多く使いますか？　　　　　　　　　　　　　　　　　肘関節・指
6. 包丁を使って切っているところを想像して下さい。肘関節と手関節、どちらをより多く使いますか？　　　　　　　　　　　　　　肘関節・手関節
7. ノブを使って車の窓を閉めているところを想像して下さい。肘関節と指、どちらをより多く使いますか？　　　　　　　　　　　　肘関節・指
8. ピストルを撃っているところを想像して下さい。手関節と指、どちらをより多く使いますか？　　　　　　　　　　　　　　　　　手関節・指
9. 爪を切っているところを想像して下さい。手関節と指、どちらをより多く使いますか？　　　　　　　　　　　　　　　　　　　　手関節・指
10. ツルハシを使っているところを想像して下さい。肘関節と手関節、どちらをより多く使いますか？　　　　　　　　　　　　　　 肘関節・手関節
11. 爪を研いでいるところを想像して下さい。手関節と指、どちらをより多く使いますか？　　　　　　　　　　　　　　　　　　　手関節・指
12. カミソリでひげを剃っているところを想像して下さい。手関節と指、どちらをより多く使いますか？　　　　　　　　　　　　　手関節・指

コメント：

行為

1. ハサミを使っているところを想像して下さい。あなたの手は体に近づいてきていますかそれとも離れていきますか？　　　　　　　近づいてくる・離れていく
2. 目の前の壁に金槌で釘を打っているところを想像して下さい。金槌の先端と握り部分ではどちらが多く動きますか？　　　　　　　先端・握り
3. 包丁を使って切っているところを想像して下さい。あなたの手は前後に動きますかそれとも左右に動きますか？　　　　　　　　　前後・左右
4. ノコギリを使っているところを想像して下さい。あなたの手は前後に動きますかそれとも上下に動きますか？　　　　　　　　　　前後・上下
5. ピストルを撃っているところを想像して下さい。引きがねは体に近づいてきますかそれとも離れていきますか？　　　　　　　　　近づいてくる・離れていく
6. ツルハシを使っているところを想像して下さい。あなたの手は上下に動きますかそれとも回転しますか？　　　　　　　　　　　　上下・回転
7. ノブを使って車の窓を閉めているところを想像して下さい。あなたの手は回転しますかそれとも上下に動きますか？　　　　　　　回転・上下
8. ペンで字を書いているところを想像して下さい。あなたの手は体に近づいてきますかそれとも離れていきますか？　　　　　　　　近づいてくる・離れていく
9. カミソリでひげを剃っているところを想像して下さい。あなたの手は回転しますかそれとも上下に動きますか？　　　　　　　　　回転・上下
10. 爪を切っているところを想像して下さい。あなたの親指は回転しますかそれとも上下に動きますか？　　　　　　　　　　　　　回転・上下
11. 爪を研いでいるところを想像して下さい。あなたの手は回転しますかそれとも前後に動きますか？　　　　　　　　　　　　　　回転・前後
12. 鍵を使っているところを想像して下さい。あなたの親指は上下に動きますかそれとも回転しますか？　　　　　　　　　　　　　上下・回転

コメント：

道具

1. 金槌の先端の形は"S"に似ていますか、それとも"T"に似ていますか？ S・T
2. ツルハシ（ピッケル）の先端と握り部分ではどちらがより大きいですか？ 先端・握り
3. 鍵穴と鍵はどちらがより長いですか？ 鍵穴・鍵
4. 安全カミソリの刃は長方形と正方形ではどちらに近いですか？ 長方形・正方形
5. ナイフの握りと刃の部分ではどちらがより大きいですか？ 握り・刃
6. ハサミの刃先と安全ピンの先端ではどちらがより大きいですか？ ハサミ・安全ピン
7. 安全カミソリの刃先は丸いですか、それとも四角いですか？ 丸・四角
8. ハサミを開いた時の形はどのような文字になぞられますか？"X"それとも"W"ですか？ X・W
9. ゴム栓とペンの先ではどちらがより大きいですか？ ゴム栓・ペン
10. ピストルの引き金は銃口の上にありますか、下にありますか？ 上・下
11. ノコギリの先端と握り部分ではどちらがより大きいですか？ 先端・握り
12. 車の窓の上にある取っ手とシートベルトではどちらがより幅がありますか？ 取っ手・シートベルト

コメント：

姿勢

1. カミソリでひげを剃っているところを想像して下さい。人差し指と中指、どちらがより上にありますか？ 人差し指・中指
2. 目の前の壁に金槌で釘を打っているところを想像して下さい。金槌の先端と頭の部分ではどちらが近くにありますか？ 先端・頭
3. 包丁を使って切っているところを想像して下さい。手のひらは天井をむいていますか、それとも床をむいていますか？ 天井・床
4. ペンで字を書いているところを想像して下さい。人差し指と中指、どちらがより紙の近くにありますか？ 人差し指・中指
5. 爪を切っているところを想像して下さい。動いているのは人差し指ですか、親指ですか？ 人差し指・親指
6. ドアの鍵を回しているところを想像して下さい。あなたの指は伸びていますか、曲がっていますか？ 伸びている・曲がっている
7. ノコギリを使っているところを想像して下さい。人差し指と中指、どちらがより下にありますか？ 人差し指・中指
8. ピストルを撃っているところを想像して下さい。引きがねを引く指は人差し指ですか、薬指ですか？ 人差し指・薬指
9. ハサミを使っているところを想像して下さい。親指と人差し指、どちらがより上にありますか？ 親指・人差し指
10. ノブを使って車の窓を閉めているところを想像して下さい。あなたの腕は伸びていますか、曲がっていますか？ 伸びている・曲がっている
11. ツルハシを使っているところを想像して下さい。あなたの手は閉じていますか、開いていますか？ 閉じている・開いている
12. 爪を研いでいるところを想像して下さい。握っている指は伸びていますか、曲がっていますか？ 伸びている・曲がっている

コメント：

縮の組織化の異常」のことである。つまり、ある行為を適切かつ正確な運動として組織化するにあたっての異常である。

　行為の解離は「自動運動と意図的運動の解離」「運動の解読と産出の解離」「視覚の解離、聴覚の解離、体性感覚の解離」「運動の概念と構成の解離」「運動の力学的側面と関節運動の解離」など複数の観点から検討されたが、ペルフェッティが強調したのは「運動の解読と産出の解離」である。

これは失語症の研究で提案されているもので、失語症には言語の「解読（decording）」に困難をきたす感覚性失語と言語の「産出（production）」に困難をきたす運動性失語が存在する。前者は口頭言語の理解の基礎となるルールに異常をきたしたものであり、後者は患者が文章を産出できないという問題に起因している。失行症患者の場合もこれと同じで、運動の解読と産出の両方の基礎となる「ルール」に異常が生じているとペルフェッティは考えたのである。
　錯行為は運動が正しく実行されたかどうかが問題となるが判定が難しい。たとえば、言語の場合は「子どもがリンゴを食べる」という代わりに「子どもがリンゴが食べる」と言ったりすると間違いは直ぐにわかる。しかし、机の上のリンゴを取るという運動の場合はさまざまな許容される関節運動の組み合わせがあり間違いは明確ではない。
　錯行為には運動の「省略（たとえば鼻を掻くという行為で肩の外転運動が欠如する）」「代償（たとえば肩の運動の代わりに肘の運動を使う）」「反復（たとえば手指の運動を何度も繰り返して肘の運動に移行しない）」「運動の緩慢化（動きの速度が不適切）」「近接運動（正しい運動に近づけようとする試みを繰り返し続ける）」などがあり、セラピストには詳細な観察力が要求される。さらに、意味性錯行為と運動性錯行為に区分する考え方もある。また、こうした錯行為の背後にも運動の解読と産出の問題がある。
　解読は動作生成のための概念的な知識であり、物体や道具についての知識、物体や道具に関する使用方法の知識、運動の系列的順序の知識などを含む。一方、産出は物体や道具の視覚的、触覚的な知覚、関節運動の時間と空間の知覚、筋収縮の制御などよりなると考えれば理解しやすいだろう。

■同種感覚情報変換と異種感覚情報変換の障害

　そして、ペルフェッティは身体図式（身体空間）を統合する頭頂葉連合野に損傷を負った患者は行為の解読と産出の両方に支障をきたし、前頭葉の運動プログラム野（運動前野と補足運動野）に損傷を負った患者では主に産出すべき行為時の筋収縮の組織化に支障をきたすと仮説づけた。そして、失行症の発現メカニズムは脳内の感覚情報変換におけるマッチング（比較照合と一致）の機能不全に起因していることを提言した。つまり、解離は視覚、聴覚、体性感覚の情報変換障害に起因すると考えた。
　感覚情報変換には同種感覚情報変換と異種感覚情報変換があり、いずれも左半球の頭頂葉連合野（5野・7野）や角回（39野・40野）で統合されている。頭頂葉連合野で視覚情報、言語情報、体性感覚情報の分析が行われ、それぞれの同種・異種感覚情報のマッチングが行われた結果、前頭葉の運動プログラム野（運動前野と補足運動野・6野）と第一次運動野（4野）を経由して正しい運動指令が出される（図9.39）。情報のマッチングとは、視覚、聴覚、体性感覚情報が互いに矛盾なく同一の意味として了解されることである。
　発達心理学者のブルーナーは「子どもが何かを知るためには映像表象、言語表象、運動表象の3つが一致する必要がある」と述べている。たとえば、私たちがリンゴを目で見ても、言葉でリンゴと聞いても、手で触れても、それがリンゴであることがわかるのは、視覚、聴覚、体性感覚間の情報変換が矛盾なくマッチングできているからである。こうしたマッチングの機能不全が失行症の複雑な病態をつくりだしている。人間の行為の前提条件は視覚、聴覚、体性感覚の一致とその規則的かつ推論的な認知システムの「概念構造の形成（Jackendoff, 1994）」なのである。

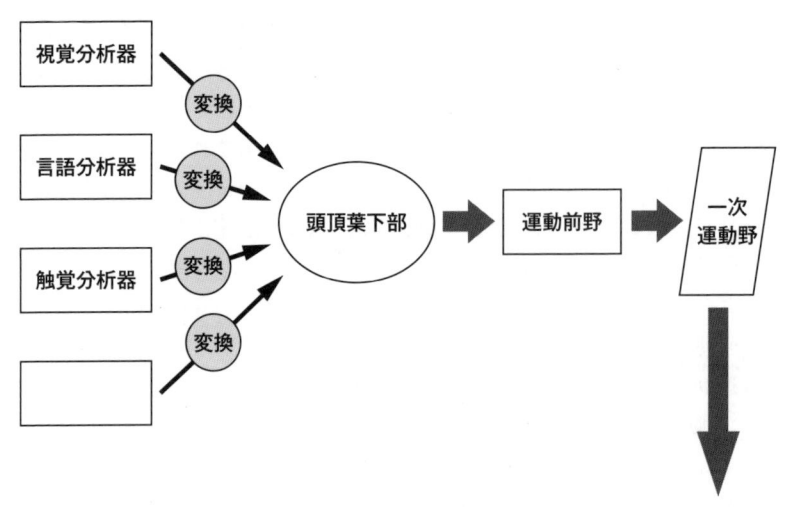

図9.39 頭頂葉連合野における情報変換（Perfetti, 1996）

■失行症に対する認知運動療法の実際

こうした失行症の定義や病態解釈の再検討を経て、行為の解離と錯行為や運動の解読と産出を考慮した感覚情報変換の訓練が開発された。以下、失行症を伴う片麻痺に対する認知運動療法について、サントルソ認知神経リハビリテーションセンターのセラピストであるパンテによる、上肢を使った訓練の実際を紹介する。

A）予備的な訓練

失行症患者は自己の身体の知覚に注意を向けることが困難なことが多い。特に、失行症患者では「選択的注意」が障害されている。その特徴として次のようなものがある。

［失行症における選択的注意の問題］
- 運動にとって最も意味のある関節に注意を向けることができない。
- 最も注意を向けるべき関節の選択ができない。
- 関節運動への注意は一つとなりやすい。
- 複数の関節運動の順番を考慮することができない。
- 一つの関節から注意を離し、他の関節へ要素へ向けることができない。

そこで次のような「予備的な訓練」を開眼と閉眼で行う。

A-1）他者の身体運動がどこの関節で生じたかを指差し（ポインティング）させる。

患者は座位で開眼とし、セラピストは患者の前に座る。そして、肩関節を外転したり、膝関節を伸展して元の位置に戻す。そして、「私のどこの関節が動いたか指差しする」ように要求する。患者はセラピストが肩関節を外転したにもかかわらず「手」を指差すことが多い。確かに手も移動しているが、動かしたのは肩関節である。失行患者はそれが理解できない。特に、肩関節や股関節の内外旋の場合に誤ることが多い。また、セラピストが座る位置を替えて、側方や後方から関節運動を観察させてポインティングさせる。

あるいは、2つまたは3つの関節を順番に動かして、どの順番でどこの関節が動いたかを問う。セラピストが「人形」の手足を動かしてポインティングさせてもよいだろう。

A-2）自己の身体運動がどこの関節で生じたかを指差し（ポインティング）させる。

患者は座位で閉眼し、セラピストは患側の上肢または下肢を保持する。そして、肘関節を屈曲したり、股関節を外転して元の位置に戻す。そして、開眼させて「どこの関節が動いたか指差しする」ように要求する。あるいは、口頭で表現したり、反対側の上肢で同じ運動を行い、エラーを確認する（図9.40）。失行患者は深部感覚障害がなくても、どこの関節が動いたのかを理解できない。

あるいは、2つまたは3つの関節を順番に動かして、どの順番でどこの関節が動いたかを問う。この場合はより誤る。特に、複数の関節を動かす時に一つの関節の運動を異なる方向に2回動かすと判断を誤ることが多い。

こうした予備訓練によって、可能な限り患者が自己の身体の知覚に注意することを促した後で、次の同種・異種感覚の情報変換訓練を行う。

B）同種・異種感覚の情報変換訓練

失行症患者に、視覚間の情報変換（解離）、視覚から体性感覚への情報変換（解離）、体性感覚から視覚への情報変換（解離）、体性感覚から視覚への情報変換（産出）、体性感覚間の情報変換（解離）、視覚と言語との情報変換（解離）などを要求する。

B-1）視覚⇔視覚の情報変換（解離）

視覚と視覚の情報変換には平面的な2次元から2次元へ、2次元から空間的な3次元への情報変換がある。

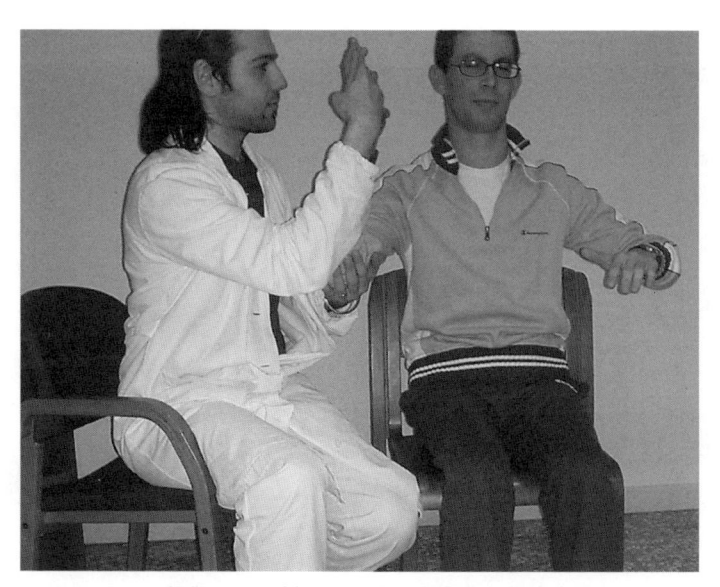

図9.40　予備的な訓練（自己の身体の知覚に注意を向けさせる）

2次元と2次元の情報変換における上肢の場合は、手指の形の異なる4枚の写真（グー、チョキ、パーなど）、または手指を顔のさまざまな部分に接触させている4枚の人物写真（手指が額、鼻、口、下顎などに触れており、肩や肘関節の角度が異なる）を用意して机の上に並べる。次に、同じ写真を4枚用意してトランプのように患者に1枚引かせる。そして、セラピストは机の上の4枚のうちの1枚を指さして「引いたのはこれですか？」と質問する。患者は「はい」または「いいえ」で解答する（図9.41）。

　2次元と3次元の情報変換の場合は、テーブル上の4枚の写真のうちの1枚とセラピストが行っている上肢のポーズとのマッチング（照合）を要求する。患者はテーブル上の4枚のうちから適切なセラピストのポーズに対応する写真を指差す（図9.42）。あるいは、先にセラピストがポーズをつくり、後に4枚の写真から選択させてもよい。平面的な2次元空間での視覚と視覚の情報変換の場合は写真と写真のマッチング（照合）である。一方、平面

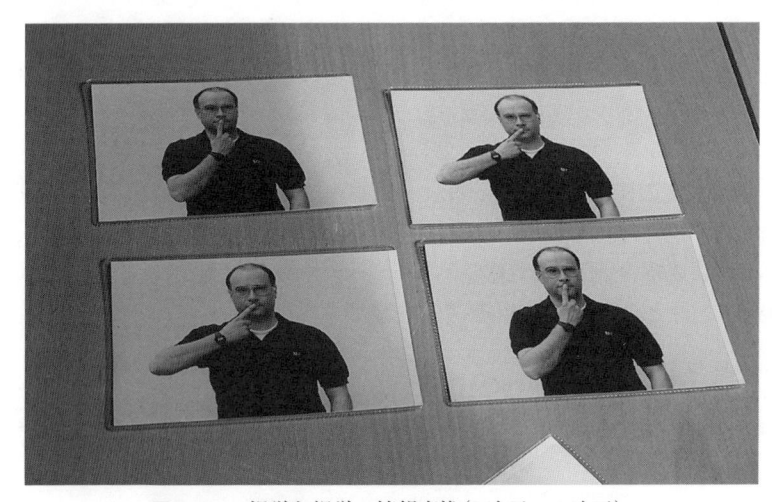

図9.41　視覚と視覚の情報変換（2次元⇔2次元）

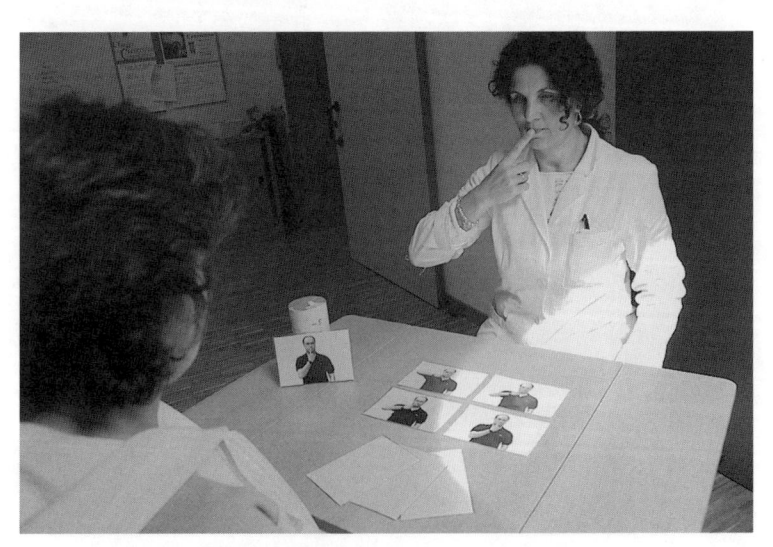

図9.42　視覚⇔視覚の情報変換（2次元⇔3次元）　(Pantè)

的な2次元空間で患者が1枚の写真を引いた後に「あなたが引いた写真の形はこれですか？」とセラピストが自分の身体を使ってポーズを見せて照合を求めると2次元から空間的な3次元への情報変換となる。

B-2） 視覚⇒体性感覚への情報変換（解離）

　上肢、体幹、下肢の異なる動きや姿勢を示すさまざまな写真を各4枚セットで用意して患者に見せる。その後、患者を閉眼させ、セラピストが患者の四肢を動かし元の位置に戻す。そして、「今感じた身体感覚と同じ写真はどれですか？」と質問してマッチングさせる。たとえば、口に手指を接触させているが肩と肘の位置の異なる4枚の写真を患者に見せ、患者を閉眼させ、セラピストは患者の上肢（肩と肘）を他動的にゆっくり動かして手指を口に接触させ後、元に戻し、4枚の写真のうちのどの上肢の運動であったかを解答させる。失語症を合併している場合は健側の手指で1枚の写真を指示させる。これは解読の訓練であり、セラピストは多くの時間をこの訓練に費やすことになる（図9.43）。

　失行症患者に最も適用する認知運動療法であり、患者は信じられないほどにこの情報変換ができない。タブレットを使って、患者があらかじめ視覚で知覚した小型パネルの図形を触覚や運動覚情報を使って認識する訓練（視覚－体性感覚情報変換）や最初に小型パネルを見せずに触覚や運動覚情報を使って認識させてどのような図形かを紙に描かせる（体性感覚－視覚の情報変換）こともできる。

B-3） 体性感覚⇒視覚への情報変換（解離）

　セラピストが閉眼した患者の上肢を動かし、元の位置に戻し、4枚の写真のうちのどの動きであったかを質問する。まず、セラピストは患者の健側の上肢を保持し、ゆっくりと

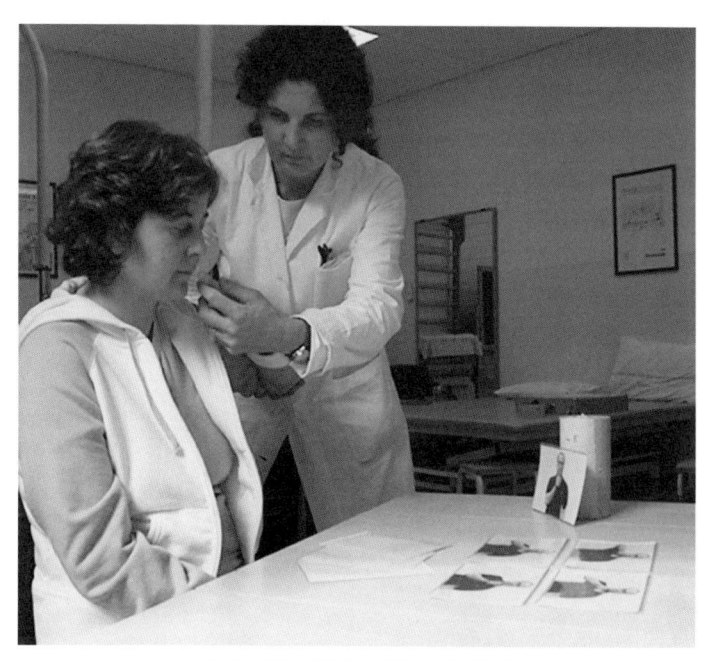

図9.43　体性感覚⇒視覚の情報変換（解離）　(Pantè)

4枚の写真のうちの1つの動きを他動的に遂行し、元の位置に戻し、視覚的にどの写真の動きであったかを照合させる（図9.43）。次に、患側の上肢を保持して行う。体幹や下肢の写真を用意して行うことも必要である。

B-4）視覚⇒体性感覚との情報変換（産出）

こうした解読の訓練の後に、選択した写真の動きを模倣することを患者に要求すると、患者は筋収縮を組織化して複数の関節間の空間的、時間的、強度的な関係を的確に制御しなければならなくなる。これは解読が可能になった後に行う産出の訓練である。

具体的には、まず4枚の写真のうちの1枚を患者に引かせる。そして、閉眼させて患者自身の健側の随意運動でその動きを実際に行わせ、それが正しいかどうかをセラピストの教示で照合する（図9.44）。

体幹や下肢の写真を用意して行うこともできる。これは随意運動の遂行を要求する点で産出に対応したものであるが、その実行はエラーである場合が多い。そのときにはセラピストが再度他動的に動かして、どこの関節の動きにどのようなエラーが生じていたかを確認し、再度、その動きを患者に試みることを要求する。

B-5）体性感覚間の情報変換（一側間と両側の比較）

セラピストが座位で閉眼した患者の四肢を他動的に動かして行う。四角や三角や円といった図形は、肩の運動軌道としても描けるし、手関節や手指関節の運動軌道としても描けるし、股関節や足関節の運動軌道としても描ける。これらの異なる関節運動が同一の図形として知覚できるかどうかをマッチングさせる。また、机の上に置かれた物体に対するリーチング運動にはさまざまな運動軌道がある。ある一つの物体の位置を知るために、どこの関節をどのように使うのかの自由度をマッチングする。

タブレットを使って小型パネルの図形を認識するだけでなく、どの平面での運動であるかを問う。また、左右の手に物体を接触させて、同一の物体であるか異なる物体であるかを問う。

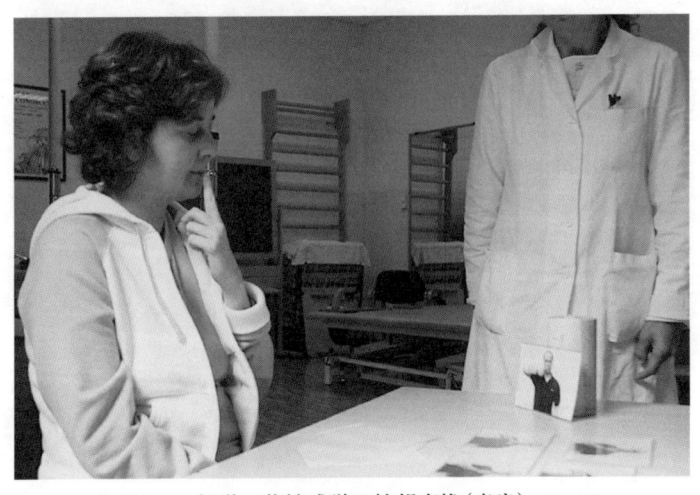

図9.44　視覚－体性感覚の情報変換（産出） (Pantè)

これらはすべて閉眼した他動運動で行うが、体性感覚間の情報変換は一側上肢の1回目の動きと2回目の動きを比較照合する方法と、左右の上肢の動きを比較照合する方法とがある。

B-6）体性感覚⇒言語の情報変換
　これは閉眼した他動運動後に、その動きを言語で説明することを患者に要求するものである。患者は自己の運動を適切な空間用語を使用して表現しなければならない。

B-7）視覚⇔言語の情報変換
　身体の動きや姿勢を示す写真、あるいはさまざまな日常生活活動作風景の写真や絵などを用意し、患者に1枚引かせる。セラピストは「それは肩と肘が同じ高さで手を持ち上げている写真ですか？」とか、「それは机の上に女性が両肘をついて、右手は左の肩に触れ、左手で下顎を支え、右側のワイングラスを眺めている絵ですか？」と聞く。患者はセラピストの言葉を自分の身体姿勢へ置き換える必要がある。失語症を有している場合、患者は「はい」または「いいえ」で答えるが、これは空間的な関係性を視覚情報と言語情報間でマッチングさせるものであり、さまざまな日常生活場面の写真や絵を使った応用と注意の難易度操作が可能である。この視覚と言語との情報変換は言語聴覚士が行うことが多い。

　失行症に対する認知運動療法は、こうした同種・異種感覚の情報変換（クロスモーダル・トランスフォーメーション）と呼ばれる高次情報処理（物体中心座標空間と自己中心座標空間の関係づけ）によって、身体図式や運動空間が頭頂葉連合野で再形成し、運動のイメージの想起を促し、行為の目的の達成に向かう運動プログラムを再組織化してゆく。

■右半球損傷と左半球損傷に対する認知運動療法
　最後に強調したいのは、認知運動療法では半側空間無視を伴う片麻痺患者と失行症を伴う片麻痺患者への治療方略が明確に区別されている点である。左右の大脳半球の機能が違うのであれば、その回復を目指すリハビリテーション治療も違って当然なはずである。そして、ここが右麻痺でも左麻痺でも同じ治療を行う従来の運動療法とは決定的に違う。
　また、半側空間無視や失行症への治療においては常に身体(体性感覚)が組み込まれている。この身体を介した治療的介入は従来の認知リハビリテーションと決定的に違う。
　認知運動療法の核心は、患者に精神と身体の"つながり"を求める点にあると言えるだろう。

9.6 高次脳機能障害のパラダイム転換

> 心の科学（認知科学）と人間経験が相互に循環し始める可能性を探求しなければならない。
> ——Varela

■さらなる探求へ

　これまでの高次脳機能障害のパラダイム（基本的な考え方の枠組み）は、失語症、失行症、失認症などを大脳皮質連合野の損傷に起因する精神・認知障害とみなすものであった。ここではこの高次脳機能障害の核心に対して本質的な疑問を提起しておきたい。

　それは「高次脳機能障害は大脳皮質連合野の障害によって出現するが、人間の精神・認知機能は厳密には大脳皮質連合野のみで営まれている機能ではない」という点である。

　人間の精神・認知機能は行為と同様に、皮質間の緊密な連絡、皮質下のさまざまな領域（視床、大脳基底核、小脳、網様体、脳幹、脊髄など）との連絡、さらには皮膚、関節、筋といった末梢の身体部位をも巻き込んだ複合的で複雑な機能システム（神経ネットワーク）の産物である。

　究極的には身体がなければ精神は存在しないし、精神がなければ身体は存在しない。したがって、精神と身体は相補的な関係を前提に「相互作用している」と捉えるべきである。つまり、精神の変容は身体に影響し、身体の変容は精神に影響する。だとすれば、「精神と身体は相互作用する一つのユニットである（Perfetti）」と解釈すべきではないだろうか。

　この意味は四肢切断後の「幻肢（phantom limb）」を例にとるとより理解しやすいように思われる。存在しない手足が存在するのが幻肢である。身体的には欠損した手足が精神的にはまだ残っていると患者は訴える。これは身体の物理的な変化が精神の表象に影響する典型例であろう。なぜなら、精神の表象はさまざまな形の幻肢を作り出すからである。明らかに患者の精神は現実世界とは違っている。

　現代の脳科学は、この幻肢が第一次感覚野のホムンクルスの変容だとしている。しかし、幻肢は体性感覚（触覚や運動覚）のみに変容をきたしているのではない。大塚が実大型、遊離型、断端密着型、瘢痕型、陥入型に分類しているように、手足の形や位置の知覚にも変容をきたしている。また、幻肢痛の存在は感情や情動にも強い影響を与えている。

　四肢の欠損が第一次感覚野のみならず大脳皮質連合野にまで強い影響を与えていることは間違いない。また、逆に義手や大腿義足などの装着によって幻肢や幻肢痛が変化することは末梢の身体経験が脳の身体イメージをニューロン・レベルで変化させることを示している。

　興味深いことに、こうした幻肢や幻肢痛は高次脳機能障害として扱われない傾向にある。それは義足を必要とするために整形外科的な身体の疾患とされてきたからだ。定義上、大脳皮質連合の損傷に起因する精神・認知機能の障害ではないからであろう。ここには高次脳機能障害の本質を再考するヒントがあるかもしれない。精神と身体を区別する限り、四肢切断後の幻肢や幻肢痛の謎は解けないし、高次脳機能障害の謎は解明できないように思われる。

■高次脳機能障害のパラダイム転換

　精神と身体は一つの人間存在であると捉えることによって高次脳機能障害に対する神経心理学的アプローチのパラダイム転換が生じるのではないだろうか。

その根拠の核心は、「高次脳機能障害の回復のためにも、片麻痺の回復のためにも、精神と身体を別々に治療してはならない」という点にある。「精神と身体は相互作用する一つのユニットである」という考え方に根ざした新しいリハビリテーション治療を探求すべきだと主張したい。

　一人の人間の脳卒中に由来する機能障害を精神と身体に区別せずに複合的に評価して治療してゆくべきではないだろうか。そうしない限り高次脳機能障害を有する片麻痺患者は回復しないのではないだろうか。

　行為が高次脳機能によって認知的に制御されていることは自明である。左半球損傷後にも、右半球損傷後にも、同じ片麻痺が発生する。しかしながら、片麻痺の回復に認知過程の活性化が必要だとすれば、左片麻痺と右片麻痺の運動療法は同じであってはならないはずだ。また、身体の体性感覚の情報処理不全や運動プログラムの変容に高次脳機能が関わっている。したがって、高次脳機能障害のリハビリテーション治療において身体（各種の体性感覚や筋収縮）を無視することはあってはならないはずだ。

　特に、高次脳機能障害を有する片麻痺患者に対する運動療法の困難性を考えるとき、そこには精神と身体の分離という本質的な誤りが潜んでいるように思われる。

■伝統的なリハビリテーションへの問題提起

　このように考えることで、高次脳機能障害を伴う片麻痺患者に対する伝統的なリハビリテーション治療に対する本質的な疑問が浮かび上がってくる。すなわち、失語症、失認症、失行症などにはいわゆる「認知リハビリテーション」を適用し、片麻痺には「運動療法」や「日常生活動作訓練」を適用するという臨床上の区別である。この区別は精神と身体を区別するデカルトの深遠な心身二元論を人間機械論として解釈した短絡的な思想に過ぎない。本来、人間のあらゆる生きる営みの実現には、精神・認知機能と身体機能が共働することが不可欠だと考えるべきである。

　片麻痺患者のリハビリテーション治療においては、過去から現在まで膨大な数の基礎研究や臨床研究がなされ、さまざまな評価や治療が提案されてきた。しかしながら、学校教育、学会発表、研究論文、書籍、臨床での論議、リハビリテーション治療（理学療法、作業療法、言語聴覚療法）の実際に至るまで、すべてにおいて高次な機能（精神）と低次な機能（身体）は明確に区別されているのが現状である。これはリハビリテーション関係者の全員に共有されている一般常識であり、現在でも完全に正当化されている。そして、この本質的な疑問について論議し、評価方法やリハビリテーション治療のあり方に疑問を呈したものはまったく見当たらない。

　強調したいのは、一人の人間の脳卒中後の症状を高次な精神・認知機能障害と低次な身体機能障害に区別し、「高次機能障害に対する認知リハビリテーション」と「片麻痺の運動療法」という2つの異なる治療を適用すること自体に本質的な問題があるという点である。脳科学が発展した現代、その意味をセラピストは真剣に再考しなければならない時期にきている。

　さらに、一人の人間が脳損傷後に再び行為して生き抜いてゆくために、理学療法、作業療法、言語聴覚療法という異なる理論基盤に準じた治療が別々に行われることが、本当に適切なのかを問う必要があるだろう。

　しかしながら、ここで決して誤解してならないのは、失語症、失認症、失行症などはまさに「高次脳機能」に異常をきたした症状だという点である。それらの症状が大脳皮質連合野の機

能変質に由来することは明白なのである。したがって、ここで強調しているのは高次脳機能障害の存在そのものではなく、その症状の病態の評価(観察・検査・解釈)と治療手段のあり方にある。リハビリテーションにおける評価と治療が高次と低次、中枢と末梢、精神と身体の区分に基づいて適用されつづけている現状の臨床に本質的な疑問を投げかけているのである。

人間を精神と身体からなる機能システムとみなすなら、純粋な高次脳機能障害、あるいは純粋な運動機能障害というのは、ある限定された検査上の所見に過ぎない可能性がある。なぜなら、人間の行為の営みは、精神のみの産物ではないし、身体のみの産物でもないからである。

つまり、左半球損傷と右半球損傷による高次脳機能障害の差異を明確に把握したうえで、右片麻痺と左片麻痺には異なる治療方略に基づくリハビリテーション治療が適用されるべきなのである。現状では高次脳機能障害に対する認知リハビリテーションと、片麻痺に対する運動療法は明確に区別されている。まだ、左脳と右脳の高次脳機能障害と左片麻痺と右片麻痺の差異を考慮した運動療法は生み出されていない。セラピストには大いなる挑戦が必要である。

■精神と身体の循環的な相互制約

提案したいのは、高次脳機能障害における精神・認知異常は「精神と身体との循環的な相互制約」に根ざして生み出されると解釈する視点である。あらゆる回復は精神のみで生じるのでも、身体のみで生じるのでもない。高次の回復が低次の回復に影響し、末梢の回復が中枢の回復に影響する。

人間は外部世界を認知して行為している。この外部世界は精神によって認知されると考えるのがこれまでの科学の常識であった。しかし、外部世界は人間の身体という解剖学的構造があるから認知できる。身体を介して行為することで精神が産出される。また、精神による認知の変化は新しい行為を産出する。こうした認知と行為の「循環」は、精神の状態によっても変化するし、身体の状態によっても変化する。

したがって、外部世界の認知は単なる精神による表象ではない。外部世界は身体と環境との相互作用を源泉とする行為から産出されている。バレーラは「すべての行為は認知であり、すべての認知は行為である」と述べ、それを「身体化された心」という言葉で表現している。人間の生きる経験は精神という心的現象と身体という生物学的な構造の循環的な相互規制に準拠しているのである。

また、発達心理学者のピアジェも子どもの認知発達と運動発達は区分することができないと主張している。特に、誕生から自己の認識に至る3歳頃までの発達は感覚運動期と呼ばれる「生きる世界を認知するための運動」に根ざしているからである。人間の精神・認知機能は身体的な行為や自然環境がなければ生まれない。体性感覚の世界はそうであっても視覚世界は違うという意見もあるかもしれない。しかし、視覚世界の奥行き(遠近感)という認知は手足の行為なしでは生まれない。生きる世界は「肉体という織物(メルロ゠ポンティ)」によってつくられている。つまり、「人間の精神と身体は一つのユニット」であることは、視覚的、聴覚的、体性感覚的な世界のすべてについて言える。

したがって、一人の人間の障害を精神・認知障害(高次脳機能障害)と身体障害(運動障害)に区分する考え方は乗り越えてゆく必要がある。一人の脳卒中患者の精神と身体とを分離して治療することはできない。リハビリテーションの臨床ではこれを自明の理とすべきではないだろうか。

■運動の再教育と高次脳機能の関係が切り離されている

　ここで、運動の認知的制御について考えてみよう。古典的に運動中枢は運動野のホムンクルスだとされてきたが、現代の脳科学において運動の認知的制御は随意運動の最高中枢である運動前野や補足運動野の機能特性と解釈されている。しかしながら、運動前野や補足運動野の機能は頭頂葉連合野の機能に支えられているし、さらに低次と呼ばれる皮膚、靱帯、関節、筋といった末梢の身体によっても支えられている。末梢の感覚受容器からの情報がなければ運動の認知的制御はできない。

　したがって、運動の認知的制御の障害を随意運動の最高中枢である運動前野や補足運動野の機能障害とみなすことはきわめて困難であると同時に、そうした運動の「高次中枢」の捉え方に基づいた片麻痺の病態解釈は根本的に誤っている可能性がある。

　たとえば、片麻痺の歩行を考えてみよう。歩行障害は骨関節障害や筋力低下によって生じるために整形外科領域でも治療されてきた。また、その神経メカニズムは脊髄・脳幹レベルの反射や反応によって説明されることも多い。そのために歩行障害は「低次」の問題とされ、片麻痺の歩行も運動療法（関節可動域訓練や筋力強化訓練）や下肢装具の適用にみられるように物理的（生体力学的）な治療が一般化している。一方、現代の脳科学では歩行が複雑な随意運動であり、高次脳機能と深く関わった行為であることが実証されている。片麻痺の歩行を低次レベルの運動メカニズムとみなす病態解釈は明らかに誤っている。

　そして、これは一つの例に過ぎない。こうした誤った視点は運動や動作を「低次」とみなす視点の常識化へと波及している。リハビリテーション治療の歴史においては、低次な運動麻痺を治療するのが理学療法であり、高次脳機能障害を治療するのが作業療法士や言語聴覚療法だとする考え方も根強く存在する。

　つまり、一人の片麻痺患者に発生した運動麻痺と高次脳機能障害が低次と高次に区別されることによって、複数のセラピストによる異なる治療が一人の片麻痺患者に適用されるという状況が一般化している。

　この点への憂慮についてペルフェッティは次のように述べている。

　　運動の再教育と高次脳機能の関係が切り離されている。リハビリテーション訓練室で関節や筋を担当するセラピストと失語症、失行症、半側空間無視を担当するセラピストとは"違う"とされている。誰が見ても矛盾は明らかであるが、基本的には誰もが受け入れている。片麻痺患者の問題を総合的に分析してゆこうとする方が最も理にかなっている。それは運動麻痺の回復と高次脳機能障害の回復の区別を克服しようとする考え方である。

　これはリハビリテーション医学に対する重要な問題提起ではないだろうか。片麻痺患者が行為を遂行できない場合、その原因を運動麻痺にのみ求めるセラピストがいる。また、高次脳機能障害は運動機能とまったく関係ないと考えるセラピストがいる。ペルフェッティは、その結果として一人の片麻痺患者の身体と精神が区別されて別々の治療がなされる常識に疑問を呈しているのである。

　これは「高次脳機能である認知過程（知覚、注意、記憶、判断、言語、イメージ）をなおざりにして運動能力の回復はあり得ない」という主張である。つまり、認知過程を治療しない限り運動異常は回復しない。この点に賛同する科学者やセラピストは多いはずである。しかし、さ

らに「運動によって認知異常を回復させること」を試みるべきではないだろうか。これは「高次脳機能障害のリハビリテーション治療に身体を持ち込むこと」を要求することになる。

■片麻痺に由来して高次な認知異常が発生する

つまり、ペルフェッティは「失語症、失行症、失認症を高次脳機能障害ではない」と言っているわけではない。片麻痺などの中枢性運動麻痺(上位運動ニューロンの障害)によって認知異常が生じると仮定しているのである。片麻痺では表在・深部感覚障害のみならず、痙性による異常な筋緊張によって身体の知覚、注意、イメージなどの変容が引き起こされる。それは運動異常に由来する高次な認知異常である。

この視点に立脚することによってのみ片麻痺の病態解釈の本質が理解できる。この病態解釈によって片麻痺を中枢性運動麻痺ではあるが高次脳機能障害ではないとする従来の病態解釈の不十分さが明らかになる。外部観察では確かに運動麻痺であるが、脳の内部観察という視点からすると、片麻痺によって高次な運動の認知的制御は変容しており、知覚、注意、記憶、判断、言語、イメージなどに異常が認められる。精神機能に関わる認知機能と身体に関わる認知機能は別々ではなく共有されていると仮定すると、片麻痺をきたすことによって運動の高次脳機能障害が生じると解釈することができる。たとえば、片麻痺患者の運動イメージの想起不全がその典型的な例である。行為前に運動イメージの想起ができない片麻痺患者は高次脳機能障害だと捉えるべきであろう。

ここで再度、アノーキンによる脳の「機能システム」の概念を思い出してみよう。行為の学習には「行為受容器(補足運動野や運動前野)」による予測機構が不可欠であった。この予測機構は運動イメージに相当する。意図と結果を比較照合するメカニズムである。この比較照合メカニズムの破綻は高次脳機能障害であるが、それは補足運動野や運動前野の直接損傷によるものではなく、片麻痺によって引き起こされた結果である。

片麻痺という運動麻痺が発生すると、まず表在・深部感覚障害を伴うために求心性情報の統合が不十分となる。さらに、痙性による異常な筋緊張は変質した筋の求心性情報をもたらす。さらに、麻痺肢と環境との相互作用では適切な情報の構築ができなくなる。それによって運動イメージの想起ができなくなってしまう。

だとすれば、そうした求心性情報の統合不全が行為受容器の機能を変質させ、運動イメージの想起不全を生じさせることは明らかであろう。脳は行為において未来を予測できなくなるのである。この片麻痺に由来する求心性情報の構築不全や行為受容器の機能の変質は高次な認知異常である。

つまり、片麻痺の発生は運動麻痺のみならず、さまざまな認知異常を引き起こす。それは失語、失行、失認とは症状の異なる、まだ明確になってはいないが確実に発生している高次脳機能障害であると言えるだろう。

■高次脳機能障害も身体を介して回復させるべきである

さらに強調したいのは、「高次脳機能障害も身体を介して回復させるべきである」という視点である。「高次脳機能である認知過程をなおざりにして運動能力の回復はあり得ない」が、同様に「身体(運動)を介して認知過程を治療しない限り高次脳機能障害は回復しない」と主張すればどうであろうか。もし、賛同するなら、常に高次脳機能障害の治療に身体(体性感覚)を巻

き込む必要性が生まれる。

　ペルフェッティは、失行や半側空間無視を伴う片麻痺患者に対して、視覚、体性感覚、言語の異種感覚情報変換と体性感覚間の同種感覚情報変換を促す訓練を提案している。異種感覚情報変換によって外部空間が創発され、体性感覚間の同種感覚情報変換によって身体空間が創発されてゆく。

　失行症の回復は「脳のなかの身体」を細分化し、行為を脳内シミュレーションすることで生じる。そのためには、行為を「観察」「模倣」「イメージ」「運動遂行を口頭で要求」「言語記述（説明）」することが重要である（図9.45）。あらゆる高次脳機能障害の治療において、「脳のなかの身体」の心的操作に介入することを提言したい。

　人間は「身体を介して世界に意味を与える」ことを高次脳機能障害の治療においても自明とすべきである。

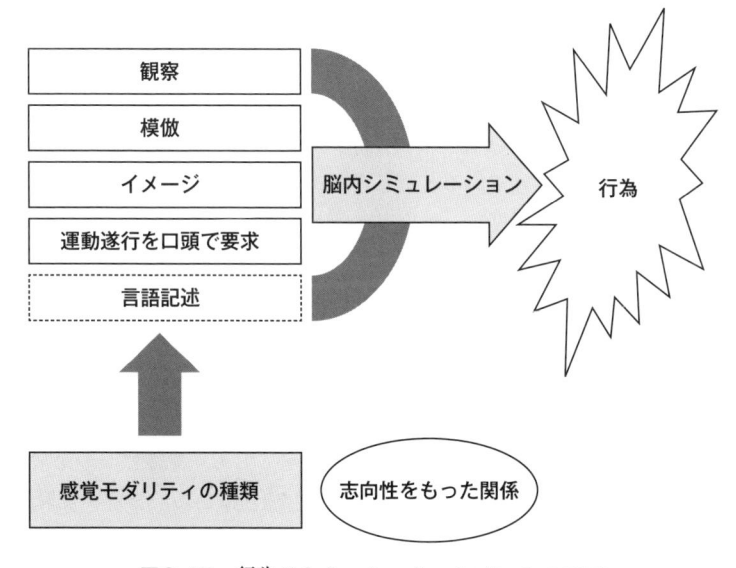

図9.45　行為のシミュレーション（Perfetti, 2005）

9.7　身体の高次脳機能障害

腕は、死んだ肉のように思えた。
──ある片麻痺患者の言葉

■身体意識の異常と身体意識の変容

「人間の身体と精神は相互作用する一つのユニットである」という考え方に基づいて、「高次脳機能障害も身体を介して回復させるべきだ」と提案してきた。

しかしながら、ここには人間の「身体意識（corporeal awareness）」という非常に難解な問題が立ちはだかっている。なぜなら、脳卒中片麻痺患者には「身体の高次脳機能障害（自己の身体の意識についての知覚の病理）」を伴う可能性があるからである。また、大脳皮質病変に起因する「身体意識の異常」と片麻痺に起因する「身体意識の変容」が混在している可能性もある。

「身体意識の異常」は精神・神経心理学的に診断されるが、その病態は自己の身体についての知覚の異常と解釈され、脳卒中片麻痺患者のみならず各種の精神疾患においても発現する。

一方、片麻痺によって引き起こされる「身体意識の変容」は、まだ十分に研究されていない知覚の変容である。ただし、これは運動麻痺（筋緊張の異常）や感覚麻痺に由来するものであり、その変容は異常だが「変容していると感じること」は正常な心的印象であるとも言える。

たとえば、片麻痺後に四肢を過度に「重い」と感じる身体意識の変容は異常な知覚ではあるが、それは四肢の筋緊張の異常に伴う正常な心的印象と解釈することも可能である。つまり、患者の精神に病的な異常が生じているわけではないが、その知覚の変容は高次脳機能レベルで発生していると言える。また、こうした身体意識の変容は患者と対話して本人の「一人称言語記述（私秘的にどのように感じているか）」を聞くことによってのみ明らかになる。

したがって、セラピストは大脳皮質病変に起因する「身体意識の異常」と片麻痺に起因する「身体意識の変容」の混在を理解しておく必要がある。必ずしも「身体意識の異常」がすべての片麻痺に出現するわけではないが、それを伴っている可能性はある。また、片麻痺による「身体意識の変容」は患者と対話するとほとんどのすべての症例に認められる。

現状のリハビリテーションの臨床では高次脳機能障害（精神）と片麻痺（身体）を区別して治療しようとするが、そこにはセラピストが「患者の身体意識の異常や変容を無視する」という大きな落とし穴があることを知っておくべきであろう。

■身体意識の異常

精神・神経心理学的な診断としての「身体意識の異常」については、臨床神経学や精神医学領域における長い研究史が存在する。したがって、我が国の臨床神経科医や精神神経科医も診断と研究を進めていた。しかしながら、リハビリテーション領域で「臨床の知」として一般化したのは1980年代に入ってからである。それ以前のリハビリテーションの臨床では「身体意識の異常」はほとんど問題にされず治療も試みられなかった。

そうした1980年代前半の状況にインパクトを与えたのは、おそらく山鳥による『神経心理学入門』である。この本は20世紀中期までの高次脳機能障害の知見のほとんどをすべて網羅している。そして、その第12章には「身体意識の異常」がまとめられている。セラピストが全体像を把握するうえで、その分類は参考になるだろう。

［半身性身体意識の異常］
半側身体無視
　　a. 体性感覚障害を伴う半側身体無視
　　b. 体性感覚障害を伴わない半側身体無視
　　c. 運動消去
片麻痺無視（病態失認）
片麻痺無関心
片麻痺無認知
片麻痺否認
半身幻覚および半身妄想
半身幻覚
半身喪失感
半身変容感
半身異物感
余剰幻肢
半身運動幻覚
半身パラフレニー

［非半身性身体意識の異常］
手指失認
左右見当識障害
ゲルストマン症候群
自己身体部位失認
幻肢

■身体図式と身体イメージの病理

　さらに、身体意識の異常は自己の身体図式や身体イメージの異常として精神医学の領域で診断されてきた。ここでは、ヴィネモントの論文から「身体図式と身体イメージの病理と定義」の一覧表を引用しておく。山鳥の分類と比較すると、精神疾患で生じる症状が数多く含まれており、身体意識の異常が「身体の高次脳機能障害」として広範囲にまたがることが理解できるだろう。こうした身体図式と身体イメージの病理の回復を目指すリハビリテーション治療が困難を極めることは間違いないが、そのままにしておけばよいわけではない。

［身体図式と身体イメージの病理と定義］
1) Alice in Wonderland Syndrome：不思議の国のアリス症候群
　　● 身体の形、容量、大きさ、空間位置の歪み（マクロあるいはミクロな体性感覚失認）
　　　Distorted awareness of the size, mass, shape of the body or its position in space (including macro/microsomatognosia and OBE)
2) Allochiria (or dyschiria)：アロキリア、感覚対側逆転
　　● 身体あるいは空間内の感覚刺激（触覚、視覚、聴覚）の反対側への誤局在（左半身への刺

激を右半身への刺激と定位する）

Mislocalization of sensory stimuli (tactile, visual, auditory) to the corresponding opposite half of the body or space

3) Allodynia：アロデニア
- 正常な痛みを生じない刺激で生じる痛み

Pain due to a stimulus that does not normally produce pain

4) Anarchic hand sign：アナーキーな手徴候
- 上肢の自動運動と目的をもった運動との内的制御の闘争（故意にではない）

Unintended but purposeful and autonomous movements of the upper limb and intermanual conflict

5) Anorexia nervosa：神経性拒食症、神経性無食欲症
- 自己飢餓によって特徴づけられる摂食障害（自分は太っているという身体イメージに由来することがある）

Eating disorder characterized by self-starvation

6) Anosognosia：病態失認
- 片麻痺のような、ある病態への意識の欠如

Lack of awareness of one's deficits like hemiplegia

7) Autoscopy：自己像幻視
- 外部空間において自己の身体幻影を見る経験

Experience of seeing one's body in extrapersonal space

8) Autoprosopagnosia：自己相貌失認
- 自分自身の顔を認識できないこと

Inability to recognize one's own face

9) Autotopagnosia：身体部位失認
- 身体感覚と身体部位の誤局在

Mislocalization of body parts and bodily sensations

10) Body form agnosia：身体形態失認
- 身体部位の形態認識の欠損

Deficit of recognition of body parts

11) Body Integrity Identity Disorder (BIID)：自己身体統合障害
- 自己の完全に健康な手足の切断を望む衝動

Urge to be amputated of one's own perfectly healthy limb

12) Body-specific aphasia：身体特異性失語
- 身体の部分に関する語彙知識の欠損

Loss of lexical knowledge of body parts

13) Bulimia nervosa：神経性過食症
- 代償行為による過度に食べることの反復を特徴とする摂食障害

Eating disorder characterized by recurrent binge eating, followed by compensatory behavior.

14) Conversion disorder (hysteria)：転換性障害（ヒステリー）

- 器質的原因のない機能的な疾患症状

  Functional disorder with no organic cause

15) Cotard syndrome：コタール症候群
- 死んでいるとか、存在していないとか、腐敗しているとか、内臓や血液を失ったというような妄想的信念

  Delusional belief that one is dead, does not exist, is putrefying or has lost one's blood or internal organs

16) Deafferentation：求心路遮断
- 触覚と自己固有感覚情報の消失

  Loss of tactile and proprioceptive information

17) Depersonalization：離人症
- 自己の主観的経験の変容、疎遠、解離

  Altered, detached or estranged subjective experience

18) Dysmorphophobia：醜形恐怖症
- 自己の外観の知覚的な歪み

  Distorted perception of one's self-appearance

19) Fading limb：四肢消退
- 目で見ていなければ、手足の位置や存在意識が欠如する

  Lack of awareness of the presence and position of the limb if not seen

20) Finger agnosia：手指失認
- 手指を個別的に認識できない

  Inability to individuate and recognize the fingers

21) Gerstmann's syndrome：ゲルストマン症候群
- 手指失認、失書、失算、左右の混乱

  Finger agnosia, agraphia, acalculia and left-right confusion

22) Heautoscopy：自己像幻視
- 自分自身の姿を自分で見る幻覚（ドッペルゲンガー）

  Visual hallucination of a double of oneself at a distance

23) Heterotopagnosia：他者身体部位失認
- ある自分の身体部位を指さすように要求されたときに、他人の身体部位を指さす

  Designation of parts of the body of another person when asked to point towards one's own body

24) Hyperalgesia：痛覚過敏症
- 通常の痛み刺激に対する過剰反応

  Increased response to a stimulus that is normally painful

25) Hypochondrias：ヒポコンドリー
- 過度な身体感覚への関心

  Excessive somatic concern

26) Ideomotor apraxia：観念失行
- 巧緻運動とジェスチャーを遂行することができない

Inability to execute or carry out skilled movements and gestures
27) Interoceptive agnosia：痛覚失認
　　・痛覚の消失
　　　Loss of pain feeling
28) Macro/microsomatognosia：マクロ・ミクロ体性感覚失認
　　・身体あるいは身体部位の大きさの意識的な歪（大小）
　　　Distorted awareness of the size of the whole body or of body parts（bigger or smaller）
29) Mirror sign：鏡徴候
　　・鏡で自分自身のイメージを認知できない
　　　Inability to recognize one's own image in the mirror
30) Misoplegia：ミソプレジア
　　・自分の身体部位に向けられる憎悪
　　　Hatred towards one's own body parts
31) Motion sickness (or kinetosis)：乗り物酔い（よろめき）
　　・前庭系の平衡障害
　　　Vestibular balance disorder
32) Motor neglect：運動無視
　　・身体半側の不使用
　　　Underutilisation of one side of the body
33) Numbsense：触覚消失
　　・運動を触覚的に導いて保存する際の触覚の欠損
　　　Tactile deficit with preserved tactually guided movements
34) Personal neglect：身体無視
　　・身体に対して注意を向けることの欠損
　　　Lack of attention towards one's side of the body
35) Phantom limb：幻肢
　　・切断された四肢の認識
　　　Awareness of an amputated limb
36) Pusher syndrome：押す人症候群
　　・身体の対側に向かう姿勢偏位
　　　Postural deviation towards the contralesional side
37) Prosopagnosia：相貌失認
　　・顔認識の困難
　　　Deficit of face recognition
38) Somatoparaphrenia (or asomatognosia or Alien Hand)：身体パラフレニア（身体失認あるいはエイリアン・ハンド）
　　・身体部分の所有の否定
　　　Denial of ownership of one's body part
39) Supernumerary limb：第三肢

- 実存しない手足の認識
    Awareness of non-existent limbs
40) Tactile extinction：触覚消去
- 身体の対称的な両側刺激中に一側の触覚刺激が認識できない
    Lack of awareness of tactile stimuli on the contralesional limb during simultaneous bilateral stimulation

■**身体意識の変容**
　一方、身体意識の変容は患者個人の私秘的な知覚であり、身体の「クオリア」である。その異常を知るためには、患者に自己の身体についての内省を求め、それを一人称言語記述で語ってもらう必要がある。それは21世紀になってペルフェッティが「認知を生きる」という研究プロジェクトを開始して明らかになりつつある。
　セラピストは片麻痺患者が麻痺した自己の身体をどのように感じとっているのか、その「身体の声」に耳を澄ます必要がある。「身体で感じたことを言葉にして下さい」と求めるのである。そして、そこから立ち上がってくる言葉の内に「片麻痺の病理の真実」が隠されていることに驚くべきである。
　また、それは「比喩（メタファー）」として語られることが多い。メタファー（metaphor）とは「喩え」であり、「ある一つの意味をもつ言葉を、それと類似の関係をもつ別の言葉に置き換えたもの」である。たとえば、「人生は旅のようだ」というメタファーは人生を「時間の経過、流れ、移動、困難性」といった旅の内容に置き換えたものである。あるいは「テーブルの脚」というメタファーは人間の身体（下肢）を基にしたもので「支える」という類似点がある。
　特に、身体についてのメタファーは患者のリアルな意識経験を理解することにつながる。患者は運動麻痺を初めて経験しているが、人間は経験したことのないことに直面したとき、それを自分にとって過去のなじみのあるものになぞらえて理解しようとする。つまり、メタファーは「アナロジー（analogy：類推）」であり、特定の事物に基づく情報を他の特定の事物へ抽象化し、それらの間の何らかの類似によって具体的なイメージに投影する認知過程である。それによって初めての経験を意味的に理解すると同時に、限定された経験を他の機会に拡張して活用することができるようになる。つまり、それは「生きる経験の言語」なのである。
　患者の「身体意識の変容」を示す「経験の言語」については、本書の中で意図的に数多く挿入しているので参考にしてほしい。ここでは、患者の語る「身体のメタファー」についてのみ紹介しておく。それには次のようなものがある。

「肩は錆びた手動のコーヒーの豆挽きのようだ」
「肩を動かされると短剣で刺されたように痛い」
「腕は、死んだ肉のように思えた」
「腕が重い、まるで腕の上に重い板を載せているようだ」
「手は固まってしまったようだ」
「手は包帯で縛られたようだ」
「手はピアノの調律が合っていないように動く」
「脚は鎖につながれたように重い」

「股関節は鋏のようには開かない」
「足関節はコンニャクのようだ」
「足底は一枚の固い板のようだ」

　重要な点は、こうした患者が語る自己の身体についてのメタファーの多くが「物体」や「機械」と類似したものとして記述されていることである。こうした身体意識の変容は訓練の中で変えてゆく必要があり、そのためには患者に身体経験には感覚的（どのように感じるのか）、認知的（どのように知覚するのか）、情動的（どのような感情をもつのか）な多様性があることを教えなければならない。

　もし、患者に運動麻痺がなければ、身体や運動についてのメタファーはもっと自由で多様なものであるはずだが、患者は「物体」や「機械」との類似性に囚われている。そのように画一的で固定化したイメージしかできないのである。

　これは「思考やイメージの原始的運動パターン（共同運動）のようなものだ」と比喩できるかもしれない。片麻痺の運動パターンが画一化して固定化しているのと同様に、意識経験のあり方も画一化して固定していると解釈できる。

　また、これは自己の身体に「感覚的」、「認知的」、「情動的」な意味を与えることができなくなっていることの反映でもある。患者は無意識的に社会文化的な影響を受けた「虚偽の意識」に支配されていると言える。それでは自己の麻痺した身体を介して世界に複数の意味を与えることはできない。そうした身体意識の変容から脱却するリハビリテーション治療が必要である。

　セラピストが高次脳機能障害を回復させようと試みるときには、患者の身体意識の異常や変容を共感的に把握しておく必要がある。「身体の高次脳機能障害」に着目すると、多くの脳卒中片麻痺患者が「身体意識の異常」と「身体意識の変容」の混沌（カオス）に苦悩していることがわかるはずである。

　そして、その発見と共感こそが、高次脳機能障害を伴う片麻痺患者のリハビリテーション治療の出発点となる。身体の高次脳機能障害を無視して治療してはならない。

　回復は困難だと逃げたり諦めたりしてはならない。セラピストは「脳のなかの身体」の病理と闘うべきであり、リハビリテーション治療の可能性を求めて苦悩すべきである。なぜなら、苦悩の先にしか希望は見つからないからである。

■ 21世紀のリハビリテーション訓練室

　ある片麻痺患者が、「手は無言で、何も語らない」と言う。確かに麻痺は強い。だが、閉眼し、その手をやわらかな触覚素材の表面に触れさせ、ゆっくりと全介助で動かし、意識を集中して、世界と対話することを求める。そして、「どんな感じがするか」と尋ねる。患者は何も答えない。次に、ザラザラした触覚素材の表面に替え、同じことを繰り返す。そして、「差異（違い）はあるだろうか？」と尋ねる。すると彼女は少し考え、「ある」と言った。手は無言ではなく、世界の差異を彼女に語り始めている。

　また、手指の筋の伸張反応が低下している。手を大腿部の上に戻すと、手指をほぼ伸展した状態で置くことができた。治療前には屈曲して大腿部の上に置かれていた手指が伸展した。

　これは小さな、小さな回復、あるいは回復の始まりである。見方によれば、とるに足りない変化に過ぎないかもしれない。しかし、学習とは、その小さな回復の積み重ねである。

彼女はまだ若いが、発症からすでに1年近く経過しており、他のリハビリテーションセンターでの治療は終了していた。一本杖で歩行することもできる。しかし、彼女には強いニーズがあった。それは左手を机の上に置いてパソコンで仕事をしたいという希望である。だが、今のままでは、肘や手首や手指が痙性によって屈曲し、いつも左手を握りしめたままで仕事をしなければならない。また、婚約者とレストランで食事をするときも、テーブルの上に左手を"そっと"置いておきたい、と言う。

　だからセラピストは、ベイトソンの「精神の引き金は差異によって引かれる」という言葉を思い出しながら、そのニーズ、その希望をかなえてやろうと思う。目標は明確である。彼女が上肢の痙性を制御し、左手の手指を伸展してテーブルの上に置ければよいのだ。それが彼女の人生にとっての「回復」なのだ。

　問題は、それをどのようなリハビリテーション治療によって実現するかである。そのことに苦悩するのはセラピストの責務であろう。いつか、彼女の希望にこたえることができて、彼女の笑顔が見たいものだ。彼女自身も日々苦悩しているのだから、私もがんばろうと思う。

　リハビリテーション訓練室は、患者とセラピストの苦悩と希望が入り交じった場所である。

　21世紀のリハビリテーション訓練室を、脳の回復に挑戦する場所にしよう。

文　献

[第1部]
エッセイ―――
・多田富雄：寡黙なる巨人．集英社，2007．
・多田富雄：わたしのリハビリ闘争．青土社，2007．

第1章
1) 水野美邦：錐体交叉の発見とその認識．神経内科 6：187-194，1977．
2) Finger S：Minds Behind the Brain. A history of the pioneers and their discoveries. Oxford university pres, 2000.
3) Babinski J（萬年甫・訳）：神経学の源流〈1〉ババンスキー．東京大学出版，1992．
4) Wernicke C：Zur kenntnis der cerebralen hemiplegie. Berliner Klinische Wochenschrift 26：963-970, 1889.
5) Babinski J：Sur le réflexe cutané plantaire dans certaines affections organiques du système nerveux central. C R Soc Biol 48：207-208, 1896.
6) 田崎義昭，斉藤佳雄：ベッドサイドの神経の見方．南山堂，1966．
7) Marie P, Foix C：Les syncinésies des hemiplegi-ques；etude semiologique et classification. Revue Neurologique 3-29：3-27, 1916.
8) Simons A：Kopfhaltung und muskeltonus（Head posture and muscle tone）. Z Neurol 80：499-549, 1923.
9) Brunnstrom S：Movement therapy in hemiplegia. Harper and Row, 1970.
10) Okun M, Koehler P：Babinski's clinical differentiation of organic paralysis from hysterical parelysis；Effect on US neurology. Arch Neurol 61：778-783, 2004.
11) Raimiste J：Sur les movement associes de mebre inferieur malade chez less hemiplegiques organiques. Rev Neurol 21：71-72, 1911.
12) Walshe F：On certain tonic or postural reflexes in hemiplegia with special reference to the so-calles "Associated Movement". Brain 46：1-37, 1923.
13) Romberg M：Lehrbuch der Nervenkrankheiten des Menschen, 1840. A Manual of the Nervous Diseases of Man. Biblio Bazaar, 2009.
14) Penfield W, Rasmussen T：The cerebral cortex of man. Macmillan company, 1950．（岩本隆茂・訳：脳の機能と構造，福村出版，1986）
15) Schott G：Penfield's homunculus：a note on cerebral cartography. Journal of Neurology, Neurosurgery and Psychiatry 56：329-333, 1993.

第2章
1) Jackson J（秋元波留夫・訳）：ジャクソン；神経系の進化と解体．創造出版，2000．
2) Taylor J：John Hughlings Jackson；Selected writings of John Hughlings Jackson. New York, Basic Books, 1958.
3) Critchley M：John Hughlings Jackson：Father of English Neurology. Oxford University Press, 1998.
4) Twitchell T：Attitudal reflexes. J Amer Phys Ther Ass, 45, 1965.
5) Fiorentino M：Reflex testing methods for evaluating CNS development, Charles C Thomas Publisher, 1963．（小池文英・訳：脳性麻痺の反射検査．医歯薬出版，1966）
6) Weizsacker V：Der Gestaltkreis；Teorie der einheit von wahrnehmen und bewegen. Georg Thieme Verlag, Stuttgart, 1940．（木村敏，浜中淑彦・訳：ゲシュタルトクライス．みすず書房，1975）
7) Twitchell T：The restoration of motor function following hemiplegia in msn. Brain 74：443-480, 1951.
8) 重野幸次，長谷川恒雄：片麻痺の回復過程．総合リハ 4-6：37-44，1976．
9) Kuypers H：Anatomy of the descending pathway. In handbook of physiology, Sec 1, vol II（ed. VB Books, American Physiological Society）, 1981.
10) Fulton J：A note on the dedinition of the motor and premotor area. Brain 58：311-316, 1935.
11) Foerster O：The motor cortex in man in the light of Hughlings Jackson's Doctrines. Brain 59：135-159, 1936.
12) Rosenzweig M：Brain changes in response to experience. Scientific American 226-2：22-29, 1972.
13) Bobath B：Adult hemiplegia；Evaluation and treatment. Heineman Medical books, 1970．（紀伊克昌・訳：片麻痺の評価と治療．医歯薬出版，1980）
14) Brunnstrom S：Movement therapy in hemiplegia. Harper and Row, 1970．（佐久間穣爾，松村秩・訳：片麻痺の運動療法，医歯薬出版，1991）
15) 宮前珠子，他：片麻痺患者の各種動作時における患側上肢の連合反応．総合リハ 21-11：943-954，1993．
16) Newman M：The process of recovery after hemiplegia. Stroke 3：702-710, 1972.
17) Rita P：Recovery of function theoretical consideration for brain injury rehabilitation. Hans Huber Publishers, 1986．（津山直一・訳：脳損傷後の機能回復；治療・理論の理論の根拠．協同医書出版，1995）

[第2部]
エッセイ―――
・山田規畝子：壊れた脳，生存する知．講談社，2004．
・山田規畝子：それでも脳は学習する．講談社，2007．
・山田規畝子：高次脳機能障害者の世界．協同医書出版社，2009．
・山田規畝子：壊れた脳も学習する．角川ソフィア文庫，2011．

第3章
1) Ramachandran V, Blakeslee S：Phantoms in the brain；Probing the mysteries of the human mind．（山下篤子・訳：脳のなかの幽霊．角川書店，1999）
2) Critchley M：The parietal lobes. Hafner Press, 1953.
3) 本田仁視：視覚の謎；症例が明かす〈見るしくみ〉．福村出版，1998．
4) Ogden J：Fractured mind；A case-study approach to clinical neuropsychology. Oxford University Press, 1996.
5) Bisiach E：Language without thought（In Weiskranz L：Thought without language. Oxford University Press, p464-484, 1988）.
6) 古川哲雄：半側空間失認に関するGowersの記載（1893）最古の記録．神経内科．20-3，p306-307，1984．
7) Brain W：Visual disorientation with special reference to lesions of the right cerebral hemisphere. Brain 64：244-272, 1941.
8) Ostrow W, Rafael L：Eastchester Clapping Sign；A Novel Test of Parietal Neglect. Ann Neurol 66：114-117, 2009.
9) Ota H, Suzuki K, Fukatsu R, Yamadori A：Dissociation of body-centered and stimulus-centered representation in unilateral neglect. Neurology 57：2064-2069, 2001.
10) Berti A, Folegatti A：Negligenza spaziale（In Lucignani G, Pinotti A：Immagini della mente；Neuroscienza, arte, filosofia. Raffaello Cortina Editore, p207-299, 2007）.
11) Robertson I, Halligan P：Spatial neglect；A clinical handbook for diagnosis and treatment. Taylor and Francis Group, 1999．（佐藤貴子，原寛美・訳：半側空間無視の診断と治療．診断と治療社，2004）
12) Myers P：Right hemisphere damage；Disorders of communication and cognition. Thomson Learning, 1999．（宮森孝史・監訳：右半球損傷；認知とコミュニケーションの障害．協同医書出版社，2007）
13) Johnstone B, Stonnington H：Rihabilitation of neuropsychological disorders；A practical guide for rehabilitation professionals. Psychology Press, 2001．（松岡恵子，他・訳：高次脳機能障害のリハビリテーション．新興医学出版社，2004）
14) 石合純夫：失われた空間．医学書院，2009．
15) 前島信一郎：半側空間無視の下位分類．高次脳機能研究 26-3：235-242, 2006.
16) Weintrab S, Mesulam M：Right cerebral dominance in spatial attention；Further evidence based on ipsilateral neglect. Arch Neurol 44：621-625, 1987.
17) Ungerleider L, Mishkin M：Two cortical visual systems. In analysis of visual behavior. Cambridge, MIT press, 1982.
18) Hillis A, Newhart M, Deganonkar M：Anatomy of spatial attention；Insights perfusion imaging and hemispatial neglect in acute stroke. Journal of Neuroscience 25-12：3161-3167, 2005.
19) Halligan W, Marshall C：Figural perception and parsing in visuospatial neglect. Neuroreport 5：537-539, 1994.

20) Baars B : In the theater of consciousness. Oxford University Press. 1997. (苧坂直行・訳：脳と意識のワークスペース. 協同出版, 2004)
21) Posner M, Raichle M : Images of mind. Scientific American Library, 1994. (養老孟司・他訳：脳を観る；認知神経科学が明かす心の謎. 日経サイエンス社, 1997)
22) Bisiach E, Luzzatti C : Unilateral neglect of representational space. Cortex 14：129-133, 1978.
23) Barbut D, Gazzaniga M : Disturbances in conceptual space involving language and speech. J Neurosci, 13-3：1202-1226, 1987.
24) Rode G et al : Looking while imagining ; The influence of visual input on representational neglect. Neurology 68：432-473, 2007.
25) Coslett H : Neglect in vision and visual imagery ; A double dissociation. Brain 120：1163-1171, 1997.
26) Guariglia C et al : Unilateral neglect restricted to visual imagery. Nature 364：235-237, 1993.
27) Marshall C, Halligan W : Blindsight and insight in visuo-spatial neglect. Nature 336：766-767, 1988.
28) Ingram J : The burning house ; Unlocking the mysteries of the brain. Penguin Books Ltd, 1994. (斉藤隆央・訳：脳のなかのワンダーランド. 紀伊國屋書店, 2001)
29) Kosslyn S : The case for mental imagery. Oxford University Press, 2006. (武田克彦・訳：心的イメージとは何か. 北大路書房, 2009)
30) Berlucchi G, Aglioti S : The body in the brain. Neural bases of corporeal awareness. Trends Neurosci 20：560-564, 1997.
31) Barbizet J, Duizabo P : Neuropsychologie. Masson, 1980. (浜中淑彦, 他・訳：神経心理学エッセンス. 医学書院, 1983)
32) Desmurget M, Sirigu A et al : Movement intention after parietal cortex stimulation in humans. Science 342：324-330, 2009.
33) Bisiach E, Vallar G, Berti A et al : Unawareness of disease following lesions of the right hemisphere ; Anosognosia for hemiplegia and anosognosia for hemianopia. Neuropsychologia 24：471-482, 1986.
34) Heilmann K, Barrett A, Adair J : Possible mechanisms of anosognosia ; A defect in self-awareness. Philosophical Transactions of the Royal Society of London Series, 353, p1903-1909, 1998.
35) 浅川和夫：半側身体の認知障害の出現機制について. 失語症研究 6-2：1026-1031, 1986.
36) 大東祥孝：精神心理学再考：神経心理学の立場から. 医学書院, 2011.
37) Laplane D, Degos J : Motor neglect. Journal of Neurology, Neurosurgery, and Psychiatry 46：152-158, 1983.
38) Committeri G, Pitzalis S, Galati G et al : Neural bases of personal and extrapersonal neglect in humans. Brain 130：431-441, 2007.
39) Gallagher S, Cole. J : Body Schema and Body Image in a Deafferented Subject. Journal of Mind and Behavior 16：369-390, 1995.
40) 井村恒郎：脳病理学・神経症. みすず書房, 1983.
41) Halligan W, Marshall C, Wade T : Left on the right ; Allochiria in a case of left visuo-spatial neglect. Journal of Neurology, Neurosurgery and Psychiatry 55：717-719, 1992.
42) Karnath O et al : Understanding and treating "Pusher syndrome". Phys Ther 83：1119-1125, 2003.
43) Zankel V : Stroke rehabilitation ; A guide to the rehabilitation of an adult patient following a stroke. Charles C Thomas, 1971.
44) Babinski J : Contribution à l'étude des troubles mentaux dans l'hémiplégie. organique cérébrale (anosognosie). Revue Neurologique 27：845-848, 1914.
45) Babinski J : Anosognosie. Review Neurologie (Paris) 25：365-367, 1918.
46) Orsem W, Ruby C : Anosognosia and autotopognosia. Arch Neuro Psychiat 46：340-345, 1941.
47) Halligan P, Kischka J, Marshall J : Handbook of clinical neuropsychology. Oxford University Press, 2003. (田村皓一・訳：臨床神経心理学ハンドブック. 西村書店, 2011)
48) Berti A, Spinazzola L, Rabuffetti M : Motor awareness and motor intention in anosognosia for hemiplegia (In Haggard P, Rossetti Y, Kawato M : XXII Attention and performance international symposium, sensorimotor foundations of higher cognition. New York. Oxford University Press, p162-181, 2007).
49) Frith C : Making up the mind ; How the brain creates our mental world. Blackwell Publishing Ltd, 2007. (大堀壽夫・訳：心をつくる；脳が生み出す心の世界. 岩波出版, 2009)
50) Feinberg T : Alterd egos ; How the brain creates the self. Oxford University Press, 2001. (吉田利子・訳：自我が揺らぐとき；脳はいかにして自己を創りだすのか. 岩波書店, 2002)

第4章
1) Luria A(杉下守弘, 堀口健治・訳)：失われた世界；脳損傷者の手記. 海鳴社, 1980.
2) 秋元波留夫：失行症(復刻版). 東京大学出版会, 1976.
3) 秋元波留夫：失行・失認研究の進歩とリハビリテーション. 総合リハ 14-11：823-831, 1986.
4) 石合純夫・編：高次脳機能障害のすべて. 神経内科(増刊)68, 2008.
5) 鹿島晴夫, 大東祥孝, 種村純・編：よくわかる失語症セラピーと認知リハビリテーション. p415-424, 永井書店, 2008.
6) Leiguarda R, Marsden D : Limb apraxia ; Higher-order disorders of sensorimotor integration. Brain 123：860-879, 2000.
7) Reed C, Caselli R, Farah J : Tactile agnosia ; Underlying impairment and implication for normal tactile object recognition. Brain 119：875-888, 1996.
8) Binkofski E, Kunesch E, Freund J et al : Tactile apraxia ; Unimodal apractic disorder of tactile object exploration. Brain 124：132-144, 2001.
9) 岩村吉晃：能動的触知覚(アクティヴタッチ)の生理学. バイオメカニズム学会誌 31-4：171-177, 2007.
10) Lederman S, Klatzky R : Extracting object properties through haptic exploration. Acta Psychologica 84：29-40, 1993.
11) Jones L, Ledermann S : Human hand function. Oxford University Press, 2006.
12) Goldenberg G : Defective imitation of gestures in patients with damage in the left or right hemisphere. Journal of Neurology, Neurosurgery and Psychiatry 61：176-180, 1996.
13) Goldenberg G, Hermsdorfer J, Laimgruber K : Imitation of gestures by disconnected hemispheres. Neuropsychologia 39：1431-1442, 2001.
14) Smania N, Girardi F, Domenicali C et al : The rehabilitation of limb apraxia ; a study in left-brain-damaged patients. Arch Phys Med Rehabil 81：379-388, 2000.
15) 元村直靖：観念運動失行と動作手続きの記憶. 神経進歩 38-4：560-565, 1994.
16) Haaland Y, Flaherty D : The difference types of limb apraxia errors made by patients with left vs. right hemisphere damage. Brain Cognition 3：370-384, 1984.
17) Bizzozero I, Costato D, Venneri A et al : Upper and lower face apraxia ; Role of the right hemisphere. Brain 123：2213-2230, 2000.
18) Hecaen H, Albert M : Human Neuropsychology. John Wiley & Sons Inc,1978. (安田一郎・訳：神経心理学. 青土社, 1990)
19) Hartji W, Poeck K : Klinische neuropsychologie. Georg Thieme, 2002. (波多野和夫, 村井俊哉・訳：臨床神経心理学. 文光堂, 2004)
20) 秋元波留夫：失行の研究；失行失認を中心として. 神経進歩 34-4：519-525, 1994.
21) Luria A(鹿島晴雄・訳)：神経心理学の基礎. 創造出版, 1999.
22) Ochipa C, Rothi J, Heilman M : Conceptual apraxia in alzheimers disease. Brain 115：1061-1701, 1992.
23) 中川賀嗣：失行について；使用失行の見かた, 捉え方. 認知神経学 10-1：77-87, 2007.
24) Heilman M : Clinical neurology. Oxford University Press, 2003.
25) Petreska B, Adriani M, Billard A et al : Apraxia ; A review. Progress in Brain Research 164：61-83, 2007.
26) Elk M, Schie H, Bekkering H : Action semantic knowledge about objects is supported by functional motor activation. Journal of Experimental Psychology Humann Perception & Performance 35-4：1118-1128, 2009.
27) Desmurget M, Sirigu A et al : Movement intention after parietal cortex stimulation in humans. Science 342：324-330, 2009.
28) McGeoch P : Apraxia, metaphor and mirror neuron. Medical hypotheses 69：1165-1168, 2007.
29) Buxbaum J, Kyle M., Menon R : On beyond mirror neurons ; Internal representations subserving imitation and recognition of skilled objectrelated actions in humans. Cog. Brain Res 25：226-239, 2005.
30) Yamadori A, Albert M : Word category aphasia. Cortex 9：83-89, 1973.
31) Daprati E, Sirigu A : How we interact with object ; Learning from brain lesions. Trends in Cognitive Sciences 10-6：265-270, 2006.
32) Lucignani A, Pinotti A : Immagini della mente ; Neuroscienza, arte, filosofia. Raffaello Cortina Editore, 2007.
33) Sirigu A, Grafman J, Bressler K : Multiple representations contribute to body knowledge processing ; Evidence from a case of autotopagnosia. Brain 114：629-642, 1991.

34) Stuss D, Benton D：Frontal lobe. Raven Pr, 1986.（融道男, 本橋伸高・訳：前頭葉. 共立出版, 1990）

[第3部]
エッセイ———
・辺見庸：水の透視画法. 共同通信社, 2011.

第5章
1) Duchenne A（Translated by Kaplan）：Physiology of motion demonstration by means of electrical stimulation and clinical observation and applied to study of palalysis and deformities. J. B. Lippincott Co, 1919（原著1866）.
2) 松村秩：運動療法の発展と展望. 理学療法と作業療法 10-12：906-920, 1976.
3) Licht, S：Therapeutic exercise. Elizabeth Licht Publisher, 1965.（天児民和・監訳：運動療法. 医歯薬出版, 1971）
4) 高橋昭：片麻痺の手. 神経内科 17：1-7, 1982.
5) Hirshberg R：Manuel pratique de kinésithérapie. Ed. F. Alcan Paris, 1903.
6) Perfetti C：Uomini e macchine；Riflessioni sur sapere riabilitativo. Editrice Speciale Riabilitazione, 1987.
7) 高橋昭：片麻痺の手. 神経内科 17：1-7, 1982.
8) Daniels L, Williams M, Worthingham A：Muscle testing；techniques of manual examination. Philadelphia, W. B. Saunders, 1946.
9) DeLorme L, Watkins AL：Technics of progressive resistance exercise. Arch Phys Med 29：263-273, 1948.
10) Hirschberg G, Lewis L, Vaughan P：Rehabilitation；A manual for the care of the disabled and elderly. J. B. Lippincott Company, 1964.（三好正堂・訳：リハビリテーション医学の実際；身体障害者と老人の治療技術. 日本アビリティーズ協会, 1980）
11) Hirschberg G：Stair climbing as exercises. Arch Phys Med Jan：23-27, 1958.
12) Hirschberg G：Recovery of voluntary motion in upper extremity following hemiplegia. Arch Phys Med Aug：567-573, 1965.
13) 三好正堂：Hirschberg教授の片麻痺訓練法と理学療法の将来. 福岡県理学療法士会, 特別研修会誌：20-32, 1979.
14) 三好正堂：理学療法の有効性. 理学療法 15-2：77-89, 1988.
15) 三好正堂：脳卒中リハビリテーションの要諦. 現代書林, 2012.
16) Rusk H：Rehabilitation medicine. C. V. Mosby Company, 1964.
17) 上田敏, 伊藤二郎, 鎌倉矩子, 寺山久美子：ファシリテーション・テクニック. 理学療法と作業療法 2-2：38-43, 3：40-45, 4：29-33, 5：37-44, 6：17-20, 3-1：57-59, 2：49-54, 3：45-50, 5：45-50, 6：33-37, 1969.
18) Knott M, Voss D：Proprioceptive neuromuscular facilitation；Pattern and techniques. Harper & Row, 1956.（福屋靖子, 他・訳：神経筋促通手技；パターンとテクニック. 協同医書出版社, 1989）
19) Bobath B：Adult hemiplegia；evaluation and treatment. Heineman Medical Books, 1970.（紀伊克昌・訳：片麻痺の評価と治療. 医歯薬出版, 1980）
20) Brunnstrom S：Movement therapy in hemiplegia. Harper and Row, 1970.（佐久間穣爾, 松村秩・訳：片麻痺の運動療法, 医歯薬出版, 1991）
21) Rood M：Neurophysiological reactions as a basis for Physical therapy. Phys Ther Rev 34-9：444-449, 1955.
22) 服部一郎, 細川忠義, 和才義昭：リハビリテーション技術全書. 医学書院, 1974.
23) 服部一郎, 原武郎, 細川忠義：片麻痺の歩行について. 老年病 8-4：211-218, 1964.
24) Cash J：Neurology for physiotherapists.（Bryce J, Todd J, Davies P：Hemiplegia. ChapterXIII, p288-336）Faber & Faber, 1974.
25) Perfetti C：La reeducation motoria dell emiplegico. Collana di Riabitazione Medica 7, Ghedini Editore, Milano, 1979.
26) Perfetti C：The cognitive therapeutic exercise in hemiplegics rehabilitation；Rehabilitation as a learning process.（宮本省三, 沖田一彦・訳：脳卒中片麻痺に対する認知過程としてのリハビリテーション. PTジャーナル 26：50-54, 1992）
27) Perfetti C, 宮本省三, 沖田一彦（小池美納・訳）：認知運動療法；運動機能再教育訓練の新しいパラダイム, 協同医書出版社, 1998.

[第4部]
エッセイ———
・Sacks O：A leg to stand on. Touchstone, 1984.（金沢泰子・訳：左足をとりもどすまで. 晶文社, 1994）

第6章
1) Perfetti C：La reeducation motoria dell emiplegico. Collana di Riabitazione Medica 7, Ghedini Editore, Milano, 1979.
2) Monakow V：Die Lokalisation im Grobhin und der Abbau der Funktionen durch corticale Herde. Wiesbaden, Bergman, 1914.
3) Coultrap S, Vest R, Ashpole N：CaMKII in cerebral ischemia. Acta Pharmacologia Sinica 32：861-872, 2011.
4) Engelhardt E, Gomes M：Shock, diaschisis and von Monakow. Arq Neuropsiquiatr 13-7：487-489, 2013.
5) Finger S, Koehler M, Jagella C：The Monakow concept of diaschisis；Origins and perspectives. Arch Neurol 61：283-288, 2006.
6) Perfetti C：Interpretare la diaschisi in funzione riabilitativa. Fare Riabilitazione, AIFI Sicilia Magazine 8, 2003.（小池美納・訳：リハビリテーションにおける機能解離の解釈. 認知運動療法研究 7：7-14, 2007）
7) Small S, Hlustik P, Genovese C：Cerebellar hemispheric activation to the paretic correlates with functional recovery after stroke. Brain 125-7：1544-1557, 2002.
8) Perfetti C：Condotte terapeutiche per la reeducazion motoria dell emiplegico. Collana di Riabitazione Medica 11, Ghedini Editore, Milano, 1986.
9) Perfetti C：Vedi alla voce irradiazione；Riflessioni bibliografiche. Fare Riabilitazione, AIFI Sicilia magazine 7：1-7, 2004.
10) Pantè F（小池美納・訳）：認知運動療法講義. 協同医書出版社, 2003.
11) Perfetti C：Esercizio terapeutico conoscitivo；Sussidi. Fumagalli srl, 2004.（小池美納・訳：認知運動療法と道具；差異を生み出す差異をつくる. 協同医書出版社, 2006）
12) Perfetti C, 宮本省三, 沖田一彦（小池美納・訳）：認知運動療法；運動機能再教育の新しいパラダイム. 協同医書出版社, 1998.
13) 宮本省三, 沖田一彦：認知運動療法入門. 臨床実践のためのガイドブック. 協同医書出版社, 2002.
14) Albert A：Reeducation neuromusculaire de l' adulte hemiplegique. Masson, 1969.
15) Nashner LM：Fixed patterns of rapid postural responses among leg muscles during stance. Exp Brain Res 30：13-24, 1977.
16) Perfetti C：Uomini e macchine；Riflessioni sur sapere riabilitativo. Editrice Speciale Riabilitazione, 1987.

第7章
1) Perfetti C：Condotte terapeutiche per la reeducazion motoria dell emiplegico. Collana di Riabitazione Medica 11, Ghedini Editore, Milano, 1986.
2) Luria A（松野豊・訳）：人間の脳と心理過程. 金子書房, 1976.
3) Luria A（鹿島春雄・訳）：神経心理学の基礎. 創造出版, 1999.
4) Anokhin PK：Biology and neurophysiology of the conditioned reflex and its role in adaptive behavior. Pergamon Press, 1974.
5) Egiazaryan G, Sudakov K：Theory of functional systems in the scientific school of P. K Anokhin. Journal of the History of the Neurosciences 16：194-205, 2007.
6) Perfetti C, 宮本省三, 沖田一彦（小池美納・訳）：認知運動療法；運動機能再教育の新しいパラダイム. 協同医書出版社, 1998.
7) Perry J：Gait analysis；Normal and pathological function. Slack Incorporated, 1992.（武田功・訳：歩行分析；正常歩行と異常歩行. 医歯薬出版, 2007）
8) McCloskey D：Kinethetic sensibility．Physiol Rev 58：763-820, 1978.
9) Varela F, Thompson E, Rosch E：The Embodied Mind；Cognitive Science and Human Experience. Massachusetts Institute of Technology, 1991.（田中靖夫・訳：身体化された心. 工作社, 2000）
10) Merleau=Ponty M：Phenomenologie de la perception. Gallimard, 1945.（竹内芳郎, 小木貞孝・訳：知覚の現象学. みすず書房, 1967）
11) Bower J, Parsons M：Rethinking the lesser brain. Scientific American 289：50-57, 2003.（小脳の知られざる役割, 日経サイエンス別冊 157, p102-109, 2007）
12) Lederman S, Klatzky R：Extracting object properties through haptic exploration. Acta Psychologica 84：29-40, 1993.
13) Kaas JH：Plasticity of sensory and motor maps in adult mammals. Ann Rev Neurosci 14：137-149, 1991.
14) Bernstein N：The coordination and regulation of movement. New York, Pergamon Press, 1967.
15) 篠田義一：錐体路ニューロンの支配機構（佐々木和夫, 本郷利憲・編：運動の生理学. p51-71, 医学書院, 1988）.
16) 宮本省三：リハビリテーション・ルネサンス. 春秋社, 2006.

[第5部]
エッセイ―――
・Frenkel H：The treatment tabetic ataxia；By means of systematic exercise. Pebman Limited, 1902.

第8章
1) Perfetti C：La reeducation motoria dell emiplegico. Collana di Riabitazione Medica 7, Ghedini Editore, Milano, 1979.
2) Perfetti C, 宮本省三, 沖田一彦（小池美納・訳）：認知運動療法；運動機能再教育の新しいパラダイム. 協同医書出版社, 1998.
3) Maturana H, Varela F：El arbol del conocimiento. Editorial Universitaria, 1984.（管啓次郎・訳：知恵の樹；生きている世界はどのようにして生まれるのか. ちくま学芸文庫, 1997）
4) Perfetti C：The cognitive therapeutic exercise in hemiplegics rehabilitation；Rehabilitation as a learning process.（宮本省三, 沖田一彦・訳：脳卒中片麻痺に対する認知運動療法；学習過程としてのリハビリテーション. PT ジャーナル 26：50-54, 1992）
5) Gogo E, Rizzello C：Il recupero della motilita del tronco nell emiplegico；Il trattament in posizione seduta. Gnocchi, 1996.
6) Pantè F（小池美納・訳）：認知運動療法講義. 協同医書出版社, 2003.
7) 宮本省三：認知運動療法（丸山仁司・編：神経障害系理学療法学. pp279-298）, 医歯薬出版, 2005.
8) Pantè F（小池美納・訳）：片麻痺の観察. 認知運動療法研究 7：27-43, 2007.
9) 高橋昭彦：痙性麻痺に対する認知運動療法. 認知運動療法研究 7：45-59, 2007.
10) 宮本省三：認知運動療法（丸山仁司・編：神経障害系理学療法学. pp279-298）, 医歯薬出版, 2005.
11) 宮本省三：脳のなかの身体. 講談社新書, 2008.
12) 宮本省三：認知運動療法（細田多穂, 柳澤健・編：理学療法ハンドブック第2巻：治療アプローチ. pp531-588）, 協同医書出版社, 2010.
13) Muybridge E：The Human and animal locomotion photographys. TASCHEN, 1879.

[第6部]
エッセイ―――
・Goldberg E：The executive brain；Frontal love and the civilized mind. Oxford University Press, 2001.（沼尻由紀子・訳：脳を支配する前頭葉；人間らしさをもたらす脳の中枢. 講談社ブルーバックス, 2007）
・Goldberg E：Contemporary neuropsychology and legacy of Luria. Lawrence Erlbaum Associates, 1990.

第9章
1) Perfetti C, Pieroni A：Per un approccio riabilitativo al problem dell apprassia. Riabilitazione e apprendimento 3：129-153, 1997.
2) Fornari S（小池美納・訳）：失行症の定義に関する歴史的認識. 認知運動療法研究 3：52-56, 2003.
3) Changeux J：Homme de verite. Editions Odile Jacob, 2002.（浜名優美・訳：真理を求める人間. 産業図書, 2005）
4) Allport D：Distributed memory modular systems and dysphasia (in Newman S：Current perspectives in dysphasia. Edimbourg, Churchil Livingstonem, 1985).
5) Bateson G：Mind and Nature. Brockman Inc, 1979.（佐藤良明・訳：精神と自然；生きた世界の認識論. 新思索社, 2001）
6) Zarate O："Mind & Brain for Beginners". Angus Gellatly, Icon Books Ltd, 1998.
7) Goldstein K（村上仁・訳）：生体の機能；心理学と生理学の間. みすず書房, 1992.
8) 杉下守弘：〈脳〉と〈こころ〉の対話. 青土社, 1986.
9) 杉下守弘：右脳と左脳の対話. 青土社, 1986.
10) Robertson I, Halligan P：Spatial neglect；A clinical handbook for diagnosis and treatment. Taylor and Francis Group, 1999.（佐藤貴子, 原寛美・訳：半側空間無視の診断と治療. 診断と治療社, 2004）
11) Delis D et al：Hemispheric specialization of memory for hierarchical stimuli. Neuropsychologia 24：205-214, 1986.
12) Luria A（松野豊・訳）：人間の脳と心理過程. 金子書房, 1976.
13) Christensen A：Luria's neuropsychological investigation. Munksgaard, 1981.
14) 乾敏郎：イメージ生成とイメージ障害の認知脳理論. 現代思想 35-6：233-245, 2007.
15) 大東祥孝：「同時失認」再考. 精神医学 24：421-431, 1982.
16) Zaidel D：Neuropsychology. Academic Press Inc, 1994.（河内十郎・訳：神経心理学；その歴史と臨床の現状. 産業図書, 1998）
17) Cantagallo A, Sala D：Preserved insight in an artist with extra-personal special neglect. Cortex 34：163-189, 1998.
18) 富永孝紀：半側空間無視患者の世界. 現代思想 34-13：180-189, 2006.
19) 本田慎一郎：口腔内左半側空間無視. 第12回日本認知神経リハビリテーション学会抄録集, pp16-17, 2011.
20) Behrmann M, Moscovitch M：Object-centered neglect inpatients with unilateral neglect；Effects of left-right coordinates of objects. Journal of Cognitive Neuroscience 6：1-16, 1994.
21) Behrmann M：The interaction of spatial reference frames and hierarchial object representations；Evidence from gigure copying in hemispatial neglect. Cognition, Affective & Behavioral Neuroscience 1-4：307-329, 2001.
22) Hillis A：Neurobiology of unilateral spatial neglect. The neuroscientist 12-2：p153-163, 2006.
23) Bisiach E, Luzzatti C：Unilateral neglect of representational space. Cortex 14-1：129-133, 1978.
24) Becchio C, Bertone C：The ontology of neglect. Consciousness and Cognition 14：483-494, 2005.
25) Dorichi F, Guariglia C, Paolucci S：Disappearance of leftward rapid eye movements during sleep in left visual hemi-unattention. NeuroReport 2：285-288, 1991.
26) Dorichi F, Guariglia C, Paolucci S：Asymmetry of rapid eye movements in chronic unilateral neglect does not change with behavioral improvement induced by rehabilitation treatment. Electroencephalography and Clinical Neurophysiology 98：51-58, 1996.
27) 岩村吉晃, Zeki S, 山鳥重：タッチとヴィジョン；感覚―世界を理解するためのシステム. 医学書院, 週刊医学会新聞, 第2448号, 2001.
28) 片岡保憲, 宮本省三：対象者の主観・語りによる理学療法.（内山靖：エビデンスに基づく理学療法. pp97-103, 医歯薬出版, 2008）
29) Robertson I, Heutink J：Rehabilitation of unilateral neglect. (In Brouwer W：Neuropsychological rehabilitation；A cognitive approach. Boom, pp74-92, 2002)
30) Stephanie R：Action and rehabilitation in hemispatial neglect. University of Grasgow, PhD thesis, 1-234, 2009.
31) Verdon V, Schwartz S, Lovbblad K：Neroanatomy of hemispatial neglect and its functional components；A study using voxel-based lesion-symptom mapping. Brain 133：880-894, 2010.
32) Manzoni T, Barbaresi P, Bellardinelli E：Callosal projections from the two body midlines. Exp Brain Res 39：1-19, 1980.
33) Manzoni T, Barbaresi P, Conti F：The callosal connection of the primary somatosensory cortex and the basis of middle fusion. Exp Brain Res 76：251-266, 1989.
34) Perfetti C（小池美納・訳）：脳のリハビリテーション；中枢神経疾患. 協同医書出版社, 2005.
35) Perfetti C（小池美納・訳）：脳のリハビリテーション；整形外科疾患. 協同医書出版社, 2007.
36) Geschwind N：Disconection syndromes in animals and man. Brain, p88, 1965.（河内十郎・訳：高次脳機能の基礎；動物と人間における離断症候群. 新曜社, 1982）
37) 中川賀嗣：失行症について；使用失行の見かた, 捉え方. 臨床神経科学 10-1：77-87, 2008.
38) Pantè F：左半球損傷に対する認知運動療法. アドバンス・コース資料, 日本認知神経リハビリテーション学会, 2012.
39) Rizzello C：右半球損傷に対する認知運動療法. アドバンス・コース資料, 日本認知神経リハビリテーション学会, 2012.
40) 山鳥重：神経心理学入門. 医学書院, 1985.
41) Vignemont F：Body schema and body image；Pros and cons. Neuropsychologia 48-3：669-680, 2009.
42) Vignemont F：Embodiment, ownership and disownership. Consciousness and Cognition 38：149-161, 2008.
43) Vallar G, Ronchi R：Somatoparapghreni；A body delusion；A review of the neuropsychological literature. Exp Brain 192：533-551, 2009.
44) Rizzello C（小池美納・訳）：アレッシアの物語；リハビリテーションにおける患者の意識経験の記述. 現代思想 34-13：46-56, 2006.
45) 宮本省三：リハビリテーション身体論. 青土社, 2010.
46) Perfetti C（小池美納・訳）：身体と精神；ロマンティック・サイエンスとしての認知神経リハビリテーション. 協同医書出版社, 2012.

おわりに

バビンスキーからペルフェッティへ

　『片麻痺』と題した本書には「バビンスキーからペルフェッティへ」というサブタイトルが付いている。これは歴史観の反映であり、一つの"まなざし(Perspective)"である。そして、この"まなざし"が本書のすべてである。

　片麻痺の医学史は近代ヨーロッパの時代に始まる。19世紀末、パリ・サルペトリエール病院のバビンスキーがベッドサイドで患者の足底をピンで刺激すると母指が伸展するという病的反射を発見した。バビンスキーは片麻痺の診断学の扉を開いた。それを契機に片麻痺の臨床神経学が確立された。
　以来、片麻痺の病態は錐体路徴候(痙性麻痺、腱反射の亢進、病的反射の出現)とされた。また、病態解釈はジャクソンの中枢神経系の階層説により説明された。上位中枢(大脳皮質)からの制御が断たれることにより、下位中枢(脊髄)の反射機構が異常に活性化してしまうという捉え方である。こうした片麻痺の病態と病態解釈はCTやfMRIによる脳画像診断が可能となった現代でも不変である。臨床神経学が20世紀の100年間にわたり、片麻痺の病態と病態解釈を変えないのは、それが事実だからであろう。したがって、バビンスキーの遺産はきわめて普遍的であり、現代においても診断的な価値はまったく揺らいではいない。それは片麻痺の医学史における不滅の金字塔として燦然と輝いている。
　しかしながら、臨床神経学はあくまでも医師の診断を目的としている点に注意すべきである。医学の出発点は診断であるが、たとえ診断が正しくとも、片麻痺をどのように治療するかについて何も語ってはいないのだから。
　片麻痺の医学史において、この重要性に気づいたのはリハビリテーション専門家であった。なぜなら、セラピストは臨床で片麻痺と対峙し、可能な限り運動麻痺の回復を促進すべき立場にいたからである。
　20世紀の中頃に提案されたファシリテーション・テクニックと呼ばれる運動療法の出現がそれを物語っている。特に、ボバースとブルンストロームの貢献は大きい。二人は、片麻痺の運動麻痺を筋力低下による量的麻痺ではなく運動パターンの異常を伴う質的麻痺と捉えた点でリハビリテーション医学の歴史にその名を刻んでいる。また、それだけでなく、解剖学や運動学を基盤としていた運動療法を、神経生理学を基盤とする運動療法に変革しようとした点も高く評価されるべきである。しかしながら、片麻痺の病態と病態解釈という点では当時の臨床神経学と歩みを共にしていたと言えるだろう。
　このバビンスキーをルーツとする強固な片麻痺の臨床神経学に対して、リハビリテーション治療のための片麻痺の病態と病態解釈を提案したのがペルフェッティである。彼は1970年代後半に片麻痺を錐体路損傷後の痙性麻痺と捉える視点を乗り越え、痙性の特異的病理(伸張反応の亢進、放散反応、原始的運動スキーマ、運動単位の動員異常)という病態の捉え方を提案し

た。そして、さらに病態解釈として「脳の認知過程（知覚、注意、記憶、判断、言語、イメージ）の活性化ができないために痙性の特異的病理が制御できない」と仮説づけた。

これによって認知運動療法が誕生し、片麻痺のリハビリテーション治療は新しい時代を迎えることになる。現在、世界各国のリハビリテーション医療において認知運動療法が広く普及しているわけではないが、このペルフェッティの学問的かつ臨床的な挑戦も片麻痺の医学史における不滅の金字塔として刻まれるべきだと思う。

長い間、リハビリテーション治療は神経疾患や整形外科疾患の後療法とされ、その医学的な独自性は認められなかった。また、ペルフェッティは臨床神経学の世界ではまったく無名である。しかし、彼がバビンスキー以後の無数の臨床神経学者たちが果たし得なかった片麻痺の病態と病態解釈の進歩に貢献したことは、もっと正当に高く評価されるべきではないだろうか。つまり、この個人的な想いが「バビンスキーからペルフェッティへ」という"まなざし"の由来である。

さらに、このペルフェッティの挑戦は、人間（片麻痺）をどのように観察して治療するかについての思想的なパラダイム転換を求めている点を強調しておきたい。医師やセラピストであれば、誰もがバビンスキー反射を行ったことがあるだろう。この反射は足底に「刺激（stimulation）」を与え、その「反応（reaction）」を分析する。ここには人間に対して「入力（input）」を与え、その「出力（output）」を分析するという「行動主義（behaviorism）」の思想が潜んでいる。

言うまでもなく臨床神経学の観察手法には数えきれないほどの刺激―反応分析が存在する。もちろん診断学的に有用であることを認めないわけにはいかないが、それが人間の脳損傷後の病態の観察手法として適切だとは必ずしも言えない。また、行動主義がファシリテーション・テクニックのみならず、リハビリテーション治療の全体に与えた影響も計り知れないほど大きいことも指摘しておくべきだろう。行動主義の特徴は脳を「ブラック・ボックス」とみなす点にある。そこには人間というシステムが思考して行動（行為）を生み出している点への理解が欠けている。

特に、片麻痺の回復を「運動学習」とみなすなら、患者の「思考する脳」にどのように教育的に介入するかが問われなければならない。行動主義におけるワトソン流の刺激―反応理論は心理学の領域でも一世風靡したが、基本的には他者が学習を一方的に操作する方法である。その背後には、人間の脳はすべて同じであるという危険な思想が潜んでいる。

これに対して、ペルフェッティは「人間の脳は一人一人違う」と主張している。つまり、片麻痺患者の脳は一人一人違う。片麻痺の病態も一人一人違うのである。また、ルリアらが発展させた高次脳機能障害を観察する神経心理学検査は、患者に問題を呈示して解答させる点で行動主義ではない。同時に、認知運動療法も患者に認知課題を呈示する。

最も重要なのは、病態の観察手法やリハビリテーション治療が行動主義的である限り、片麻痺を回復（＝病的状態からの学習）へと導くことはできないという点である。

片麻痺を回復へと導くためには、「動くことよりも、思考すること」が重要となる。人間が「どのように動くか」は、どのように知覚するのか、どのように注意するのか、どのように記憶するのか、どのように判断するのか、どのように言語化するのか、どのようにイメージするのか、どのように問題解決しようとするのかによって決まる。

つまり、片麻痺の回復への鍵は、身体を「世界に意味を与える情報の受容表面」と捉え、運動（筋収縮）を「世界を知るための手段」と捉え、回復を「病的状態からの学習過程」と捉える

思想に基づく、「脳の認知過程の再組織化」なのである。そのためには、人間の「身体化された心(embodied mind)」に働きかける必要がある。そして、このペルフェッティの思想は身体哲学(メルロ＝ポンティ、ピアジェ、バレーラ、ベイトソンら)に根ざした「認知主義(cognitivism)」である。

　したがって、「バビンスキーからペルフェッティへ」の本質は、「行動主義から認知主義へ」を意味している。

　この主張は片麻痺の病態の理解やリハビリテーション治療とは無縁の難解な言説に過ぎないのであろうか？　決してそうではないはずだ。我々が生きている世界を直視してみよう。日々の社会生活の現実を考えてみよう。この森羅万象の世界はさまざまな、そして強力な「刺激」に満ち溢れている。子どもも大人もそれに「反応」してしまうことはよくある。しかし、人間がよりよく生きてゆくためには、刺激に支配されてはならない。どのように反応するかを思考しなければならない。事前に結果を予測(イメージ)し、刺激に対して反応しないという選択肢を学習しなければならない。学習とは脳による反射の制御である。それを自明とするなら、片麻痺に苦しむ人間に対して刺激－反応を反復的に強化するのではなく、自己の身体を使って世界を認知することを援助すべきであろう。
　人間の生きる世界には「意味」がある。人間は一人一人の「認知を生きる」のであり、人間には「心の可塑性」という再生力がある。
　21世紀の現代社会においても、片麻痺のリハビリテーション治療においても、行動主義と認知主義のせめぎ合いは続いている。それは高次脳機能障害の観察や治療においても同様である。つまり、人間に対してどのような"まなざし"を向けるべきかが問われ続けている。

「バビンスキーからペルフェッティへ、そして、あなたへ」

　最後に、「バビンスキーからペルフェッティへ」という言葉の後に、「そして、あなたへ」と記しておこう。本書を読んでくれた「あなた」に、片麻痺と高次脳機能障害を治療する「脳のリハビリテーション訓練室」を全国各地の病院につくることを提案したい。
　まだ、リハビリテーション治療には可能性がある。未来へのビジョンは、たとえ困難であっても片麻痺と高次脳機能障害の回復に挑戦する「あなた」の"まなざし"に託されるだろう。そうした「あなた」が存在する限り、苦悩する患者さんたちも人生という名の旅路を少しは楽に歩み続けることができるだろう。本書が、その大いなる旅路に貢献できれば望外の喜びである。

謝　辞

　これまで治療してきたすべての片麻痺患者さんたちに感謝する。また、本書で引用した片麻痺と高次脳機能障害とリハビリテーション医学の研究者たちに感謝する。

イタリア・サントルソ認知神経リハビリテーションセンター(Centro Studi Riabilitazione Neurocognitiva di Villa Miari, Santorso)のカルロ・ペルフェッティ教授(Carlo Perfetti)、フランカ・パンテ先生(Franca Pantè)、カルラ・リゼッロ先生(Carla Rizzello)、イタリア語通訳・翻訳家の小池美納氏に感謝する。また、日本認知神経リハビリテーション学会の諸氏に感謝する。

　高知医療学院理事長内海順子先生、専任講師の小野美紀先生、高橋昭彦先生、園田義顕先生、八坂一彦先生、笹岡愛加先生、平谷尚大先生に感謝する。また、愛宕病院リハビリテーション科の諸氏に感謝する。

　これまで片麻痺について教えていただいた諸先生方と論議した友人たちに感謝する。また、原病院の安藤努先生に感謝する。

　高知医療学院の学生たちに感謝する。本書は長年にわたり学生たちに講義してきた内容をまとめたものである。その意味で「片麻痺の入門書」である。また、かつて学生であった数多くの卒業生たちにも感謝する。

　協同医書出版社の木下　攝社長に感謝する。また、編集長の中村三夫氏に感謝する。彼との"まなざし"の共有によって本書は誕生した。

　本書を執筆中に父が亡くなった。父と母に感謝する。そして、家族にも感謝する。

　本書をバビンスキーとペルフェッティに捧ぐ。

宮本省三
2014年3月25日

宮本 省三（みやもと しょうぞう）

1958年、高知県に生まれる。

1981年に高知医療学院理学療法学科卒業。1983年には同学院講師となり、現在は学院長。

1990年にイギリス、フランス、イタリアにて研修。2000年より日本認知運動療法研究会（現、日本認知神経リハビリテーション学会）の会長を務める。2004年にはイタリア・サントルソ認知神経リハビリテーション・センターにて研修。「認知運動療法」の提唱者であるイタリアの神経内科医Carlo Perfetti（カルロ・ペルフェッティ）の著書の翻訳、教育・研修コースを実施するなど、日本における脳科学、身体哲学、認知科学を融合させたリハビリテーション治療の開発と普及に取り組んでいる。

片麻痺　バビンスキーからペルフェッティへ

2014年4月30日　　初版第1刷発行©
2016年3月31日　　　　第2刷発行
定価はカバーに表示

著　者	宮本省三
発行者	中村三夫
発行所	株式会社 協同医書出版社
	〒113-0033　東京都文京区本郷 3-21-10
	電話 03-3818-2361　ファックス 03-3818-2368
	郵便振替 00160-1-148631
	http://www.kyodo-isho.co.jp/　E-mail：kyodo-ed@fd5.so-net.ne.jp
DTP	Kyodoisho DTP Station
印刷所	横山印刷株式会社
製本所	永瀬製本所

ISBN 978-4-7639-1072-1

〈(社)出版者著作権管理機構 委託出版物〉

本書の無断複写は著作権法上での例外を除き禁じられています．複写される場合は，そのつど事前に，(社)出版者著作権管理機構（電話 03-3513-6969，FAX 03-3513-6979，e-mail: info@jcopy.or.jp）の許諾を得てください．

本書を無断で複製する行為（コピー，スキャン，デジタルデータ化など）は，「私的使用のための複製」など著作権法上の限られた例外を除き禁じられています．大学，病院，企業などにおいて，業務上使用する目的（診療，研究活動を含む）で上記の行為を行うことは，その使用範囲が内部的であっても，私的使用には該当せず，違法です．また私的使用に該当する場合であっても，代行業者等の第三者に依頼して上記の行為を行うことは違法となります．